— 全国高等职业教育医学影像技术专业新形态规划教材 —

超声检查技术

（供医学影像技术等专业使用）

主　编　宋玉娟　朱丽娜

U0823704

中国协和医科大学出版社
北　京

内容提要

本教材是“全国高等职业教育医学影像技术专业新形态规划教材”之一，系根据本套教材的编写指导思想和原则要求，结合专业培养目标和本课程要求的教学目标编写而成，内容涵盖了超声成像的物理原理、超声成像技术及伪像、超声检查技术质量控制等。此外，本教材还增加了丰富的数字资源，包括教学微课、课件、思维导图、岗位对标考试等知识点总结、能力测试等，丰富了教材内容，增强了线上和线下教学的联动性，以提升学生学习的主动性和积极性。

本教材主要供医学影像技术等专业使用，还可作为其他医学专业的参考书。

图书在版编目（CIP）数据

超声检查技术 / 宋玉娟，朱丽娜主编. -- 北京 ：中国协和医科大学出版社，2025. 7. --（全国高等职业教育医学影像技术专业新形态规划教材）. -- ISBN 978-7-5679-2614-1

Ⅰ. R445. 1

中国国家版本馆 CIP 数据核字第 2025YG2527 号

主　　编　宋玉娟　朱丽娜
策划编辑　刘　婷
责任编辑　魏亚萌　赖天莹
封面设计　邱晓俐
责任校对　张　麓
责任印制　黄艳霞
出版发行　**中国协和医科大学出版社**
（北京市东城区东单三条 9 号　邮编 100730　电话 010-65260431）
网　　址　www. pumcp. com
印　　刷　北京中科印刷有限公司
开　　本　889mm×1194mm　1/16
印　　张　28
字　　数　730 千字
版　　次　2025 年 7 月第 1 版
印　　次　2025 年 7 月第 1 次印刷
定　　价　82. 00 元

全国高等职业教育医学影像技术专业
新形态规划教材建设指导委员会

编 者 名 单

主　　编　宋玉娟　朱丽娜

副 主 编　张　影　邓晓燕　刘骞娇

编　　者　（按姓氏笔画排序）

邓晓燕（广州卫生职业技术学院）

朱丽娜（菏泽医学专科学校附属医院）

刘骞娇（洛阳职业技术学院）

宋玉娟（菏泽医学专科学校）

张　影（潍坊护理职业学院）

陈俊钢（潍坊护理职业学院）

陈雪玲（襄阳职业技术学院）

高杏娜（菏泽医学专科学校附属医院）

薛华儒（齐鲁医药学院）

数字教材编者名单

主　　编　宋玉娟　朱丽娜

副 主 编　王一川　李文波

编　　者　（按姓氏笔画排序）

王一川（菏泽医学专科学校）

朱丽娜（菏泽医学专科学校附属医院）

刘　克（北京市中关村医院）

李文波（中国医学科学院北京协和医院）

宋玉娟（菏泽医学专科学校）

莫小丽（广州市从化区妇幼保健院）

出版说明

随着医学影像技术在现代医疗中的核心地位日益凸显，行业对高素质应用型人才的需求持续攀升。当前，我国医学影像技术领域呈现“设备智能化加速升级”与“复合型人才结构性短缺”并存的现状，人工智能、多模态影像融合、精准医疗等技术的广泛应用，使得传统教材已难以匹配快速迭代的行业需求。高等职业教育作为技术技能型人才培养的主阵地，其新型教材体系的建设，不仅是实现职业教育类型化发展的关键举措，更是推动医学影像技术国产化进程、助力“健康中国2030”目标达成的重要基石。

本套教材以实践科学发展观为指导思想，以服务教学、指导教学、规范教学、适应我国医学教育改革为宗旨，立足高等职业教育教学实际，以胜任能力培养为目标，使课程设置与理论实践紧密衔接，突出教材内容的实用性、先进性、科学性和通用性。本套教材为新形态教材，具体体现为：体现教育改革精神与职业教育特色；注重产教融合，突出实践教学；以实际操作技能为导向，融入新技术、新方法；融合思政，强化价值引领；以学生为中心，丰富模块设计；纸质教材与数字教材融合；教材编写在贯彻职业教育理念的同时，亦充分体现现代化的教育思想和方法，以全面提升学生的创新精神、人文素养、胜任能力等综合素质，培养适应医疗卫生体制改革的复合型和应用型人才。

同时，本套教材的编写遵循教材编写的基本规律，秉持“三基、五性、三特定”的原则，注重基础理论、基本知识和基本技能的培养，内容深度和广度适应全国高等职业教育的需求。教材编写以医学影像技术专业的培养目标为导向，着重培养学生的职业技能，满足职业岗位需求、学生学习需求和社会需求。教材内容涵盖了医学影像技术领域工作岗位所需的知识、技能和素质，帮助学生全面理解工作岗位，培养学生科学的临床思维和学习方法，以满足社会对学生知识和技能的要求，强调培养学生的创新能力、信息获取技能和终身学习能力，确保教材的启发性。在编写过程中，我们充分考虑到高等职业教育的多样性，确保教材既能适应不同院校的需求，又能满足学生毕业时的知识和技能要求。

本套教材涵盖医学影像解剖学、医学影像诊断学、X 线摄影检查技术等 12 门课程，定位清晰、特色鲜明，具有以下特点。

一、构建高质量、互动性强的创新形态教材体系

本系列教材为创新形态教材，教材所有内容，均实现数字化呈现；同时，为纸质教材提供配套教学视频、微课、思维导图、教学课件、在线练习等丰富教学资源，学生可直接获取与教材内容相关联的课程资源；支持多媒体资源嵌入与实时更新；配套的数字教材平台，支持在线教学、资源共享、数据分析等功能，实现教学全流程数字化管理，满足多样化教学需求。这种创新的学习方式，不仅提高了教学效果，也丰富了学习体验，使学习更加便捷，提升了学生的学习积极性和主动性。

二、强化价值引领，助推专业教育与思政教育相融合

本套教材以专业知识为载体，以思政教育为引领，深度挖掘专业课程蕴含的思政资源，巧妙融入教材内容，全方位助推专业教育与思政教育深度交融，培育德技兼修人才。在教材编写中，我们注重以影像案例为切入点，将社会主义核心价值观、医者仁心的职业精神、中华优秀传统文化等思政元素自然融入专业知识点。引导学生树立正确的职业价值观，具备社会责任感，在实践教学环节强化人文关怀培养，使学生在掌握专业技能的同时，自觉践行“健康所系，性命相托”的医者担当。

三、体现教育改革精神与职业教育特色

本套教材深入贯彻国家职业教育改革精神，坚持以人为本、能力为重，强调实践操作和技能培训，注重培养学生的职业素养和实际工作能力。内容贴近职业实践，力求使学生能够顺利进入职业领域，成为胜任基层医疗机构或医学影像相关岗位的高级技术型专业人才。编写过程中，我们注重教材内容与实际工作岗位匹配，确保教材内容符合基层实际工作的需求。

四、注重产教融合，突出实践教学

高等职业教育强调产教深度融合，创新培养模式，这是职业教育的重要发展方向。本套教材的建设始终把提高人才培养质量放在首位，密切联系实际，突出实践教学，将专业内容设置与行业需求对接；推动教学与行业技术发展同步，使课程内容与职业标准对接；完善职业教育教学过程机制，使教学过程与实际工作过程对接。

五、贴合考试，对接行业需求

本教材严格遵循《国家职业教育改革实施方案》及职业教育规划教材建设要求，以医学影像技师职业标准为核心，将岗位技能、职业技能竞赛、职业资格考试内容有机融入教材，实现“岗课赛证”融通，助力学生无缝对接行业需求。

六、以学生为中心，丰富模块设计

考虑到职业教育学生的年龄和学习特点，本套教材的模块设置丰富多样，包括案例导入、思维导图、考试知识点总结、习题等模块。这种结构不仅有助于学生理解和记忆知识点，还能提高学生的学习兴趣和学习效果。每个模块设计精细，既有理论讲解，又有实践应用，旨在全面提升学生的综合素质。

希望本套教材的出版，能够推动高质量医学影像技术专业人才的培养，促进我国医学影像技术专业领域的教材建设与教育发展，为促进我国医学影像事业的发展和保障人民健康作出积极贡献。

前　言

超声检查技术作为现代医学影像诊断的重要手段之一，凭借其无创、实时、经济、安全等诸多优点，在临床诊疗中发挥着不可替代的作用。随着超声医学领域的迅猛发展和人民对医疗健康需求的不断增加，培养一批既掌握扎实的超声医学专业理论知识，又精通各类超声操作技术的超声技师，已成为学科发展和服务人民的迫切需求。为了满足这一需求，我们严格遵循超声医学学科的发展规律，深入分析超声技师的工作职责，并结合学生的实际情况与学习需求，精心编纂了本教材。

为确保教材质量，编者团队由精心挑选的具有丰富职业教育经验的学校专任教师和长期在临床工作的经验丰富、精通各种超声检查技术的超声科专家组成。这些来自不同领域的专家们通力合作，共同完成了本教材的编写工作。

在编写之前，编者对超声技师的岗位设置、职业发展路径、人才培养模式，以及资格考试等方面进行了深入的调研，并参考了其他已出版的相关教材。在编写过程中，编者认真贯彻“产教融合”办学模式及“职业引领”的原则，力求使教材内容与岗位需求紧密结合，全面覆盖超声技师所需掌握的知识和技能。教材不仅注重理论知识的系统性，更强调对实践操作技能的培养，力求使学生在学习过程中能够全面掌握超声医学的核心技能。通过这种岗位一体化的教学模式，教材能够全面审视全局，把握细节，确保学生毕业后能够迅速适应工作岗位，满足社会需求，使教材更加实用，更具指导意义。

本教材共分为十九章，内容包括超声成像的物理原理、超声成像技术及伪像、超声检查技术质量控制等。此外，本教材在每一章节的起始，均精心规划了“学习目标”这一环节，并通过“案例导入”的方式，激发学生的学习兴趣和好奇心。案例导入环节利用真实的临床案例，使学生在接触理论知识之前，能够对实际问题形成直观的认识和思考。此外，每章结束时，教材设置了“知识拓展”环节，通过知识拓展及新技术介绍，进一步拓宽学生的专业视野，帮助他们更全面地掌握所学内容。

为充分激发学生主动学习的积极性，培养他们的创新意识和解决问题的实践能力，教材在编写过程中注重了互动性和实用性。教材配套了丰富的数字资源，如教学课件、患者体位摆放和标准切面获取的动态视频、思维导图、案例分析、习题及参考答案等，为学生提供了多样化的学习方式，学生可以在学习过程中不断发现问题、分析问题并解决问题，从而提升自身的综合素质和专业技能。

由于编者水平所限，教材中难免存在疏漏和不足之处，恳请使用教材的广大师生和专家同仁批评指正，以便再版时进一步修订与完善。

编　者

2025 年 4 月

目　录

第一章 绪 论

教学课件

学 习 目 标

素质目标

（1）具备吃苦耐劳、勇于克服困难的精神。

（2）具备严谨、认真的工作态度。

知识目标

（1）掌握：超声检查技术的内容。

（2）熟悉：超声检查技术的应用价值。

（3）了解：超声医技协调发展工作模式。

能力目标

能具备主动探索的能力及综合分析问题的能力。

案例导入

【案例】

患者，女性，49 岁。反复发作右上腹疼痛 3 天来院就诊。

患者 3 天前无明显诱因出现右上腹疼痛，持续性阵发加重，绞痛，向同侧腰背部放射，恶心，呕吐数次胃内容物，发热，在当地医院以“急性胆囊炎”治疗，疼痛无好转，今因疼痛剧烈、难以忍受来诊。体格检查：T 38.7℃，P 98 次/分，BP 125/70mmHg，皮肤及巩膜无黄染。腹平坦，右上腹压痛，无肌紧张及反跳痛，墨菲（Murphy）征阳性，未触及包块，肝区无叩击痛，肠音正常。

【问题】

为明确诊断，应首选哪种影像检查呢？

· 核心知识拆解 ·

超声检查技术是在现代电子学发展的基础上，将雷达技术与声学原理结合起来应用于临床医学诊断的一门新兴的独立学科，是医学影像技术专业的核心课程。本课程以解剖学、病理学等形态学为基础，并与临床医学紧密结合，可非侵入性地获得人体组织器官的断层解剖图像，能观察病理形态学的改变。本课程通过对超声波的发生原理，人体组织的声学类型，各系统常见病的病理、临床表现、超声表现、鉴别诊断等内容的学习，学生能了解超声发生原理、声仪的性能，掌握正常脏器超声声像图及临床常见病、多发病的超声诊断。本课程又是一门极具实践性的课程，通过学习超声波的成像原理及解剖学、生理学等内容，结合本课程技能操作的训练，使学生能够准确识别人体正常脏器的声像图表现，掌握各脏器检查的操作手法，掌握仪器的规范操作，同时也培养了学生观察问题、解决问题和独立思考的能力，为今后的临床工作打下基础。通过理论与实训学习相结合，提高学生的诊断能力与操作能力。

第一节　超声检查技术的内容、临床应用与评价

一、超声检查技术的内容

超声检查技术涵盖多个方面，包括超声成像的物理基础原理，实际操作技巧，图像的采集、重建、存储及传输流程。此外，还包括对超声检查质量的严格控制及对各个系统、器官正常声像图的详细表现。同时，对于常见疾病的典型声像图表现及鉴别诊断的关键要点也进行了深入的讲述。

二、超声检查技术的临床应用

1. 检测器官的大小、形状、物理属性及特定的功能状况。
2. 观察心血管系统的结构、功能及血流动力学状态。
3. 确定肿瘤等占位性病变的物理属性和部分病理特征。
4. 扫查是否存在积液，并对积液量进行初步评估。
5. 监测药物治疗或外科手术后病变的演变过程。
6. 利用介入超声技术辅助诊断或参与特定疾病的治疗过程。

三、超声检查技术的评价

（一）超声检查技术的优点

1. 无创伤、无辐射　适用于各种年龄及人群的疾病诊断和健康体检。

2. 在特定组织中分辨率高　在软组织成像方面表现出良好的分辨率，无须借助任何对比剂即可清晰地显示含液器官的结构。尤其是在血管、胆管和膀胱的检查中，超声技术较其他影像学检查方法展现出显著的优势。

3. 实时、动态成像　能客观、真实记录活动界面的动态资料，能实时显示活动组织、器官的运动

情况。

4. 可测血流动力学参数 利用多普勒超声和彩色血流显像技术能够实时监测人体多部位及器官的血流特征及相关参数，能精确判定血流动力学变化情况，尤其在心脏和血管疾病的检查中显示出其独特的优势，为临床诊断提供了重要的血流动力学信息。

5. 新技术的应用 提高了超声诊断的特异性和敏感性，采用三维成像技术，可以获取器官或病变部位的立体空间结构信息，这对于判断胎儿畸形、心脏瓣膜病及先天性心血管畸形的病变性质和具体位置具有重要的诊断价值。

（二）超声检查技术的局限性

1. 受气体、骨骼影响大 超声检查技术在含气器官（如肺部）及高密度骨骼的扫查中成像效果较差，不如 CT 或 MRI 技术。当病变与周围脏器的界面声阻抗差异较小时，图像显示可能缺乏明确特征，从而增加了漏诊的风险。

2. 受伪像的影响较大 在超声成像过程中，伪像的出现较为常见。如果不能准确识别，可能会导致对病情的漏诊或误诊。

3. 图像显示范围小 超声成像的扫查范围相对有限，其整体观察能力不及 CT 或 MRI。

4. 对操作者的依赖性较强 超声检查操作流程及图像采集比较依赖超声技师手法和经验，切面图规范性差。

5. 脉冲多普勒受脉冲频率限制 受到脉冲重复频率的限制，在检测高速血流时脉冲多普勒容易出现混叠现象；连续多普勒超声虽然能够测量高速血流，但缺乏距离分辨能力，难以精确确定血流的具体位置，在定位方面存在局限性。

第二节　超声诊断及医技协同发展简介

一、超声诊断国内外发展简介

超声诊断的历史可追溯至 20 世纪 40 年代。1942 年，奥地利的卡尔·杜西克（K. T. Dussik）首次利用 A 型超声装置，通过穿透法对颅脑进行扫查，从而开启了超声诊断的新纪元。此后，超声诊断在临床的应用报道逐渐增多，多种超声诊断技术相继涌现。到了 20 世纪 50 年代后期，A 型、B 型、M 型和 D 型超声检测技术陆续被引入临床诊断。随着时间的推移，诸如经颅多普勒技术、彩色多普勒血流成像、彩色多普勒能量成像、组织多普勒成像、血管内超声、腔内超声、超声造影、术中超声、介入超声、实时三维超声、超声弹性成像等新技术不断涌现并日益成熟。如今，超声诊断已经成为临床极为重要的医学影像学检查技术。

我国从 1958 年开始使用超声诊断法，上海市第六人民医院是中国超声诊断的发源地。1958 年 11 月，上海市第六人民医院的安适团队率先采用了江南制船厂制造的江南Ⅰ型超声波探测仪，对人体进行了初步的探索性研究。该技术在当年 12 月正式投入临床应用，并迅速在上海的多家医院得到推广。

随后，上海市成立了超声医学研究组，专注于利用超声技术对肝脏、胃部、乳腺、肾脏疾病及葡萄胎等病症进行诊断研究，为超声诊断技术在中国的临床应用和发展奠定了坚实的基础。1960 年 3 月，上海第一医学院仪器修配厂成功研制出了 60-1 型 A、BP 超声诊断仪。这台仪器首次在中山医院投入使用，用于扫查肝脏和胃部的占位性病变及乳腺疾病、甲状腺疾病、卵巢囊肿、子宫肌瘤、葡萄胎、畸胎瘤和腹主动脉瘤等多种疾病。这一创新标志着中国超声诊断技术在临床应用方面迈出了重要的一步，为后续的医学影像诊断技术发展奠定了基础。在 1961 年 7 月发行的《超声诊断论文集》第一辑中，首次发表了关于 A 型、BP 型超声切面显像法在诊断上初步应用的报道。这一成果标志着超声诊断技术在中国的早期发展和应用。1985 年，北京阜外医院和武汉协和医院引入了日本的彩色多普勒超声诊断技术，开启了中国在彩色多普勒超声诊断领域的新篇章。20 世纪 80 年代中期以来，随着技术的不断进步，许多医院开始装备彩色多普勒超声诊断仪，这极大地提升了超声诊断的精确性和临床应用的广泛性。1987 年，中国成功研制出了脉冲式兽用超声诊断仪，这一成就反映了中国在超声诊断技术领域的自主研发能力。1988 年，中国引入了经颅多普勒（TCD）诊断技术，进一步拓展了超声诊断的应用范围。1989 年，中国已经能够生产彩色多普勒血流成像系统超声诊断仪，这标志着中国在超声诊断设备制造方面取得了显著进展。1990 年以后，彩色三维经颅多普勒超声显像仪的引入，为超声诊断技术带来了新的维度，使得对脑部血流等的评估更加精确和直观。这些技术的发展和应用，不仅提高了疾病的诊断效率和准确性，也推动了中国超声医学的进步。

综上所述，我国的超声诊断技术是自力更生、历经艰辛发展起来的，其中上海相关医院的贡献尤为显著。1998 年 4 月 9~12 日，由中国超声医学工程学会主办的“庆祝中国超声诊断创建 40 年学术交流大会”在上海隆重召开。为了表彰上海第六人民医院在超声诊断领域所作出的杰出贡献，特为其立碑一块，碑文由卫生界的资深前辈钱信忠名誉会长题写。碑的正面题词为“中国超声诊断发源地”九个大字，以此纪念和表彰该医院在推动中国超声诊断技术发展中的开创性作用。

二、超声医技协同发展国内外发展简介

在日本及欧美等国家和地区，超声医学已经发展成为一个机制成熟、分工明确且协同高效的发展模式。在这一领域中，医师和技师各司其职，形成了有序的配合。技师依据行业协会所规定的技术标准，负责图像的采集、重建、传输及存储工作，确保图像质量和数据的完整性。而医师则利用这些存储的图像，结合患者的临床表现及其他相关检查资料，进行深入的超声图像分析，从而完成准确的诊断工作。这种分工明确、协同合作的模式不仅提高了工作效率，也保证了诊断的准确性和可靠性，有效推动了医疗卫生资源的优化组合，促进了超声诊断学发展的良性循环，提高了服务质量。

中国 1958—1998 年的超声诊断准入要求不明确、执业制度不健全，医师及经过培训考核取得技师资格的人员都在临床一线独立为患者进行超声检查并出具诊断报告。自 1998 年《中华人民共和国执业医师法》出台以来，规定“出具超声诊断性报告，必须是经注册的执业医师”，超声医学从业人员快速朝向高学历、纯医师化方向转型。此法规对提高临床超声诊断及教科研水平有显著的益处，但也带来弊端，超声医师既要从事着技师岗位的检查工作，又要从事超声图像分析及诊断工作，导致了新的医技不分，人力资源极大浪费。上海超声医学分会在 2007 年正式提出超声技师培养的意见。提倡让超声医师和技师各司其职，将“一些已经成熟的、标准化的超声脱机分析和图像重建工作，包括造影增强时相分析、三维重建等检查工作，由经过专门训练的技师完成。”让超声医师专职从事具

体的超声图像资料分析、诊断工作。目前超声医、技各司其职、协同发展工作模式的探索已在许多大型医院开始实施。

第三节 超声检查技术学习方法

一、打好理论基础

掌握解剖学、组织胚胎学、生理学、病理学等医学基础知识至关重要。只有深刻理解人体各组织器官的正常形态结构、生理功能及其病理变化，才能准确识别超声图像中的正常表现与病理特征，从而确保诊断的正确性。

二、学好有关的物理基础知识

超声成像的原理涉及声学、电子学及工科的基础知识。目前超声设备更新迅速、仪器性能差别巨大且新技术不断推向临床，因此要求操作者必须具备理、工、医三方面的知识。只有不断学习新知识、新技能，才能保证超声检查技术操作结果高效性、满足岗位需求。

三、密切结合临床

要想正确识别超声图像，必须有丰富的临床知识储备。超声诊断结论要结合临床综合分析判断，因此，内科、外科、妇科、儿科等临床知识的学习十分重要。

四、重视实践操作技能的训练

超声诊断的准确性与有效性高度依赖技师的操作水平。正确的诊断需基于对标准切面超声图像的分析，而这些标准图像源于规范、熟练的操作扫查。因此，学生必须通过基础技能实训、校内课程及临床实习中的带教，进行反复操作练习，以提高操作水平，掌握操作技能。

▶知识拓展

心脏声学造影

心脏声学造影是将含有微小气泡的对比剂经外周静脉注入体内，使相应的心腔大血管和心肌显影，用以诊断各种心脏疾病。分为右心系统声学造影和左心系统声学造影。

右心声学造影是抽取自体静脉血液，与生理盐水和空气，按照一定比例混合震荡，作为对比剂，对比剂气泡直径>10μm(平均约15μm)，不能通过肺毛细血管网(直径小于10μm)，而在肺部毛细血管即被“过滤”，除非存在右向左分流，否则左心系统内不出现对比剂。由于微泡与血液存在明显声阻抗差，即使个别微泡(低速微量血流)也能清晰显示，根据显影顺序、途径和时间，对卵圆孔未闭、肺动静脉瘘、永存左上腔静脉及单纯性冠状静脉窦扩张等疾病作出诊断和鉴别诊断。

左心声学造影目前使用第二代微气泡对比剂声诺维，经肘静脉注射六氟化硫微气泡，经过肺循环进入左心系统，使左心系统得到显像。左心系统声学造影能定量精准评价左室容量和射血分数，左室心尖部结构异常如心尖肥厚型心肌病、心尖部血栓、心尖部室壁瘤等，还可鉴别左室心肌致密化不全、心腔内肿块，确定或排除心肌梗死后并发症、右心室形态异常及解剖结构的评估等。

—• 考试知识点总结 •—

—• 本章小结 •—

—• 协和云课堂……　拓展练习及参考答案 •—

(宋玉娟)

第二章　超声成像的物理原理

教学课件

学习目标

素质目标

（1）具备严谨的科学态度。

（2）具备科学的思维方式和判断分析问题的能力。

知识目标

（1）掌握：超声波的定义和特性；超声波对人体组织的作用（反射、折射、散射等）。

（2）熟悉：超声波对人体组织的作用（热效应、机械效应、空化效应等）。

（3）了解：超声诊断的安全性。

能力目标

（1）能理解超声成像的原理。

（2）能在超声检查中坚持最小计量原则。

案例导入

【案例】

患者，女性，27 岁。孕 29 周。来医院进行超声检查。医生手持探头涂抹耦合剂后，开始仔细扫描。随着超声图像逐渐清晰，医生专注地观察着每一个细节，不时调整探头的角度和位置，告诉患者“宝宝目前看起来发育得还不错，各项指标基本符合孕周”。

【问题】

1. 超声诊断仪发射和接收声波的原理是什么？
2. 超声波对人体组织会产生哪些作用？

第一节　超声成像的物理基础

微课：超声成像的物理基础

一、超声波的定义

超声波指振动频率高于 20000Hz 的声波。人耳能够听到的声音频率在 20～20000Hz，因此超声波超出了人类的听觉范围。

临床诊断用超声波的频率多在 1～20MHz（$1MHz=10^6Hz$），常用频率在 2～10MHz。

二、超声波的特性

超声波可以在气体、液体、固体等弹性介质中以纵波形式传播，遵守机械波的物理特性。

（1）超声波可在弹性介质中传播，并有较好的方向性和一定的穿透能力。

（2）超声波在传播过程中发生反射、折射、散射、绕射、共振、吸收、衰减和多普勒效应等物理现象。

（3）当足够强的超声波在液体等介质中传播时，会产生空化效应等现象。

三、超声波的发生

（一）压电效应

压电效应是超声波发生的原理。分为正压电效应和逆压电效应。

正压电效应具体表现为：当晶体受到特定固定方向外力作用时，其内部会出现电极化情况，在晶体的两个表面会产生极性相反的电荷。一旦外力撤销，晶体就会恢复至原本不带电的状态。若是外力的作用方向发生改变，电荷的极性也会相应地跟着改变。值得注意的是，晶体因受力而产生的电荷量和外力大小呈现出正比关系（图 2-1-1）。

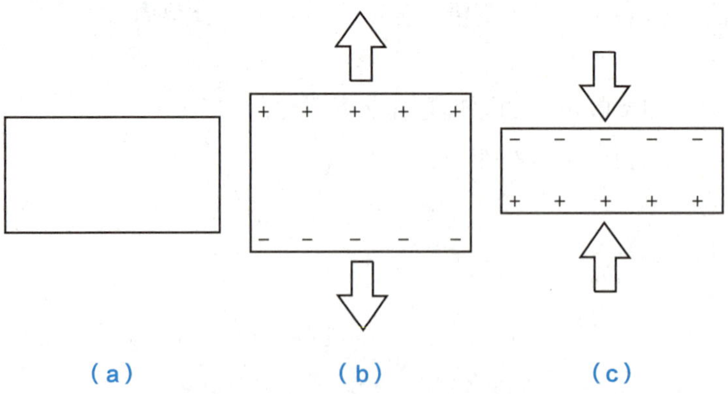

图 2-1-1　正压电效应示意图

（a）未加压力时；（b）拉伸外力；（c）压缩外力。

逆压电效应的概念是：当在晶体上施加交变电场时，会致使晶体出现机械变形并产生振动现象，该效应也称电致伸缩效应。(图 2-1-2)。

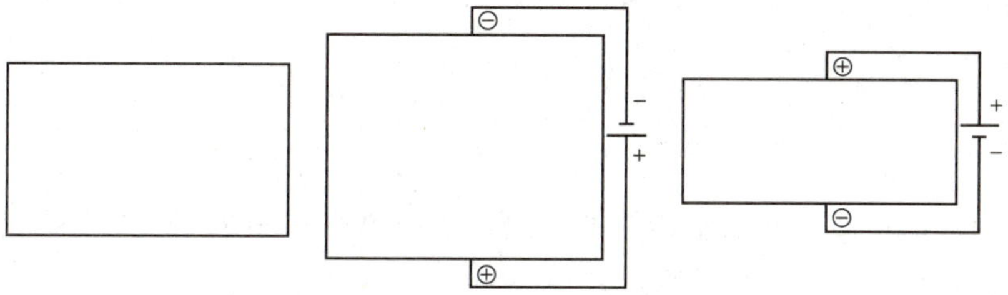

图 2-1-2　逆压电效应示意图

(a) 未施加电场时；(b) 外加电场；(c) 外加反向电场。

(二) 压电材料

能呈现压电效应的材料称为压电材料。在超声诊断仪中，常用的压电材料大体可分成无机压电材料、有机压电材料及混合压电材料这三大类别。

无机压电材料由压电陶瓷晶体组成，像钛酸钡、钛酸铅、锆钛酸铅等都属于此类。利用这类材料能够产生频率处于 0.5~10MHz 的超声波。

有机压电材料主要成分是聚偏氟乙烯。它有个显著优点，即其声特性阻抗与人体软组织的声特性阻抗相近，所以在实际应用中，能有效减少声能在人体皮肤表面的损耗。

混合压电材料则是将压电陶瓷晶体和有机压电材料混合制成。该材料具有声特性阻抗低、机电耦合系数大的特点，非常适合用来制作宽频探头，也就是可在较宽频率范围内发射超声的探头。

压电材料是组成超声诊断仪探头的核心部件，压电材料一般会被加工成各式各样的几何外形，然后安装在合适的外壳里面，由此组成了超声探头。由于探头与人体组织的声特性阻抗存在差异，为了减小这种差异，一般会在压电材料的表面增设一层保护层。这一保护层不仅能防止探头表面遭受磨损和氧化，起到保护作用，还具备阻抗匹配的功能。

(三) 超声波的产生与接收

在临床应用场景中，用来生成与接收超声波的设备是探头，亦称为换能器。探头凭借逆压电效应，将电能转换成机械能，进而生成超声波。凭借正压电效应，接收反射归来的超声波，将机械能转变成电能，最终以多样的图像、波形等形式呈现在显示器上。

四、超声波的传播

超声波的传播与频率、波长、声速有密切关系。

(一) 频率

频率表示质点在单位时间内完成全振动的次数，单位为 Hz。

（二）波长

波长指在波的传播路径方向上，一个质点完成一次完整振动过程中，波所向前推进传播的距离。常用单位有 mm、μm。

（三）声速

声速表示单位时间内声波在介质中传播的距离，常用单位有 m/s、cm/s 等。其大小与介质的弹性系数和密度有关，可用以下关系式计算：

$$c=\sqrt{\frac{E}{\rho}}$$ （公式 2-1）

式中，c 为声速，E 为介质的弹性系数，ρ 为介质密度。

声速由介质决定，不同频率的超声波在同一介质中传播速度相同，而不同介质中的声速是有变化的，其声速变化规律是：固体>液体>气体。在超声诊断中，人体软组织中的平均声速约为 1500m/s，肺及胃肠道气体中的平均声速约为 350m/s，骨骼中的平均声速约为 3860m/s。

波长、频率、声速三者满足以下关系式：

$$C=\lambda \cdot f$$ （公式 2-2）

式中，c 为声速，λ 为波长，f 为频率。

在声速相同的同一介质中，波长越短，频率越高，分辨率越好，但穿透力越弱；反之，频率越低，波长越长，分辨率越低，但穿透力越强。因此，选择超声探头频率的原则：检查深层组织选用低频探头（探头发射频率≤5MHz），检查浅层组织选用高频探头（探头发射频率>5MHz）。

（四）声场

声场指介质里存在声波能量的空间区域，其强度大小可以通过声压和声强来表示。超声波在传播时具有特定方向性，从探头发射出的超声波，一般会在一个较为狭窄的立体角度范围内进行传播，这种传播形态称为声束。而声束的中心轴线称为声轴，它体现了声束传播的主要方向。

在声束不同的位置上，宽度是不完全一致的，在距离声源近的一段范围内，声束宽度几乎相等，我们把这部分区域称为近场区（又称近程区）。近场区的距离（L）与声源的面积（r）成正比，与声波的波长（λ）成反比，即：

$$L=r^2/\lambda$$ （公式 2-3）

在距离声源比较远的地方，声束会向外扩散，形状类似喇叭，这一区域称为远场区（也称远程区）。在远场区，声束的扩散状况与声源的面积大小及声波的波长都有关系。其扩散角满足关系式：$\sin\theta=0.61\lambda/r$，式中，θ 是声束扩散角度，λ 是声波波长，r 是声源半径。声源径线越大，声波波长越短，则近场区距离越长，远场区的声束扩散越小（图 2-1-3）。

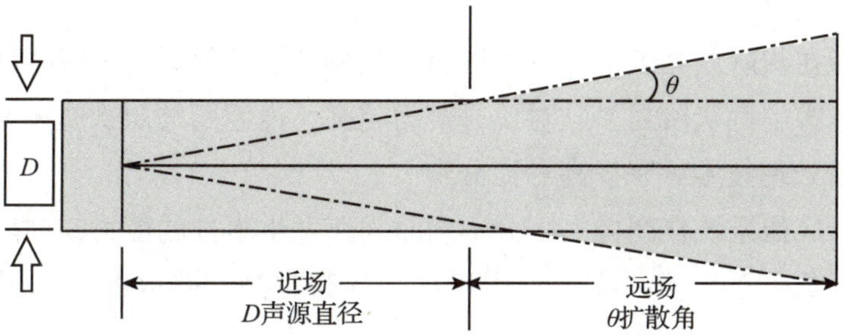

图 2-1-3　声场示意

（五）超声分辨力

超声分辨力指超声波识别最小障碍物的本领。作为评估超声图像质量的关键技术指标，它主要涵盖空间分辨力、对比分辨力及时间分辨力。

1. 空间分辨力　指超声波区分两个微小目标之间最小间距的能力。按照不同方向，又细分为轴向分辨力、侧向分辨力和横向分辨力（图 2-1-4）。

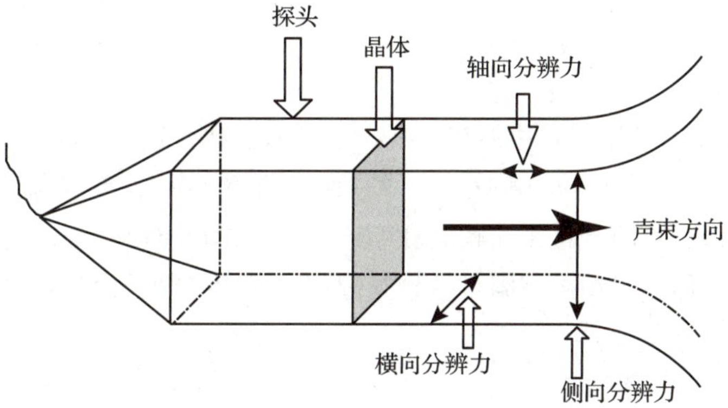

图 2-1-4　分辨力示意

（1）轴向分辨力：指在声束传播的方向上，超声波能够辨别两个目标之间最小距离的能力，它也称纵向分辨力。轴向分辨力和超声波的频率呈正相关关系，即频率越高，轴向分辨力越强。其对靶标在深度方向上成像的精细程度有着影响，当轴向分辨力较高时，在轴向上的图像点会显得细小且清晰。一般情况下，频率处于 3. 0~3. 5MHz 的探头，其轴向分辨力大概在 1mm。

（2）侧向分辨力：指在与声轴相垂直的平面里，沿探头长轴方向，超声波能够分辨出相邻两点之间最小距离的能力。侧向分辨力取决于声束扫查方向上的声束宽度，声束越细窄，侧向分辨力就越出色。其优劣受到诸如晶片形状、发射频率、聚焦效果及离换能器的远近程度等多种因素的影响。我们可以通过采用电子聚焦等手段来提升侧向分辨力。在声束聚焦区，通常频率 3. 0~3. 5MHz 探头的侧向分辨力在 1. 5mm 左右。

（3）横向分辨力：指在和声轴呈垂直状态的平面中，沿探头短轴方向，超声波能够区分出相邻两点间最小距离的能力，它也称为厚度分辨力。由于超声探头存在一定厚度，所产生的声束同样具备一定厚度，所以超声图像实际上是一定厚度的断面信息相互叠加形成的图像。横向分辨力与探头的曲面聚焦状况及距换能器的距离相关，并且由探头短轴方向上声束的宽度所决定。横向分辨力越高，图像所呈现的组织切面情况就越接近真实状态。在声束聚焦区，通常频率 3. 0~3. 5MHz 探头的横向分辨力在 2. 0mm 左右。

2. 对比分辨力 指在灰阶或亮度上分辨不同目标的能力，主要取决于系统的信噪比和像素大小。信噪比越高，像素数越多，则灰阶越多，对比分辨力越高，声像图的层次越丰富。通常采用低噪声高增益放大电路及图像后处理技术等来提高对比分辨力。

3. 时间分辨力 指成像系统在图像上区分不同时间所发生事件的能力。时间分辨力的高低取决于帧频，帧频指单位时间成像的幅数。在一定限度内，帧频越高，获取图像的时间越短，成像速度越快，时间分辨力越高。

第二节　人体组织对超声波的作用

一、声阻抗及界面

（一）声阻抗

声阻抗又称声特性阻抗（Z），指超声波在介质中传播过程中所遇到的阻力，是超声诊断中最基本的物理量。声阻抗为介质密度（ρ）与介质中声速（c）的乘积，即 $Z=\rho \cdot c$，单位为瑞利［g/（$cm^2 \cdot s$）］。

空气密度低、声速慢，声阻抗最小，仅为软组织的 1/3800；而颅骨密度高、声速快，声阻抗大，约为软组织的 3. 6 倍。人体各组织的声阻抗差别是超声成像的基础，声像图中各种回声显示主要由声阻抗差别形成。

（二）界面

界面指声阻抗存在差异的两种介质之间的交界区域。当界面的尺寸大于超声波的波长时，我们将这样的界面称为大界面；若界面尺寸小于超声波波长，则称为小界面。在大界面上，通常会发生反射、折射等现象；而小界面主要出现的是散射现象。

人体的软组织及脏器结构，因其声阻抗有所不同，从而形成了大小不一、疏密程度有别且排列方式各异的声学界面。这些界面成为超声波能够分辨人体组织结构的声学依据。值得一提的是，超声波在分辨软组织差异方面的能力，要比 X 线影像高出 100 倍以上。

二、反射与折射

（一）反射

超声波在传播的过程中如果遇到大界面，部分或全部超声波返回到原介质中传播的现象，称为反射。反射是人体内大界面超声成像的基础。超声波的反射遵守以下三个规律：①入射声束和反射回声都在同一平面内。②入射声束和反射回声分别位于界面法线的两侧。③入射角和反射角相等（图 2-2-1）。

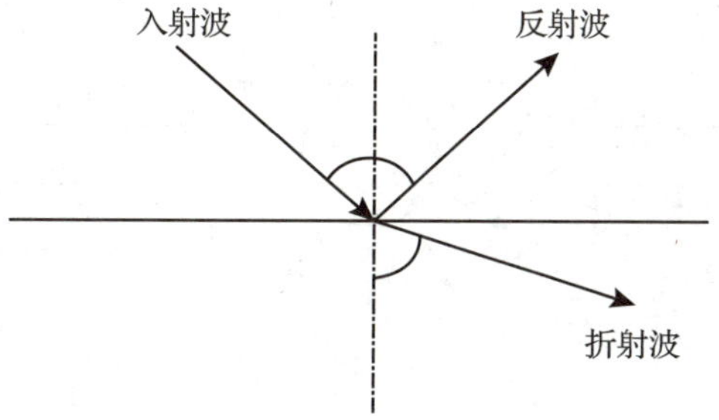

图 2-2-1　反射与折射示意图

反射能量的强弱与两界面的声阻抗差有关，两界面之间有 1‰的声阻抗差，即可产生反射。反射能量由反射系数（R）决定。假定 Z_1、Z_2 为两种介质的声阻抗，则 $R=[(Z_2-Z_1)/(Z_2+Z_1)]^2$。当 $Z_1=Z_2$，为均匀介质，则 $R=0$，无反射；当 $Z_1\neq Z_2$，$R\neq 0$，则反射存在；当 $Z_1<<Z_2$（如水和气）则 R 很大，产生强反射。介质声阻抗差越大，反射越强。当声阻抗差大到一定程度时，超声波的能量几乎被反射，使其后方无声能而出现失照射现象，如空气软组织界面和骨骼软组织界面。

由于反射回声不仅与界面的声阻抗差有关，也和声束的入射角度有关，要是声束和界面之间存在夹角，那么反射回来的回声便有可能无法被探头接收到，进而产生回声失落的情况。所以在进行超声检查时，操作人员需格外留意操作手法，要尽量让入射声束的方向与被扫查器官的表面保持垂直状态，这样才能接收到更多的回声信号。

（二）折射

在超声波的传播进程中，当界面两侧介质的声速存在差异时，超声波进入第二种介质后，其传播方向会出现改变，这种现象称为折射（图 2-2-1）。因为大界面两侧的介质声速不一样，所以折射后的声束会偏离原本入射声束的方向。超声折射遵循下面这三条规律：其一，入射声束与折射声束处于同一个平面。其二，入射声束和折射声束分别处于界面的两边，并且位于不同的介质当中。其三，入射角和折射角之间存在特定的关系（图 2-2-1）。

$$\frac{\sin\theta_i}{\sin\theta_t}=\frac{C_1}{C_2} \qquad \text{（公式 2-4）}$$

当第二种介质的声速比第一种介质快时，折射角会大于入射角。一旦入射角超过了临界角，入射的声能便会全部返回到第一种介质中，这就是全反射现象。全反射会致使第二种介质的相关信息无法被检测到，从而在成像中形成“折射声影”，“折射声影”多发生在球形器官或病变两侧壁的后方，形成细条状的无回声区，故又称“侧后折射声影”，在超声检查中要注意。

需要指出，折射声束又可作为入射声束进入下一种介质，显示器上的声像图实际上是多次折射造成的，可使测量及超声导向两个方面与实际情况有一定误差。

三、散射

超声波在传播中遇到小界面时，入射超声波的部分能量向各个方向分散辐射，无方向性，称为散射（图 2-2-2）。只有后散射才能被探头接收，因此散射返回至探头的回声能量甚低；但散射是脏器内部细微结构（小界面）成像的基础，临床意义十分重要。

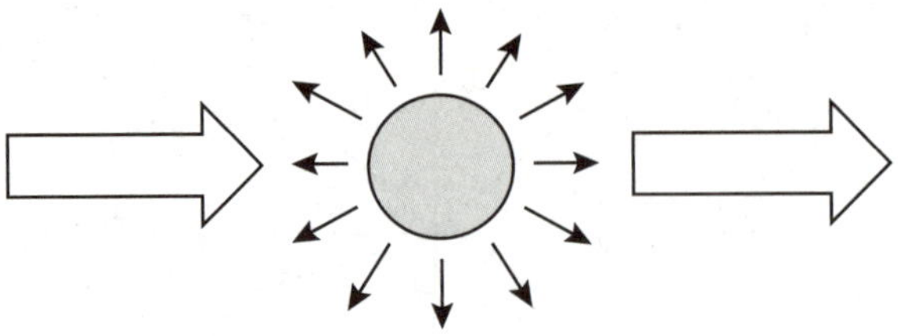

图 2-2-2　散射示意图

四、绕射

超声波传播过程中，遇到界面径线与入射超声波波长接近或者当入射声束经过界面的边缘，并且声束边缘与界面边缘的距离小于 1～2 个超声波波长时，入射超声波绕过界面继续向前传播的现象，称为绕射，亦称衍射（图 2-2-3）。

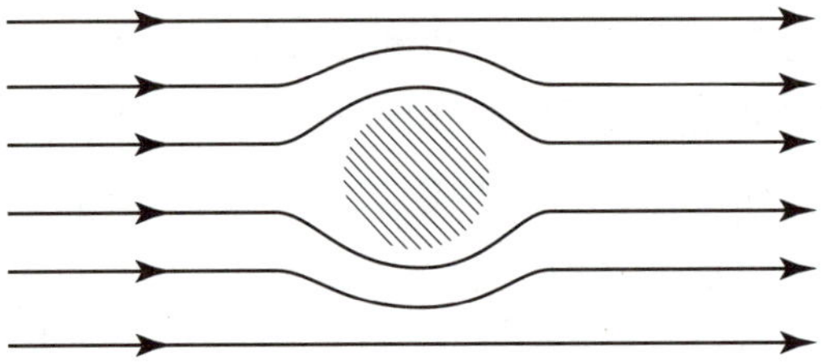

图 2-2-3　绕射示意图

五、衰减

在介质中传播时，超声波的声能会随着传播距离的延长而逐渐降低，这种现象称为衰减。导致超声波衰减的主要因素包括：大界面引发的反射、小界面产生的散射、介质对声能的吸收，以及声束的扩散。在这些因素里，介质对声能的吸收是造成衰减的最关键原因（图 2-2-4）。

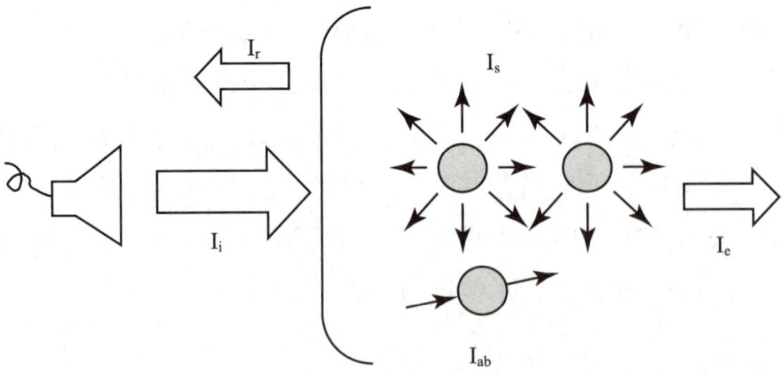

图 2-2-4　衰减示意图

I_i. 进入组织的声能；I_r. 大界面反射的声能；I_s. 小界面散射的声能；I_{ab}. 组织吸收的声能；Ie. 衰减后的声能。

不同组织的声衰减存在这样的普遍规律：组织里的含水量越多，声衰减程度越低；而在液体当中，蛋白质成分含量越高，声衰减程度就越高。另外，组织中胶原蛋白与钙质的含量越多，声衰减也越高。

在人体组织方面，声衰减遵循这样的常见规律：骨组织的声衰减大于肝组织，肝组织的声衰减又大于血液。要是再进一步详细区分，声衰减从高到低依次为：骨>肌腱（或者软骨）>肝>脂肪>血液>尿液（或者胆汁）。

第三节　超声波对人体组织的作用

一、超声生物效应

超声波属于携带一定能量的机械波。当适量的超声波在生物体内进行传播时，会与生物组织之间产生相互作用，这种作用会导致生物体在功能、结构或者状态方面出现改变，这一现象称为超声生物效应。

常见的超声生物效应有热效应、机械效应、空化效应、化学作用。

（一）热效应

超声波在介质中传播时，将会有一部分能量被介质吸收而转化为热能，导致介质温度升高的现象称为热效应。产生热量的多少，取决于介质的吸收系数、超声波的强度及辐照时间。热效应在临床理疗方面有着应用。近年来，它作为癌症加温治疗的一种热源，受到了广泛关注。在进行超声检查或治疗时，为避免局部温度升得过高，需要持续变换探头的检查位置。

（二）机械效应

在超声波传播时，其经过的生物组织会在声场的作用下进行强烈的机械运动，这种运动进而会对生物组织的结构、功能及生理活动造成影响。

（三）空化效应

当高频超声波穿过液体时，会致使液体出现疏密交替的变化。液体稠密的区域会受到压力，而稀疏的区域则会受到拉力。由于液体抵抗拉力的能力较弱，尤其是在含有杂质或气泡的地方，液体在受拉时容易被拉断，进而形成空腔。随后而来的正声压会使空腔在迅速闭合的瞬间，引发局部高压、高温，以及放电现象，这就是空化效应。

空化效应能通过两种途径改变生物的结构。

在组织结构间引发相对振荡运动，这种运动倾向于在周围液体中形成稳定的冲击流，进而在局部产生极大的速度梯度，该速度梯度足以破坏细胞的膜系统及生物大分子。

由于剧烈振荡，气体在微气泡内被压缩，会导致局部产生温度和压强的急剧变化，从而引发电离作用。

（四）化学作用

超声波能够加快化学反应速率，推动氧化与分解过程，尤其对胶体系统里的化学键及范德瓦尔斯型分子键具有显著影响。影响超声波化学作用的因素包括频率、强度、持续时长及温度。

超声生物效应最初会在组织内引发空化、电离现象、温度升高、压强改变等效应，随后这些效应会进一步促使化学反应发生。

通常而言，较低声强且较长辐照时间引发的组织损伤，主要源于热效应；较高声强但较短辐照时间导致的损伤，则主要由空化效应造成；处于这两种情况之间的组织损伤，大多是由机械效应产生的。

二、超声诊断的安全性

超声波属于非电离辐射，一直以来，人们普遍觉得超声检查对人体组织是安全的。然而，超声波能够携带大量能量，并且会通过多种方式作用于生物组织。所以，在进行超声检查时，必须将超声波的安全性纳入考量，也就是要考虑其安全剂量。

超声能量在声场中的分布并不均匀，存在最大空间峰值区和最小空间峰值区。目前，常用的超声强度计算方式有四种：一是空间峰值时间平均声强（一般标记为 I_{SPTA}）。二是空间峰值时间峰值声强（一般标记为 I_{SPTP}）。三是空间平均时间平均声强（一般标记为 I_{SATA}）。四是空间平均时间峰值声强（一般标记为 I_{SATP}）。在这四种声强的表示方法中，目前还不能确定哪一种最适合用来评估辐照剂量强度。许多国家和组织都选择用空间峰值时间平均声强来规定人体超声扫查的安全剂量。在 20 世纪 70 年代，美国超声医学会就规定，超声检查时空间峰值时间平均声强不能超过 $100mW/cm^2$。1995 年，我国医用超声设备标准化委员会规定，空间峰值时间平均声强应当小于 $100mW/cm^2$，要是超过这个数值，就需要以技术数据表格、随机文件、手册、背景资料等形式进行公布。

对于同一台超声设备、同一个探头，在相同工作频率的情况下，超声强度会因显示方式的不同而有所差异。如当空间峰值时间平均声强为 $100mW/cm^2$ 时，进行彩色多普勒血流成像检查时，声强可能会达到 $600mW/cm^2$ 以上。所以，在检查过程中如果改变显示方式，一定要把声强调整到安全剂量以下。

1982 年，世界卫生组织提出了以下建议。①只有在医学上有明确的理由时，才可以对人体使用诊断超声。②不能为了商业展示或获取实验图像，就用超声辐照人体，尤其不能辐照孕妇。③在确保能够获得良好图像质量和必要诊断信息的基础上，应尽量降低超声设备的输出强度。

三、超声诊断的注意事项

人体超声检查的安全剂量并非固定不变，它会随着检查时长的变化而改变，同时和超声波的频率、强度相关，并且不同的检查对象与检查部位，安全剂量也有所不同。

鉴于超声波安全剂量的问题，在进行超声检查时，务必遵循最小剂量原则。也就是说，在能够保证获取到必要诊断信息的基础上，应当尽可能采用最低的超声强度及最短的照射时间。坚决不进行任何与诊断无关的胎儿超声显像操作。对于怀孕早期的胚胎，尽量不做或者少做超声检查，针对怀孕 3

个月以上的胎儿，若进行定点超声检查，检查时间应控制在 3~5 分钟。

▶知识拓展

超声在医疗领域的发展前景

超声设备将朝着小型化、便携化方向发展，出现更多如掌上超声等便携式设备，方便在急诊、偏远地区、家庭医疗等场景中使用。同时，结合远程通信技术，医生可远程遥控或指导操作人员采集超声图像，并进行查看和解读，实现远程诊断和监测，优化医疗资源分布。

借助人工智能和机器学习算法，超声系统能够自动识别图像中的关键结构，辅助医生进行更快速、准确的诊断，还可自动优化图像质量、调整扫描参数等，降低对操作者技能的要求，提高诊断效率和准确性。

考试知识点总结　　　**本章小结**

协和云课堂……　拓展练习及参考答案

（陈俊钢）

教学课件

第三章　超声成像技术及伪像

学习目标

素质目标

（1）具备一丝不苟、坚定信念、勇于创新探索的职业精神。

（2）具备合作意识，养成严谨、细致的工作态度。

知识目标

（1）掌握：超声成像的基本要求；超声显示方式及其意义；多普勒效应的基本概念。

（2）熟悉：彩色多普勒技术使用注意事项及血流特征；超声成像中常见伪像及应对措施。

（3）了解：高脉冲重复频率多普勒显像。

能力目标

（1）能合理掌握超声仪器的基本操作及性能调试。

（2）能合理调试扫查部位和声束方向有效避免伪像。

案例导入

【案例】

患者，女性，60岁。超声检查：肝、胆、肾结构显示，肝内膈肌附近显示一类圆形高回声，大小约3.5cm×3.2cm×3.0cm，内部回声均匀，边缘光滑，在膈肌另一侧也显示与之类似的高回声。

【问题】

1. 出现这种现象的原因是什么？
2. 产生的条件是什么？

·核心知识拆解·

随着医学影像技术的不断发展，高频超声技术、彩色多普勒技术、超声造影技术及三维超声成像技术等在临床上广泛应用，图像的对比度得以增强，分辨率也得到了提高，并且图像的界面与边缘变得更加清晰，对病变组织的显示能力更是有所提升。

在实际超声工作中，利用超声成像基本原理，常能解决超声检查过程中所遇到的一些疑难问题，由于现有超声仪性能存在某些不足及对仪器调节不当等原因，超声成像在应用过程中可能出现某些伪像，伪像在声像图中十分常见，对这些伪像的正确认识，有助于防止错误判断。超声成像中的伪像存在干扰图像判读的可能性。鉴于此，为了防止出现混淆的情况，在伪像产生之时，超声医师需要具备识别它们的能力。而当医师弄明白这些伪像形成的物理原因后，便能够借助相关知识去提升扫查时的成像质量，同时提高解释诊断结果的能力。要知道，能否识别并校正那些潜在的错误伪像，对于提高图像质量而言是极为重要的。准确识别超声伪像有着两方面的重要意义，其一是能够防止因伪像而导致的误诊或者漏诊情况出现。其二是可以借助一些具备特征性的伪像来辅助诊断工作，进而提升对某些特殊病变成分及结构的识别能力。

第一节 超声成像的基本要求

一、超声成像的分类

超声成像依据其成像速度的差异，被分为实时成像、静态成像及准实时成像三种类型。

（一）实时成像

实时成像速度快，能够利用每秒达 24 帧以上的超声显像系统在短时间内连续成像，可以清晰显示器官的动态情况，如心脏血管的搏动、血管内血液流动、胎动及胎心等。在心脏、产科检查等领域应用广泛。

（二）静态成像

静态成像速度较慢，探查过程中探头位置基本固定，利用速度在每秒几帧以下的超声显像系统进行逐幅成像，主要用于获取高质量、细节丰富的图像，不太适合观察活动的器官或结构。

（三）准实时成像

准实时成像速度较快，介于实时成像与静态成像之间，其成像速度在 30~50 帧能够以较高的帧率更新图像，虽然达不到真正实时成像那种对动态过程毫无延迟的观察效果，但可以相对及时地显示组织的动态变化。

二、声束聚焦

（一）声束聚焦的定义

声束聚焦是为了提高超声的侧向和横向分辨力，通过一定的技术手段使声波的声束变窄，将声能聚集在一个较小的区域内。为了提高图像分辨率，清晰地观察到结构细节，故采用声束聚焦。

（二）声束聚焦的分类

使超声束在一定深度内会聚，改善分辨力和灵敏度，可分为声学聚焦和电子聚焦两大类。

1. 声学聚焦 包括声透镜聚焦（利用声传播的折射原理进行聚焦）、声反射镜聚焦（利用声传播的反射原理进行聚焦）、压电材料凹面聚焦。

2. 电子聚焦 主要用于相控阵超声技术中，通过控制换能器阵列中各个阵元的激励时间（即延迟时间），能够使声束在空间中聚焦。可以灵活地改变焦点位置，就像用多个小光源，通过控制每个光源的发光时间来让光线聚焦到不同位置。这在医学超声成像中应用广泛，可动态地对不同深度的组织进行清晰成像。

声束聚焦在未来有着广阔的发展前景。随着技术的进步，能够更清晰地观察到微小的病变组织，如早期肿瘤等。并且可以更精准地进行治疗，如非侵入式的声束聚焦手术能精确地破坏病变细胞，同时最大限度减少对周围健康组织的损害。

三、对数放大器及功能

在超声仪器中，对数放大器属于一类特殊的放大电路，其输出信号幅度和输入信号幅度之间遵循对数函数关系。为了使强弱各异的回声信号都能被清晰、精准且不失真地识别并展示出来，那就要求超声显像系统具备 80~120dB 的动态响应范围，然而线性系统根本没办法对如此宽泛范围的信号给予有效回应，所以在一般情况下，都是依靠对数放大器来达成这一任务的。

对数放大器的功能：具体如下。①压缩信号动态范围：对强信号进行压缩，避免强信号因过饱和而失真。②提高测量精度：对微弱信号进行高增益放大，提高测量精度和分辨率。③提高信噪比：对噪声的抑制以保证系统具有较高的信噪比。

四、时间增益补偿/深度增益补偿调节

时间增益补偿（time gain compensation，TGC）也称深度增益补偿（depth gain compen sation，DGC），是超声检查仪器中的重要调节环节。超声脉冲在介质中传播时，会随着距离（深度）的增加而衰减，为了对不同深度的相同病变仍能获得相近的声像图，可以通过时间增益补偿/深度增益补偿调节来进行回声信号强度的补偿，使不同深度的回波信号在显示屏上能以较为一致的强度显示。

在超声设备相关技术里，时间增益补偿/深度增益补偿调节依赖非线性放大得以达成，具体可细分为折线式调节与曲线式调节这两个类别。折线式调节是以每间隔 2cm 或者 2.5cm 对增益做出一次调整，这种调节方式最为突出的优势是操作过程简便易行，易于上手；而曲线式调节则是把整个需要补偿的区域划分成近场和远场这两个不同的部分，并且针对这两个区域各自运用不一样的增益曲线来进行精细处理，以此满足不同区域的特殊需求。对于较浅的近场区域，如果回波信号本身较强，可能只需要少量增益补偿或者不补偿，避免信号过强而导致图像过亮失真；而对于较深的远场区域，由于超声信号衰减严重，需要适当增加增益，让回波信号能清楚地显示出来。

五、数字扫描转换

数字扫描转换（digital scan converter，DSC）是关于信号显示的一种技术。超声探头最初获得的信号是模拟信号，数字扫描转换会将这些超声图像模拟信号转换为数字信号，按照规定好的地址送入存储器，然后通过特定的算法对其进行处理和存储。当需要将信号进行显示时，根据显示设备的不同，进一步运用数字扫描转换技术，将数字信号经后处理后，进而再经过数/模转换，形成模拟信号，最终将符合要求的声像图在屏幕上显示。

六、后处理

超声图像后处理指在超声图像形成之后，利用计算机软件等手段对图像进行再加工处理的过程。它可以改善图像质量、突出感兴趣的区域或特征，从而辅助医生更好地进行诊断分析。常用的声像图变换包括以下 7 种方式。

（一）线性处理

线性处理是最简单的后处理方式。输出像素值与输入像素值成简单的比例关系，如 $y=kx$（y 是输出灰阶值，x 是输入灰阶值，k 是常数）。表示整个声像图信号全部是按照某个固定的比例来进行放大或者缩小。此处理方式可以均匀地改变图像的亮度，但不能满足特殊部分清晰度诊断的要求。

（二）对数处理

对数处理是基于对数函数关系对图像灰阶进行处理。原始数据 x 取对数 $\lg x$ 按照一定的放大得到一个新信号。鉴于对数函数自身所具备的独特性质，在处理各类声像图信号时存在着明显差异。一方面有效地强化提升那些相对较弱的信号，另一方面对过强的信号予以抑制，与此同时，着重将弱信号所处的区域予以放大呈现。

常用于弱信号的处理，可以压缩图像的动态范围，增强图像的层次感，有助于观察不同脏器之间的关系。

（三）指数处理

指数处理与对数函数的特性相反，基于指数函数关系对图像灰阶进行处理，指数处理可以加强强信号并抑制弱信号，增强图像中的强回声区域，便于医生判断钙化斑块的大小、位置和形态及评估其对血管的影响。

（四）S 形曲线处理

S 形曲线处理是一种非线性处理方式。它的函数形状类似字母“S”，在曲线的低端和高端，变化相对平缓，而在中间部分变化较为陡峭。实现对强、弱信号都进行抑制，但对中间信号进行提升，即强、弱信号抑制，中等信号放大，有助于鉴别结节的性质。

（五）反 S 形曲线处理

反 S 形曲线处理与 S 形曲线处理相反，其函数形状类似倒“S”。在曲线的中间部分变化相对平缓，而在低端和高端变化较为陡峭，实现对强、弱信号都进行强化，但对中间信号进行抑制，有利于发现潜在的病变。

（六）窗口提升处理

窗口提升处理是针对图像中的特定灰阶范围（窗口）进行提升操作。即选择全部声像图信号的一部分进行提升处理，其余的信号不受影响，常用于提升强化某一范围的信号，如使心肌在图像中更加突出，便于观察心肌的厚度、纹理等特征，辅助诊断心肌疾病。

（七）窗口抑制处理

窗口抑制与窗口提升处理相反，对选定一部分信号抑制，用于抑制该范围的信号，可以降低噪声的灰阶值，减少噪声对图像的干扰，从而提高图像的质量和诊断的准确性。

七、灰阶处理

灰阶指黑白超声图像中像素点的亮度等级，通过对回声信号的不同强度进行编码来显示。显然，灰阶数越大，系统能够区别振幅变化的能力就越强。灰阶数是由超声系统规定的位数所决定的，呈 2 的指数关系。灰阶处理的能力由系统位数决定，位数越大，灰阶处理能力越强，声像图的层次越丰富，不同强度的回声被赋予不同的灰阶，在声像图的显示中可以根据需要对系统位数进行调节。

第二节　超声显示方式及其意义

一、脉冲回声法

（一）脉冲回声法超声显示的基本工作原理

具体四个步骤如下。

1. **发射**　借助探头来发射短脉冲超声，遇到不同声阻抗界面产生反射回声。
2. **接收**　接收回声信号，将回声信号转换为电信号，并对电信号进行对数放大处理。
3. **处理**　进一步完成数字扫描转换，将数字信号转换成电视制式扫描模式信号。
4. **显示**　通过不同亮度在显示屏上呈现出来。

（二）常用的脉冲回声法超声显示

按照图像显示方式的不同分为以下三种类型：振幅调制型、辉度调制型和活动显示型。

1. 振幅调制型 简称 A 型超声。超声探头发射超声脉冲，遇到不同声阻抗界面产生反射波，将回声以波形显示出来的一维波形信号（图 3-2-1）。示波屏上的横轴是时间轴，代表超声波在人体组织中的传播时间，通过这个时间可以间接计算出反射界面的深度；纵轴是信号轴，代表回声信号的振幅，以波幅的高低反映反射的强弱。A 型超声因是一维的信息，图像不直观，主要用于眼、肝脏、胆囊、脾脏、脑部等部位测量，在临床常规检查中较少单独使用，更多的是作为其他先进超声技术的基础原理部分。

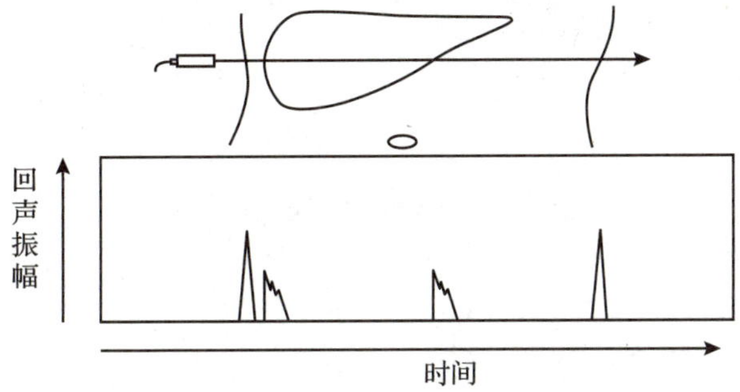

图 3-2-1 A 型超声波形与人体结构对应图

2. 辉度调制型 简称 B 型超声。基本原理为超声探头发射出脉冲超声波，该超声波于人体组织中进行传播，当碰到具有不同声阻抗的界面时，便会引发反射现象，探头接收反射信号后，在屏幕上以亮度不同的像素点显示出来，并以像素点的明暗来反映反射的强弱，回声强，光点辉度亮，回声弱，光点辉度暗，最终组织形成轮廓断面，构成二维的切面图像（图 3-2-2）。需要指出的是声束在扫查受检体的过程中与在显示器水平方向上的位移扫查相对应。这种方式可以清晰地展示人体组织器官的切面轮廓、大小、内部结构等信息。如在检查肝脏时，能够清楚地看到肝脏的边界、肝内血管的分布，以及有无囊肿、结节等异常结构，为医生诊断肝脏疾病提供了直观的图像依据。

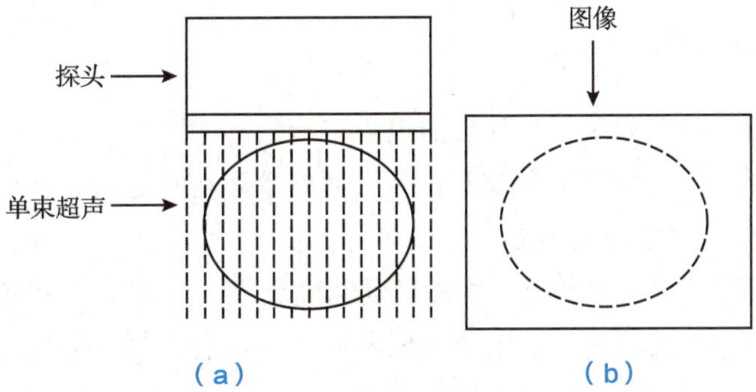

图 3-2-2 B 型超声显示示意图

3. 活动显示型 简称 M 型超声。其工作原理为探头沿某一方向发射单声束超声，随着时间推移，它会将沿着超声束方向上不同深度组织界面的反射回声信号，以辉度调制的光点的形式，按时间顺序展开显示在屏幕上，即“距离–时间”M 型超声图像（图 3-2-3），以图像上灰度的高低来反映反射的强弱。M 型超声仍然归为一维图像类别，其中纵轴用以表示人体组织的深度，而横轴用来表示检查持续的时长。

M 型超声凭借其独特的成像原理，可精准呈现心脏瓣膜的启闭运动、心肌的周期性收缩与舒张等动态生理信息，在心脏功能的定量评估及心脏结构细微变化的定性分析方面，具有不可或缺的重要价值，目前 M 型超声多与 B 型超声和多普勒超声组合使用。

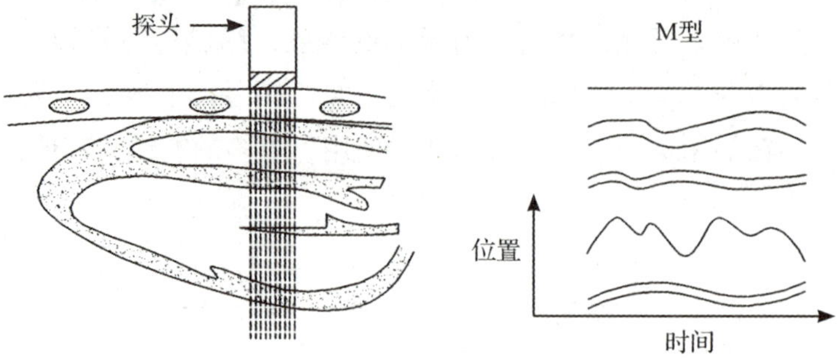

（a）　　　　（b）

图 3-2-3　M 型超声显示示意图

二、差频回声法

（一）差频回声法超声显示的基本工作原理

包括四个步骤如下。

1. 发射　借助探头来发射固定频率的超声波，当遇到运动物体时发生反射，反射波频率进而发生改变。

2. 接收　接收频率改变了的回声信号。

3. 处理　利用多普勒效应，来测定发射频率和接收频率二者之间的差值情况。

4. 显示　依据不同的工作方式用以显示不同差频信号的声像图，分为频谱和彩色编码多普勒。

（二）差频回声法的分类

对于沿着某一方向行进的单声束，在其传播过程中遇到界面时会发生散射和反射。当该界面静止时，散射和反射产生的回声信号频率不会改变；当界面处于运动状态时，会出现多普勒效应，进而导致回声信号频率发生变化，即差频回声法。

1. 频谱多普勒超声　当界面是运动的，界面运动速度越大，频率改变就越大。在频谱图中，纵轴表示频率差，横轴表示检查的持续时间。血流方向不同，频谱会出现在基线的不同侧，朝向探头的血流频谱显示在基线上方，背离探头的血流频谱显示在基线下方。频宽表示在垂直方向上的宽度范围。通过对超声回声信号的频率变化进行分析，获取有关血流速度等信息。

根据发射超声方式的不同，频谱多普勒超声可分为脉冲多普勒和连续多普勒。

（1）脉冲多普勒：通过单晶片探头单晶片间歇发射和接收超声波脉冲。接收器设选通门，其宽度及浅深可调，借助距离选通技术，仅会接收和分析处于特定深度的血流信号。脉冲多普勒的一个缺点在于其所测量的血流速度具有一定的局限性，不能对高速血流进行检测，当多普勒频移值高于脉冲重复频率的 1/2 时，会出现频谱混叠现象，使测量结果不准确。

（2）连续多普勒：探头为双晶片，探头连续地发射和接收超声波，对运动反射体产生的频移进行检测，能更敏感地捕捉高速运动物体产生的频移信号。可以测量高速血流，没有脉冲多普勒中的频谱混叠问题，能准确测量高速血流的速度。连续多普勒缺点是无距离选通能力，无法确定血流信号具体来源的深度。

2. 彩色多普勒超声 它的原理和脉冲多普勒、连续多普勒相同，都运用了多普勒效应，但是它通过选通门来实现多通道多点的采样及自相关技术，显示二维频谱信号目标速度，又称二维多普勒，目标速度大小以灰阶表示，采用彩色编码的方式来表示血流方向，通常将朝着探头流动的血流用红色表示，背离探头流动的血流用蓝色表示，同时，用亮度来表示血流的速度。此方式通常被用于展现心脏和血管的切面图，从而分析血流的流动方向、速度及性质等情况。彩色多普勒超声对于辨别血流湍流，了解血流在心脏血管内的分布较脉冲多普勒更快更好，但对血流定量则较差。

三、时距测速法

时距测速法主要用于血流速度的测量。与彩色多普勒显示不同，时距测速法不是对差频信号进行编码显示，而是直接用短脉冲超声测定一群红细胞在单位时间内流动的距离，算出流速并进行彩色编码。时距测速法可以获得瞬时血流剖面的连续显示，可用于动态血流显像，为临床诊断血管疾病、评估血流状态等提供了重要的血流速度数据。

四、非线性血流成像法

非线性血流成像法属于超声造影显像中的一种方法，其运用了超声谐波成像技术。当向血管内注入对比剂后，会产生大量稳定的微小气泡，这些微小气泡会对入射超声产生能量较大的二次谐波，随后提取出二次谐波超声，并经过滤波处理，最终形成清晰的血流声像图。对比剂在血液中持续时间长短与造影微气泡的半径、微气泡的密度、气体在血液中的弥散度及饱和度有关。提高了对低速血流、微细血管和深部血管内血流的显像能力，特别是对于肥胖等显示困难的患者，通过改善空间分辨率和对比度分辨率，消除近场伪像来提高二维图像质量和色彩血流的敏感性。

五、其他

除了前面介绍的几种主要的超声显示方式，超声诊断中还有以下几种显示方式。

（一）超声弹性成像

超声弹性成像是一种新型超声成像技术，用于评估组织硬度的特性。弹性模量大（即硬度大）的组织响应幅度小，弹性模量小（即硬度小）的组织响应幅度大。通过检测组织在外部压力或内部生理活动下的弹性变化来生成图像，从而为疾病的诊断提供依据，特别是在鉴别良恶性肿瘤等方面有重要价值。弹性成像的形式主要有应变成像和剪切波成像。

1. 应变成像 操作者使用探头对病变区域施加一个压力（超声波激励），通过不同组织时由于内部结构成分的不同产生不同反应，软的组织会发生较大的形变，恢复到组织原位的时间长；硬的组织会发生较小的形变，恢复到组织原位的时间长。在图像中，较硬的组织通常显示为蓝色等冷色调，表示应变小；较软的组织显示为红色等暖色调，表示应变大。

2. 剪切波成像 利用超声激发产生剪切波在组织中传播，通过特定的算法将速度信息转化为弹性图像，根据剪切波的传播速度来反映组织的硬度。传播速度快说明组织硬度高，传播速度慢则组织硬度低。单点剪切波速度测量只能检测某一感兴趣点的剪切波速度，剪切波速度成像可以检测感兴趣区的多点的剪切波速度，实践证实剪切波速度成像诊断效能优于应变成像和单点剪切波速度测量。

剪切波弹性成像不仅可用于浅表组织，也可用于深部组织弹性检测，主要应用于乳腺、甲状腺、前列腺、肝等脏器良恶性肿瘤的鉴别诊断。

（二）超声造影技术

超声造影是通过血管注入超声对比剂（气体微泡），对比剂微泡在超声的作用下会产生振动，其振动频率与发射超声频率一致，当这些微泡破裂时会产生非线性效应，释放出很强的二次谐波信号，使接收的回声信号增强，超声对比剂随血流分布到全身，以血液的示踪剂形式反映正常和异常组织的血流灌注情况，从而让医生更清晰地观察组织的血流灌注情况。

超声造影技术在临床应用比较广泛，如鉴别肝脏肿瘤的良恶性，评估心肌灌注情况，对卵巢肿瘤的血流特征进行分析，辅助判断肿瘤性质等。

（三）三维超声

利用计算机对一系列平面声像图进行处理和重构，在二维超声的基础上，形成比二维图像更丰富、真实，具有不同解剖层次、多结构的立体影像。三维多普勒显像技术使人体的组织结构和血流多普勒信息同时显示在三维图像上，提高诊断的准确性。

（四）四维超声

在三维超声图像的基础上添加时间维度参数并进行显示的技术，此技术可呈现实时动态活动的立体图像。四维超声成像技术在临床中的应用，为临床超声诊断带来了更为丰富的影像信息，它有助于减少病灶的漏诊情况，从而提升诊断的质量。该技术适用于对心脏、肝脏、胆囊、脾脏、胰腺、妇产科、外周血管及表浅器官软组织等各种疾病的检查。尤其是在产科领域，当对胎儿进行超声检查时，该技术能够以立体的形式展现胎儿的颜色、面容及各器官的发育状况，甚至可以观察到胎儿在母体中的状态，这对于胎儿发育异常、心血管畸形等疾病的早期诊断具有重要的帮助。

（五）超声 CT

超声 CT 能通过获取多个角度的超声信息，再经计算机处理重建出更清晰准确的图像，可分为穿透式和反射式两大类。图像重建有射线理论（几何声学理论）和衍射理论（波动声学理论）两种。

第三节　多普勒血流显像基础

一、多普勒效应

1842 年，奥地利数学和物理学家 Christian Johann Doppler 研究发现，波源与接收器相对固定时，接收器接收的反射波频率与波源发射波频率一致；当二者有相对运动，会出现接收器接收波频率与波源发出频率不一致的现象。在此情况下，两者相对运动时，接收器接收频率升高，反之降低，且频率的变化与二者相对运动速度有关，此现象称为多普勒效应，它是自然界中常见现象，该频率变化称为多普勒频移。利用多普勒效应可开展多普勒超声成像工作。

若波源和接收器在同一直线上运动，波源发出的波波长为 λ_0、频率为 f_0，该波在介质中的传播速度为 c，波源运动速度是 u，接收器运动速度是 v，在此情况下，多普勒效应可表示如下。

如果波源与接收器发生相向运动，则接收到波的频率表示为

$$f = \frac{c+v}{\lambda} = \frac{c+v}{c-u} f_0 \qquad \text{（公式 3-1）}$$

如果波源与接收器发生背向运动，则接收到波的频率表示为

$$f = \frac{c-v}{\lambda} = \frac{c-v}{c+u} f_0 \qquad \text{（公式 3-2）}$$

在超声检查中，探头是声源和接收器，血细胞是反射源。由公式 3-1 和公式 3-2 可以看到，如果反射源朝向接收器发生运动时，接收到的频率 f 则大于波源发出的声波频率 f_0；如果反射源背向接收器发生运动时，接收到的频率 f 则比反射源发出的声波频率 f_0 要低。通过对反射波频率变化的分析，就能获取血流的方向、速度等信息。

在多普勒超声成像技术中，探头的发射晶片和接收晶片不存在相对运动，而多普勒频移信号的产生是由被检查目标相对于探头的运动所引发的（图 3-3-1）。假设入射超声频率是 f_0，反射超声频率为 f_r，被检查目标的运动速度是 v，超声速度为 c，且目标运动方向与入射超声声束的夹角为 θ，那么接收器接收到的反射超声频移（回声频率与发射超声频率的差值）可表示如下：

$$f_d = f_r - f_0 = \frac{f_0 \cdot v(\cos\theta_1 - \cos\theta_2)}{c} = \pm \frac{2v\cos\theta}{c} f_0 \qquad \text{（公式 3-3）}$$

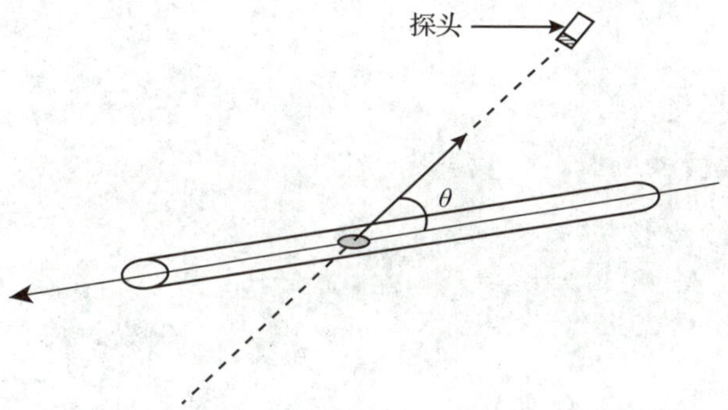

图 3-3-1　超声扫查血管时与血流方向形成的夹角模式

多普勒公式（公式 3-3）显示多普勒频移（f_d）与血流速度（v）之间的关系（其中 θ_1 为入射声波与血流的夹角，θ_2 为反射声波与血流的夹角，两者差别不大，所以 $\theta_1 = \theta_2 = \theta$）。多普勒频移（$f_d$）与血流速度（$v$）成正比，即血流速度越快，多普勒频移越大；血流速度越慢，多普勒频移越小。由多普勒超声诊断仪测得目标运动体的多普勒频移 f_d，需要测定的参数，目标体的运动速度如下：

$$v = \pm \frac{f_d \times c}{2f_0\cos\theta} \qquad \text{（公式 3-4）}$$

公式 3-4 中的参数声速、入射超声频率和夹角 θ 是固定的，得到被检查目标的速度与频移量成正

比关系，正号则表示两者运动相同，负号则表示两者运动相反。当超声波用于检测血流时，血液中的红细胞就相当于运动目标。如果红细胞向着超声探头运动，接收到的超声频率会升高，频移为正值；红细胞背离探头运动，接收到的频率会降低，频移为负值。这样就能根据频移来判断血流的方向，同时结合公式计算血流速度，为临床诊断提供依据。目标速度可通过计算表示如下：

$$v = |\vec{v}|\cos\theta \qquad \text{（公式 3-5）}$$

公式 3-5 中 $|\vec{v}|$ 为真实目标速度，v 为计算速度，根据公式可知，$\cos\theta$ 越接近 1，计算得到的速度越接近目标的真实速度。当 $\theta=0°$ 时，$\cos\theta=1$，值最大，因此多普勒角度越接近于零，多普勒频移的计算越准确，如果夹角 θ 小于 30°时，计算所得的目标速度和实际真实目标速度的两者间差值小于 13%；如果夹角大于 60°时，计算误差会急剧增加：当夹角为 90°时，此时血流与多普勒声束垂直，即 $\cos\theta=0$，此时多普勒频移信号扫查不到。应尽量在实际操作过程中，使超声束与检查目标的运动方向（如血管）平行，保持多普勒声束角度在 30°～60°，这样测得的目标运动速度就会更准确些。血流速度较大和角度较小时会产生较大的多普勒频移，但并不会产生更强的多普勒频移信号。

角度校正光标位于取样框中心，用以估测血管和多普勒声束之间的入射角，它能够被调整指向管腔内血流的方向，从而计算扫查到的多普勒频移信号绝对血流速度。

多普勒超声成像技术包含频谱多普勒成像和彩色多普勒成像这两种类型。其中，频谱多普勒成像是运用微机对复杂的多普勒频移信号实施快速傅里叶变换（FFT）操作，此操作能将复杂且混合的频移信号拆分为单个频率元素，并在频幕上进行显示，最终以频移（速度）时间图像的样式展现出来（图 3-3-2）。在频谱图中，横轴代表时间，单位是秒（s）；纵轴表示频移（与速度相关），单位是米/秒（m/s）。通过频谱图，能够获取检查目标运动的方向、平均流速、峰值流速等流体动力学方面的信息。根据探头发射超声波时的不同工作方式，频谱多普勒超声又可细分为脉冲多普勒、连续多普勒及高脉冲重复频率多普勒等成像形式。

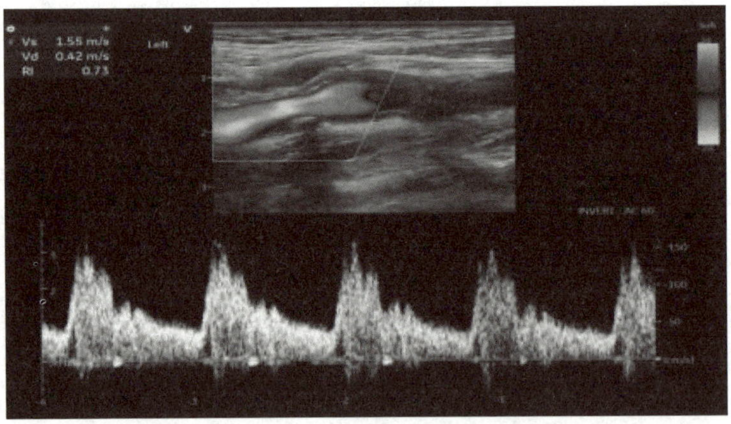

图 3-3-2　多普勒超声频谱图

二、脉冲多普勒

脉冲多普勒是频谱多普勒技术中最为常用的一种，主要用于检测血流及其方向。在脉冲多普勒成像过程中，会使用一个换能器来间歇性地完成超声波的发射和接收操作。具体而言，探头作为声源会先发出一组超声波，随后转换为接收状态，以接收反射回来的回声。不过，它并非接收全部的回声，而是通过距离选通技术来获取某一深度区域的血流信号。

假设超声传播速度为 c，在时间 T 内，脉冲超声波从探头到达被检查目标，然后反射回声又回到探头，则探头到检查目标的距离 L 可表示如下：

$$L = \frac{T}{2} \cdot c \quad \text{（公式 3-6）}$$

由于声速在通常情况下可以当作常数，根据相应公式可以知道，检查深度与从发射信号至接收信号的时长成正比例关系。通过选取不同时长的时间间隔，能够得到不同深度运动目标的反射信号，进而获取其深度信息，以实现定位诊断。将利用脉冲超声对不同深度运动目标展开定位探查的方法称为距离选通。利用距离选通技术挑选出需要分析的目标区域信号并接收的操作称为取样，所选定的目标区域也就是取样区域，称为取样容积（sample volume，SV）。取样容积指被超声波束所覆盖的区域，也就是需要分析的目标组织区域，其长度取决于脉冲持续时间，宽度取决于取样处声束的直径。取样容积是一个三维体积，它的宽度受探头频率、探头直径和聚焦技术的影响，长度取决于脉冲持续时间。在大多数仪器中，取样容积的宽度和高度无法调节，但可以通过设定不同的脉冲持续时间，调整取样容积长度，以此改变取样的大小。在一个脉冲周期中，接收信号的时间间隔越长，取样容积就越大。当脉冲频率固定时，接收信号的时间间隔变长会导致发射信号的时间变短，从而使超声强度变弱，对声像图的成像质量产生影响。

脉冲多普勒发射的脉冲频率就是探头的工作频率，而脉冲重复频率是探头在每秒内发射脉冲的数目，称为取样频率。当取样频率固定时，被检测目标的频率达到一定值以上时，会出现频率失真的情况。所以，脉冲多普勒成像受脉冲重复频率的限制，要求脉冲重复频率要比被检测目标的多普勒频移大两倍。通常把脉冲重复频率的 1/2 命名为奈奎斯特频率极限，即脉冲多普勒可测量的最大频移要小于脉冲重复频率的一半，也就是 f_d<脉冲重复频率/2。若被检测目标的多普勒频移值超过该极限，脉冲多普勒所检测出的频移改变会发生频率失真或频率混叠，从而出现方向或大小的误差，因此无法对高速运动的目标进行测量。在脉冲多普勒成像时，应注意对脉冲重复频率的选取和速度量程的调整，避免频率失真。

脉冲多普勒技术可以和二维超声图相互配合，能够精确测定处于某一特定范围（取样容积）内的目标流速情况。该技术具备良好的距离分辨力（也就是深度分辨力），其优势在于可以测量沿声束方向上不同深度、特定范围内的目标流速。在使用脉冲多普勒时，可依据具体需求自由选取深度来设置取样容积，操作人员可以自行选择需要检查的血管，调整取样容积的宽度，并且进行恰当的角度校正，从而更精准地测量血流速度。然而，脉冲多普勒技术也存在不足之处，它所测量的最大血流速度存在一定的限制，一旦超过此限制，就会显示异常血流。在临床应用中，脉冲多普勒常常被用于对正常瓣口或血管中低速血流进行定量分析，通过测量血流速度时间积分和瓣口面积，能够计算出通过瓣口或血管的血流量。

三、连续多普勒

连续多普勒是最早出现的一种多普勒技术。它的探头是连续发射声波但声波不是脉冲式的，这与脉冲多普勒成像方式不同。连续多普勒成像使用双晶片探头，其中一组晶片负责连续发射超声束，而另一组晶片则用于连续接收反射回来的回声。因为多普勒效应的存在，探头接收到的信号和发射的超声之间会产生频移，并且不同目标的运动速度会导致不同的频移。理论上，连续多普勒的取样频率能够达到无穷大，其最大测速不会受到限制；但在实际操作中，连续多普勒的最大可测速度会受到数模转换器工作速度的制约，通常最大可测速度不超过10m/s，不过，这样的速度范围已完全能够满足临床的需求。

连续多普勒成像不存在最大频移的限制，不会因为目标处于高速运动状态或者是深部目标而出现频率混叠现象。所以，连续多普勒在对狭窄处高速血流、反流、分流的流速和压力阶差进行定量分析方面具有重要的价值。

连续多普勒会把声束经过的不同深度组织中所有运动目标所产生的多普勒信号进行叠加并混合显示，所以无法明确声束内回声信号具体的深度来源。这意味着连续多普勒存在一个不足之处，即它没有距离选通功能，难以分辨回声信号的深度和层次。不过，由于这种高速血流通常发生在病变部位，可以利用二维声像图来判断最高血流速度出现的位置，以弥补连续多普勒的这一缺陷。

四、高脉冲重复频率多普勒

高脉冲重复频率多普勒成像技术，既保留了脉冲多普勒定位诊断的优点，又弥补了其测量目标速度有限的缺点，实现了脉冲多普勒与连续多普勒成像方式相结合。

高脉冲重复频率多普勒是在脉冲多普勒的基础上的改进，是为了克服测最高流速受奈奎斯特频率极限限制而产生的新技术，它的特点在于探头发射一组超声脉冲波之后，还未等取样容积的回声信号回到探头，便会再次发射新的超声脉冲，此时接收到的回声信号是第一组脉冲所产生的回声。这种方式类似于在固定脉冲超声中插入新的信号，从而使发射脉冲频率得以提高。随着脉冲重复频率成倍增长，最大可测目标速度的范围也会相应地成倍扩大。

高脉冲重复频率多普勒实际上是介于脉冲多普勒和连续多普勒之间的一种技术。高脉冲重复频率多普勒在声束轴线上有多个取样容积，目前高脉冲重复频率多普勒的最大测速可在脉冲多普勒基础上扩大到2倍、3倍、4倍不等，那么在高脉冲重复频率多普勒频谱上测得的最高流速有可能是上述任意几个取样容积内的血流速度，因此血流的定位能力有所下降，检查者应该根据所对应的解剖结构来具体分析此最高流速的位置。

五、彩色多普勒血流成像

（一）概念

彩色多普勒血流成像多被用于血流声像图的呈现。它根据脉冲波和高脉冲重复频率多普勒的技术原理，通过在多条扫描线上采取多点取样的方式来记录多普勒频移信息，随后把这些信息叠加在二维图像上。以二维声像图作为依托，针对感兴趣的目标检测区域，先利用自相关技术处理，再通过彩色处理器将彩色血流信号显像叠加在二维超声图像上，借此将血流的彩色图像和组织结构的黑白灰阶图像区分开。彩色多普勒血流成像可以提供一幅既有解剖结构实时切面，又有动态变化的彩色血流的声像图，可直观地显示出血流的方向、速度、性质等情况。

（二）基本原理

彩色多普勒血流成像技术运用的方式和二维成像技术相类似，使用一个相控阵探头发出的超声束对脏器开展平面扫查，对感兴趣的目标监测区域实施自相关处理。接收到的回波信号被分成两路，其中一路会形成二维的黑白解剖结构声像，而另一路则进行自相关处理，同时使用红、绿、蓝三原色对不同的血流信息予以彩色编码，将编码后的结果以不同颜色呈现在相应的二维声像之中，所以二维图像的扫描线数减少，减低了图像的质量。

彩色多普勒超声仪器是采用国际编码彩图对接收的多普勒信号进行编码的，彩色多普勒成像中颜色的色调（如红色、蓝色）分别对应正向或负向的多普勒频移，一般遵循红迎蓝离的原则，用红色来表示朝着探头流动的血流，用蓝色来表示背离探头流动的血流（图 3-3-3，彩图 1；图 3-3-4，彩图 2）。速度的大小通过色调的高低，也就是色彩的亮度来展现，明亮的色彩表示流速较快，而深暗的色彩表示流速较慢。亮度代表血流平均速度，通常将血液湍流编为绿色，正向涡流由红色、绿色合成黄色，反向涡流为蓝色、绿色组成深蓝色到青色。

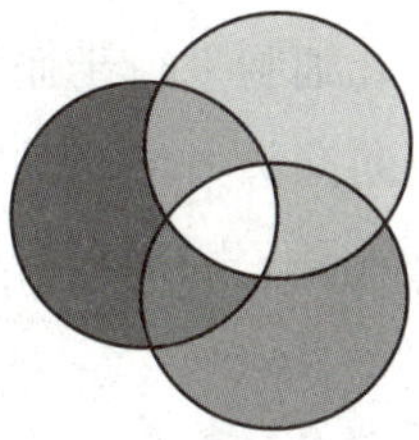

图 3-3-3　彩色多普勒血流成像国际编码图及彩色灰阶图

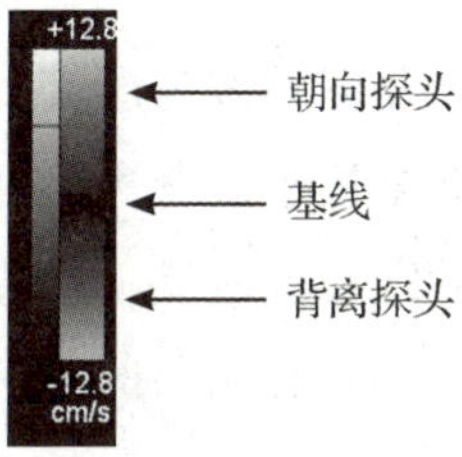

图 3-3-4　彩色量程图

（三）优缺点

1. 优点　彩色多普勒血流成像能够以彩色图像直观地展现血流方向、血流速度和血流状态等重要信息，更快、更直观显示血流的性质和心脏、血管内流速的分布，可明确分流、反流的起源、部位、方向和性质，对分流血流及瓣口反流血流显示非常有价值。

2. 缺点　①彩色多普勒血流成像对血流的定量分析不如脉冲多普勒成像和连续多普勒成像，不能了解某部位血流的详细分布的缺陷，不能用于定量分析最大血流速度，得到的是平均血流速度。②成像时要采取多个脉冲序列，所以为了获得较大范围的彩色血流显示，故二维图像质量往往下降。③超声入射角及频移会影响彩色多普勒血流显示，当血流频移超过奈奎斯特频率极限时，彩色信号就会出现混叠现象，可出现多彩斑点血流镶嵌图形。

（四）彩色多普勒血流成像系统

彩色多普勒血流成像系统一般会同时配备 M 型、二维、脉冲多普勒、连续多普勒及彩色血流多普勒这 5 种显示模式，这些显示模式既可以单独启用，也可以数种工作模式同时启用。

1. M 型超声　通常被用于观察像心脏等器官所发生的动态结构改变。它能为我们呈现出器官在不同时刻的结构变化，有助于了解器官结构的动态信息。

2. 二维超声　可应用于心血管、腹部脏器等方面的切面超声检查，它能够以直观的方式展现扫查区域内组织结构的具体情况，为医生提供器官切面的图像信息，方便医生观察组织的形态、位置等。

3. 脉冲多普勒 可以用来对特定位置的血流速度进行定量测量，同时还能判断血流的方向。其能够精确地针对某一深度的血流情况进行测量，为血流动力学分析提供重要依据。

4. 连续多普勒 主要是用于对狭窄口、反流口和分流口的血流速度进行评价，在此基础上，能够估算出压力阶差。它对于那些需要精确评估狭窄口、反流口和分流口的血流动力学指标的情况具有重要的诊断价值。

5. 彩色血流多普勒 适用于对反流口、分流口和狭窄口的血流显像展开研究，可用于检查血管内的血流是否顺畅，还能判断是否存在充盈缺损的情况。它通过彩色图像展示血流的情况，为医生提供更直观的血流信息，有助于发现血管的病变状况。

六、正常多普勒血流特征

（一）血流性质

正常血管内血流大多为层流，在图像上表现为均匀血流信号，血红细胞平行于血管壁运动，血管中央的血流速度多快于血管边缘处的血流速度。彩色多普勒显示为朝向探头方向流动的红色血流或背离探头方向流动的蓝色血流，颜色与血流速度有关，中间血流快，颜色亮。频谱多普勒显示窄带未填充，频谱与基线之间有明显的空窗。

（二）血流方向

彩色多普勒通常用颜色来表示血流方向。正常人体心脏及血管内的血流方向是固定的，如动脉内血流是由大血管向远端方向流动，即一般动脉内血流是离心性的，静脉内血流是向心性的。

（三）血流时相

血流在心动周期或者生理过程中的时间变化规律如下。心脏收缩期，心室射出的血液进入动脉，此时动脉内血流速度加快，彩色多普勒上可以看到血流信号增强；心脏舒张期，血流速度相对减慢。通过观察血流在不同时间阶段的变化，可以帮助判断心脏的功能和血管的状态。

七、多普勒超声检查内容及指标

在临床应用中，首先选择用彩色多普勒观察某部位血流的分布与走向，再选用脉冲多普勒进行重点部位血流采样，取得相应的血流曲线，测定血流相关动力学参数。

多普勒血流曲线所显示的是血流随时间推移而产生的多普勒差频（频移）大小，以及其分布的变化状况，其中，纵坐标是频移轴，横坐标是时间轴。该曲线存在一定的宽度和谱宽，这两者表示不同流速的分布范围。曲线的上包络线意味着最高流速的变化，下包络线表示最低流速的变化，曲线的明亮度代表着血流流速分布中某一速度成分的密集程度。在血流动力学检测领域，以下几个指标较为常用：收缩期峰值流速（peak systolic velocity，PSV）、舒张末期流速（end-diastolic velocity，EDV）、平均血流速度（mean velocity，MV）、加速度（acceleration velocity，AV）、加速时间（acceleration time，AT），阻力指数（resistive index，RI），搏动指数（pulsative index，PI）等。

搏动指数和阻力指数：反映血管弹性和阻力状况，不同动脉参考范围有所差距，如搏动指数正常范围大脑中动脉为1.0~1.6，颈内动脉颅外段为1.0~1.2；阻力指数正常范围大脑中动脉为0.5~0.7，颈内动脉颅外段为0.5~0.8。

第四节　超声伪像

微课：超声伪像

一、混响效应

混响效应指在声阻抗差异较大的两界面间反复反射所形成的伪像回声，是超声图像的多重反射最常见伪像。界面的反射回声被换能器接收到而形成图像，但是部分回声信号中的能量会被换能器表面反射，类似于又发射出一个较弱的脉冲信号，而后者又可以产生一个二级回声信号（混响）。如果大界面下方为大的液性无回声区时，微弱的二次图像在液体无回声区内前壁下方隐约显示。为声束在平滑大界面多次回声的总和效果（图3-4-1），多见于膀胱内前壁的后方的多重反射、胆囊底部的多重反射、大血管壁后方的多重反射等。

消除这一效应方法：检查时适当侧动探头，避免声束垂直入射界面；加压探头可使多次反射的距离缩小；减压探头可使多次反射距离增大；降低增益可使混响减弱或消失。

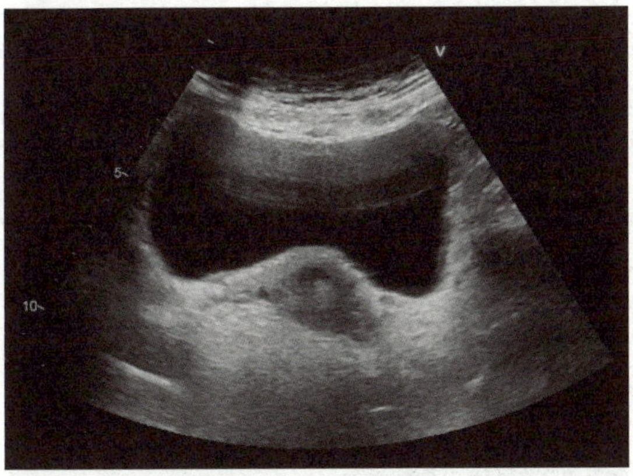

图3-4-1　混响效应

二、振铃效应

当超声波遇到软组织与含气组织、液体与结晶体界面处或强反射异物时，由于声阻抗相差甚大，造成声束在软组织内来回往返多次反射。这些回声间距相等，强度逐渐减弱，在超声图像上表现为在强反射体后方形成振铃效应，出现的一串呈“彗星尾”样的条带状回声，所以又称“彗星尾征”（图3-4-2）。振铃效应亦属于多次反射形成的多重回声伪像。常见于胃肠道及肺部气体、宫内节育器，以及胆囊壁内的胆固醇结晶小体的后方。

消除这一效应方法：临床常用饮水或口服其他消气剂、改变体位、适当充盈膀胱等方法消除气体干扰，也可采用凸阵探头和适当加压扫查方向等减轻气体干扰。

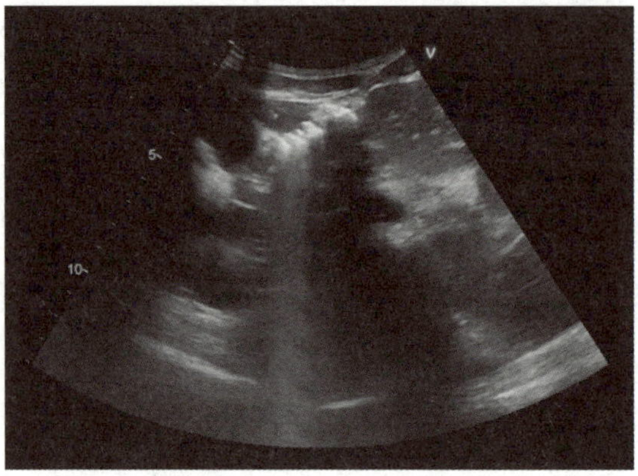

图 3-4-2　振铃伪像

三、镜像效应

当声束碰到深部大且平滑的界面，并且界面两侧组织的声阻抗差异较大时，界面处的强反射声束会作为第二声源，对界面上方的反射体进行照射，进而形成与光学镜像相似的虚像或镜像，这种现象称为镜像效应。也就是在超声图像上，会出现以某一界面为对称轴的两个对称图像，其中一个是实像（即真像），另一个是虚像（即假像）。

镜像效应常见于横膈附近，当声束遇到横膈时，横膈把声波反射到与之接近的肿块处，肿块的反射回声沿原路经过横膈反射回探头，声像图显示一个实质性肿瘤或液性占位可在横膈的两侧同时显示，横膈的浅侧为实像，深者为虚像或镜像（图 3-4-3）。

消除这一效应方法：改变探头的位置、角度和声束方向，镜像效应将随之发生改变而消失。

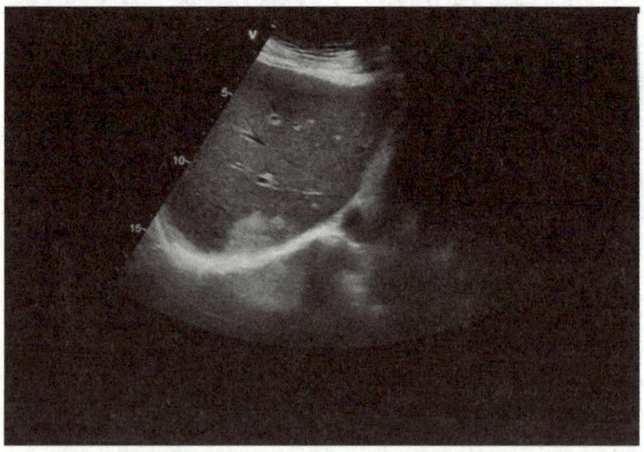

图 3-4-3　镜像效应

四、侧壁失落效应

在超声成像时，由于声束与物体边缘垂直，导致物体两侧边缘的回声不能被正常接收，从而出现回声失落的情况，称为侧壁失落效应。侧壁失落效应多见于囊肿和血管的侧壁，声像图上可清晰显示细薄的前、后壁，但侧壁不能显示（图 3-4-4）。

消除这一伪像方法：可以调整探头的角度，使声束与物体边缘有一定的夹角，从而让回声能够被正常接收，以获得更准确的物体边界信息。

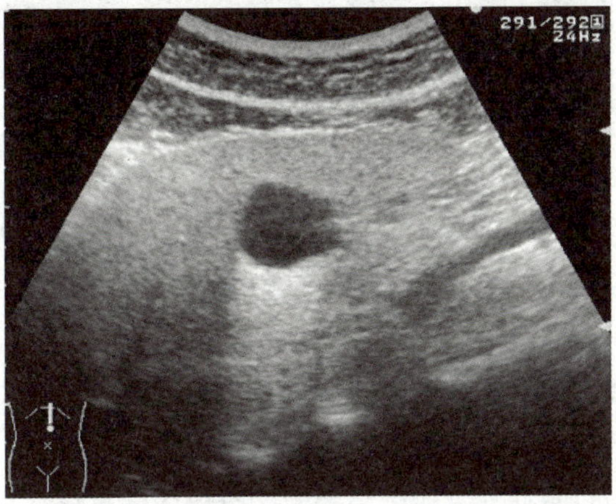

图 3-4-4　侧壁失落效应及后壁增强效应

五、后壁增强效应

在超声图像中，会出现被检查物体后方的回声强度高于周围组织的情况，这是因为时间增益补偿“过补偿”致使组织器官后壁的声强过大而产生的伪像。声束在介质中传播时，声强会随着深度的增加而出现衰减现象，而运用时间增益补偿技术能够让声像图显示出深浅均匀的效果。当时间增益补偿的调节与组织衰减的损失相符时，可得到“正补偿”的声像图。倘若被扫查组织里的某个区域其声强衰减比周围组织小得多，那么在时间增益补偿对周围组织进行“正补偿”时，对于该区域的补偿就会过度，从而形成“过补偿区”。在“过补偿区”的后壁及其后方会比周围组织显示得更亮，由此形成后壁增强效应（图 3-4-4）。这种情况常出现在囊肿、脓肿及膀胱等含液结构的后壁及后方。通过后方回声增强的程度，可用于鉴别液性或实性病变或病变性质。

六、声影

声影指超声波在传播过程中遇到目标（病变）密度高的介质（如结合、钙化灶、瘢痕、骨骼等）产生强烈反射和/或明显的声吸收及衰减引起，即使在时间增益补偿正补偿后，其后方仍显示为无回声或低弱回声的平直条状区（图 3-4-5）。

消除这一伪像的方法：采用多层面、多角度操作以改变声束方向和检查部位，可以弥补声影造成的影响。

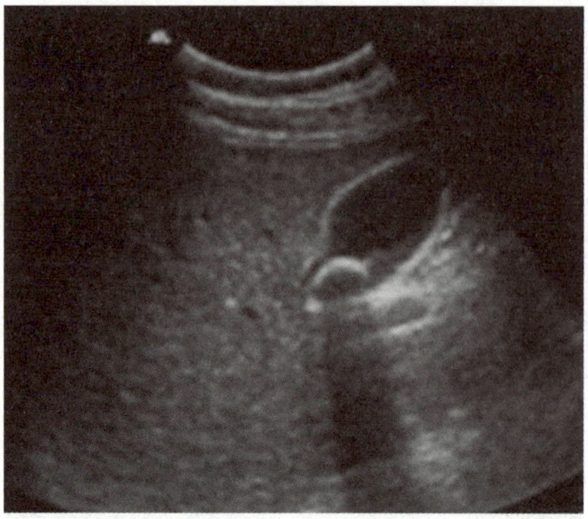

图 3-4-5　声影

七、旁瓣效应

旁瓣效应是因第一旁瓣成像的重叠现象而产生的伪像。声源发射的声束呈现出花瓣状，其中间是主瓣，周围存在着对称分布的若干对小瓣（即旁瓣），在主瓣进行扫查成像的同时，旁瓣也能够成像。主瓣的旁瓣声束能量较强，越往外越弱。当旁瓣扫查的图像重叠在主瓣图上时则形成各种虚线或虚像，称旁瓣效应（图 3-4-6，图 3-4-7）。常表现为典型的“披纱”状光带，此现象多见于较大的胆囊结石和膀胱结石、胆囊壁相邻的含气十二指肠、子宫内节育器等。

消除该效应的方法：可以适当调低仪器的增益；在扫描操作方面，将探头调整 90°，也就是改变探头声束的方向，并对聚焦进行调整；在工程技术层面，可采用动态变迹法来减轻声束的旁瓣效应，或者运用自然组织谐波成像技术来降低声束旁瓣的影响，从而改善图像的质量。

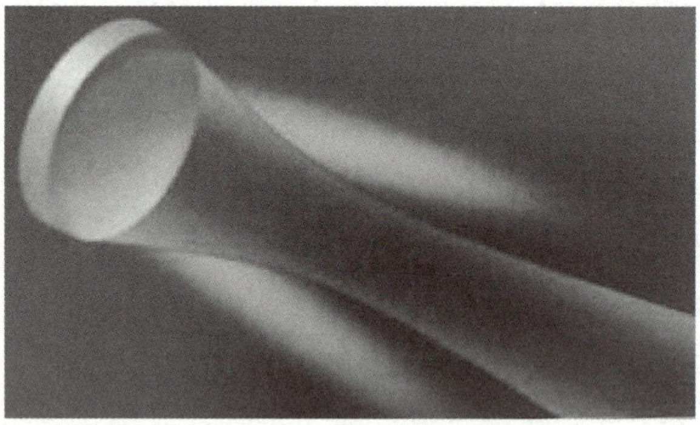

图 3-4-6　主瓣和旁瓣示意图

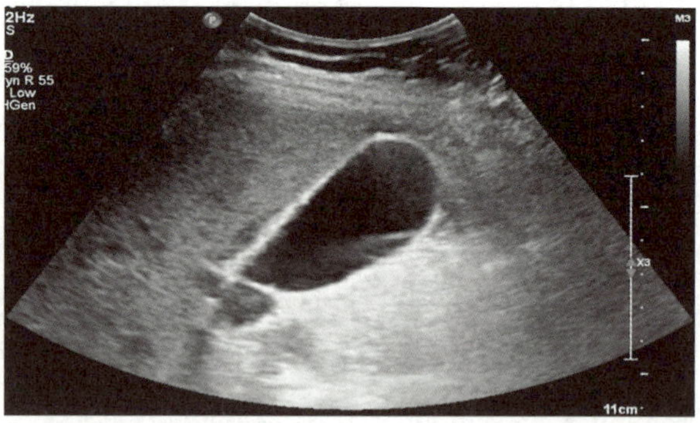

图 3-4-7　胆囊成像时旁瓣效应

八、部分容积效应

探头发射的超声束具有一定的宽度，当检查目标尺寸小于声束宽度，或者尺寸虽然大于束宽但只有部分处于声束内时，则检查目标就会与周围组织的回声重叠，产生部分容积效应，即无回声区内见点状回声（图 3-4-8）。扫描声束越宽，体层容积中回声信息叠加现象越严重。部分容积效应常见于较小的液性病灶，如较小的肝囊肿。

消除这一效应方法：在检查时，需要做相互垂直的纵切面和横切面，同时侧动探头，改变声束的走向，从不同的视角进行观察对比，以此来弥补部分容积效应所带来的影响。

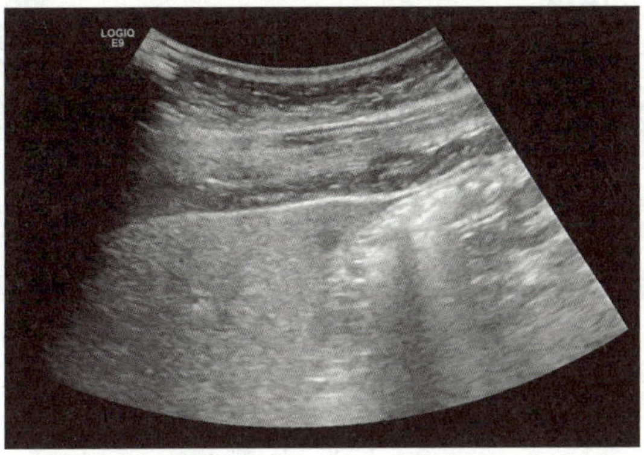

图 3-4-8 部分容积效应

九、衰减伪像

在声波传播过程中，由于组织器官对声束的衰减所造成的声像图显示失真的表现。在高衰减区，如声影后方的组织可被掩盖显示不清。在含液区域（如胆囊、囊肿），由于与周围组织衰减的差异，在其后方增强效应区域的组织或病灶难以识别。对于肥胖患者，皮下脂肪层较厚，脂肪对超声也有一定的衰减作用。

消除这一伪像方法：在检查过程中应侧动探头，改变声束方向，从不同角度观察对比，可弥补衰减伪像造成的影响。

▶知识拓展

超声造影捕捉微血管细节

肝癌发病隐匿，早期并无典型体征与症状，再加上肿瘤生长速度快，侵袭性高，多数患者在确诊时已经发现微血管侵犯情况，预后较差，导致患者病死率居高不下。超声造影参数与肝癌微血管侵犯发生具有密切相关性，微血管侵犯后，大量癌细胞进入血液循环，大量释放血管生成因子，对血管生成产生诱导作用，改变血流灌注。这种改变是超声造影成像的重要基础。 超声造影可不间断观察病灶增强特点，捕捉增强细节，同时通过超声对比剂在血管内的停留特点，准确地反映组织血流灌注状态，得到丰富的血流灌注信息。通过超声造影诊断肝癌微血管侵犯敏感度、特异度较高，同时可通过达峰时间、始增时间对肝癌预后情况进行早期预测，具有高效的诊断效果。

考试知识点总结

本章小结

协和云课堂…… 拓展练习及参考答案

（张　影　李文波）

第四章　超声检查技术质量控制

教学课件

学习目标

微课：医学超声检查技术质量控制

素质目标

（1）具备实事求是、精益求精的求实精神。

（2）具备认真、严谨、负责的工作态度。

知识目标

（1）掌握：超声仪器的合理使用，超声扫查常用标准切面，图像描述与规范化术语，超声图像分析内容与方法。

（2）熟悉：超声仪器的调节与规范，扫查方式，规范化报告。

（3）了解：超声仪器的结构，受检者体位，超声扫查方法与注意事项，图像记录与信息储存，病例随访制度，随访内容，随访结果及应用。

能力目标

（1）能熟练描述超声仪器的使用、使用规范，熟练识别超声扫查常用的标准化扫查断面。

（2）能用规范化术语准确描述超声图像内容，建立正确的超声图像分析方法与技能。

案例导入

【案例】

医院超声检查室内一彩色超声诊断仪，在正常工作状态下，显示器的二维扇形区远场出现放射状干扰，不能清晰显示超声图像。该医院超声科与中医诊疗科仅一墙之隔，该中医诊疗科购置的数台微波诊疗仪，于当日同时投入使用。

【问题】

1. 该彩色超声诊断仪被干扰的原因可能是什么？

2. 应如何排查？

· 核心知识拆解 ·

超声检查作为现代医学诊疗领域的重要手段，其准确性与可靠性直接关系到患者的治疗效果和医疗安全。因此，超声检查技术进行质量控制显得尤为重要。超声检查技术质量控制能使超声设备的性能处于最佳状态，合理使用及规范调节超声仪器使声像图更为清晰。希望通过本章节的深入学习，学生能全面认识到超声检查技术质量控制的重要性，具备正确使用并调节超声仪器的能力，并能迅速掌握识别超声常用标准切面、规范化描述超声图像、分析图像内容等基本能力，从而在诊疗服务中提升专业水平，更好地为患者提供高质量的医疗服务。

第一节　超声仪器的合理使用与调节规范

一、超声仪器的结构

超声设备主要由探头、主机、显示器等构成（图 4-1-1）。

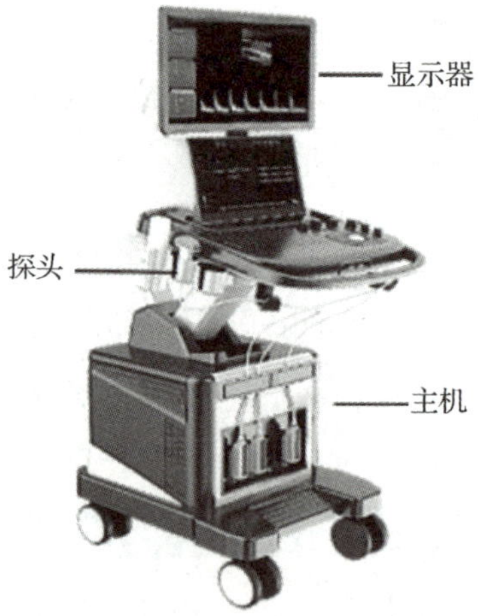

图 4-1-1　超声设备

（一）探头

探头又称换能器，其中压电元件是探头的核心元件，超声波的发生与回声的接收都是由它完成的。

1. 探头组成　由压电元件、吸声材料、匹配材料、外壳等结构组成（图 4-1-2）。

2. 探头种类　超声探头按性能和工作方式分为电子扫描式探头、机械扫描式探头及特殊类型探头。电子扫描式探头包括凸阵、线阵和相控阵扇形探头；机械扫描式探头包括机械扇形探头，分为旋转式和摆动式；特殊类型探头有腔内探头、穿刺探头、术中探头、微型内镜探头等，适用于不同临床需要（图 4-1-3）。

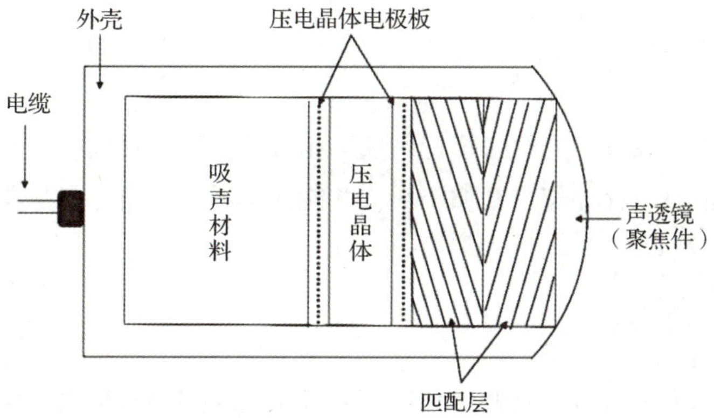

图 4-1-2　探头的组成结构示意图

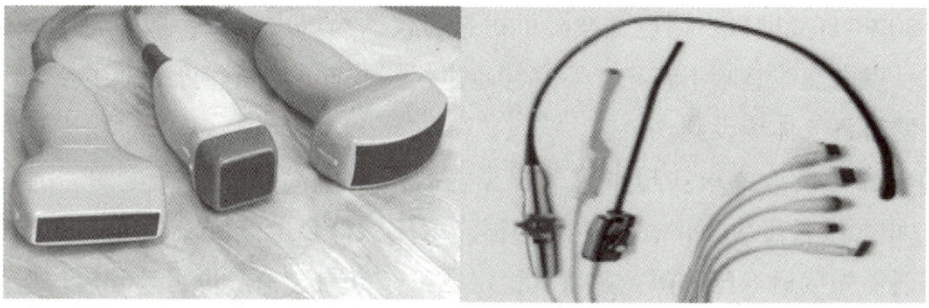

图 4-1-3　探头的种类

3. 探头用途

（1）线阵探头：应用于浅表部位的检查，如乳腺、甲状腺、四肢浅表血管、眼部、阴囊等。

（2）凸阵探头：应用于腹部、盆部的检查，如肝脏、胆系、胰腺、脾、肾脏、膀胱、前列腺、子宫、卵巢等。

（3）相控阵扇形探头：应用于心脏等器官的检查。

（4）机械扇形探头：应用于心脏、腹部及大血管等的检查。

（5）腔内探头：可放置于患者体腔内，如直肠、阴道，以便更靠近目标脏器获取更加清晰的超声图像。

（6）穿刺探头：在探头一侧装有引导穿刺支架或在探头中央一楔形槽中放置穿刺针，可在超声图像指导下进行定位与穿刺。

（7）微型内镜探头：探头顶端安装有微型高频探头，将内镜插入体腔后可实时扫描获取脏器的声像图。

（二）主机

超声主机主要包括核心处理器、图像生成与处理模块、图像存储与输出系统、控制系统四大组成部分。

（三）显示器

超声显示器用于直观显示图像，图像内容即是体现了超声波的回波信息。常用的显示器有液晶显示器、激光显示器等。

（四）记录装置

记录装置有视频图像记录仪、光线扫描记录仪、相机等类型。目前，具有网络化功能的超声图文工作站系统能实现实时记录、存储超声图像资料，并能冻结图像、自定义采集图像、剪辑图像等。

二、超声仪器的合理使用

超声仪器由专业技术人员进行安装调试。使用者首次操作超声仪器时，须提前学习设备使用说明书以确保仪器得以正常工作与使用。超声仪器工作环境、电源与接地要求如下。

超声仪器工作环境要求：超声仪器的运行需要在适宜的温度与湿度下进行，检查室内维持温度20~30℃及湿度30%~80%即可；因电磁波会干扰超声仪器与供电线路，故应远离强磁场、强电场以避免电磁波干扰；室内光线宜暗不宜亮，不宜将超声仪器放置于阳光直射的区域；超声检查室应具有防尘、防静电、防有害气体等设施。

超声仪器的电源与接地要求：超声仪器根据需要应配置高精度稳压电源，通常要求为稳定的220V交流电压；电源线长度应适中，材质耐磨损、耐压，符合电气安全性能、电磁兼容性等方面的要求。开启设备时需先接通稳压电源，并待其稳定在工作范围之中，再手动开启仪器的电源开关；关闭设备时应先关闭仪器的电源，后关闭稳压电源，最后关闭总电源。地线单独一根接地为最佳，安装必须深埋地下1m，为防漏电伤人，须定期检查接地装置确保正常。

三、超声仪器调节与规范

（一）灰度成像的调节与规范

1. 增益　用于调节图像的灵敏度，适当调大增益可使微弱信号的可见性变大。

2. 深度增益补偿　亦称为时间增益补偿，可补偿因超声波随传播距离增大而能量衰减导致的信号减弱。一般有8个滑动钮，自上到下分别对应自浅到深的深度。

3. 聚焦　能增加超声图像的横向分辨力，将聚焦深度调节到目标深度时，可提高观察区图像分辨力。

4. 深度　深度减小时，图像放大，显示范围变小；深度增大时，图像缩小，显示范围变大。操作时应使观察目标结构置于图像显示区的中央。

5. 动态范围　增大动态范围使灰阶范围变大，图像对比度减小；减小动态范围使灰阶范围变小，图像对比度变大。

（二）多普勒超声成像的调节与规范

1. 频率调节　检查浅表部位时适当调高频率，检查高速血流时适当降低频率，检查低速血流时适当提高频率。为了获得满意的超声图像，可使用变频探头。

2. 多普勒增益　检查深部血管时，适度提高增益使血流易于显示；检查浅部血管时，适当降低增益可减少噪声信号使血流清晰显示。

3. 滤波调节　低速血流用低通滤波，使低速血流易于显示；高速血流用高通滤波，可消除正常血流以外组织因运动产生的干扰信号。

4. 速度范围　根据被检测血流速度的大小适当调节速度标尺，如检查高速血流时应调高速度范围，以稍高于峰值速度而不出现混叠现象为最佳。

5. 取样容积　取样容积过大时，非血流运动产生的干扰信号会增多；取样容积过小时，采集到的血流速度分布范围会过小。因此，通常将取样容积的中点置于目标血管的中心，且宽度为血管内径的1/3~1/2。

6. 基线　用于调节多普勒血流速度的测量范围，基线上移时，可增大其下方血流速度范围，基线下移时，则增大其上方血流速度范围。

第二节　标准化扫查断面与方法

一、受检者体位

1. 仰卧位　是最常用的扫查体位。主要用于颈、胸、腹部及四肢部位的检查，如颈部的甲状腺及淋巴结；胸部的乳腺及心脏；腹部的肝脏、胆系、胰腺、膀胱、子宫及附件、前列腺；四肢的动静脉。

2. 侧卧位　是较常用的体位。侧卧位检查能从侧面观察脏器的情况，如左侧卧位常用于检查肝脏、右肾、右肾上腺和心脏；右侧卧位常用于检查左肾、左肾上腺和脾。

3. 俯卧位　通常用于检查左肾、右肾及双侧肾上腺。

4. 坐位　通常用于特殊情况下的超声检查，如超声测定胸腔积液、不能平卧的心力衰竭患者可采取坐位。

5. 立位　通常用于腹股沟斜疝、股疝、隐睾、游走肾等检查。

二、超声扫查方式

（一）经体表超声扫查

超声扫查时，按探头与体表是否直接接触可分为两种扫查方法。

1. 接触法　是最常用的扫查方式。探头直接接触受检者皮肤或黏膜进行扫查。

2. 液浸法　探头与人体体表之间隔以液性耦合块，从而加大表浅组织的深度，使表浅组织得以显示。目前，随着高频探头的采用，直接扫查已能显示深度3mm的结构，液浸法已很少使用。

（二）腔内超声扫查

1. 经食管超声扫查用于检查心脏、食管疾病、确定纵隔肿瘤的周围组织受累情况等。

2. 经直肠超声扫查用于检查子宫及附件、前列腺、精囊腺病变等。
3. 经阴道超声扫查用于检查早孕及胚胎发育情况，诊断子宫及附件疾病等。
4. 经其他腔内扫查如超声尿道镜、超声腹腔镜、超声膀胱镜等。

（三）术中超声扫查

术中超声扫查的特点是在手术过程中将超声探头直接在脏器表面检查或间接探查，如在心脏手术中采用经食管超声检查心脏。

（四）介入超声扫查

介入超声扫查的主要特点是在超声的实时引导下，对病灶进行穿刺、活检、抽吸、插管、注药治疗等操作而达到诊断和治疗效果，具有实时显示和引导准确、无辐射、微创或无创的优点。

三、超声扫查常用标准切面

（一）超声扫查常用切面

1. 横断面扫查（水平切面） 垂直于人体长轴的扫查面。
2. 矢状面扫查（纵切面） 呈前后方向且与人体长轴平行的扫查面。
3. 冠状面扫查（冠状面、额状面） 呈左右方向且与人体的长轴平行的扫查面。
4. 斜切面扫查 与人体的长轴成一定的角度的扫查面。

（二）超声图像方位

超声图像能显示人体被检部位的断面结构。标准图像的上部为近场即靠近探头的方位；下部为远场即远离探头的方位。

1. 仰卧位扫查

（1）横断面：图像上方代表被检者的腹侧，下方代表被检者的背侧；图像左侧代表被检者的右侧，图像右侧代表被检者的左侧（图 4-2-1）。

（2）矢状切面：图像上方代表被检者的腹侧，下方代表被检者的背侧；图像左侧代表被检者的头侧，图像右侧代表被检者的足侧（图 4-2-2）。

（3）冠状切面：图像上方代表被检者的右外侧，下方代表被检者的内侧；图像左侧代表被检者头侧，图像右侧代表被检者足侧（图 4-2-3）。

（4）斜切面：斜切面近乎于横切面时，则以上述横切面为标准；即图像左侧代表被检者的右侧，图像右侧代表被检者的左侧；斜切面近乎纵切面时，则以纵切面所示为标准，即图像左侧代表被检者的头侧，图像右侧代表被检者的足侧（图 4-2-4）。

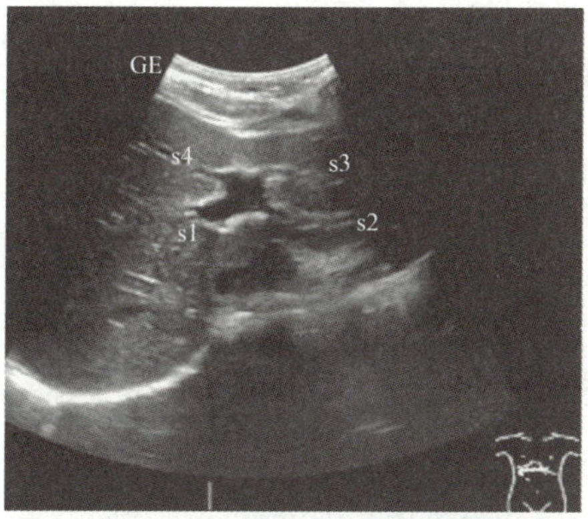

图 4-2-1　上腹部横切面声像图

s1. 尾状叶；s2. 左外叶上段；s3. 左外叶下段；s4. 方叶。
图像左侧代表被检者右侧。

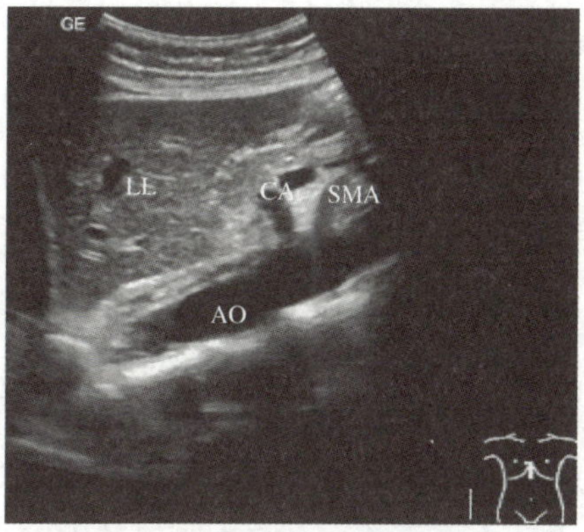

图 4-2-2　上腹部矢状切面声像图

LL. 肝左叶；CA. 腹腔干；SMA. 肠系膜上动脉；AO. 腹主动脉。
图像左侧代表被检者头侧。

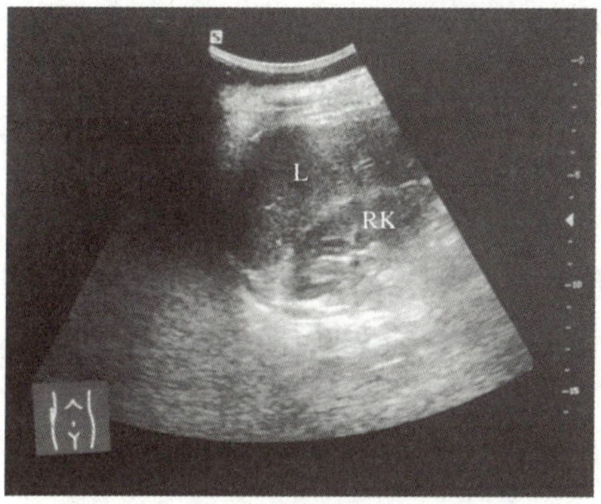

图 4-2-3　右肾冠状切面声像图

L. 肝；RK. 右肾。
图像左侧代表被检者头侧。

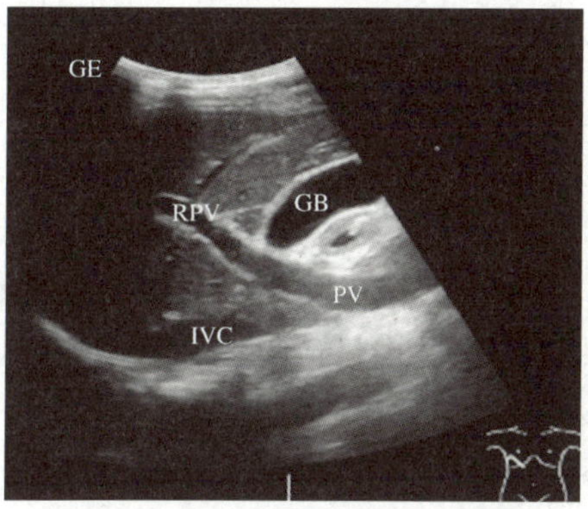

图 4-2-4　右肋间斜切面声像图

GB. 胆囊；RPV. 门静脉右支；IVC. 下腔静脉；PV. 门静脉。
图像左侧代表被检者右前方偏头侧。

2. 俯卧位扫查

（1）矢状切面：图像上方代表被检者的背侧，下方代表被检者的腹侧；图像左侧代表被检者的头侧，图像右侧代表被检者的足侧（图 4-2-5）。

（2）横断面：图像上方代表受检者的背侧，下方代表受检者的腹侧；图像左侧代表受检者的左侧，图像右侧代表受检者的右侧（图 4-2-6）。

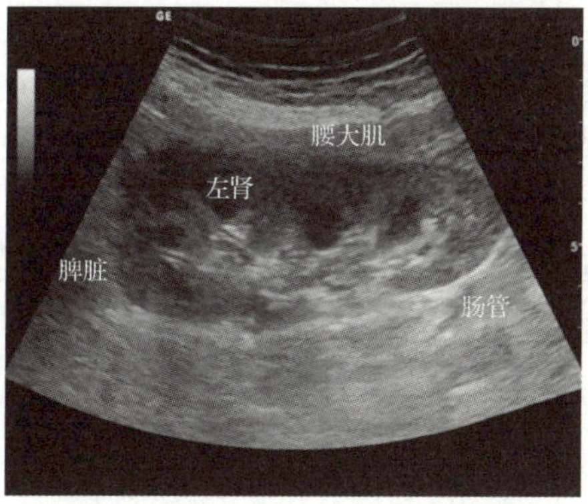

图 4-2-5　俯卧位矢状切面

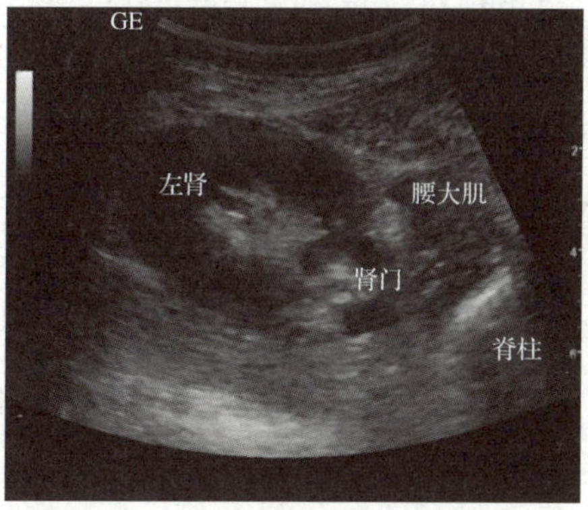

图 4-2-6　俯卧位横断面

四、扫查方法与注意事项

为获得理想的超声图像，在检查过程中应注意一些基本的扫查方法与注意事项。

（一）扫查方法

1. 顺序连续平行扫查 手持探头，将探头保持某一固定角度不变，不间断滑行扫查，动作缓慢匀速。可观察脏器或病变的整体及内部情况。

2. 立体扇形扫查 将探头置于检查部位，不移动探头位置，仅将探头向两侧连续摆动，扫描立体扇面范围。此法通常用于肋间隙等受限于骨或气体干扰的部位的检查。

3. 十字交叉扫查 探头先后对目标脏器做两次相互垂直的扫查，得到两个相互垂直图像的扫查方法。常用于超声穿刺的定位，鉴别病灶的形态为圆球形结构还是管状结构等。

4. 对比加压扫查 将探头施加适当压力扫查，并将两侧对称性部位比较观察的扫查方法。

（二）注意事项

（1）要清除或避免扫查时气体的干扰，如扫查胰腺时需空腹 8 小时以上，必要时饮水使胃充盈以排除胃内气体，并以此为“透声窗”观察胰腺及腹膜后结构。

（2）含液性脏器和血管超声表现为无回声，可利用这一特性观察其内部及后方病变并可对病变定位诊断。

（3）采取不同切面和体位扫查，按顺序识别被检脏器的声像图。

第三节　规范化报告、图像记录与信息储存

一、图像的描述与规范化术语

（一）超声回声强度的描述与命名

超声图像是由许多像素构成的，像素的黑白反映了回声的强弱。像素由最白到最黑的变化过程即从最亮到最暗的变化过程称为灰度，将灰度分为若干等级即为灰阶。回声强度由低到高分为以下六类（图 4-3-1）。

1. 无回声 图像至黑的区域，通常见于液体物质，如胆汁、羊水、尿液、血液等。

2. 弱回声 图像淡黑的区域，接近于无回声，常见于肾锥体、正常淋巴结的皮质等。

3. 低回声 图像灰黑的区域，常见于正常肾脏的皮质结构等。

4. 中等回声 图像灰色的区域，常见于正常肝、脾实质等。

5. 高回声 图像灰白色的区域，后方无声影，常见于肝包膜、肾包膜、脾包膜、肾窦等。

6. 强回声 图像白色的区域，后方伴声影，常见于气体、钙化、结石、金属、致密骨等。

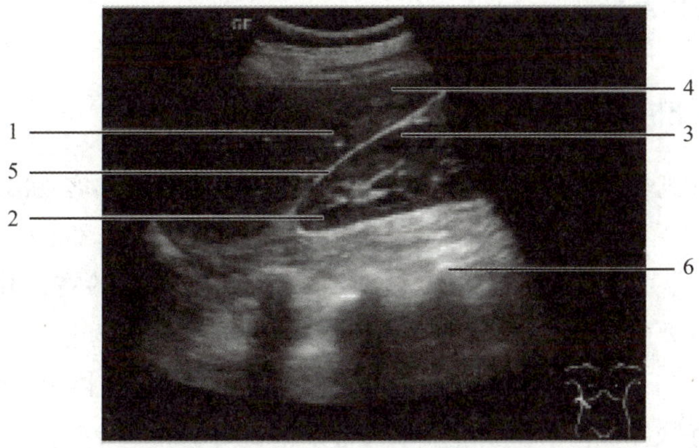

图 4-3-1 肝右肾长轴切面声像图

1. 无回声；2. 弱回声；3. 低回声；4. 中等回声；5. 高回声；6. 强回声。

（二）超声回声分布的描述

正常脏器的回声通常分布均匀，如正常肝实质表现为均匀细小光点且排列规则。病灶内部具有不同于正常组织的病理结构，回声分布用均质或非均质描述。

（三）超声回声形态的描述

1. 线状或带状回声 形似线状或条带状的回声。

2. 环状回声 形似圆环状的回声，大小不等。

3. 团块状回声 形似结节状或团状的明亮回声，大于 10mm 的称为团块状回声。

4. 斑片状回声 形似小片状的明亮回声，大小在 5mm 以下。

5. 点状回声 形似颗粒状的回声，小于 2mm 的称为小点状回声，小于 1mm 的称为细小点状回声。

（四）某些特殊征象的描述

形象化描述与命名病变的超声表现可突出或强调这些征象的特征。

1. 牛眼征 亦称靶环征。肿瘤由内向外呈现“无回声、等或高回声、低回声”同心圆样结构，形似牛眼或靶环。

2. 火海征 甲状腺功能亢进时，CDFI 显示其实质内血流信号非常丰富，形似火海。

3. 驼峰征 指肝包膜下肿瘤向外突出，呈圆弧形突起，形似驼峰。

4. 彗星尾征 指体内金属、气体等强回声后方伴随细长带状强回声。

5. 平行管征 通常见于阻塞性黄疸，表现为扩张的肝内胆管与伴行的门静脉呈直径相似的平行管状征象。

二、图像分析内容与方法

（一）超声图像的分析方法

在超声检查过程中，观察图像要仔细且全面，要想迅速对疾病作出客观准确的判断，要遵循以下几个原则。

1. 循序渐进 检查时要按顺序进行，如从左到右、由上而下缓慢检查，并认真观察声像图表现，为避免遗漏小的病灶，必要时需变换体位、侧动探头使被检部位充分显现。

2. 将整体与局部结合、回声与结构结合 观察超声图像时，先对整体结构特征进行查看，再对局部结构特征进行辨别；寻找异常回声区域并与结构特性结合起来详细分析，则能更准确地诊断疾病。

3. 结合临床、综合分析 超声声像图的分析需结合患者的临床信息，综合判断来提高疾病诊断的正确率。

（二）二维声像图的分析内容

主要从以下两个方面观察和分析二维声像图。

1. 结构识别 被检目标的位置与形态、边缘轮廓是否规则清晰，内部结构回声表现，后壁及后方回声表现，毗邻结构回声情况及量化分析如数目、大小等。

2. 实时动态观测 超声心动图可实时动态观察心脏的收缩与舒张并估测心室功能；产科超声检查可实时动态观察胎心运动及胎儿的动态活动、胎儿呼吸样运动等生理功能；空腹饮水后观察胃的收缩、蠕动功能及排空功能。

（三）多普勒声像图的分析内容

1. 彩色多普勒 能显示血流的有无、血流的速度、血流的方向、血流的性质，同时对血管形态如血管的走行、分布、管径等提供一定的价值，亦能反映脏器的血流灌注和功能状态。

2. 频谱多普勒 人体不同部位动脉与静脉的频谱形态不同。频谱多普勒能定量分析血流流速与血流动力学。通过分析频谱多普勒曲线获得血流信息，如频谱的方向、频谱的幅度、频谱的灰度、频谱的时相等；血流动力学信息如舒张末期流速、收缩期峰值流速、平均血流速度、搏动指数、阻力指数等。

三、规范化报告

（一）超声检查报告的基本要求

1. 客观性 对病变的描述应基于实际观察，客观描述病灶部位、病灶形态、病灶大小、病灶内部回声特点及周围组织特征等，也应客观描述重要的阴性所见，用于鉴别诊断参考。

2. 独立性 分析超声图像时须结合临床表现，但超声检查有其独特的特点，故不能单纯为了迎合临床诊断而脱离超声的客观表现。

3. 系统性 有的病灶在发展过程中，声像图也会出现动态变化，追踪随访进行超声检查，可用来提高疾病诊断的正确率。

4. 科学性 描述病变的声像图表现时应使用超声专业术语，既要描述病灶的局部特点又要结合病变的整体情况。

5. 针对性 超声检查报告中应有针对临床申请单提出的关键问题给予的详细描述和明确诊断结论。

6. 真实性 超声检查报告单应无涂改、无错字，并经超声医师签字生效。只出具 1 次超声诊断报告单，任何情况下不得出具不真实的超声诊断报告单。

（二）超声检查报告单格式内容

1. 一般信息 包括患者的姓名、性别、年龄、门诊或住院信息、联系方式、超声检查日期、症状、体征、超声仪器、检查方法等，通常在报告单的上方。

2. 报告正文 用超声专业术语客观描述被检测脏器的形态、轮廓、内部回声、血流分布及必要的测量数据等，对病灶作定位、形态、内回声特征、边缘、测量、血流分布等描述，重要的阴性表现亦需描述。图像记录须体现对应的检查方法，如二维、彩色多普勒、频谱多普勒。超声检查结果为阳性时，须配以相应病灶的图像，支持结论；若检查结果为阴性，则配以被检部位的二维和彩色血流图像各一幅。报告正文在报告单的中间位置。

3. 报告结论 清晰客观地提示有无病变，如有病变，则包括病变部位、病变在声像图上表现的物理性质（液性、钙化等）、可提供的疾病诊断（按可能性大小依次提示）、必要的建议（如超声随访、建议其他检查）。报告结论在报告正文的下方。

4. 完成信息后签名与日期 须有超声医生的签名，必要时也要有审核医生的签名，并有报告完成日期，通常在报告单的下方。

5. 备注信息 如“超声成像受诸多因素影响（仪器设备、声窗、超声路径等），报告仅供临床参考，医生签字有效。”签字在报告单的最下方。

四、记录与信息储存

超声图像记录可以通过超声设备获取。黑白热敏打印适用于黑白超声或彩超的黑白图像打印，图像清晰度高，灰阶丰富。彩色打印适用于彩超或三维、四维彩超的图像打印。随着科技发展，超声工作站已成为超声图像记录的重要方式。

超声信息存储方式有多种，物理存储有纸质保存、光盘刻录、U 盘备份等方式。数字化存储，即将超声图像资料转化为计算机数字形式，利用影像存储与传输系统进行采集、存储、管理、处理及传输。云存储，是通过建立超声图像和信息资料存储数据库，使用云端数据库实现数据的远程访问和共享，便于在医疗、教学、科研中灵活快速地存储和利用相关数据资料。

第四节 病例随访制度与规范

一、病例随访制度

病例随访是超声质控工作的重要构成部分，也是提高超声技术水平的重要途径。应具有以下几个方面。

1. 组织架构 随访工作在超声质控小组的领导下进行。

2. 实施办法 定期组织人员进行随访工作。随访对象以经手术病理对照或通过其他检查如内镜、CT、MRI 等确诊的住院病例为主，门诊病例以电话随访为主。

3. 随访方法 标注、登记超声检查工作中所遇到的疑难病例并进行追踪随访。

4. 随访记录与统计工作 记录超声诊断与手术病理诊断、其他诊断及临床最终诊断的符合情况，统计超声诊断的正确率。

5. 储存信息 将随访病例的超声图像及临床资料拷贝并存储，分类保存。

二、随访内容

超声随访内容通常包括以下几个方面。

1. 基本信息收集 如疑难病患者的姓名、性别、年龄、床号、病历号、地址、联系方式、病历摘要、检查项目、临床诊断、超声诊断、超声医师姓名及超声检查日期等。

2. 随访记录内容 如手术日期、手术名称、病理记录（病理号）、其他检查结果及最后临床诊断。

3. 随访结果记录 如病理结果与超声检查是否符合；手术结果与超声检查是否符合，手术过程与手术所见；其他检查与超声检查是否符合。随访医师签名及随访日期。

三、随访结果及应用

超声诊疗质量需经过随访病理结果和临床最后诊断来查验。随访结果证实超声诊断与临床诊断相符，则有助于超声医生总结分析该病变的超声表现特征，积累经验，提高诊断水平；随访结果证实超声诊断与临床诊断不相符，则有助于提高超声医生对该病变应具有的超声表现的认识、回顾分析误诊原因，提高鉴别诊断水平。

▶知识拓展

不忘初心，牢记使命

1983 年在丹麦哥本哈根举行的世界介入超声学术会议上，介入超声这一概念被正式提出并确定，成为一门新的学科。

介入超声在疾病的诊断与治疗过程中有其独特的优势，如在超声的实时监测和引导下将细针穿刺抵达病灶区域，进行抽吸囊液、注入药物等操作，从而达到诊疗的目的。介入超声具有引导准确、安全可靠、简单方便、费用低廉等特点，符合后现代医学的治疗理念。介入超声的发展离不开科学家们的刻苦钻研。我们应牢记使命，认真学习医学知识，树立为祖国医学事业奋斗的坚定信念，不忘初心，为祖国的医学事业奋斗终生！

考试知识点总结

本章小结

协和云课堂…… 拓展练习及参考答案

（薛华儒）

教学课件

第五章　肝超声检查

微课：
肝脏超声
检查

学习目标

素质目标

（1）具备自主学习的能力。

（2）具备理论与实践相结合、勇于创新的能力。

知识目标

（1）掌握：肝脏超声的基本图像特征；常见病变，如肝囊肿、肝血管瘤、脂肪肝、肝硬化、肝癌的基本超声图像特征及超声描述，以及与之相关的鉴别诊断。

（2）熟悉：肝脏的基本解剖基础，肝脏正常血管的血流特点及频谱形态及正常肝脏大小、肝静脉、门静脉、肝内胆管的正常值范围。

（3）了解：肝脓肿、肝包虫病、肝局灶性结节性增生、肝血吸虫病、淤血性肝病等病变的超声特征。

能力目标

（1）能具备熟练掌握二维超声肝脏基本切面获取的能力。

（2）能对肝囊肿、肝血管瘤、脂肪肝、肝硬化、肝癌等常见疾病作出初步正确诊断。

案例导入

【案例】

患者，男性，61 岁。2 天前出现胸闷、腹胀，伴有黄疸、精神差、双下肢水肿入院。既往有乙肝病史。查体：正常面容，表情淡漠。全身皮肤黏膜及巩膜黄染，颈动脉搏动正常，无颈静脉怒张，腹部平坦，无腹壁静脉曲张，无压痛、反跳痛，肝、脾肋下未触及，无移动性浊音。四肢无畸形，下肢静脉曲张，双下肢中度水肿。实验室检查：血脂、肝功正常，白蛋白 23.5g/L↓，血肌酐 279.00μmol/L↑。为进一步明确病情行超声检查，见图 5-0-1。

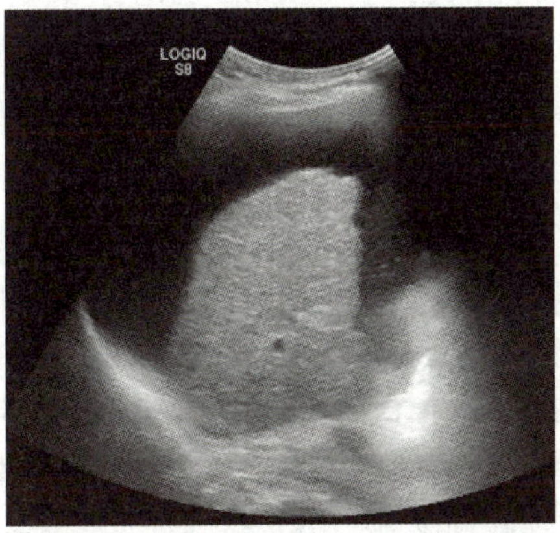

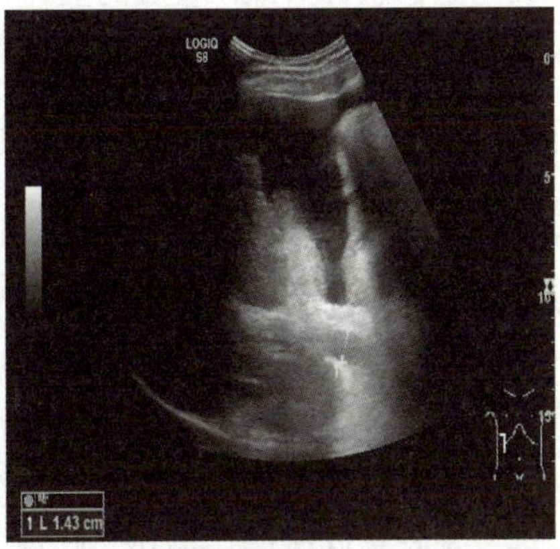

（a） （b）

图 5-0-1 肝脏及门静脉二维超声图

【问题】

请根据声像图特征作出初步判断并给出依据。

·核心知识拆解·

我国肝脏病变的发生率和死亡率逐年上升。其中病毒性肝炎是最常见的肝病类型，约占肝病总数的 50%，此外，肝癌、脂肪肝、酒精性肝病、药物损伤性肝病也呈现快速增长的趋势。国家癌症中心最新数据显示，2022 年我国肝癌新发病例 36. 77 万（男性 26. 79 万，女性 9. 98 万），仅次于肺癌、结肠癌、甲状腺癌，居第 4 位；死亡病例 31. 65 万人，占全部恶性肿瘤死亡的 12. 3%，仅次于肺癌，居第 2 位。肝脏超声作为一种无创、经济、简易的检查手段，能够实时动态地观察肝脏内部结构及血流情况，对于了解肝脏病变具有重要价值。在应用超声检查肝脏时，了解肝脏的基本解剖是基础，熟知正常肝脏二维超声、彩色多普勒与频谱多普勒的基本超声特征是关键。通过此章节的学习，使其能够全面了解正常肝脏的基本图像特征，具有准确诊断肝脏常见病的基本能力，为后期从事诊疗服务打下基础，更好地服务于社会。

第一节 肝超声检查基础

一、肝的解剖概要

（一）肝的位置和毗邻

肝脏主要位于右季肋部，部分位于上腹部和左季肋部。肝的大部分为肋骨覆盖，仅在左、右肋弓间露出直接接触腹前壁，又称为裸区。肝的上界与膈顶同高，平右侧第5肋间；下缘一般不超过右肋弓。肝的上方为膈肌，膈上有右侧胸腔、右肺、心等。肝的下面在左叶与胃的前壁相邻，后上部与食管的腹部相邻；在右叶，自前向后分别与结肠右曲、十二指肠上曲、右肾、右肾上腺相邻。

（二）肝的形态

肝呈不规则楔形，有膈面、脏面和前、后、左、右四缘。膈面（图5-1-1）向上膨隆，以镰状韧带将肝脏分为大而厚的右叶和小而薄的左叶。膈面后方有无腹膜覆盖的裸区，其左侧有下腔静脉通过的腔静脉沟。脏面（图5-1-2）向下后方，凹凸不平，呈“H”形，有左、右纵沟和中间横沟组成。横沟为第一肝门，内有肝固有动脉、门静脉、胆管和淋巴管等出入。左纵沟窄而深，前部有肝圆韧带裂，内有肝圆韧带，是脐静脉闭锁后形成；后方是静脉韧带裂，内有静脉韧带，是静脉导管闭锁形成。右纵沟前方为胆囊窝，内有胆囊，后方为腔静脉沟，内有下腔静脉。肝前缘（下缘）薄而锐利，是膈面和脏面的分界线，是肝体表投影的下界；后缘钝圆，朝向脊柱；右缘为肝的右下缘；左缘是肝左叶的左缘，薄而锐利。

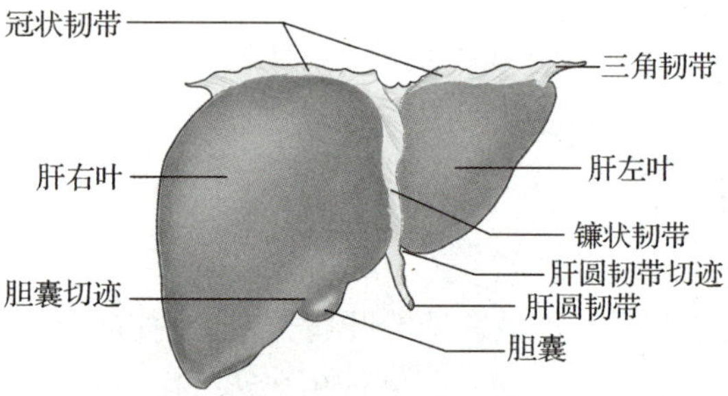

图5-1-1　肝的膈面

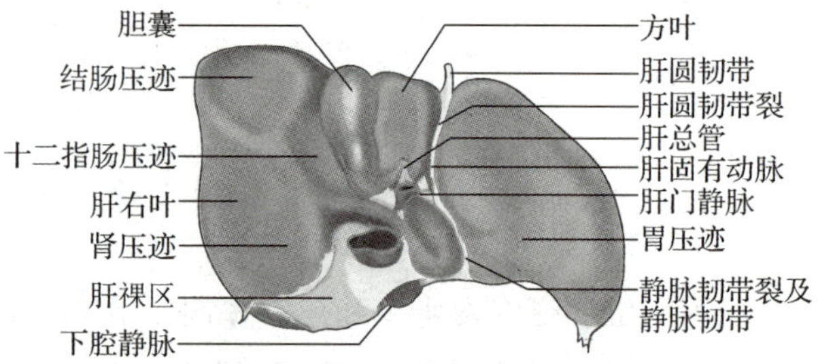

图5-1-2　肝的脏面

（三）肝内结构和肝分叶、分段

肝主要由肝被膜、肝实质和管道系统组成，其中管道系统包括门静脉、肝静脉、肝动脉和肝管，其中肝内的这4套管道形成两个系统，即由Glisson囊包裹的在肝内走行、分支与配布基本一致的肝门静脉、肝固有动脉及肝管的各级分支的Glisson系统；另一个为肝静脉系统。肝内的分叶、分段主要依据肝内血管及韧带划分，是临床上对肝病定位诊断及肝叶、段切除的基础。

1. Glisson系统

（1）门静脉：主要由肠系膜上静脉和脾静脉在胰颈背侧汇合而成，至第一肝门处分为左右两支入肝。门静脉左支横部，是门静脉左支横向行走所得，抵至肝左内、外叶分界处后，向前下折行，与横部垂直，为左支矢状部，其又横向分出左外上段支和左内支及左外下段支，形成“工”字形。右支较短，走行约1.5cm后分成前叶支和后叶支。

（2）肝动脉：肝总动脉起自腹腔动脉干。而肝总动脉在入肝前分肝固有动脉、胃十二指肠动脉，肝固有动脉是肝总动脉的主要延续，经肝门入肝后与门静脉伴行，分别入肝左、右叶，并进一步逐级分支。

（3）肝管：主要由肝细胞间的微单管逐级汇合而成。其中左、右肝管在出肝后形成长约3cm的肝总管，肝总管主要位于十二指肠内，与胆囊管汇合成胆总管。有门静脉、肝动脉、肝管等出入肝的部位称为肝门（亦称第一肝门）。

2. 肝静脉系统　肝静脉系统起源于小叶间静脉，后经微静脉、肝小叶的窦静脉逐级汇合而成，最终形成肝左、中、右静脉，最后注入下腔静脉，该处称为第二肝门。

其中肝右后下静脉与尾状叶的一些小静脉在腔静脉沟的下段内汇入下腔静脉的部位，称为第三肝门。

3. 肝的分叶、分段　法国学者 Couinaud 依据 Glisson 系统的分支提出了肝的解剖学分叶分段法。将肝分为左肝、右肝，进一步分右前叶、右后叶、方叶、左内叶、左外叶五个肝叶和左外叶上、下段，右后叶上、下段，右前叶上、下段，方叶和尾状叶段八个肝段，即 S1～S8（图 5-1-3、表 5-1-1）。

表 5-1-1　肝分叶、分段的解剖学标志及切面

肝的分叶、段	解剖学标志	切面
肝尾叶（S1）	静脉韧带	正中矢状切面、腹主动脉长轴切面
	门静脉左支	右正中矢状切面、下腔静脉长轴切面
	下腔静脉	剑突下横切面、斜向第一肝门切面
肝左外叶上段（S2）	门静脉左外上支	左正中矢状切面、腹主动脉长轴切面 左肋缘下斜切面
肝左外叶下段（S3）	门静脉左外下支	剑突下横切面、斜向第一肝门切面
肝左内叶（S4）	肝中静脉-胆囊连线	右肋缘下斜切面、斜向第二肝门切面
	门静脉左叶内支	右上腹斜切面、斜向第一肝门切面
	静脉韧带、矢状段	右正中矢状切面、下腔静脉长轴切面
肝右前叶下段（S5）	肝中静脉-胆囊连线	右肋间斜切面、显示门静脉长轴
	门静脉右前下支	右肋缘下斜切面、显示第二肝门
肝右前叶上段（S8）	门静脉右支横断面为 S5 与 S8 分界	
肝右后叶下段（S6）	肝右静脉中点	左侧卧位第 9、10 肋间外侧斜切面
肝右后叶上段（S7）	门静脉右后支上下段分叉为 S6 与 S7 分界	右侧冠状切面、显示肝右静脉长轴

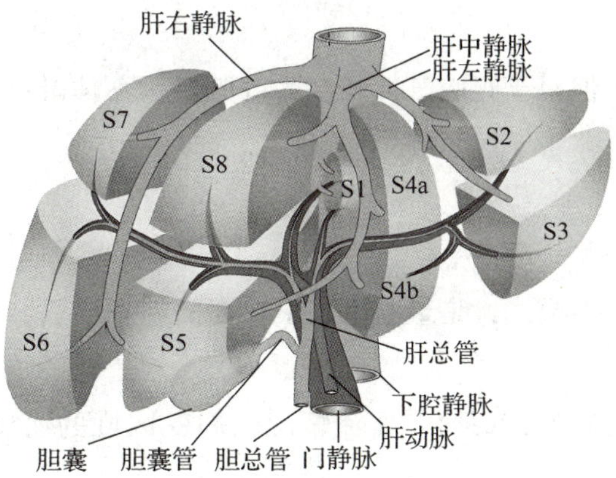

图 5-1-3　肝分段（S1~S8）和解剖标志

二、肝的扫查方法和途径

肝脏超声检查主要通过超声波对肝脏内部结构进行扫查，通过不同切面的扫查，可获得肝脏内部结构的情况，综合分析肝脏的位置、形态、大小、内部的结构及血流特点，从而获取肝脏疾病的病理、生理及血流动力学表现，为临床提供有价值的诊断。在检查肝脏之前，要先知道肝脏超声检查的基本方法及注意事项，就此做以下简略叙述。

（一）仪器条件

1. 仪器 分辨率相对较高的彩色多普勒超声诊断仪。

2. 探头 低频凸阵探头，频率 3.5～5.0MHz；小儿和体型较瘦者可选用高频线阵探头，频率 5.0～7.5MHz。

3. 调节 在二维超声清晰显示肝脏内部结构的基础上，适当调节二维增益后，启动彩色多普勒血流成像，注意调节彩色标尺、取样框大小和位置及血流速度等，以达到敏感显示肝内血流且无明显“彩色外溢”等伪像。

（二）体位和呼吸

1. 体位 仰卧位及左侧卧位为常见体位，偶需右侧卧位、坐位、半卧位。可使手向上举，有利于肋间隙增宽。

2. 呼吸 一般平静呼吸，部分腹腔气体较多时，嘱患者在呼气末屏气。

（三）扫查部位

超声扫查有左肋缘下、剑突下、右肋缘下及右肋间等常规扫查部位。特殊情况下可经右背部肋间或左肋间等部位扫查。

（四）检查前准备工作

患者一般无须特殊要求，但对于腹腔气体较多，肝脏显示不佳者，建议空腹检查，有利于清晰显示肝脏的内部结构。

（五）检查模式和方法

1. 二维超声 亦称切面超声模式，是最基本、最重要的检查模式，可反映肝脏检查区域的整体形态、内部结构及毗邻关系。

2. 彩色多普勒超声 可获取观察切面的血流情况，病变区域的血供情况及与正常肝组织的血流关系。

3. 频谱多普勒 脉冲多普勒具有分辨距离的能力，可测量任意部位的血流；连续多普勒无须角度调整，一般在高速湍流中应用。

4. 肝脏超声造影 可提供微血管分布及血流动力学信息，从而反映病灶的血流灌注情况及病灶与周边组织的关系。

（六）肝二维超声扫查的基本切面

二维超声主要通过声束不同角度分割肝脏，显示肝脏和肝血管断面的解剖结构、空间方位和相互之间的毗邻关系，从而了解肝脏病变的位置、大小、形态、内部回声、血流及与周边正常肝脏组织的关系。二维超声是其他超声检查模式的基础，准确掌握正常肝脏基本切面的特征，有利于临床诊断水平的提升。扫查顺序一般建议自左向右多角度、多切面、多方位、有顺序地扫查全肝，避开肋骨、气体遮盖的部位，以获得可靠的声像图信息。

1. 左肋缘下斜切面

（1）扫查方法：探头置于左肋缘下，紧贴腹壁移动探头，使声速通过肝下缘达肝膈面。

（2）观察内容：本切面可显示左肝全貌，扫查途中可显示肝左外叶上段（S2）、肝左外叶下段（S3）、左叶的外侧角及左下角、肝左静脉、门静脉左支矢状段等。

（3）主要用途：观察整个左肝内结构和内部管道（包括肝内胆管、血管）情况。

2. 剑突下经腹主动脉矢状切面

（1）扫查方法：探头置于腹正中线或左正中旁 1cm 处，探头沿矢状面朝受检者头部方向倾斜，嘱患者深吸气后屏气。

（2）观察内容：本切面可显示肝膈面、肝左外叶上段（S2）、肝左外叶下段（S3）、门静脉左支、肝左静脉、胃、胰体、腹主动脉等结构（图 5-1-4）。

（3）主要用途：观察肝左叶及毗邻结构等情况。本切面亦是超声测量肝左叶径线的标准切面。

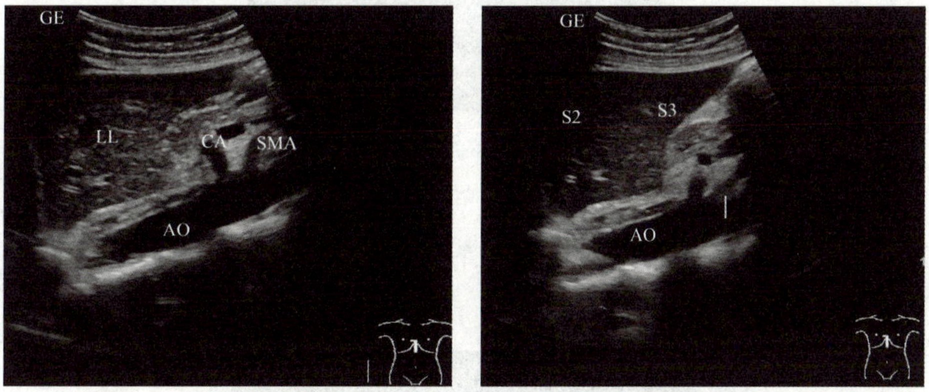

（a）　　　　（b）

图 5-1-4　剑突下经腹主动脉矢状切面

LL. 左肝；CA. 腹腔干动脉；SMA. 肠系膜上动脉；AO. 腹主动脉；S2. 肝左外叶上段；S3. 肝左外叶下段。

3. 剑突下经下腔静脉矢状切面

（1）扫查方法：探头置于右正中旁 2cm 处，指示点朝向受检者头部。

（2）观察内容：本切面可显示肝尾叶（S1）、肝左外叶上段（S2）、肝左外叶下段（S3）、门静脉左支、下腔静脉、胰头等结构（图 5-1-5）。

（3）主要用途：观察肝尾叶、左肝内结构及胰头、下腔静脉情况。

4. 剑突下横（斜）切面

（1）扫查方法：探头置于剑突下横（斜）切，声速斜向深部和头背部，从上至下缓慢连续扫查。

（2）观察内容：本切面重点显示肝左叶结构，包括肝尾叶（S1）、肝左外叶上段（S2）、肝左外叶下段（S3）、肝左内叶（S4）、门静脉左支，这些结构呈“工”字形，故亦称工字部结构（图 5-1-6）。

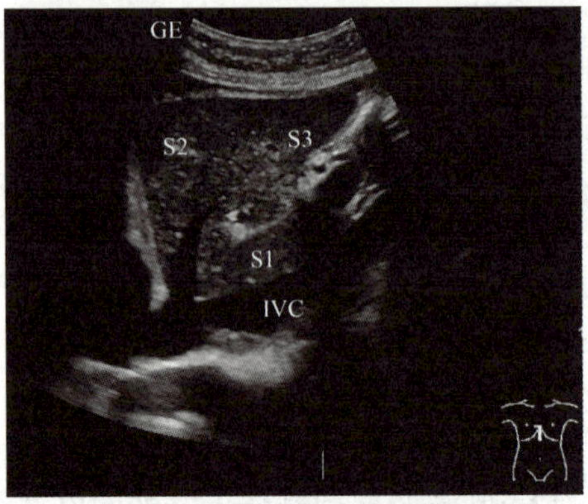

图 5-1-5　剑突下经下腔静脉矢状切面

S1. 肝尾叶；S2. 肝左外叶上段；S3. 肝左外叶下段；IVC. 下腔静脉。

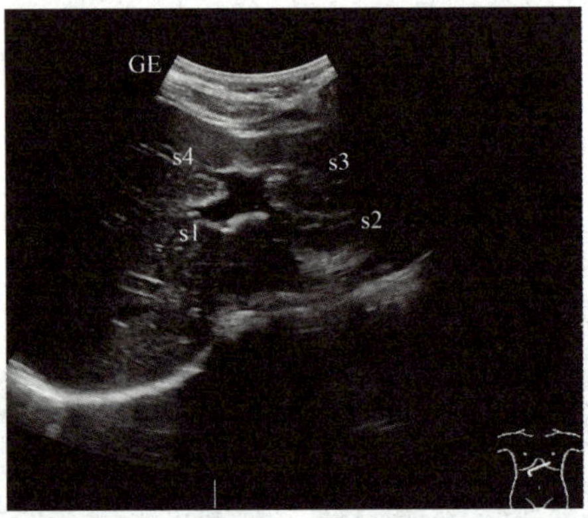

图 5-1-6　剑突下斜切面（工字部）

S1. 肝尾叶；S2. 肝左外叶上段；S3. 肝左外叶下段；S4. 肝左内叶。

（3）主要用途：观察肝左叶结构及深部大血管等情况。还可观察门静脉横切面及门静脉右支特征。门静脉与下腔静脉之间为肝尾叶（图 5-1-7）。

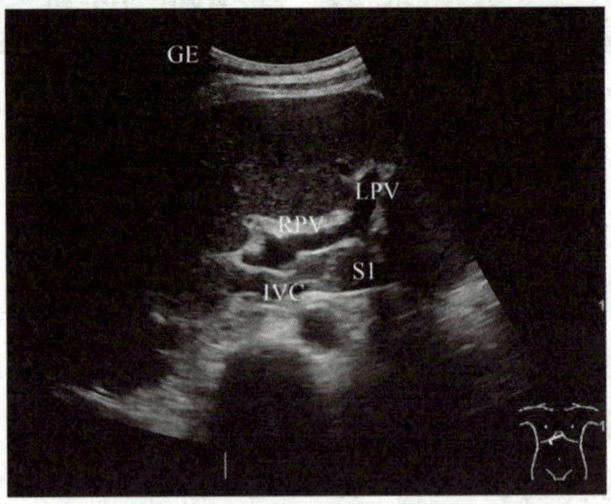

图 5-1-7　剑突下斜切面

LPV. 门静脉左支；RPV. 门静脉右支；S1. 肝尾叶；IVC. 下腔静脉。

5. 右肋缘下斜切面

（1）扫查方法：探头置于右肋缘下，声束斜向受检者右肩方向缓慢扫查，探头可与肋缘平行或垂直，直至可见膈肌回声；嘱患者深吸气后屏气，再次缓慢移动探头连续动态扫查。

（2）观察内容：本切面可显示肝实质大部分结构，肝尾叶（S1）、肝左内叶（S4）、肝右前叶（S5、S8）、肝右后叶（S6、S7）及第一肝门、胆囊、横膈和下腔静脉横断，以及肝左静脉、肝中静脉和肝右静脉向下注入下腔静脉，即第二肝门的结构（图 5-1-8）。

（3）主要用途：观察大部分肝实质及第一肝门、第二肝门和胆囊等病变。

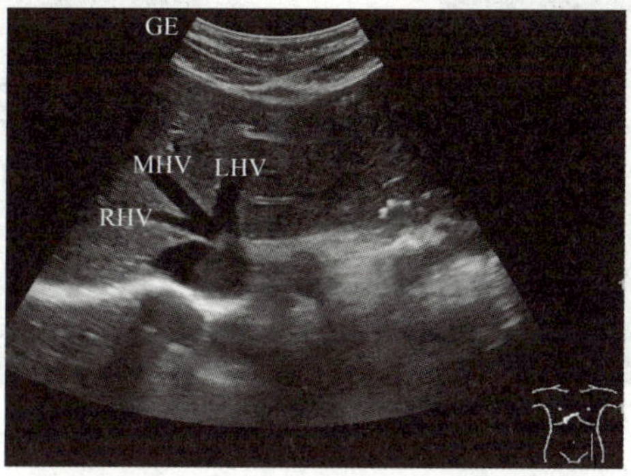

图 5-1-8　右肋缘下斜切面（第二肝门）

RHV. 肝右静脉；MHV. 肝中静脉；LHV. 肝左静脉。

6. 右肋间斜切面

（1）扫查方法：探头置于右肋间，从第 4 肋间隙向下逐个肋间扫查，声束垂直于胸壁并转动探头连续扫查，至肝下缘。

（2）观察内容：本切面可显示整个肝右叶（S5~S8）及肝尾叶（S1）、肝左内叶（S4）的膈顶部分、第一肝门、第二肝门、肝中、右静脉及分支和门静脉主干及右支长轴切面。胆囊和下腔静脉斜断面位于门静脉两侧，似“飞鸟征”（图 5-1-9）。

（3）主要用途：观察整个右肝结构和门静脉、肝静脉的分支及血流情况等。

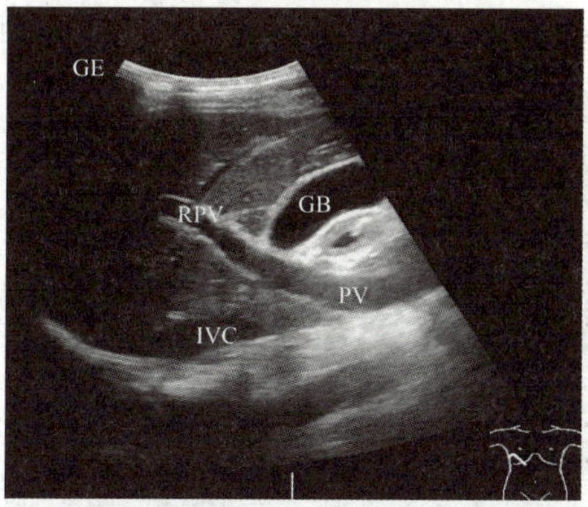

图 5-1-9　右肋间斜切面

GB. 胆囊；RPV. 门静脉右支；PV. 门静脉主干；IVC. 下腔静脉。

7. 右腋中线冠状切面

（1）扫查方法：探头置于右腋中线，声束垂直于胸壁和腹壁。

（2）观察内容：本切面可显示右肝后叶和膈肌顶部，亦可见膈肌上下有无胸腔积液、腹水。

（3）主要用途：观察右肝后叶及膈肌顶部、膈肌上下等部位有无异常。在此切面上向锁骨中线或右腹直肌外缘纵切扫查，可观察肝、胆囊的关系，即肝-胆囊矢状切面（图 5-1-10）。在沿锁骨中线至腋前线之间纵切，可获得肝-右肾纵切面，可观察肝、右肾和结肠的关系。肝实质回声略高于右肾实质回声。肝肾之间的腹腔间隙称肝肾隐窝（图 5-1-11）。

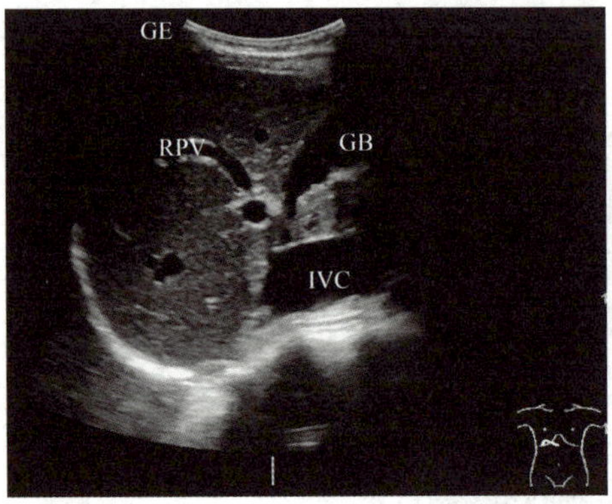

图 5-1-10　肝-胆囊矢状切面

RPV. 门静脉右支；GB. 胆囊；IVC. 下腔静脉。

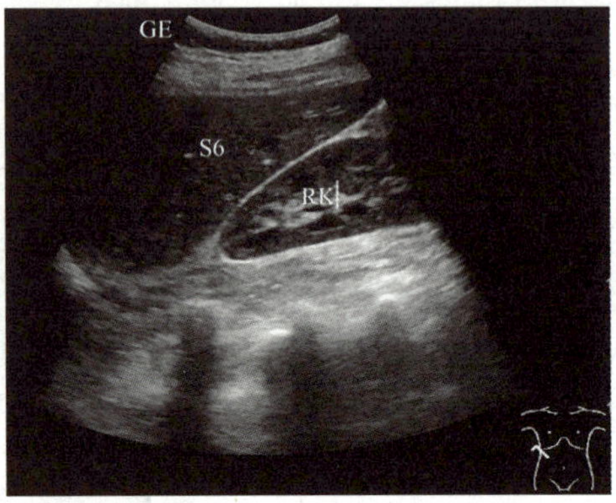

图 5-1-11　肝-右肾矢状切面

S6. 肝右后叶下段；RK. 右肾。

三、正常肝声像图表现及超声测值

（一）正常肝超声声像图

1. 二维超声　正常肝左叶小而尖，右叶大而圆钝。肝表面光滑，被膜线完整、清晰，膈顶部圆钝呈弧形，下缘和外缘锐利呈锐角。正常肝实质回声呈细小、中等均匀的点状回声。肝内管道结构清晰，呈树枝状分布，肝内门静脉管壁较厚、回声较高，可观察至三级分支。肝静脉管壁较薄、回声弱。肝内胆管与门静脉分支伴行，管径较细，约为伴行门静脉内径的 1/3。一般正常情况下，肝内动脉显示困难。与肝毗邻脏器比，肝实质回声略高于肾实质，但低于胰腺实质回声（图 5-1-12）。

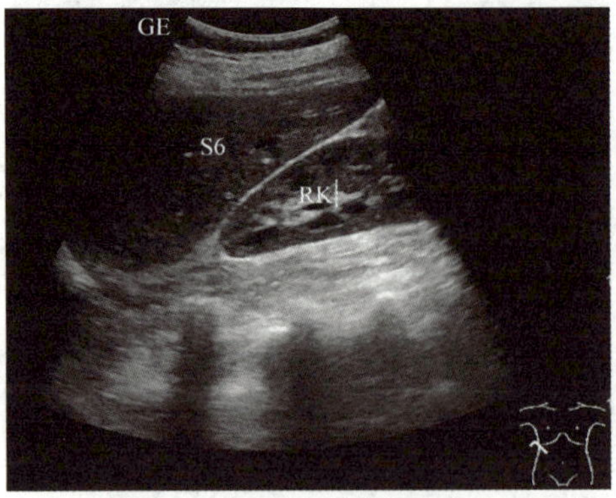

图 5-1-12　正常肝实质与肾实质图

S6. 肝右后叶下段；RK. 右肾。

2. 彩色多普勒超声　正常肝内血管包括门静脉、肝静脉、肝动脉。正常情况下门静脉为入肝血流，呈红色，血流频谱呈持续平稳状（图 5-1-13，彩图 3），正常门静脉主干流速在 15~25cm/s，随心动周期及呼吸略有波动。正常肝静脉为出肝血流，呈蓝色，血流频谱呈三相波型（图 5-1-14），与下腔静脉血流频谱类似。肝动脉一般很难显示，仅于肝门处见入肝的肝固有动脉血流，为红色血流，血流频谱呈波动状，峰值流速在 57~66cm/s，RI<0.70（图 5-1-15）。

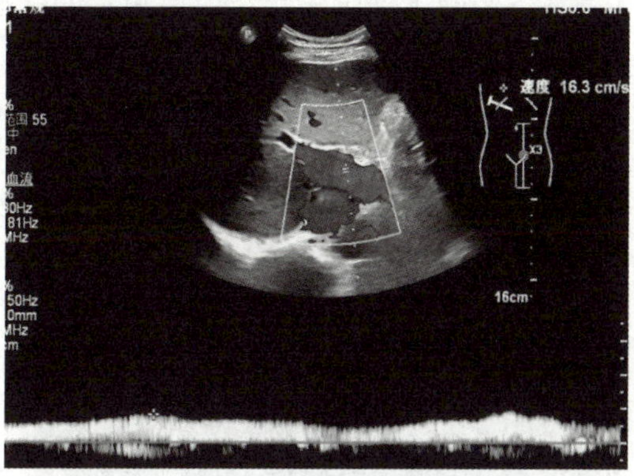

图 5-1-13　门静脉彩色多普勒超声

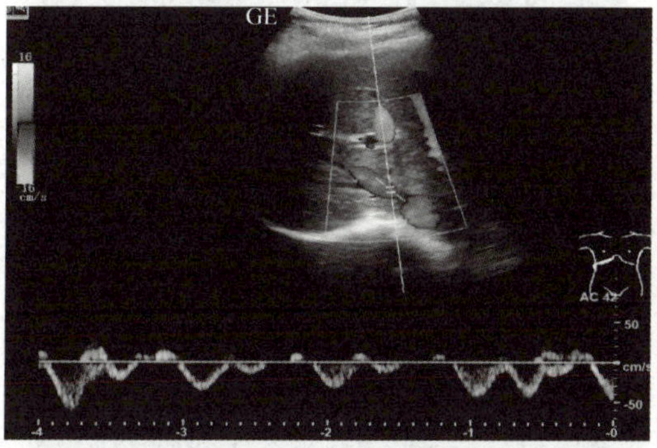

图 5-1-14　肝静脉彩色及脉冲多普勒，频谱呈三相波型

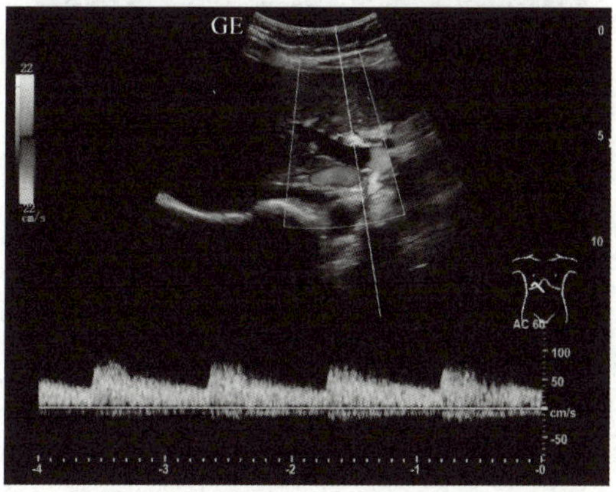

图 5-1-15　肝动脉血流频谱图

3. 超声造影　对比剂一般经肘静脉注射，注射后在第一肝门处肝动脉先显影，后逐次向肝内及周边呈树枝状增强（常出现在 10~20 秒），常在 20~30 秒门静脉增强，随着对比剂的进入，全肝呈分布均匀的弥漫点状高回声，后对比剂消退，肝实质回声减低，最后全部消失。造影全过程为 3~10

分钟。临床将肝造影表现称动脉期（10~30 秒）、门脉期（30~120 秒）、延迟期（120~180 秒）三个时期。

（二）肝的测量方法及正常值

1. 肝左叶上下径和前后径 剑突下经腹主动脉矢状切面是测量的标准切面。肝左叶上下径（亦为肝左叶长径）的测量自左叶上缘包膜至下缘包膜，平行于肝表面，正常值≤9cm。肝左叶前后径（亦为肝左叶厚径）的测量自前缘包膜至后缘包膜，测量最大垂直距离，正常值≤6cm（图 5-1-16）。

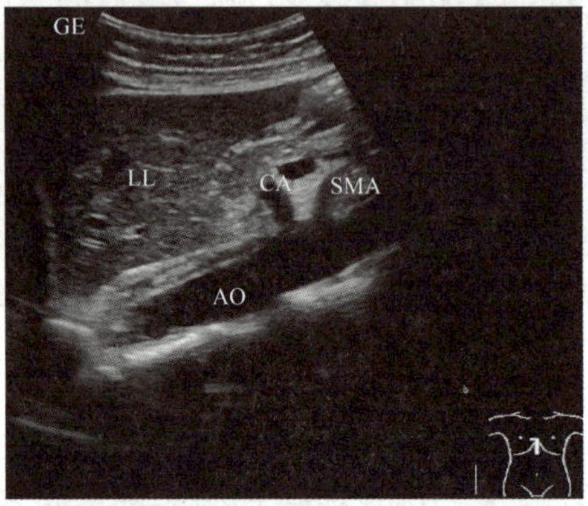

图 5-1-16 剑突下矢状切面（肝左叶测量切面）

LL. 左肝；CA. 腹腔干动脉；SMA. 肠系膜上动脉；AO. 腹主动脉。

2. 肝右叶最大斜径 以肝右静脉和肝中静脉汇入下腔静脉的右肋缘下肝斜切面为标准切面。测量自肝右叶前缘包膜至肝右叶后缘包膜，测其最大垂直距离，正常值为 12~14cm（图 5-1-17）。

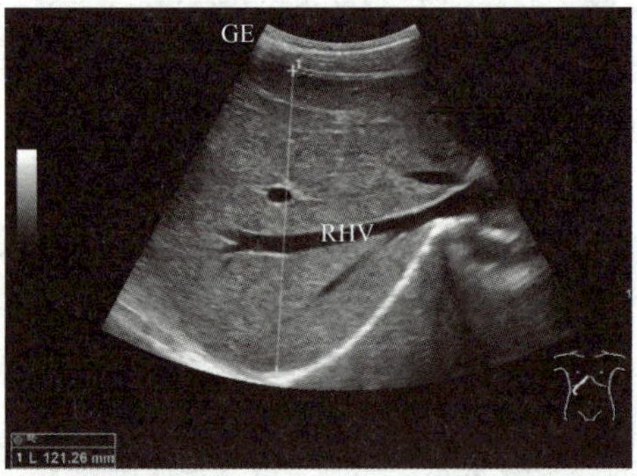

图 5-1-17 肝右肋缘下切面（右肝最大斜切面）

RHV. 肝右静脉。

3. 肝右叶前后径 以第 5 或 6 肋间肝右叶的最大切面为标准测量切面。测量自肝右叶前缘包膜至后叶包膜，测其最大垂直距离，正常值为 8~10cm。

四、扫查要点

1. 扫查内容 扫查肝脏时尽量多切面、多角度扫查，按照一定的顺序扫查，一般先肝左叶、再肝右叶，且要连续动态扫查。仔细辨别肝实质回声、肝内管道的结构，必要时与肾组织回声做对比，尤其是辨别脂肪肝时。对于肝内管道结构要与肝囊性病变做鉴别，仔细观察病灶的囊壁，同时注意利用彩色多普勒超声。

2. 注意事项　若患者腹腔气体较多时，可嘱患者吸气后屏气或嘱患者改变体位，有利于观察肝脏。若发现肝内有病灶时要仔细辨别，避免误诊，必要时可行超声造影进一步明确病灶。

第二节　肝疾病超声诊断

一、肝弥漫性病变

肝弥漫性病变主要包括脂肪肝、肝硬化、肝血吸虫病、肝淤血等。

（一）脂肪肝

脂肪肝是由各种原因，导致脂肪无法从体内代谢出去，在肝内堆积的病变。脂肪性肝病目前已成为仅次于病毒性肝炎的第二大肝病，被公认为是隐蔽性肝硬化的常见病因。脂肪肝是一种临床现象，属于可逆性病变，早期发现及治疗可恢复正常。一般无明显临床症状，严重者可有上腹不适、食欲差、肝功能异常等。

1. 超声诊断要点

（1）二维超声：根据脂肪在肝内分布情况，分为均匀性脂肪肝和非均匀性脂肪肝。

均匀性脂肪肝声像图表现为肝内弥漫性、细密点状、分布较均匀回声，回声强度明显高于同侧肾实质回声，呈明亮肝。整个肝区内结构显示差，近场回声增强，远场因声衰减回声减低。肝内管道结构清晰度显示明显减低，纹理不清，肝静脉纤细，严重者有时可无法显示。肝大小、形态可正常，或增大、形态饱满（图 5-2-1）。

非均匀性脂肪肝超声表现为脂肪局限堆积于肝的一叶或数叶，分布不均匀，相对正常肝回声较高，两者分界清晰，呈不规则片状或花斑状（图 5-2-2）。脂肪浸润区肝实质回声细密增强，而脂肪未浸润区肝实质呈低回声，边界较清晰，无包膜，后方无衰减，无明显占位效应。

（2）彩色多普勒血流：由于脂肪肝引起的声衰减，彩色多普勒显示肝内血流信号敏感性减低，门静脉、肝静脉等血流颜色变浅、变少，甚至消失。但脉冲多普勒频谱是正常的。

（3）超声造影：注射对比剂后，肝内不均匀脂肪肝区增强和廓清与正常肝组织同步，呈等增强，在动脉期和门脉区未见异常增强。

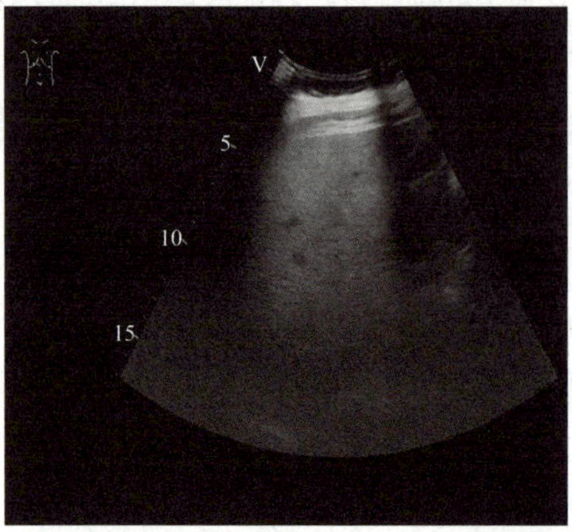

图 5-2-1 均匀性脂肪肝二维超声声像图

肝实质弥漫性、细密增强，后方有声衰。

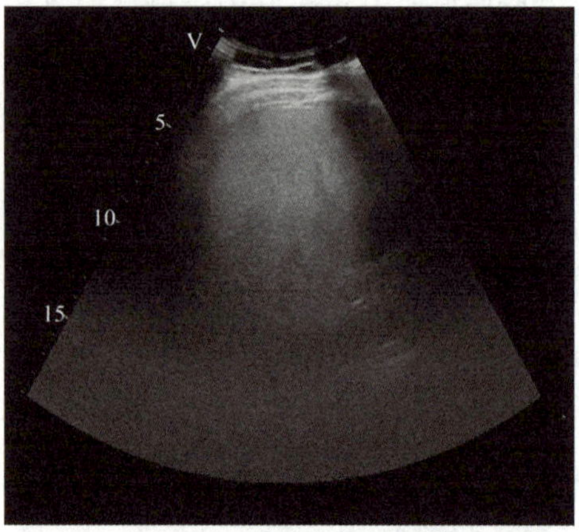

图 5-2-2 非均匀性脂肪肝二维超声声像图

肝实质弥漫性、细密增强、不均匀。

2. 鉴别诊断

（1）肝血管瘤：主要与低回声的肝血管瘤鉴别。血管瘤周边多有高回声条状结构，内可见筛网状。可无或仅于周边见彩色血流信号，并可测得动脉血流，RI<0.6。

（2）肝癌：主要与低回声型小肝癌鉴别。肝癌一般呈圆形，周边可见低回声晕环，可显示高阻动脉彩色血流。

3. 扫查要点

（1）扫查内容：观察肝的大小、形态、包膜、管道结构及肝实质回声变化；测量肝径线以明确肝脏有无肿大，明确肝内有无占位性病变。

（2）注意事项：脂肪肝的超声诊断较明确，有时对于非均匀性脂肪肝仅靠超声诊断较困难，需借助超声造影协助诊断，联合检查诊断准确率>98%。

（二）肝硬化

肝硬化是由一种或多种原因引起的肝脏损害的慢性病变。肝脏呈渐进性、弥漫性、纤维性病变。主要表现为肝细胞弥漫性变性坏死，后出现纤维组织增生和肝细胞结节性再生，这 3 种改变交错重复进行，导致肝小叶结构和血液循环路径改变逐渐被改建，引起肝变形、肝质变硬，最终导致肝硬化。早期本病可无明显临床症状，随着后期出现一系列门静脉高压及肝功能异常等改变，可出现腹水、消化道症状、上消化道出血、肝性脑病等并发症。

1. 超声诊断要点

（1）二维超声：①早期肝硬化超声上无特异性表现。②典型肝硬化声像图主要表现为肝体积变小，左叶缩小或代偿性增大，右叶明显缩小；肝被膜凹凸不平，呈锯齿状，边缘角变钝或不规则。肝实质回声增粗增强（图 5-2-3）、不均匀，部分实质回声呈颗粒状或结节状，为低回声或高回声结节，一般直径为 0.5~2.0cm；肝内血管纹理紊乱、粗细不均；胆囊壁增厚呈“双边征”，可能与门静脉高压时，胆囊静脉回流受阻，致胆囊壁充血、水肿、渗出有关；还可引起脾大、腹水等。③肝硬化引起的门静脉高压，超声主要表现有门静脉增宽，肝门处门静脉主干内径大于 14mm，门静脉周围静脉侧支形成呈“蜂窝状”低回声，又称门静脉海绵样变性；肝静脉变细、回声浅淡，肝动脉亦可代偿性增宽。

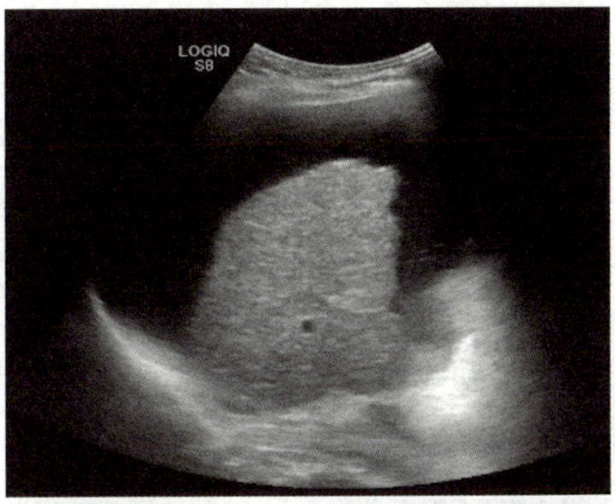

图 5-2-3 肝硬化二维超声声像图

肝实质回声增粗、增强，肝管道显示欠清晰。

（2）彩色多普勒超声：增宽的门静脉内血流颜色变暗；脉冲多普勒示门静脉流速减低，部分呈双向甚至为离肝反向血流，有时还可见门静脉内形成的血栓；肝动脉的彩色多普勒较正常者更易显示或增宽，脉冲多普勒表现为流速增高，RI 增高；肝静脉的彩色多普勒变细、变暗，脉冲多普勒示流速减低，与门静脉血流类似。有时彩色多普勒还可显示重开的脐静脉，并与门静脉矢状部血流相通，同时食管胃底静脉、脾静脉曲张增宽等。

2. 鉴别诊断

（1）酒精性肝硬化：有饮酒史。超声表现肝可增大或缩小，形态失常，肝实质回声增粗，重者内可见低回声结节；同时，酒精性肝硬化因脂肪肝表现呈肝内弥漫性散射，后方有衰减。

（2）原发性胆汁性肝硬化：是由肝内或外胆管梗阻，胆汁长期淤滞在肝胆小管内引起。超声主要特征为肝正常或略大，肝轮廓因表面有细颗粒状改变成水纹状不平征象，肝实质回声增强、分布不均匀；肝内外胆管可不增宽，但肝内可见散在等号样强回声，胆囊较难显示；有时在肝门处见肿大淋巴结。

3. 扫查要点

（1）扫查内容：观察肝的形态、大小、包膜、管道分布及肝实质回声有无改变；观察肝左右叶比例有无失常，肝实质内有无占位，还要观察胆囊、肝内外门静脉、脐静脉、脾静脉和脾的大小和血流情况等，以及有无腹水。

（2）注意事项：肝硬化时肝形态失常，应多切面、多角度观察肝实质及肝内血管的变化。门静脉的测量应在肝门部，肝内血管可因肝实质的硬化牵拉缩小，需要仔细观察门静脉及分支内有无癌栓或血栓。肝硬化可引起胆囊壁明显增厚，应与胆囊炎鉴别。

（三）肝血吸虫病

我国主要以日本血吸虫感染为主，其尾蚴是主要的感染形式。尾蚴可经人皮肤进入血液至肺，再经肺达全身，或者穿出肺经膈肌达肝脏寄生于门静脉系统，形成急性虫卵结节。前期在肝表面和切面可见粟粒或绿豆大结节，肝细胞可变性。后期在门静脉周围可见大量纤维组织增生，形成肝硬化。还会出现较大门静脉分支管壁增厚，管腔内形成血栓。临床表现常有流行区疫水接触史。急性期患者可有皮肤瘙痒感、发热、畏寒、腹痛、腹泻或食欲缺乏、肝脾大等，严重者可能出现毒血症表现。慢性者可有消瘦、贫血和体力减退等症状。

1. 超声诊断要点

（1）二维超声：急性期缺乏特征性改变，主要为肝轻度增大，左叶显著，肝区呈较密集点状回声。慢性期或后期可表现为肝叶比例失调，左叶增大，表面高低不平有结节状；肝内见密集中等或较大的高回声斑；有时亦可见高回声纤维条索或网格样结构，把肝实质分割为不同大小区域，类似地图，故称地图肝（图 5-2-4）。门静脉管壁可增厚、回声增高，脾明显增大。晚期可出现肝硬化、门静脉高压、腹水等改变。

（2）彩色多普勒：急性期彩色多普勒无明显异常改变。晚期可出现门静脉高压表现，如门静脉血流速减低、血流反向、静脉曲张等。

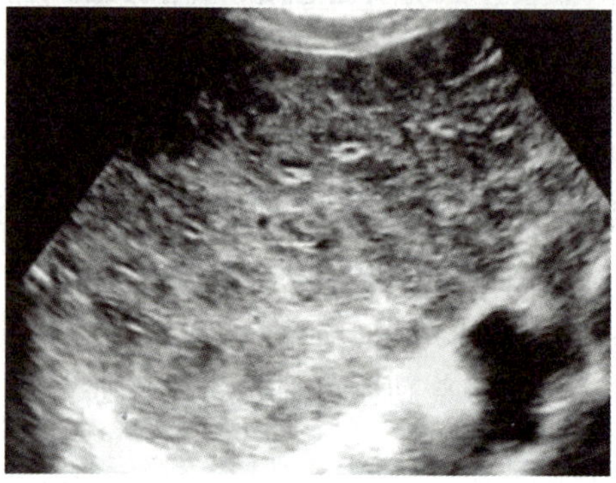

图 5-2-4　肝血吸虫病二维超声声像图

肝内回声增粗增强，呈网格样，地图肝。

2. 鉴别诊断

（1）肝炎后肝硬化：主要由病毒性肝炎引起，晚期主要表现为肝体积缩小、肝叶比例失调、肝裂增宽等。肝实质回声不均，可见高密度小结节与低密度区域相间，但肝内钙化少见，与血吸虫性肝硬化的地图样钙化不同。

（2）酒精性肝硬化：由长期大量饮酒引起，肝体积缩小，表面有细小结节，质地硬，与血吸虫肝硬化的肝内钙化特征不同。

3. 扫查要点

（1）扫查内容：除观察肝的形态、大小及肝实质结构等，因日本血吸虫成虫寄生在门静脉系统所致肝脏病变，要重点观察门静脉管壁、回声等。

（2）注意事项：早期超声诊断困难，需结合实验室检查、病史及临床表现。但在慢性期和后期血吸虫肝病的超声表现有一定特征时，诊断准确性较高。

（四）肝淤血

肝淤血是右心衰竭最重要和较早出现的体征之一。主要由于右心功能衰竭致静脉回流障碍，导致下腔静脉、肝静脉等压力增高，继而引起肝内中央小静脉扩张、淤血，导致其周围肝细胞缺血、缺氧、坏死和结缔组织增生等病理改变。临床表现为肝急剧增大，肝被膜被牵拉，可出现疼痛，并可有黄疸、肝功能异常、腹水等。

1. 超声诊断要点

（1）二维超声：肝体积增大、肝静脉内径增宽（≥10～12mm）、下腔静脉增宽（前后径可超过18mm），血管的搏动感减弱或消失，管腔内可呈云雾状，主要是因管腔内血流缓慢所致；肝内回声密集增强，时间久者可出现肝实质增粗增强，这时可见肾静脉、下肢静脉增宽，门静脉内径可不增宽（图 5-2-5）。

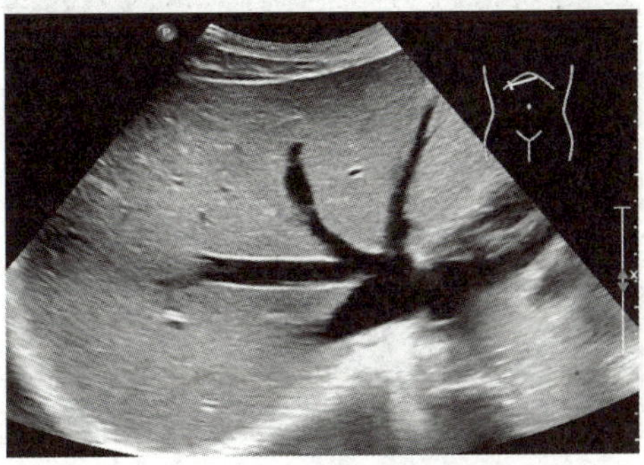

图 5-2-5　肝淤血二维超声声像图

肝静脉内径增宽。

（2）彩色多普勒：下腔静脉和肝静脉内血流颜色变暗，闪烁现象减弱；脉冲多普勒显示肝静脉离肝血流及下腔静脉回流速度减低，且其两相或三相波型减弱或消失。

2. 扫查要点

观察肝的大小及肝内血管变化，观察增宽的肝静脉和下腔静脉等。需分析病因，必要时进一步检查心脏功能及结构。

二、肝囊性病变

肝囊性病变指肝实质内出现以液体为主的一类病变。主要包括肝囊肿、多囊肝、肝脓肿、肝包虫病。

（一）肝囊肿

肝囊肿是肝内较常见的一种囊性病变，分为先天性和后天性。但发病原因不明确。大多认为与肝内迷走胆管或肝内胆管和淋巴管在胚胎期发育障碍有关。肝囊肿可单发或多发，大小不等，小者仅数毫米，大者可达 20cm 以上。肝囊肿生长缓慢，一般无明显症状，当囊肿大到一定程度后可因压迫毗邻脏器出现症状，如上腹部不适、隐痛等。罕见因囊肿破裂或囊内出血引起的急腹症。

1. 超声诊断要点

（1）二维超声：肝内可见一个或多个无回声区，边界清晰，呈圆形或椭圆形，内透声好；囊壁菲薄呈高回声，一般≤1mm，包膜光整，后壁回声增高，后方回声明显增强；有时可有侧壁回声失落征，即囊两侧壁的显示不真实；可有侧方后声影，是折射性声影；单纯性囊肿，囊内无分隔，为单房；多房性囊肿，囊内可见条状高回声分隔。若囊肿合并感染或出血时，囊内可见细密点状回声，该点状回声可随体位改变移动。囊肿小者，肝形态多正常；当囊肿较大时可引起肝局部膨隆，致肝下界下移或膈肌抬高等形态改变（图 5-2-6）。

（2）彩色多普勒：肝囊肿内无彩色多普勒信号，在较大的囊肿壁上有时可见少许点状、短条状血流信号；脉冲多普勒多呈静脉血流或低阻动脉血流信号。

（3）超声造影：对比剂注射后，肝囊肿呈无增强，囊壁可与肝实质同步增强。

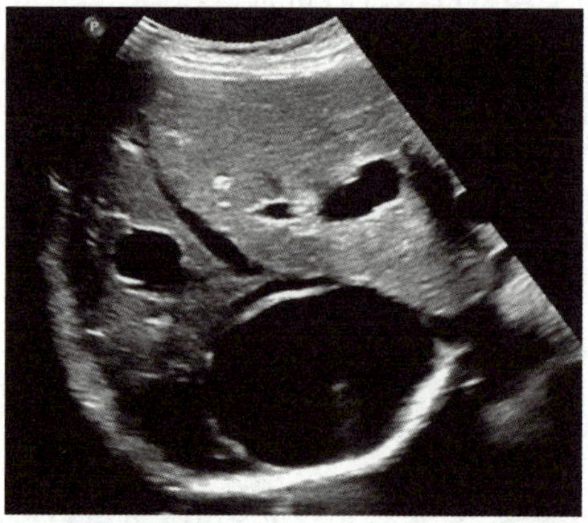

图 5-2-6　肝囊肿二维超声声像图

2. 鉴别诊断

（1）肝多发囊肿与多囊肝鉴别：前者肝形态多正常，肝内散在分布有限的囊肿，周边具有正常的肝实质，后方增强效应明显；后者肝体积增大，形态失常，肝内见弥漫性大小不均的囊肿，周边一般无正常肝实质，后方增强效应不明显，常合并多囊肾，有家族史。

（2）肝包虫病：有疫区接触史。病灶内可见囊中囊或葡萄串征等表现，壁较厚可见双边，若囊壁钙化可见强回声后伴声影征象等。

3. 扫查要点

（1）扫查内容：常规扫查肝的大小、形态、内部回声及肝包膜、肝内管道等，还要明确肝囊肿的边界、内部回声、囊壁形态及厚度、后方回声及与肝周围组织的关系。

（2）注意事项：肝囊肿在超声上表现典型，对≤1cm 囊肿的诊断特异性及敏感性亦较高，且准确率≥98%，故超声是诊断肝囊肿的首选。

（二）多囊肝

多囊肝是由肝内胆管或淋巴管发育障碍所引起的。是常染色体显性遗传性疾病。约 50% 伴有多囊肾，亦可伴多囊胰、多囊脾等其他脏器的病变。早期可无明显临床症状，大多中年后出现症状，一般为消化道压迫症状，如上腹饱胀、腹痛、肝区痛伴黄疸等。严重者可出现肝功能受损、腹水、黄疸，引起门脉静高压，甚至肝功能衰竭。

1. 超声表现

（1）二维超声：肝脏明显增大，形态失常，包膜凹凸不平，轻者肝形态大小可正常。肝内见弥漫性、大小不等的无回声区，囊壁菲薄且光滑，直径数毫米至数厘米不等，边界清，囊与囊之间相连密切，但互不相通；正常肝组织回声少，重者甚至无正常肝组织及正常管道结构，大多数囊肿后方增强效应不明显（图 5-2-7）。

（2）彩色多普勒：囊内无血流信号，在大的囊壁上偶可见点状、短条状血流信号。

（3）超声造影：注射对比剂后，囊内呈无增强，囊壁呈高增强。

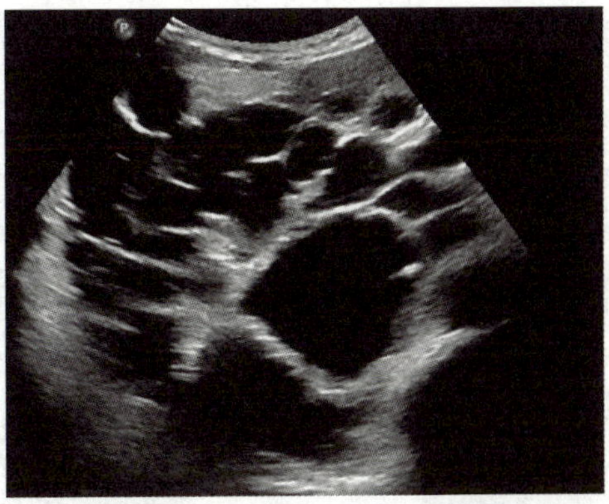

图 5-2-7 多囊肝二维超声声像图

2. 鉴别诊断

（1）肝多发囊肿：肝实质内见散在多发囊肿，可见正常肝实质，肝形态、大小正常。

（2）先天性胆管囊状扩张：又称 Caroli 病，囊肿常呈簇状聚集在左右肝管及其分支附近，囊肿中心常可见“中心点征”和“桥征”。

（3）肝胆管错构瘤：本病有家族倾向，肝内除见囊肿表现外，肝实质回声弥漫性改变，与肝硬化类似，肝内弥散存在的彗星尾征是本病的特征之一。

3. 扫查要点

（1）扫查内容：常规检查肝的大小、形态、包膜、回声及内部管道结构，还需观察肝囊肿的数目，囊与囊之间的关系，以及囊肿的内部回声、囊壁情况，与肝实质的分界。在此基础上尚需检查肾脏、脾和胰腺的情况。

（2）注意事项：超声扫查时需询问和结合患者病史，多方面综合分析。

（三）肝脓肿

肝脓肿可分为细菌性肝脓肿和阿米巴肝脓肿。细菌性肝脓肿常起病急、重，症状为高热、寒战、上腹痛等，肝大并有触痛，白细胞、中性粒细胞增多等。病理检查示细菌性肝脓肿常呈多发，可为多个小脓肿或融合成单个或多个大脓肿。阿米巴肝脓肿起病慢、轻，症状多为长期右上腹痛或胸痛，有全身消耗症状和体征，常为单发脓肿。

1. 超声诊断要点

（1）二维超声：细菌性肝脓肿超声表现的多样性主要与不同的病理时期有关。早期，肝内见低或等回声区，边界不清，形态不规则，内回声不均匀。随着病程发展，病灶内组织液化坏死，内部可见无回声区或极低回声区，其内壁较厚，边缘不光整，内部可见絮状回声，分布不均匀，后方回声增强，侧壁一般显示不清，无回声失落效应。改变体位或探头加压脓肿内光点漂浮。在肝脓肿成熟或液化期，脓肿可表现典型的无回声区，边界清晰，形态圆形或椭圆形，后方回声增强，囊壁为增厚的高回声，厚为 3~5mm，厚薄可不一，壁内部不光整，呈虫蚀样改变。周边肝组织呈炎症反应时，与脓肿之间有低回声带。吸收期，脓肿明显缩小或消失，其内部及壁为混合回声，边界不清，有时仅见低回声区或钙化斑（图 5-2-8，图 5-2-9），边界不清晰。另外，超声有时可扫查到胸腔积液或腹腔脓肿或受压移位的肝内管道等表现。阿米巴肝脓肿多单发，壁较厚，边界清。

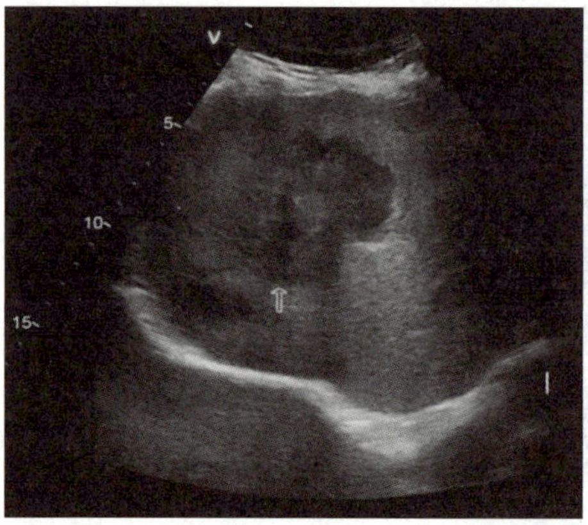

图 5-2-8　肝脓肿吸收期二维超声声像图

右肝内见不均质稍低回声团（箭头所示）。

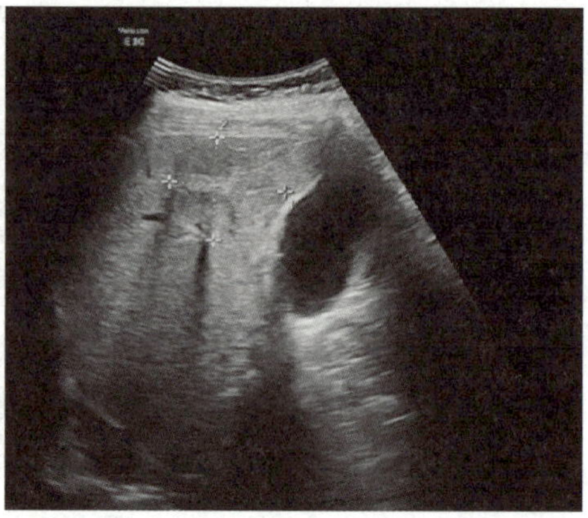

图 5-2-9　肝脓肿二维超声声像图

右肝内见边界不清的低回声团。

（2）彩色多普勒：细菌性肝脓肿早期病灶内及边缘可扫查到点或短条状彩色血流信号，低阻型，阻力指数<0.6（图 5-2-10，彩图 4；图 5-2-11）。细菌性肝脓肿成熟期，液化的肝脓肿内无血流信号，但可在脓肿壁上见少许低阻型血流信号。阿米巴肝脓肿内及周边常很少扫查到血流信号。

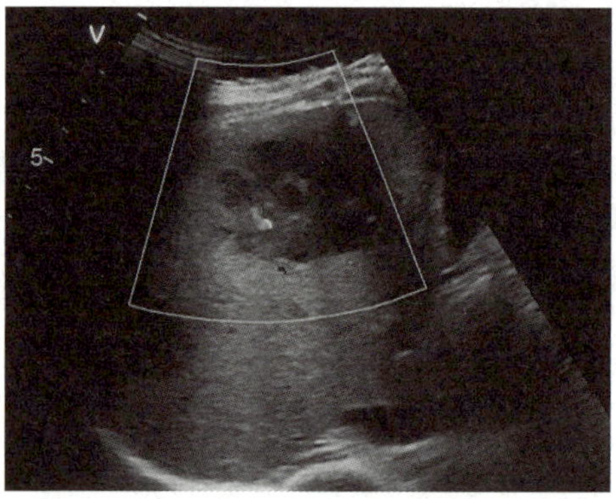

图 5-2-10　肝脓肿彩色多普勒超声声像图

肝脓肿内见短条状血流信号。

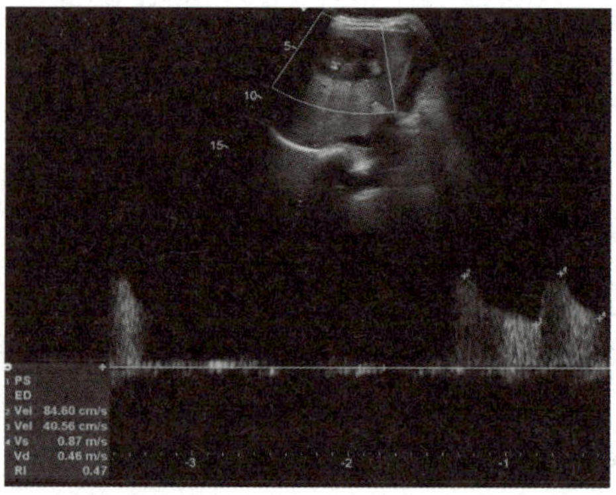

图 5-2-11　肝脓肿血流彩色多普勒超声声像图

肝脓肿血流阻力指数，阻力指数<0.6。

（3）超声造影：动脉期肝脓肿实性部分为快增强，坏死液化部分为无增强，病灶呈蜂窝样改变；门脉期和延迟期原增强部分减退呈等增强。

2. 鉴别诊断

（1）肝血肿：常有外伤史，肝实质内见不规则无回声区，透声差，内常见细密点状回声。

（2）肝恶性肿瘤：肝部分恶性肿瘤可有液化坏死或出血，内部呈无回声区，易与肝脓肿混淆。恶性肿瘤内有时可扫查到高阻动脉血流信号，同时无临床感染症状及血象改变。

3. 扫查要点

（1）扫查内容：首先明确肝内有无占位性病变；其次要观察病灶的边界、形态、内部回声、囊壁厚度、形态及病灶有无压迫肝内结构，与周围肝实质的界限等。

（2）注意事项：超声扫查时要结合患者临床表现及实验室检查，肝脓肿一般结合临床症状，其诊断符合率可达 100%。但肝脓肿在不同时期的表现有异，致超声表现复杂多样，同时由于临床抗生素的普遍使用，肝脓肿的临床表现亦不同。近年来，彩色多普勒和超声造影的应用提高了不典型脓肿的超声诊断符合率。此外，超声具有可重复性，能及时随访观察脓肿变化，还可进行超声下引导引流或药物注射，对于脓肿的诊疗具有重要意义。

（四）肝包虫病

肝包虫病又称肝棘球蚴病，是一种寄生虫病，常见于畜牧地区，主要发生于我国西北地区、内蒙古和四川等地。其幼虫主要寄生于肝脏。在临床上以细粒棘球绦虫引起的肝包虫囊肿为主，其多为单发、生长慢。就诊年龄以20~40岁最多见。早期无明显症状，可偶发上腹部包块。

1. 超声诊断要点

（1）二维超声：根据肝包虫囊肿的发病过程分三型。①单囊型：肝内见单个圆形或类圆形无回声区，边界清晰，囊壁为增厚的中高回声，厚度为3~5mm，可呈双边，后方回声增强（图5-2-12）。同时囊底可有细小点状堆积，改变体位而漂浮，形成飘雪征。②多囊型：表现为大的囊肿内套有多个小囊肿，呈葡萄状或蜂窝状，偶见小囊内套有更小的囊，形成肝包虫病特有的囊中囊征象。③混合型：多为老化、机械、化学损伤或感染致包虫囊肿内出现一系列变性、坏死等变化，超声可见内囊分离、破裂塌陷、囊实变及实变等改变，囊内呈高低不等，点、片状混杂回声团块。

（2）彩色多普勒：囊肿内及周边均无彩色血流信号，若有感染可在炎性区见血流信号。

（3）超声造影：注射对比剂后，病灶为边界清，无增强。

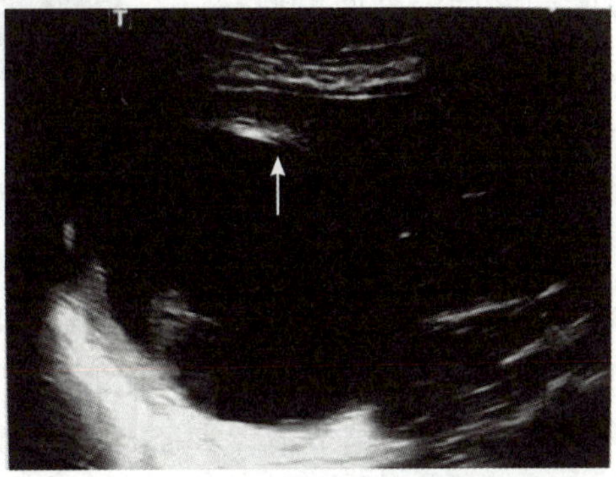

图5-2-12　肝包虫病二维超声声像图

箭头示囊壁为双边。

2. 鉴别诊断

（1）肝囊肿：呈圆形无回声，壁薄、透声好，后方回声增强。

（2）肝脓肿：常有较厚且厚薄不一的脓肿壁，脓腔内可有低回声或无回声，在实质内或囊壁上可见彩色血流信号。

3. 扫查要点

（1）扫查内容：常规全面扫查肝的大小、形态、包膜、回声等，需多切面、多角度观察囊肿内部回声、囊壁厚度及形态等。典型肝包虫病具有囊中囊的典型超声表现。

（2）注意事项：肝包虫病常有畜牧接触史。故在超声检查时要同时询问患者病史，结合病史超声诊断更明确。

三、原发性肝癌

原发性肝癌（简称肝癌）是起源于肝细胞和肝内胆管上皮细胞的恶性肿瘤，其病因可能与肝炎病毒感染、黄曲霉素、一些化学致癌物质等多种因素综合作用有关。原发性肝癌在病理上包括肝细胞癌、胆管细胞癌和混合型肝癌，其中肝细胞癌最常见，占75%～85%。肝区疼痛是最常见的症状，其次还有食欲缺乏、乏力、消瘦等；肝进行性增大，质地坚硬、表面凹凸不平或压痛；晚期出现黄疸、低热和门静脉高压的表现。实验室检查中血清甲胎蛋白升高对临床诊断起到判断作用。

1. 超声诊断要点

（1）二维超声：较小的肝癌肝形态可正常，其超声表现具体如下。①包膜和边缘：大部分癌结节可有完整或不完整包膜，少数癌结节可无包膜，侧壁可出现回声失落效应，癌结节周围有暗环是肝癌的特征性表现，为癌结节推挤周围组织而形成。②内部及后方回声：癌结节内部回声较复杂，体积较小者多为低回声，中等大小者多为高回声，较大者多为混合回声型，其内部回声杂乱，后方回声多无变化，少数可有轻度增强或衰减（图5-2-13）。③肝癌的扩散及转移：肝癌可发生肝内转移和肝外转移，肝癌易发生癌栓，常见于门静脉及其分支（图5-2-14），亦可侵犯肝静脉或肝管。肝外转移主要为肝门部、腹主动脉旁、后腹膜等淋巴结转移，血行转移主要经下腔静脉转移至肺，肝表面的癌肿可脱落入腹腔或盆腔形成癌结节，而超声很难检测出小的转移癌结节。④小肝癌的超声表现特征：小肝癌通常指肝内出现单个癌结节最大直径<3cm，或2个及2个以上癌结节的直径总和<3cm的肝癌。90%的小肝癌多表现为低回声，超声特征为圆形或椭圆形，包膜纤细，侧壁回声失落，后壁和后方回声略增强，内部回声均匀，中心部位可有花蕊样点状强回声（图5-2-15）。

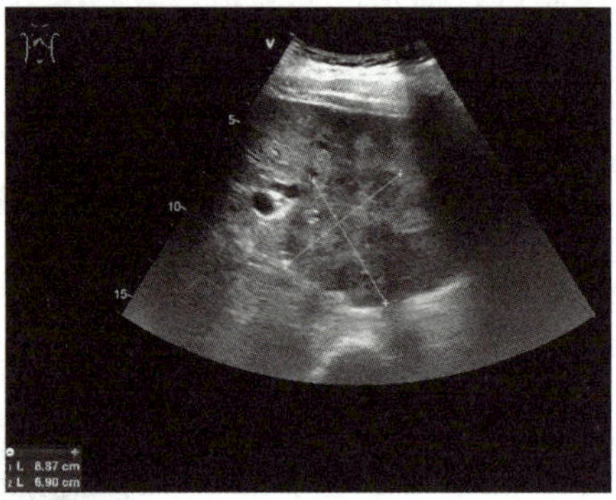

图5-2-13　原发肝细胞性肝癌二维超声声像图

肝内不均匀低回声团，边界尚清。

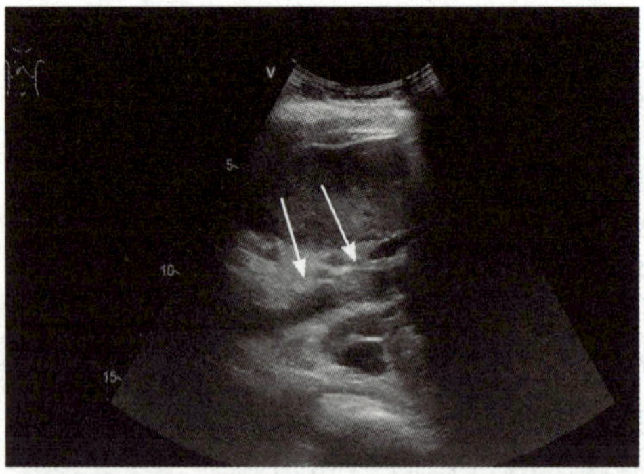

图5-2-14　门静脉癌栓二维超声声像图

箭头示门静脉主干内见低回声填充。

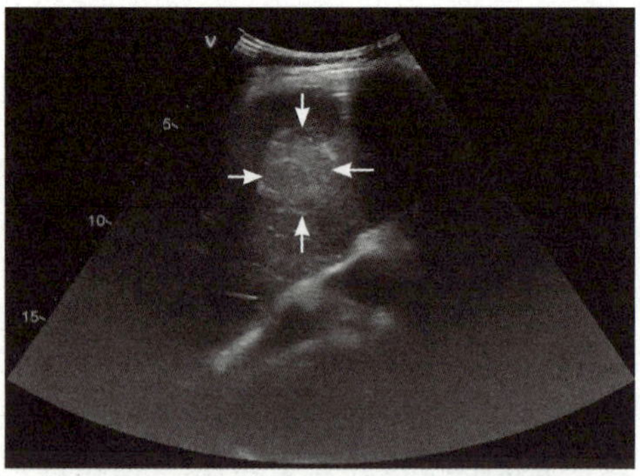

图5-2-15　小肝癌二维超声声像图

箭头示肝内低回声团，边界清。

（2）彩色多普勒：多数肝细胞癌的血供丰富，内部及周边可见线状、分支状彩色血流穿入，动脉血流频谱多见，阻力指数>0.6；较大癌结节内有肝动脉-门静脉瘘，彩色多普勒可测得高速低阻动脉血流；少数癌结节内血供稀少，肿瘤内部可无血流信号（图 5-2-16，彩图 5）。

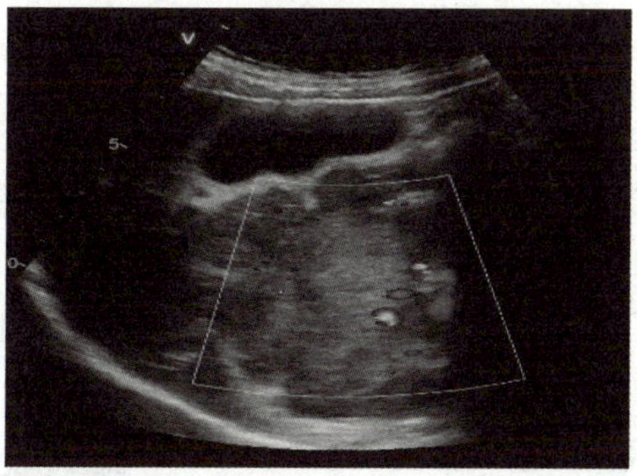

图 5-2-16　原发性肝癌彩色多普勒超声声像图

低回声团内见短条状血流信号。

（3）超声造影：癌结节多表现为快进快出，动脉期瘤体快速整体增强呈高增强，门脉期和延迟期快速廓清呈低增强，快进快出对诊断肝癌具有较高的敏感性和特异性。

2. 鉴别诊断

（1）肝血管瘤：较小的肝血管瘤多呈高回声，较大的肝血管瘤多呈混合回声，两者的鉴别点见表 5-2-1。彩色多普勒超声和超声造影对鉴别两者具有较大意义。

表 5-2-1　肝血管瘤与原发性肝细胞癌的超声鉴别诊断

超声特征	原发性肝细胞癌	肝血管瘤
边缘	边界尚清，周围有暗环	边界清，边缘回声增强
内部回声	小者低回声多见	小者高回声多见
回声分布	小者均匀，较大者不均匀	细网格样，边缘裂开征
后方回声	可轻度增强	增强
彩色多普勒血流成像	内部线状、分支状血流	血流较少，周边部为主
肝硬化背景	多见	少见
多普勒频谱	动脉频谱为主，阻力指数较高	静脉频谱为主，阻力指数较低
超声造影特征	动脉期整体快速增强，门脉期和延迟期快速消退呈低增强	动脉期周边结节状增强，向心性填充，门脉期和延迟期呈等/高增强

（2）转移性肝癌：常多发，多不合并肝硬化，门静脉癌栓亦很少见，肿瘤较大者可出现内部坏死，且因转移瘤的来源不同期内部回声表现各异，结合病史有助于鉴别诊断。

3. 扫查要点　首先要多切面、多角度扫查明确肝内占位性病灶；其次要仔细观察病灶边界、形态、内部回声及病灶内和周边的血流、频谱情况，以及与周围肝组织的关系，有无压迫或侵犯周边血管或胆管，对病灶综合分析进行定性诊断；必要时行超声造影进一步检查明确病灶的性质。肝癌的声像图表现多样，与癌肿生长速度快有关，而周围的组织和管道结构受压和被推挤的间接征象有助于肝癌的诊断。

四、转移性肝癌

肝是人体最大的实质性脏器，血供丰富，是恶性肿瘤最常见的转移的部位，其原发灶多来源于消化道和盆腔，多经门静脉、淋巴管及肝动脉转移至肝内，还可直接侵犯肝脏。病理上，转移性肝癌与原发灶基本一致，但癌结节数目不等、大小不一，呈弥漫性分布，多有完整包膜，很少伴有肝硬化。临床上一般为原发肝癌的症状，当转移灶较大时可有肝痛、黄疸、肝区肿物等。

1. 超声诊断要点

（1）二维超声：转移性肝癌在超声上表现多样、形态不一，小者多呈圆形，大者多呈椭圆形或不规则形。转移灶较多时，病灶可弥漫性分布或相互融合，相互融合的病灶形似葡萄，故称葡萄串征，边界多清晰，形态不规则。转移性肝癌超声表现的多样主要与原发灶的来源有关，如乳腺癌肝转移时可见肝内单或多个结节，呈“牛眼征”或“靶环征”；胃癌肝转移结节可呈高回声（图 5-2-17），大者可呈囊实性混合回声；结肠癌肝转移结节回声较高，内部有强回声伴衰减特征，呈“假肾征”。肝内病灶可压迫或侵犯邻近血管和胆管，导致相应的间接征象，但门静脉癌栓征象出现时间较晚。

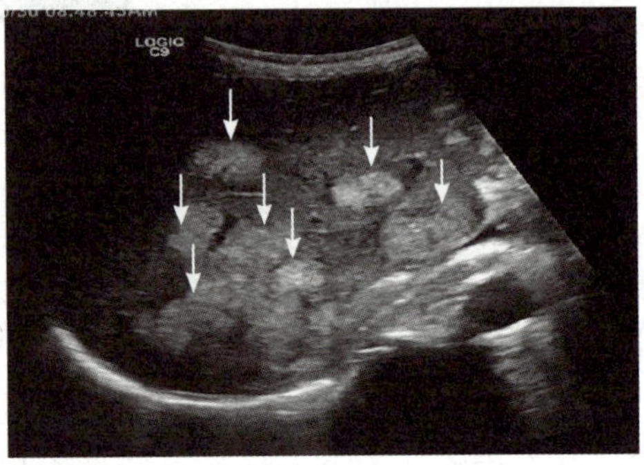

图 5-2-17　转移性肝癌二维超声声像图

肝内见多个大小不等高回声结节，边界清。

（2）彩色多普勒超声：可扫查到肿瘤内彩色血流信号，但周边部血流更丰富，脉冲多普勒可检测到动脉频谱，阻力指数较高（>0.6）。

（3）超声造影：转移性肝癌在动脉期常表现为快速环状或整体高增强，且廓清较快，门脉期和延迟期多呈低增强，其廓清时间明显较原发性肝癌更早、更快。

2. 鉴别诊断

（1）原发性肝癌：多有肝硬化背景，常单发，周围有暗环，门静脉内多见癌栓，彩色多普勒超声可扫查到癌肿内血流较丰富，为高阻动脉型血流。

（2）肝脓肿：临床上多有发热、外周白细胞升高等表现。二维超声上多显示为单发不均质低回声型，边界常不清晰，无晕环。彩色多普勒超声可扫查病灶内少量血流信号，脉冲多普勒可扫查到动脉低阻力型血流信号。超声造影常对诊断亦有诊断意义，多呈无回声或蜂窝状回声。

3. 扫查要点

（1）扫查内容：首先明确肝内是否有占位性病变，了解病灶的数量及部位，根据肝内结构与病灶的空间关系，对肝内病灶进行具体肝叶段的定位；其次要多切面、多角度扫查观察病灶边界、形态、内部结构及对周围组织、血管、胆管的侵犯或压迫情况，使用彩色多普勒超声观察肿瘤内部及周边的血流情况，综合分析诊断病灶的性质，必要时行超声造影进一步明确诊断。

（2）注意事项：当发现肝内存在转移性病灶时，要对肝全面仔细扫查，避免遗漏微小病灶，还要观察肝门部有无肿大淋巴结、肝内及肝外血管、胆管有无侵犯受压、腹腔有无腹水等晚期病灶征象，为临床诊疗提高更多有价值的信息。

五、肝血管瘤

肝血管瘤是肝内最常见的良性肿瘤，以海绵状血管瘤最常见。多为单发，约10%为多发，常发生于肝右叶。女性多见，发病率约为男性的6倍。血管瘤发生的病因不明，有人认为由肝内血管结构发育异常引起，也可能与雌激素水平有关。病理上，血管瘤表面呈暗红色，有包膜，有时内部可见血栓形成、瘢痕和钙化等。肿瘤大小不一，较小者多呈圆形，较大者可呈椭圆或不规则形，并突向肝表面。临床上一般无症状，较大肿瘤少数可有上腹部不适、压迫症状等。

1. 超声诊断要点

（1）二维超声：肝血管瘤多边界清晰，少部分边界呈分叶状或不规则形（约占23%），形态以类圆形或不规则形多见，边缘可有边缘裂隙征或血管穿通征，内部多呈筛孔状。依据血管瘤的回声不同可分为四种：具体如下。①高回声型：最常见，体积较小，内部回声均匀、致密，呈“筛孔状”（图5-2-18）；②低回声型：中等大小的血管瘤多见，内部以低回声为主，周边可见条状高回声环绕，似花瓣状或浮雕状改变（图5-2-19）；③混合回声型：较大血管瘤多见，内部回声不均，有高回声、低回声及无回声等混合，分布不均、强弱不等，呈蜂窝状结构（图5-2-20）；④无回声型：罕见，病灶内无网格样结构，但内部透声较肝囊肿稍差。较大且位置较浅的肝血管瘤加压可压瘪。

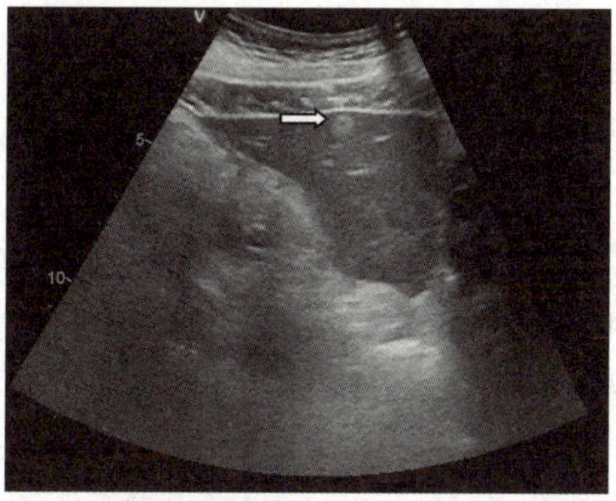

图 5-2-18 高回声型肝血管瘤二维超声声像图

箭头示小血管瘤，呈高回声。

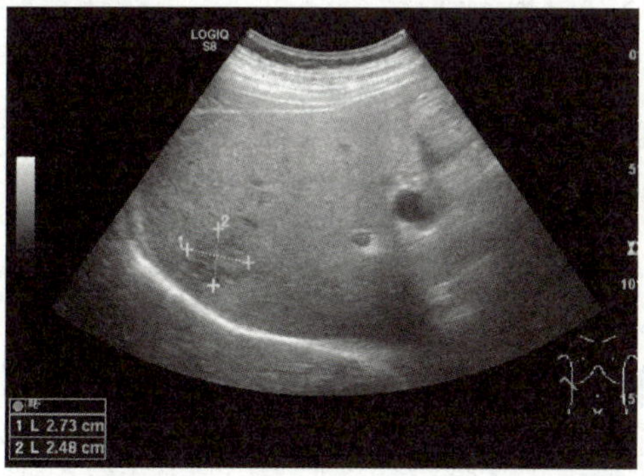

图 5-2-19 低回声型肝血管瘤二维超声声像图

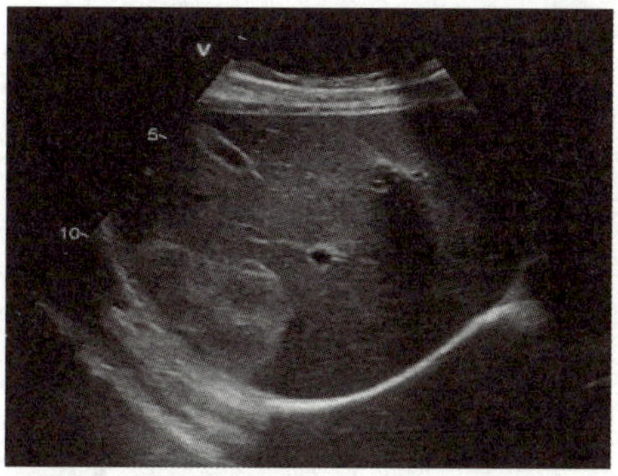

图 5-2-20 混合回声型肝血管瘤二维超声声像图

示较大的混合回声团，内见低回声及稍高回声。

（2）彩色多普勒：多数肝血管瘤内部无血流信号，主要与血管瘤的血流速度低有关，彩色多普勒不易检测其血流信号，血流检测率为10%~30%。少数有点、条状血流信号，以瘤体边缘多见。脉冲多普勒多测得静脉血流，部分见动脉血流，阻力指数<0.6。

（3）超声造影：对血管瘤的鉴别诊断价值较高，主要表现为动脉期瘤体周边呈环状增强，并逐渐呈结节状向中央填充，在门脉期呈高增强或等增强，延迟期呈等增强，具有特异性表现。

2. 鉴别诊断

（1）原发性肝癌：见表 5-2-1。

（2）转移性肝癌：有其他脏器肿瘤的病史，常多发，边界清，周围有低回声晕，彩色血流较丰富，阻力指数较高。

3. 扫查要点 首先明确肝内肿瘤的数目和肿瘤的具体位置；其次要多切面扫查观察肿瘤的边界、形态、内部回声、彩色多普勒血流信号及脉冲多普勒血流频谱情况，尽量对肿瘤进行定性诊断，若定性不明确，可行超声造影进一步检查明确肿瘤的诊断。肝血管瘤生长缓慢，可随访观察，若短期内增大，需行超声造影或其他影像学检查尽可能排除误诊可能，必要时手术切除。当患者有脂肪肝时，血管瘤的回声可有改变，如先前高回声病灶可呈低回声或等回声而不易发现。

▶知识拓展

肝脏相对较新的超声技术——超声造影

肝脏超声造影主要通过静脉注射微泡，实时动态观察肝脏血流灌注情况。其中对比剂的核心成分为包裹气体（如惰性气体）的微泡，直径多小于 8μm，可随血液循环到达全身。超声造影剂主要通过呼吸系统排出，整个过程无须肝肾代谢，其安全性较高，尤其适合肝肾功能不全的患者。

对比剂经肝动脉、门静脉依次显影，正常肝脏动脉期动脉分支快速增强，随后门静脉及肝实质逐渐增强，延迟期造影剂缓慢廓清。该技术可显著提高微小肝癌（直径<1cm）的检出率，还能清晰显示肿瘤的滋养血管，有利于肝血管瘤、肝脓肿等占位的鉴别。

—• 考试知识点总结 •—

—• 本章小结 •—

—• 协和云课堂…… 拓展练习及参考答案 •—

（高杏娜）

第六章　胆囊和胆管超声检查

教学课件

学习目标

微课：胆囊、胆管超声检查

素质目标

（1）具备极强的专业自豪感和爱岗敬业精神。

（2）具备恪于职守、热情服务、责任心强的职业道德。

（3）具备良好的沟通能力及团队合作精神。

知识目标

（1）掌握：胆囊、胆道系统的正常超声表现及标准切面，急性、慢性胆囊炎的超声表现，胆囊结石的超声表现，胆囊增生性病变、胆囊癌、胆管癌的超声表现，阻塞性黄疸的鉴别诊断。

（2）熟悉：胆道疾病的病理与临床表现。

能力目标

（1）能学会胆囊和胆道的超声检查方法。

（2）能辨识人体胆囊和胆道常见病、多发病的典型超声表现。

（3）能针对患者不同疾病、不同病理生理状态，灵活应用超声学检查方法和处理技术。

案例导入

【案例】

患者，女性，67 岁。午饭后，上腹部开始胀痛，且疼痛不断加重，送往医院就诊，入院后立即完善相关实验室检查和超声检查，实验室检查：白细胞 24.6×10^{9}/L，胆红素升高，考虑为胆道感染。超声声像图见图 6-0-1。

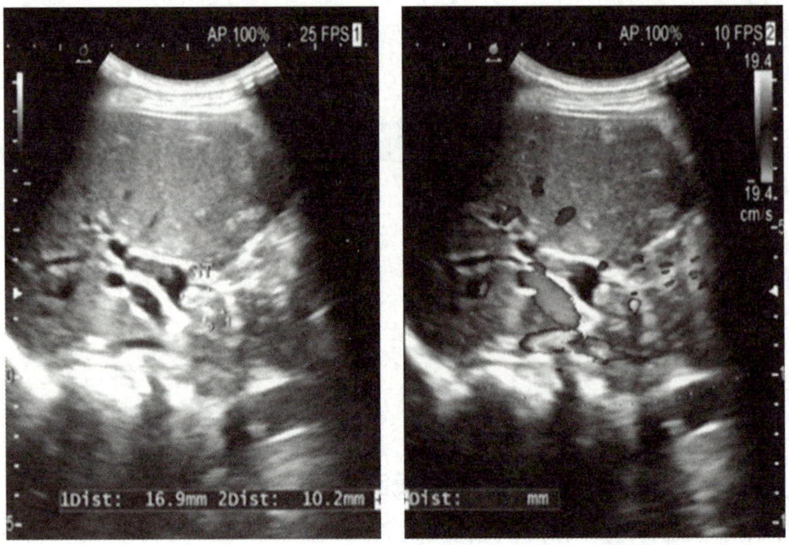

图 6-0-1　二维超声声像图和超声彩色血流图

图左为胆总管结石的测值：16. 9mm×10. 2mm。

【问题】

1. 请根据超声声像图特点作出初步判断。
2. 写出诊断依据及鉴别诊断。

· 核心知识拆解 ·

根据世界卫生组织的数据统计，近数十年来胆道恶性肿瘤的死亡率不断攀升，整体而言，亚洲国家的胆道恶性肿瘤发病率高于西方国家，尤其是在肝吸虫感染常见的国家（如印度、中国和韩国）。胆道恶性肿瘤症状隐匿，早期发现较为困难，患者的总体预后较差，严重地威胁全球人群的健康。

超声检查是筛查胆道疾病的首选方法，具有无放射性辐射、不需要注射对比剂、能够实时显示胆囊和胆道动态变化的优点。胆道系统超声检查的运用较广，且临床意义较大。胆道系统超声检查可以清晰显示胆囊的大小、囊壁的厚度及回声，以及肝内外胆管是否扩张，可诊断出多种胆道系统疾病，包括胆道结石、胆道炎症、梗阻性或非梗阻性黄疸、胆道肿瘤等，为疾病的诊断和后续治疗计划制订提供重要依据。

第一节　胆囊与胆管超声检查基础

一、胆囊和胆管的解剖概要

胆道系统包括胆囊和胆管。其中胆囊是囊性器官，主要功能为浓缩胆汁、储存胆汁和调节胆汁排放，还具有分泌功能。胆管是一组从肝脏到十二指肠的管道结构，肝脏分泌的胆汁可以消化脂肪类物质，通过各级胆管输送到十二指肠。

（一）胆囊

胆囊为囊性器官，呈梨形，位于肝右叶脏面的胆囊窝内。胆囊的大小可随着胆囊壁的收缩和舒张而改变。胆囊分为三部分，依次为底部、体部和颈部。胆囊壁自内向外分别为黏膜层、肌层和外膜层。胆囊底部较圆钝，充盈时的胆囊可越过肝下缘，呈游离状。胆囊体部和底部占据胆囊的大部分，两者没有明显的界限。胆囊颈部和体部连接处膨大，称为哈氏囊，胆囊结石常滞留于此处。

（二）胆管

胆管根据其位置可分为肝内胆管和肝外胆管两部分。

超声图像上一般只显示一级胆管（肝总管）及二级肝内胆管（左右肝管），二级以上的肝内胆管难以清晰显示。

肝外胆管由肝总管、胆囊管和胆总管组成。通常以肝动脉区分肝总管与胆总管。肝总管内径约4mm，在肝十二指肠韧带外缘走行，位于肝固有动脉的右侧和门静脉的右前方。胆囊管由胆囊颈弯曲延伸形成，胆囊管与肝总管平行下降后汇合成胆总管。胆总管内径一般小于6mm，胆总管分为四段：十二指肠上段、十二指肠后段、胰腺段和十二指肠壁内段。十二指肠壁内段与胰管汇合，形成肝胰壶腹，开口于十二指肠乳头。

胆道系统的基本血供来自肝右动脉、胆囊动脉和十二指肠后动脉或胰十二指肠后上动脉。

二、胆囊和胆管的扫查方法和途径

（一）患者准备

（1）患者检查前1天禁食脂肪含量高的食物，并严格空腹8小时以上（通常在检查前一天晚餐后开始禁食，至次日早上空腹检查），以保证胆囊、胆管内胆汁充盈，并减少胃肠内容物和气体的干扰。

（2）禁止服用影响胆囊收缩的药物（如阿托品等），以免造成胆囊收缩功能减退的假象。

（3）检查前3天要避免行胃肠钡餐和胆道X射线造影检查。对于已做胃镜、结肠镜检查者需2天后再做超声检查，以避免对比剂对超声扫查的影响。

（4）如需观察胆囊收缩功能，要做脂肪餐试验，嘱患者备好脂肪餐（2个油煎鸡蛋）。

（5）急诊患者因情况紧急，不受以上条件限制，可随时检查。

（二）仪器

采用彩色多普勒血流成像诊断仪，常用腹部凸阵探头，也可采用线阵探头，探头频率因人而异：成人一般选用3.5MHz，体型肥胖者或目标位置较深时，应适当降低频率；体型瘦弱或儿童、婴幼儿，可选用5~7.5MHz高频探头。此外，还应根据具体情况调节总增益、深度增益补偿、聚焦、深度等，必要时采用组织谐波、局部放大等功能，使图像显示清晰。

（三）体位

1. 仰卧位 是胆道系统检查最常用的体位，此体位能较好显示胆囊及肝内胆管。检查时患者仰卧，充分暴露上腹部，平静呼吸。如果患者肝、胆位置较高或者有胃肠气体干扰时，可嘱患者深吸气。

2. 左侧卧位 也是常用体位，是必要的补充体位。患者向左侧卧 40°~90°时，能够更好地显示肝外胆管，有助于发现胆囊颈部结石，以及肝外胆管中下段的病变。

3. 坐位、半坐位或直立位 肝、胆位置较高或过度肥胖的患者采用该体位可使肝脏和胆囊的位置下移，提高检查效果。

4. 其他体位 如右侧卧位、膝胸位等体位。

（四）检查方法

超声检查胆道系统常用以下的扫查切面。

1. 右肋缘下纵切面 可显示胆囊纵切面，显示胆囊及部分肝外胆管结构。

2. 右肋缘下斜切面 可显示肝门部与门静脉右支及主干伴行的右肝管、肝总管、胆总管上段，以及部分胆囊。

3. 右肋间斜切面 可显示右肝前、后叶胆管，右肝管及其伴行的门静脉，直到肝总管及胆囊。尤其适合显示胆囊颈部，以及胆囊和肝门部结构在肋缘下扫查显示不满意者。

4. 剑突下及上腹部横切面 剑突下横切面可显示左肝管及门静脉左支矢状部。胰腺头部的上腹部横切面可显示胆总管胰腺段横切面，可借此进行胆总管下段纵切面扫查。

三、正常胆囊和胆管声像图表现和超声测值

（一）胆囊

1. 正常声像图表现 胆囊为囊性器官，纵切面呈梨形或长茄形（图 6-1-1），横切面则呈圆形或椭圆形。正常的胆囊轮廓较清晰，囊壁回声呈稍强回声，囊壁光滑整齐。胆囊腔内呈无回声，后方回声增强，侧壁可有边缘折射声影。胆囊的纵轴指向肝门。胆囊颈部位置较深，邻近门静脉，胆囊颈部有哈氏囊。胆囊颈和胆囊底部常出现“折射声影”（与哈氏囊和胆囊壁的折射有关），注意与胆囊结石所形成的声影相鉴别。

2. 超声测值 正常胆囊测量参考值成人胆囊长径≤9cm，短径 ≤4cm 。儿童胆囊长径<7cm，短径<3.5cm 。1 岁以下的婴儿和新生儿胆囊的长径 1.5~3.0cm。正常胆囊壁的超声测量宜选择胆囊体部前壁进行测量，厚度≤3mm。对于胆囊大小的测定，前后径意义更大。

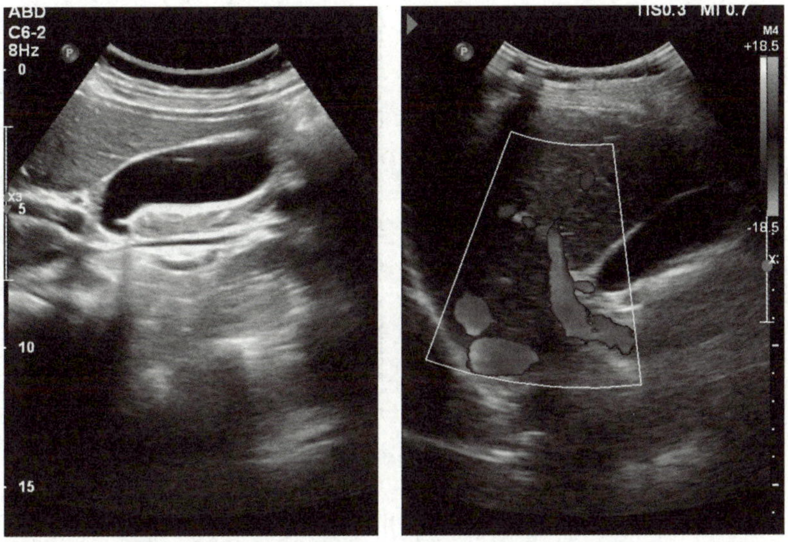

图 6-1-1 胆囊二维超声声像图及超声彩色血流图

（二）肝管

1. 声像图表现

（1）肝内胆管：肝内一级胆管（左、右肝管）容易显示，肝内二级胆管（左肝内叶、左肝外叶、右肝前叶、右肝后叶胆管）有时也可显示，但三级以上分支胆管（各肝段胆管）则一般不显示。左、右肝管位于门静脉左、右支的前方，内径为 2~3mm 或小于伴行门静脉内径的 1/3。肝内胆管若有扩张，则与其伴行的肝门静脉形成“平行管征”（图 6-1-2）。

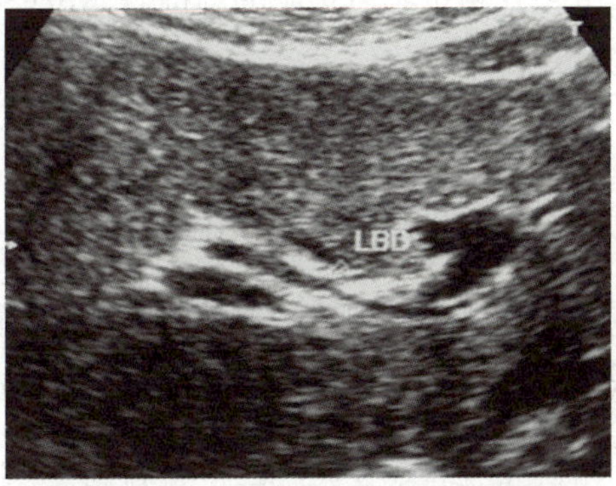

图 6-1-2 肝内胆管二维超声声像图

（2）肝外胆管：肝总管与胆总管在声像图上难以区分，故统称为肝外胆管。两者可以右肝动脉横切面为解剖标志进行区分。肝外胆管分为上、下两段，上段与门静脉伴行，下段与下腔静脉伴行。

肝外胆管上段易于显示，其纵切面图像表现为位于门静脉前方的管道，与门静脉平行（图 6-1-3），形成双管结构，其内径小于伴行门静脉的 1/3。在肝门部的横切面图像上，肝外胆管与肝固有动脉、门静脉共同显示为 3 个圆形的管腔结构即“米老鼠征”：门静脉是头部；肝固有动脉位于左前，为“左耳”；肝外胆管位于右前，为“右耳”。肝外胆管下段位置较深不易显示，需采用探头加压扫查。

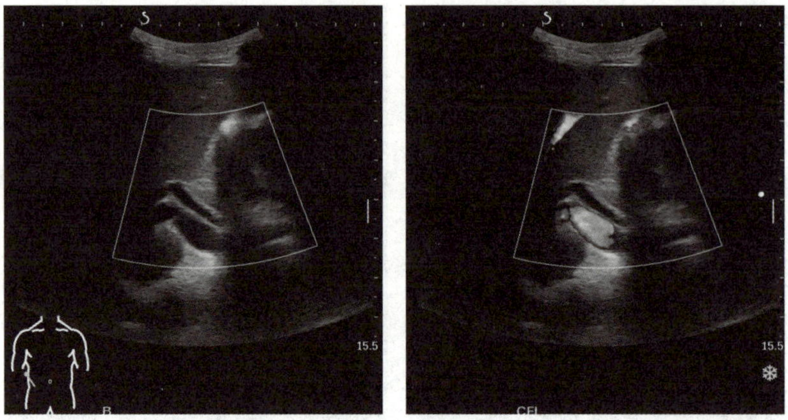

图 6-1-3　肝外胆管二维超声声像图及超声彩色血流图

2. 正常胆管测量参考值　肝外胆管最大内径一般不超过 8mm，可随年龄增长而增宽，65 岁以上正常人最大内径可达 10mm。部分胆囊切除术后受检者（约 15%）胆总管内径可增至 10mm，但无任何胆道梗阻的表现。婴幼儿肝外胆管最大内径一般不超过 2mm，较大儿童一般不超过 4mm。左、右肝管内径<3mm 或小于伴行门静脉内径 1/3。

四、扫查要点

（一）检查内容

（1）胆囊的位置、大小、形态、内部、囊壁厚度有无异常。

（2）肝内、外胆管走行，形态，是否扩张，扩张的程度及造成扩张的原因。

（二）注意事项

（1）检查须在空腹状态下进行，此时胆囊及胆管充盈，同时减少肠气干扰，便于胆囊及胆管显示。

（2）超声检查前，应询问病史，了解病历，及时发现胆囊切除术后的患者。

（3）根据患者的胖瘦程度选用正确的探头，根据具体情况调节总增益、深度增益补偿、聚焦、深度等，必要时采用组织谐波、局部放大等功能，使图像显示清晰。

（4）通过扫查显示门静脉，以及观察与之伴行的肝内、外胆管。

第二节　胆囊疾病超声诊断

一、胆囊结石

发生于胆囊内的结石称为胆囊结石，胆囊结石是最常见的胆囊疾病之一。根据结石的化学成分，通常分为三类。

1. 胆固醇结石 其主要成分是胆固醇，常为单发，多数为球形或卵圆形，直径较大，因含钙较少，所以 X 线片不显影。

2. 胆色素结石 常见于胆管内，主要成分为胆色素，X 射线片可显影。

3. 混合性结石 为胆囊结石中最多见的类型，主要成分由胆色素、胆固醇和钙盐以不同比例组成，常为多发，不规则形，一般体积较小，X 线片可显影。

胆囊结石常伴发胆囊炎，好发于肥胖的中年女性。胆囊结石的患者可无明显临床症状，合并慢性胆囊炎时多表现为消化不良、右上腹不适和隐痛等症状。如胆囊结石嵌顿时，则会出现右上腹剧烈绞痛，并向右肩部放射。如果继发严重感染可导致化脓性胆囊炎，需要及时诊治。

（一）超声表现

1. 典型胆囊结石 胆囊结石的声像图表现可以分为典型和不典型两大类，典型胆囊结石具有以下三大特征。

（1）胆囊腔内出现强回声：胆囊内可出现明显的强回声。结石体积较大时，强回声可呈新月形、半圆形或圆形团状（图 6-2-1），体积较小的多发结石，堆积于胆囊后壁时，形成一片强回声带。

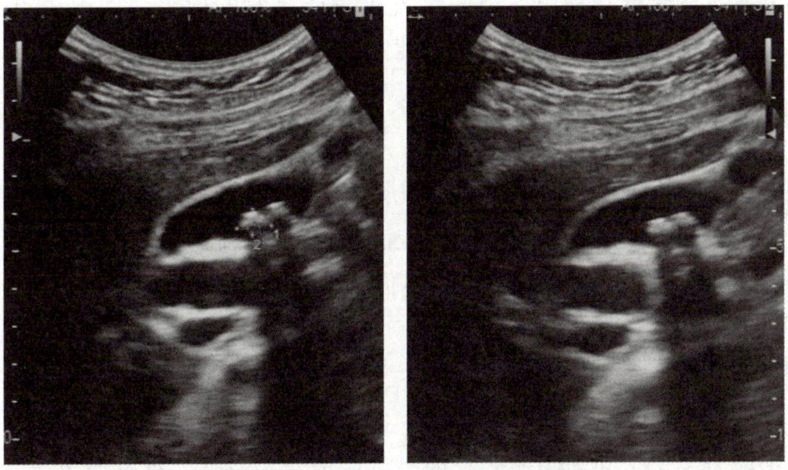

图 6-2-1 胆囊结石二维超声声像图

（2）强回声后方伴有声影：声影的出现对诊断胆囊结石有重要价值。部分结石表现为中等回声，后方只有淡淡的声影。部分小结石（小于 2mm）其后方声影不明显。

（3）强回声随体位改变而移动：当患者改变体位时，容易引起胆囊内结石的移动。利用这个特点可以鉴别胆囊结石和胆囊息肉等占位性病变。

2. 不典型胆囊结石

（1）充满型胆囊结石：多发结石充满胆囊，囊内无回声区消失，胆囊无法显示正常的轮廓或形态，声像图仅表现为胆囊前壁弧形或半月状的强回声带、后方伴较宽声影、胆囊后壁及其后方结构均不能显示的囊壁-结石-声影（wall-echo-shadow，WES）三联征。

（2）胆囊颈部结石：未嵌顿的胆囊颈部结石在胆汁的衬托下易于发现，表现为强回声后方伴有声影；当结石嵌入胆囊颈部时，周围胆汁无回声区消失，结石与囊壁分界欠清，难以清晰显示，可仅表现为胆囊增大，以及胆囊颈部伴有声影（图 6-2-2）。

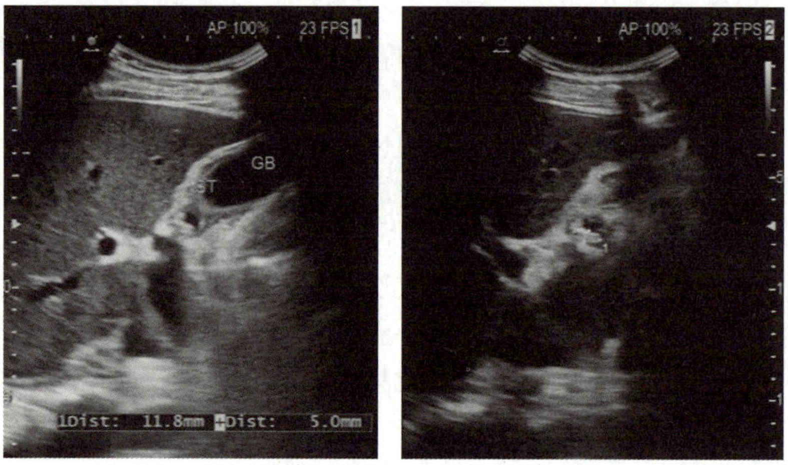

图 6-2-2　胆囊颈部结石二维超声声像图

(3) 泥沙样胆囊结石：主要成分为胆色素，钙盐含量相对较少，回声强度较弱，常呈泥沙样而得名。声像图表现为沿胆囊后壁分布的厚薄不一的强回声带及后方较宽的声影。当胆囊内泥沙颗粒较小，沉积层较薄时，类似正常胆囊后壁回声增强效应，容易遗漏，此时应变动体位观察。

(4) 胆囊壁内结石：胆囊壁常增厚，壁内可见单发或多发的微小强回声斑点，后方出现多重反射回声，类似“彗星尾”征，改变体位时结石不移动。

(二) 鉴别诊断

1. 气体回声、肝门部钙化淋巴结等　胆囊周围肠气强回声形态不稳定，强回声后方多伴“彗星尾”征；钙化淋巴结表现为强回声，不随体位改变而移动。

2. 沉积物鉴别　如血凝块、脓液。回声较结石低，后方无声影，随体位移动不如结石迅速。

(三) 扫查要点

1. 扫查内容

(1) 胆囊内或附壁有无斑点状或团块状强回声，后方有无声影，是否随体位改变而移动。

(2) 结石的位置、数量和大小，胆囊壁是否存在水肿增厚等胆囊炎的症状。

(3) 结石有无嵌顿在胆囊颈部，同时是否伴有胆囊增大。

(4) 胆囊是否被结石所填充，其内无回声区是否存在。

2. 注意事项

(1) 非典型胆囊结石往往没有典型的声像图表现而容易漏诊，检查时应多角度、多方位、多体位扫查，以免漏诊。

(2) 多发性结石或泥沙样结石时，结石的大小和数目往往难以辨别，应多切面、多体位观察。

(3) 部分胆囊结石后方声影不明显时，需要注意与胆囊内非结石性的病变鉴别。

(4) 当结石伴有胆囊炎时，注意不要漏掉胆囊炎的诊断。

二、胆囊炎

（一）急性胆囊炎

急性胆囊炎多数是由胆囊管梗阻、细菌感染或胰液反流等引起的胆囊急性炎症，较为常见，大多数由结石嵌顿引起。临床上急性胆囊炎常合并有结石。

根据胆囊炎的程度不同，可分为以下三种类型。

（1）单纯性胆囊炎：表现为胆囊增大，囊壁轻度增厚，黏膜充血水肿，胆汁正常或稍混浊。

（2）化脓性胆囊炎：胆囊可见明显肿大，囊壁明显增厚，表现为充血、水肿、坏死甚至化脓，胆汁混浊或呈脓性。

（3）坏疽型胆囊炎：胆囊肿大明显，囊壁坏死严重时可引发胆囊穿孔，从而引起急性腹膜炎。

急性胆囊炎的主要临床表现是右上腹持续性疼痛并阵发性加剧、发热、右上腹压痛，墨菲征阳性，严重者可有轻度黄疸和腹膜刺激症状。

1. 超声表现

（1）胆囊肿大：急性胆囊炎首先出现的征象，胆囊体积增大，外形饱满，横径超过40mm更有诊断意义，胆囊轮廓线模糊，不规则。

（2）胆囊壁水肿、增厚：囊壁弥漫性水肿增厚，呈高回声，其间出现间断或连续的弱回声带，形成胆囊壁的“双边征”或者“多边征”表现（图6-2-3），囊壁内膜面较毛糙。彩色多普勒示胆囊壁内可见较丰富血流信号。当肿大的胆囊突然变小，胆囊壁中断，周围组织杂乱，有无回声暗区时，为胆囊穿孔的表现。

（3）胆汁混浊：胆囊内透声差，可见分布不均的点状或斑片状的中、高回声漂动，呈云雾状，有时可表现为沉积性回声带，为胆囊内积脓的表现（图6-2-4）。胆囊肿大，胆囊壁增厚，囊内充满稀疏或密集的细小或粗大光点。

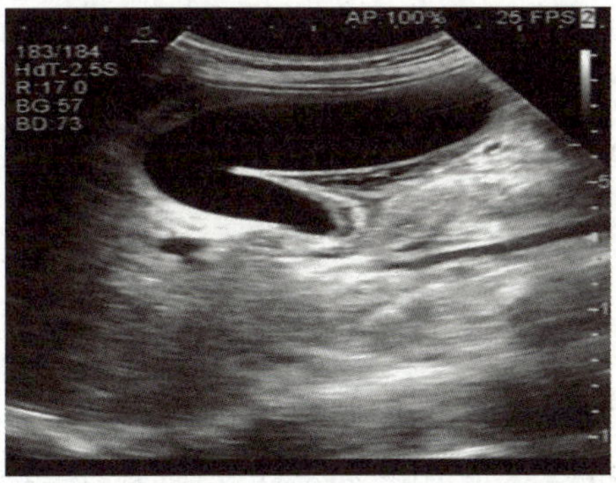

图6-2-3　急性胆囊炎二维超声声像图

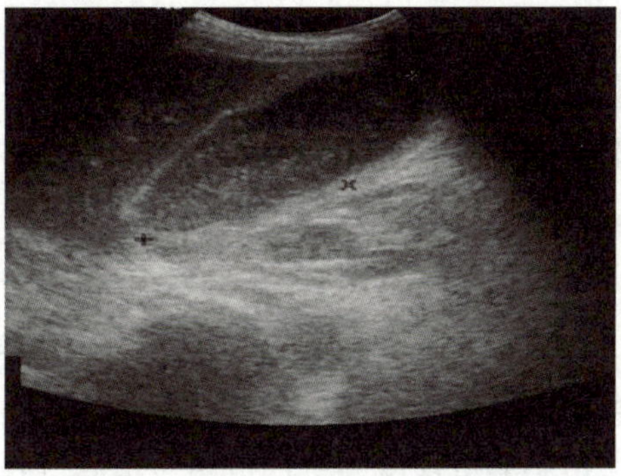

图6-2-4　急性化脓性胆囊炎二维超声声像图

（4）超声墨菲征阳性：将探头稍用力压迫胆囊区，同时让患者深吸气，患者如果在吸气过程中，疼痛加剧而突然屏气，则为超声墨菲征阳性。

（5）胆囊结石：结石嵌顿于胆囊颈部或胆囊管时常可引发急性胆囊炎。

（6）胆囊周围炎：当急性胆囊炎发生胆囊穿孔时可伴发胆囊周围炎，表现为胆囊壁的局部膨出或缺损，以及胆囊周围的局限性积液。

2. 鉴别诊断

（1）胆囊壁非炎症性增厚：其他疾病如肝硬化、低蛋白血症、右心衰竭、胆囊腺肌瘤等也可引起胆囊壁增厚，出现“双边征”或者“多边征”。但与胆囊炎不同的是，上述疾病不会引起胆囊的增大，而且超声墨非征呈阴性。

（2）胆囊内沉积物：淤积黏稠的胆汁、泥沙样结石等超声表现与急性胆囊炎胆囊内脓液的超声表现相似，需结合临床表现来进行鉴别。

（3）急性胆囊炎胆囊增大还需与其他原因引起的胆囊增大鉴别，如长期空腹或静脉营养、胆道梗阻、糖尿病患者长期使用胰岛素等。

（4）弥漫型胆囊腺肌症：增厚的胆囊壁内可见小无回声区和强回声点伴“彗星尾”征。胆囊炎时收缩功能减退；而胆囊腺肌症时胆囊收缩功能亢进。

3. 扫查要点

（1）扫查内容

1）胆囊的大小，尤其是横径的测量，胆囊壁增厚的状况，轮廓线是否模糊，有无“双边征”，有无胆囊穿孔的超声改变。

2）胆囊内是否合并结石、息肉等，是否有积脓的现象。

3）超声墨非征是否阳性。

（2）注意事项

1）急性单纯性胆囊炎可无明显的超声改变，诊断需结合临床，以免漏诊。

2）许多疾病如肝硬化、低蛋白血症、右心衰竭、胆囊腺肌瘤等也会出现胆囊壁水肿增厚，出现“双边征”，诊断时要注意与急性胆囊炎相鉴别。

3）注意鉴别可引起胆囊增大的其他疾病。

（二）慢性胆囊炎

慢性胆囊炎是最常见的胆囊疾病之一，常伴发胆道结石。炎症和结石的反复刺激可使胆囊壁增厚、囊腔缩小、收缩功能减退或丧失。慢性胆囊炎以纤维组织增生为主，炎症较轻；急性胆囊炎则以炎症坏死为主。

多数患者无特殊症状，部分患者有急性胆绞痛病史，可有腹痛、腹胀、呃逆或厌油等消化不良症状。慢性胆囊炎急性发作时表现与急性胆囊炎相似。

1. 超声表现

（1）慢性胆囊炎早期无明显变化，或胆囊轻度增大。随着病程时间较长、反复发作后，胆囊萎缩，张力不大，当胆囊腔内充满结石时，表现为 WES 三联征。

（2）胆囊壁增厚，毛糙，回声增高（图 6-2-5，图 6-2-6）。慢性胆囊炎急性发作时，胆囊壁增厚可呈“双边征”。

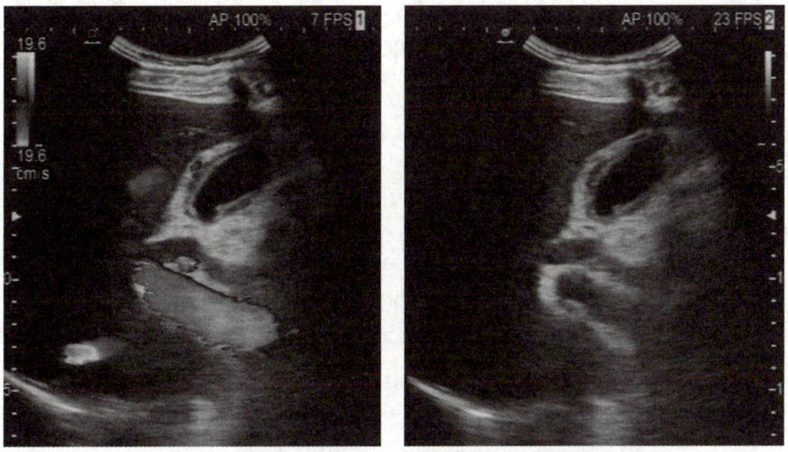

图 6-2-5 慢性胆囊炎二维超声声像图及彩色血流图

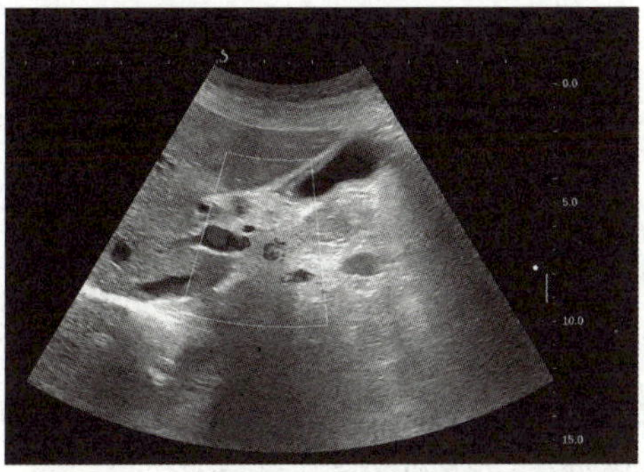

图 6-2-6 慢性胆囊炎彩色血流图

（3）胆囊内透声差，囊腔内出现沉积状回声，改变体位时，可见其缓慢移动和变形，为陈旧、稠厚胆汁或炎性胆汁团所致。胆囊内伴有结石者，囊腔内还可见团块状强回声伴有后方声影，胆囊后壁显示模糊。

（4）脂肪餐试验显示胆囊收缩功能差或无功能。

2. 鉴别诊断

（1）厚壁型胆囊癌：胆囊癌多为不规则增厚，以颈部、体部为显著，黏膜面高回声不平滑，常常中断。

（2）胆囊腺肌瘤：增厚的胆囊壁内有小囊腔是其特点。

（3）与其他非炎症性胆囊壁增厚鉴别，后者胆囊大小无明显改变，囊内透声性好，超声墨非征阴性，临床无胆囊炎的症状和体征。

3. 扫查要点

（1）扫查内容

1）胆囊大小、囊壁的厚度及囊壁回声的变化情况。

2）胆囊腔透声情况，观察囊内有无结石、息肉等，有无云絮状或索带状回声出现。

3）胆囊收缩功能是否正常，有无减退或消失。

（2）注意事项

1）当慢性胆囊炎伴有结石时，除了诊断胆囊结石，也不要忽略慢性胆囊炎的诊断。

2）慢性胆囊炎急性发作时与急性胆囊炎声像表现相似，胆囊增大，囊壁水肿、增厚，边界欠清。

3）慢性胆囊炎胆囊萎缩后，会失去胆囊正常形态，呈高回声带或者高回声团。

三、胆囊增生性病变

胆囊增生性病变指胆囊壁某种组织成分良性增生的一组病变。临床上以胆囊息肉常见。

胆囊壁向胆囊腔内凸起性病变的总称胆囊息肉，包括胆固醇息肉和炎性息肉。胆固醇息肉是因为胆汁中浓缩的胆固醇结晶沉积于胆囊壁形成向黏膜表面突起的黄色小体，可分弥漫型和局限型 2 种。炎性息肉是由于胆囊慢性炎症的长期刺激而导致胆囊黏膜腺体增生。胆囊息肉一般较小，可单、多发，部分带蒂，直径多在 10mm 以内。

临床上一般无症状，有的与慢性胆囊炎症状相仿。一般认为，多发性息肉和较大的宽基底部的息肉恶变倾向要大一些，要注意随访。

（一）超声表现

（1）胆囊大小、形态一般正常，部分胆囊息肉伴有囊壁增厚、粗糙等慢性胆囊炎的表现。

（2）胆囊壁内壁可见乳头状中、高回声结节向腔内突起，部分强回声者后方伴“彗星尾”征。胆囊息肉大小多在 1cm 以内，如大小超过 1cm，癌变的概率较高（3%~13%）。胆囊息肉边界清晰光整，常带蒂或呈窄基底状，后方无声影，不随体位的改变而移动。乳头状病变可单个，也可多个。

（3）彩色多普勒：对于较小的息肉，彩色多普勒一般无明显血流显示。较大的息肉或腺瘤性息肉，彩色多普勒可显示点状或从底部进入的细条状动脉血流。

（4）胆囊内乳头状病变如近期增大迅速，边界变得不规整，内部回声不均匀，则有恶变的可能。

（二）鉴别诊断

（1）胆囊结石：主要是与较小的且声影不明显的结石鉴别，胆囊结石回声比胆囊息肉强，且结石可随体位改变而移动。

（2）节段型胆囊腺肌症：节段型胆囊腺肌症多无蒂、基底部较宽，同时有胆囊壁显著增厚，壁内蜂窝状小无回声区和点状强回声伴“彗星尾”征。

（3）胆囊癌：腺瘤性息肉应与息肉型胆囊癌鉴别，后者形态不规则，内部回声不均匀，表面回声模糊、欠光滑，基底部较宽，胆囊壁层次不清，黏膜层高回声不连续；病灶内部见粗大且不规则的血流信号。

（4）胆囊腺瘤：较小的胆囊腺瘤不易与息肉相鉴别，注意结合临床和定期随访。

（三）扫查要点

（1）扫查内容：胆囊内息肉的数目、大小、回声、是否有蒂，以及表面是否完整。

（2）注意事项：小息肉的显示与扫查切面有关，检查时要注意多方位、多角度扫查，以免遗漏。息肉要注意复查，观察是否有恶变征象出现。

四、胆囊癌

胆囊癌女性多见，恶性程度较高，与胆囊结石、慢性胆囊炎及胆囊息肉恶变关系密切。胆囊癌多发生在胆囊底部，其次为体部和颈部，80%为腺癌。根据其大体形态可分为小结节型、蕈伞型、厚壁型、实块型和混合型。胆囊癌主要通过局部浸润和淋巴转移。局部浸润以肝脏侵犯最为常见。胆囊癌浸润侵犯胆囊管，以及受累的淋巴结压迫胆道，所以胆囊癌常表现为梗阻性黄疸。

胆囊癌早期无特殊症状和体征，晚期表现为右上腹的持续性疼痛、恶心、呕吐等非特异性症状，部分晚期患者可因门静脉侵犯而有消化道出血、腹水及肝功能衰竭表现。

（一）超声表现

胆囊癌依据其大体形态不同，出现不同的声像表现。

1. 结节型　是胆囊癌较早期的表现，病灶一般较小，直径为10~25mm，常发生于胆囊颈部，表现为自囊壁向囊腔内突起的乳头状中等回声，病灶基底较宽（图6-2-7），表面不平整，合并胆囊多发结石时容易漏诊。病变向腔内突出形成结节状突起，通常直径 >1.0cm，基底部较宽，呈分叶状或蕈伞状，病变内回声不均匀，部分病例彩色多普勒可检测到血流信号。

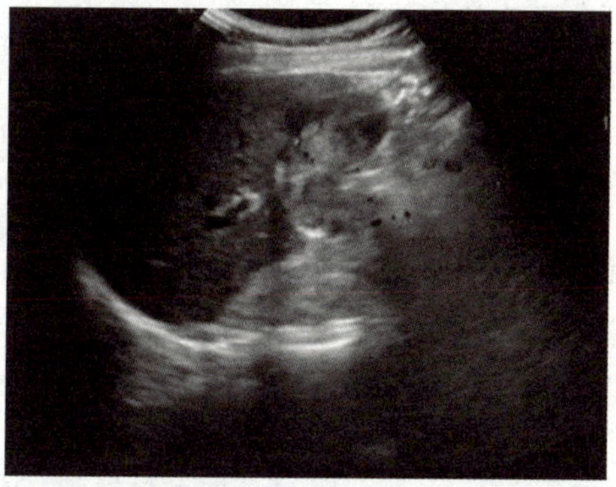

图6-2-7　结节型胆囊癌二维超声声像图

胆囊液性腔消失，囊内为混合性回声肿块。

2. 蕈伞型　局部胆囊壁高回声中断或不连续，肿块呈蕈伞状突向胆囊腔，病灶以多发常见，可连成一片。也可单发，单发的则以乳头状改变为主。病灶基底宽，边缘不平整。肿块常表现为低回声或中等回声，肿块内可探及动脉血流信号。

3. 厚壁型　胆囊壁呈局限性或弥漫性不均匀增厚，增厚处胆囊壁形态不规则，黏膜层不光滑或连续性中断，常以颈部、体部增厚明显，胆囊腔不规则狭窄，胆囊僵硬变形。

4. 混合型　此型较为多见。表现为胆囊壁的局限性或弥漫性增厚，同时伴有乳头状或蕈伞状肿块突入胆囊腔，为蕈伞型和厚壁型的混合表现。

5. 实块型　为胆囊癌的晚期表现。表现为胆囊区不规则的低回声或不均质实性肿块，或囊内充满斑块状回声，彩色多普勒可见较丰富的血流信号；胆囊腔内无回声缩小或消失。癌肿向周围组织浸润生长，则胆囊轮廓显示不清，容易误诊为肝内肿瘤。当合并结石时，可表现为肿块内团状强回声伴后方声影。

（二）鉴别诊断

1. 蕈伞型胆囊癌与胆囊息肉鉴别 前者病灶基底宽，表面不平整，体积较胆囊息肉大；而胆囊息肉生长较慢，边缘光整，基底部窄，直径多小于 10mm，蒂细。

2. 厚壁型胆囊癌与慢性胆囊炎鉴别 慢性胆囊炎囊壁为弥漫性增厚，毛糙，胆囊缩小但是囊壁回声连续；而胆囊癌囊壁多不规则，连续性中断，甚至可见病变向外侵及肝和胆管。

3. 胆囊癌与胆囊内血凝块、沉积物鉴别 后者胆囊大小形态多无明显改变，囊壁规则，囊内积聚的细小点状或絮状高回声团可随体位改变而移动。

4. 与胆囊结石鉴别 结石后伴有声影，肿瘤无声影；结石可随体位改变而移动，肿瘤位置固定。

（三）扫查要点

1. 扫查内容

（1）胆囊内有无实质性团块状病变，团块状病变的位置、大小、形态、内部回声等。

（2）胆囊壁有无不规则增厚，增厚是局限性的还是弥漫性的，重点观察囊壁回声是否连续。

（3）胆囊腔有无被癌肿填满而形成实块状改变，胆囊轮廓是否清晰。

2. 注意事项

（1）早期胆囊癌声像改变不典型，诊断要慎重。

（2）蕈伞型胆囊癌的团块状影应注意与胆囊内非肿瘤性的团块状病变区别。良性病变多数在 1cm 以内，而恶性肿瘤大多数超过 1cm。肿块的形态、对囊壁有无浸润等超声表现，也有助于胆囊恶性肿瘤的诊断。

（3）实块状胆囊癌的胆囊轮廓不清晰，注意与肝内肿瘤区分。

第三节 胆管疾病超声诊断

一、胆管结石

胆管结石是临床较常见的引起梗阻性黄疸的原因。根据结石的部位不同可以分为肝外胆管结石和肝内胆管结石，在我国肝外胆管结石发病率较高。

（一）肝外胆管结石

肝外胆管结石可在肝外胆管内形成，也可由肝内胆管结石下降至肝外胆管。肝外胆管结石容易引起胆管梗阻和感染，多发生于远端，近端胆管有不同程度的扩张。结石未发生嵌顿时可在胆管内移动，当继发感染时可引起梗阻性黄疸和化脓性胆管炎。

临床表现为黄疸、高热、寒战及上腹部绞痛，重症患者甚至出现弥散性血管内凝血、中毒性休克，甚至死亡。

1. 超声表现

（1）肝外胆管腔内出现与管壁分界清楚的强回声，后伴声影，能在两个相互垂直的切面上显示（图 6-3-1）。部分较小或者泥沙样的结石，可呈中等或较弱的回声，后伴或不伴声影。当声影不明显时，应注意与胆管肿瘤进行鉴别。

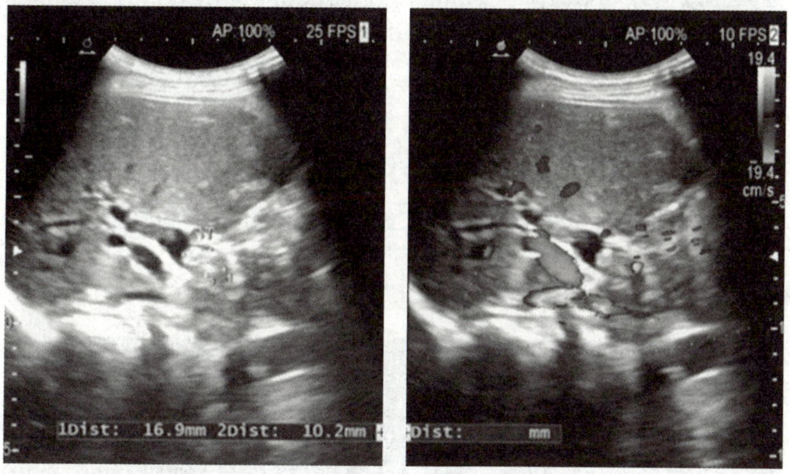

图 6-3-1　胆总管结石二维超声声像图及彩色血流图

（2）结石近端的胆管因梗阻均出现不同程度的扩张，胆管壁增厚，回声增高。扩张的肝外胆管，与伴行的门静脉主干形成“双筒猎枪征”。当结石发生在胆总管时，还可引起胆囊的增大。

（3）团状强回声与胆管壁之间可见细窄无回声带环绕。

（4）结石的强回声团可随体位改变而移动。

2. 鉴别诊断　应与肝外胆管肿瘤、壶腹癌、胰头癌，以及肝门部肿大钙化的淋巴结等鉴别。

3. 扫查要点

（1）扫查内容：肝外胆管有无扩张，内有无强回声，后方有无声影。结石的大小和数目，有没有发生嵌顿。胆管壁是否增厚，结石与胆管壁的分界情况，其间有无胆汁的无回声围绕。

（2）注意事项：肝外胆管扩张明显时要注意与肝门静脉相鉴别；肝外胆管结石的诊断常受胃肠内气体影响，可嘱患者饮消泡剂继续扫查；结石声影不明显时，要与胆管肿瘤区别。

（二）肝内胆管结石

常多发，好发于左、右肝管汇合部和左肝管内，形态不整，有的呈泥沙状，有的填满扩张的胆管呈柱状、梭状或囊状成为铸型结石或者管状结石。

肝内胆管结石临床多无症状，有时会有上腹部不适或消化不良等症状，当发生梗阻或感染时可出现相应的临床表现。

此外，近端肝内胆管因梗阻可出现不同程度的扩张。

1. 超声表现

（1）肝内出现点状、柱状或梭状强回声，后方伴声影，强回声沿肝内胆管分布（图 6-3-2）。部分肝内胆管结石后方声影较弱，容易误诊。

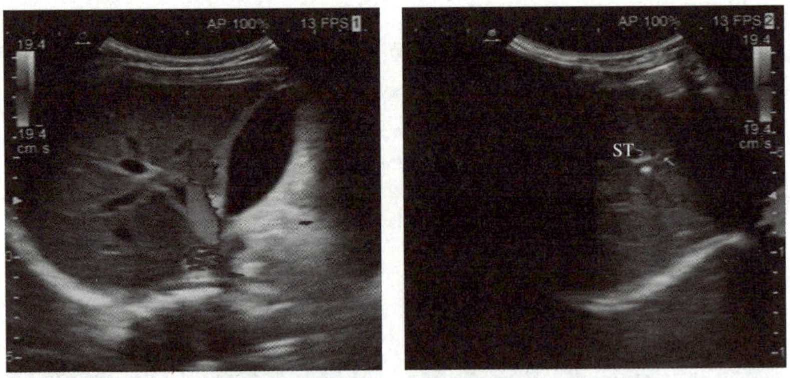

图 6-3-2　肝内胆管结石二维超声声像图及彩色血流图

（2）结石近端的肝内胆管呈不同程度扩张，并与伴行的门静脉形成“平行管”征（图 6-3-3）。

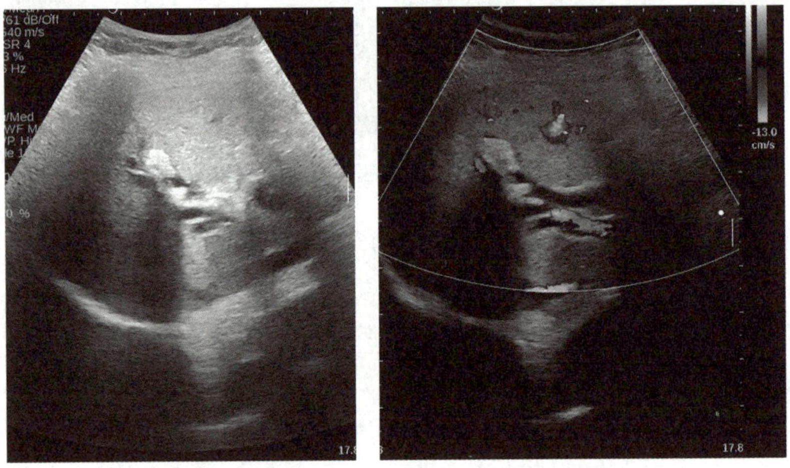

图 6-3-3　肝内胆管结石二维超声声像图及彩色血流图

（3）结石强回声周围可见细窄无回声区包绕。结石处胆管前后壁显示清晰。

（4）肝内胆管结石一般移动度不大。结石较容易引起胆管梗阻、胆汁淤积或炎症感染，进而出现肝大、肝实质回声增多增粗或引发肝脓肿等。

2. 鉴别诊断

（1）肝内钙化灶：钙化灶为强回声，边界清晰，后方伴声影，但无肝内胆管扩张改变。

（2）肝内胆管积气：肝内积气表现为形态多样的强回声，边界不清，可呈带状或星点状，改变体位时形态可发生变化，后方可伴“彗星尾”征，多有胆道手术史。

3. 扫查要点

（1）扫查内容：肝实质内有无强回声，是否随体位改变有变化，后方有无声影。结石的大小、数目和形态，是否伴有扩张的胆管。结石的分布与门静脉的关系。

（2）注意事项：肝实质内出现强回声，需要与肝内血管瘤等强回声病灶相鉴别。观察肝内胆管结石时，要注意其与门静脉的关系，以及结石以上的胆管扩张情况。

二、胆管癌

肝外胆管癌是发生在肝外胆管的原发恶性肿瘤，90%为腺癌，少数为未分化癌和鳞癌。胆管癌可分为浸润型和乳头状型两种。浸润型管壁增厚、变硬，管腔变窄或完全阻塞；乳头状型则呈乳头状或结节状向管腔内生长，也可使管腔狭窄或完全阻塞。

胆管癌多见于60岁以上人群，常合并慢性胆道炎症和结石，是引起胆道梗阻的常见原因。胆管癌起病缓慢，无特殊症状及体征。患者可有肝区疼痛、食欲缺乏、体重减轻等症状。梗阻性黄疸为本病最常见症状，病程早期即可出现，有进行性加重特点，常因继发性胆道感染而出现发热和腹痛。

（一）超声表现

1. 直接征象 表现为两种类型，一类为乳头型或结节型；另一类为截断型或狭窄型。

（1）乳头型或结节型：扩张的胆管远端可见软组织肿块，以中等或略低回声多见，呈乳头状、结节状或分叶状，肿块边缘不整齐，形态不规则，与管壁分界不清，肿瘤所在部位的胆管壁连续性中断。彩色多普勒血流成像可见少量血流信号。

（2）截断型或狭窄型：病变管壁不规则增厚，扩张胆管远端突然中断或狭窄，甚至闭塞，呈鼠尾状或出现截断现象。可向周围组织浸润而使局部结构模糊不清。

2. 间接征象 病灶以上的肝内外胆管明显扩张，形态呈“软藤”状，胆囊多肿大。肝脏可肿大，肝门部淋巴结肿大或肝内有转移灶。

（二）鉴别诊断

1. 胆管结石 胆管结石在扩张的胆管内可见结石的强回声，后方伴声影，结石与胆管壁分界清楚。注意嵌顿后且没有声影的胆管结石。

2. 胆管内癌栓 胆管癌栓的超声表现与胆管癌相似，但胆管癌栓的胆管壁多无明显改变，完整、光滑。

3. 胰头癌 胰头癌常伴有胰管扩张或同时合并胆管扩张。胆管扩张而胰管不扩张时，多数为胆管癌。

（三）扫查要点

1. 扫查内容

（1）肝外胆管有无扩张，有无实质性的肿块及截断现象。肿块大小、形态、边缘和内部回声情况。彩色多普勒超声探查肿块内有无血流信号。

（2）胆管内肿块是否可随体位改变而移动。

（3）胆管截断部分的范围及与周围组织的分界情况。

（4）肝脏是否有弥漫性肿大，肝内是否有转移灶，肝门淋巴结是否肿大。

2. 注意事项

（1）要注意区分扩张的肝外胆管与门静脉和下腔静脉之间的关系。

（2）要注意高位胆管癌与肝癌的鉴别，下端胆管癌与壶腹癌的鉴别。

（3）注意肝外胆管癌所致狭窄与胆管狭窄的良性病变鉴别。

（4）当胃肠气体干扰严重而使梗阻部位显示不清时，需结合其他影像学检查，以明确诊断。

三、先天性胆总管囊状扩张

先天性胆总管囊状扩张症又称先天性胆总管囊肿，是一种常染色体隐性遗传疾病，好发于儿童和年轻人，以女性多见。病变可累及整个胆道系统，也可仅限于局部胆管。

临床以腹部肿块、腹痛、黄疸为主要症状，常为间歇发作，继发结石感染后，可出现发热、肝大、肝区疼痛等类似急性肝脓肿的表现，部分病例也可无症状。

（一）超声表现

先天性胆总管囊状扩张症主要表现为肝外胆管出现囊性肿块，多呈球形或纺锤形，囊壁回声带明亮、光滑，呈无回声区，扩张的管腔与上、下正常的胆管相连通。合并结石时，囊腔内可见强回声光团，伴或不伴声影。继发恶变时，囊内可见实性肿块，与胆管壁分界不清。肝内胆管囊状扩张表现为肝内与门静脉走行一致的沿胆管分布的圆形或梭形无回声区，呈串珠样排列并与胆管相通，可合并肝外胆管囊状扩张。

（二）鉴别诊断

1. 肝囊肿 肝囊肿呈圆形无回声区，囊壁回声明亮，光滑，但是上、下端无与之相通的管状结构，囊肿周围可见受压的肝外胆管及门静脉。先天性胆管扩张症肝内胆管囊状扩张分布与门静脉走行一致，并与胆管相通。

2. 肝脓肿 肝脓肿的囊壁厚薄不均，毛糙，无回声区与胆管不相通，并有相应的临床症状。

（三）扫查要点

1. 扫查内容

（1）胆总管是否出现囊状扩张，囊壁是否光滑，后方回声有无增强。

（2）扩张处无回声区大小是否会有变化，其上缘与近端胆管是否相通。

（3）观察有无合并肝内胆管的扩张。

2. 注意事项

（1）大的先天性胆总管囊状扩张容易压迫门静脉，使其受压移位，诊断时要注意。

（2）先天性胆总管囊状扩张要注意与周围脏器的囊性病变鉴别。

（3）注意肝内外胆管的扩张程度和范围，与胆道肿瘤、结石所致的胆道扩张进行鉴别。

（4）实时动态观察胆管壁变化，判断有无合并结石及发生癌变。

四、阻塞性黄疸的鉴别诊断

胆道系统显示扩张，是超声诊断肝外阻塞性黄疸的根据。

（一）超声表现

（1）肝内胆管扩张时，内径大于3mm，与门静脉形成“平行管征”，如为重度扩张则表现为极度扩张的胆管呈枯树枝状或放射状向肝门部汇集，而门静脉常受压，显示不清。

（2）肝外胆管扩张时，内径在 7~10mm 为轻度扩张，大于 10mm 为显著扩张，与伴行的门静脉可形成“双筒猎枪征”。

（3）胆囊前后径大于 4cm，提示胆囊增大。

（二）阻塞部位的判断

（1）肝内胆管扩张但肝外胆管不扩张时，提示阻塞部位在肝内胆管。

（2）当肝内、外胆管均出现扩张，但胆囊不增大时，提示阻塞部位在肝总管下段。

（3）肝内、外胆管扩张，胆囊增大，提示阻塞在胆总管。

（4）肝内、外胆管扩张，胆囊增大，胰管扩张，但胰腺实质回声正常，提示阻塞在肝胰壶腹部。

（5）肝内、外胆管扩张，胆囊增大，胰管扩张，同时胰头部可见实质性肿块，提示胆道扩张，以及胰管扩张由胰头肿物造成。

（三）梗阻原因的诊断

阻塞性黄疸是由于胆管阻塞造成，常见原因是胆管癌、胆管结石及胰头肿瘤。只有把梗阻部位清晰显示，才能判断其梗阻原因。

（四）扫查要点

1. 扫查内容

（1）肝内外胆管有无扩张，胆囊大小是否正常，胰头是否肿大和胰管是否扩张。

（2）胆囊区周围有无肿大的淋巴结。

2. 注意事项

（1）胃肠气体较多，梗阻部位显示不清时，注意多体位观察。

（2）注意识别胆总管下段结石、肝胰壶腹部和胰头部占位造成梗阻。

▶知识拓展

容易引起胆囊结石的生活方式

1. **少运动**　平日缺乏运动会导致胆囊肌的收缩力下降，胆汁排空延迟，容易造成胆汁淤积，析出胆固醇结晶，为形成胆囊结石创造了条件。

2. **不良的饮食习惯**　肥胖是患胆囊结石的重要基础，高脂肪、高糖类、高胆固醇的饮食习惯会促进胆囊结石的生成。

3. **不吃早餐**　不吃早餐或者早餐进食较晚，空腹时间长会使胆汁浓度增加，有利于细菌繁殖，容易促进胆结石的生成。

4. **餐后久坐**　饭后久坐会影响胆汁酸的重吸收，致胆汁中胆固醇与胆汁酸比例失调，胆固醇易沉积下来。

—• 考试知识点总结 •—

—• 本章小结 •—

—• 协和云课堂······ 拓展练习及参考答案 •—

（邓晓燕　莫小丽）

第七章　胰腺超声检查

教学课件

学习目标

素质目标

（1）具备极强的专业自豪感和爱岗敬业精神。

（2）具备恪于职守、热情服务、责任心强的职业道德。

（3）具备良好的沟通能力，以及团队合作精神。

知识目标

（1）掌握：胰腺的正常超声表现及标准切面，急性、慢性胰腺炎的超声表现，胰腺囊性病变及胰腺实性肿瘤的超声表现。

（2）熟悉：胰腺疾病的病理与临床表现。

能力目标

（1）能熟练掌握胰腺的超声检查方法。

（2）能辨识人体胰腺常见病、多发病的典型超声表现。

（3）能针对患者不同疾病、不同病理生理状态，灵活应用超声学检查方法和处理技术。

案例导入

【案例】

患者，男性，27 岁。暴饮暴食 3 小时后出现上腹部持续性疼痛，伴恶心、呕吐，立即送往医院完善实验室检查及超声检查，实验室检查：淀粉酶 852.4U/L，尿淀粉酶 8460U/L，超声检查见图 7-0-1。

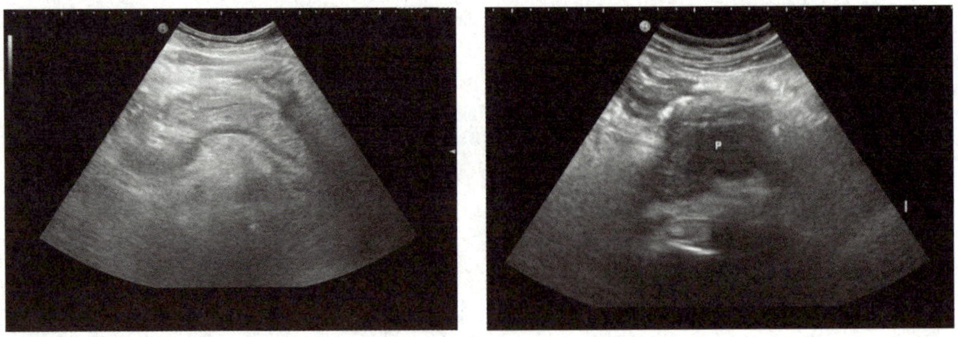

（a）　　（b）

图 7-0-1　胰腺二维超声声像图

【问题】

1. 请根据超声声像图特点作出初步判断。
2. 写出诊断依据，以及鉴别诊断。

· 核心知识拆解 ·

在 20 世纪 60 年代之前，胰腺的影像学检查仅限于 X 线检查及血管造影，随着影像学检查技术的发展，超声、磁共振相继应用于胰腺的检查，主要包括胰腺占位性病变、胰腺炎和梗阻性疾病的诊断。超声检查是一种简便、无创的检查方法，可以观察胰腺的形态、大小、实质回声及胰腺周围情况等，临床常用于检测急性胰腺炎、胰腺囊肿等病变，同时也能及时发现潜在的胰腺疾病。随着超声技术的发展，超声在疾病治疗监测方面也运用广泛。在胰腺疾病治疗过程中，超声可以动态观察胰腺的变化，包括监测胰腺炎患者治疗后胰腺大小是否恢复正常、周围积液是否吸收；观察胰腺囊肿在穿刺抽液等治疗后的大小改变和内部结构变化等情况，从而帮助医生及时调整治疗方案。

第一节　胰腺超声检查基础

一、胰腺的解剖概要

胰腺是一个形态扁长的脏器，位于上腹部腹膜后，紧贴于腹后壁并横跨脊柱，平第一 、二腰椎水平，长 12~20cm，宽 1. 5~5. 0cm，厚 0. 5~2. 5cm，由右向左依次分为头、颈、体、尾四部分，胰头包括钩突部，各部分之间无明显界限，一般尾部比头部稍高。

由于胰腺的位置较深，前方有胃、横结肠和大网膜等遮盖，因此胰腺病变时，早期腹部体征常不明显，诊断有难度。

胰头位于脊柱的右侧，十二指肠“C”字形弯曲内，是胰腺右端的膨大部分，胰头向下延伸的部分为钩突。胰头后方与下腔静脉相邻，胰头与胰颈部分界的解剖标志是肠系膜上静脉的右侧缘。胆总管下段穿行于胰头的后上部分，与主胰管汇合后注入十二指肠的肝胰壶腹，然后开口于十二指肠降部的大乳头。故当胰头病变时，肿块或者肿大的淋巴结可压迫胆总管，引起胆道梗阻表现，最常见于胰头癌导致进行性加重的梗阻性黄疸。

胰颈是胰头和胰体之间的移行部分，其前方是网膜囊和胃幽门部，肠系膜上静脉和脾静脉多于其后方汇合形成门静脉的起始部，故胰颈癌肿易压迫或侵及门静脉。

胰体前方借网膜囊与胃相隔，后方无腹膜，与腹主动脉、肠系膜上动脉和左肾动脉相邻，脾静脉位于上述动脉与胰腺之间。胰体的中线部分位于第 1、2 腰椎椎体的前方，故为腹部钝性外伤的常见部位。

胰尾是胰体向左延伸部分，可达脾门，通常以脊柱的左侧缘作为胰体与胰尾的分界，其左前方为胃，后方有脾静脉、左肾及左肾上腺。

胰管位于胰腺实质内，分主胰管和副胰管。

主胰管起自胰尾，在胰实质的中心偏后沿胰腺长轴右行，沿途汇集各小叶导管，引流胰液，主胰管通常在胰头右侧缘与胆总管汇合后经肝胰壶腹部共同开口于十二指肠乳头，也可单独开口于十二指肠乳头，成人正常主胰管内径一般小于 2mm，胰头部较胰尾部宽。胰管一般较均匀平整，但一些老年人，管径可轻度增大、粗细不均。

副胰管短而细，收集胰头下部和钩突的胰液，它一端开口于十二指肠小乳头，另一端与主胰管相连，在主胰管发生梗阻时，可引流主胰管的胰液入十二指肠。

胰腺的血液供应很丰富，主要来自腹腔动脉分支中的胰十二指肠上、下动脉和脾动脉的分支。胰十二指肠胰腺上、下动脉主要供应胰头，脾动脉主要供应胰体与胰尾。胰腺的静脉一般与同名动脉伴行，最终经过脾静脉、肠系膜上静脉汇入门静脉。腺体和腹膜后静脉之间有些静脉交通支，注入腰静脉，在门静脉高压时可代偿性扩张。

二、胰腺的扫查方法和途径

（一）患者准备

常规可嘱受检者空腹 8 小时以上，检查前一天吃清淡少渣食物，检查次日上午空腹检查为宜。如当日有胃镜或钡餐检查，胰腺超声检查应优先检查，以免受到肠气或钡剂的干扰。如胃内仍有较多气体影响检查，可饮水或口服声学对比剂 400~800ml，以胃内液体为透声窗，胰腺多可清晰显示。便秘或腹腔内胀气的患者，也可检查前 1 天睡前服用缓泻剂，次晨排便后进行检查。

（二）体位

1. 仰卧位　是胰腺超声检查首选和最常用的体位。患者充分暴露腹部，平静呼吸或深吸气，深吸气时可通过下移的肝左叶作为透声窗扫查胰腺。

2. 侧卧位　当胃肠道内气体较多，胰腺尤其是胰尾显示不清时，可采取此体位。随着体位的改变，气体也随之移动，便可改善胰腺的显示效果。左侧卧位有利于胰尾的显示，右侧卧位有利于胰头和胰体的显示，饮水后配合侧卧位可提高显示率。

3. 半卧位、坐位或立位 此体位可使肝充分下移，肝脏推移气体，增加胰腺的显示清晰度。当胃肠道内气体较多时可采用这些体位。

4. 俯卧位 俯卧位从背部扫查，以脾、左肾作为透声窗，可克服胃肠道气体的干扰，使胰尾的显示更加清晰。若疑有胰尾肿瘤时，可采用此体位。

（三）仪器

常规的胰腺超声检查，对于仪器没有特殊要求。

采用彩色多普勒血流成像诊断仪，常用腹部凸阵探头，也可采用线阵探头，探头频率因人而异：成人一般选用2~5MHz，体型肥胖者或目标位置较深时，应适当降低频率；体型瘦弱或儿童、婴幼儿，可选用5~10MHz高频探头。检查条件常设置为腹部模式，检查时应根据受检者实际条件，调节仪器参数，如频率、深度、聚焦、总增益、深度增益补偿等，以使胰腺的显示效果最佳。

（四）检查方法

1. 上腹部横切扫查 显示胰腺长轴。此切面是显示胰腺长轴的标准切面，将探头水平放置于剑突下，向左上倾斜10°~30°，缓慢向下方移动探头，在相当于脐上5~10cm范围内或第1~2腰椎水平连续扫查，显示胰腺长轴断面。

胰腺体、尾部后方平行走行的呈管状无回声的脾静脉，是识别胰腺的重要标志。脾静脉前方是胰腺，脾静脉后方有脊柱、下腔静脉、腹主动脉、肠系膜上动脉的横切面。脾静脉的后方依次为肠系膜上动脉、腹主动脉和脊柱的横切面。肠系膜上动脉表现为小圆形无回声区；腹主动脉表现为呈节律性搏动、大圆形的无回声区。肠系膜上静脉前方为胰颈，右侧缘以右为胰头，胰头后方为下腔静脉横切面。彩色多普勒血流成像有助于各血管结构的识别。

（1）胰头部：位于腹正中线的右侧，下腔静脉的前方，右侧为十二指肠降部，左侧为胰颈，前方为胃的幽门部，紧贴后方是胆总管的圆形切面。胰头向左突出部分为钩突，位于下腔静脉与肠系膜上静脉之间，是超声检查容易漏诊的部位。

（2）胰颈部：胰头向左延伸变窄细处为颈部，前方为胃窦，后方是脾静脉和肠系膜上静脉汇合处。

（3）胰体部：胰体横置于脊柱前方，脾静脉平行其后，脾静脉后方依次是肠系膜上动脉和腹主动脉的圆形横切面，两者夹角内可见左肾静脉穿行。脾动脉呈弯曲状平行于胰腺的上缘，前方是胃窦后壁，中间有小网膜囊相隔，当有积液时方能显示。

（4）胰尾部：胰腺跨越脊柱及腹主动脉左侧，斜向左上深部为胰尾，胰尾区后方是脾静脉，前方为胃体，尾端连接脾门。

2. 上腹部纵切扫查 显示胰腺短轴。在剑突下由右侧向正中线至左侧连续移动做纵切扫查。可分别显示位于下腔静脉前方的胰头，位于肠系膜上静脉前方的胰颈，位于腹主动脉前方的胰体，以及位于脊柱左缘和左肾前方的胰尾。

3. 左肋间斜切扫查 显示胰尾。以脾脏为透声窗，沿脾门血管显示胰尾。

三、正常胰腺声像图表现和超声测值

1. 胰腺正常声像图表现　胰腺超声检查以横切面为主，正常胰腺边缘清晰、光滑，按照大体形态可分为三种：具体如下。①蝌蚪形：胰头粗大，而体、尾部逐渐变细。②哑铃形：胰头、尾部粗大，而体部较细。③腊肠形：胰头、体和尾部粗细度相近，见图 7-1-1。

胰腺内部呈均匀的点状回声，青年、儿童和婴幼儿的胰腺回声多呈中等回声或稍低回声，与肝脏回声相似或低于肝脏回声。肥胖者和老年人的胰腺回声常呈稍高回声，高于肝脏回声，而且边界不清。

主胰管是一条平行而光滑的中等或稍高回声线，横贯胰腺实质，在胰腺内稍靠背侧走行，超声容易显示；副胰管由于短而细，超声一般不易显示。

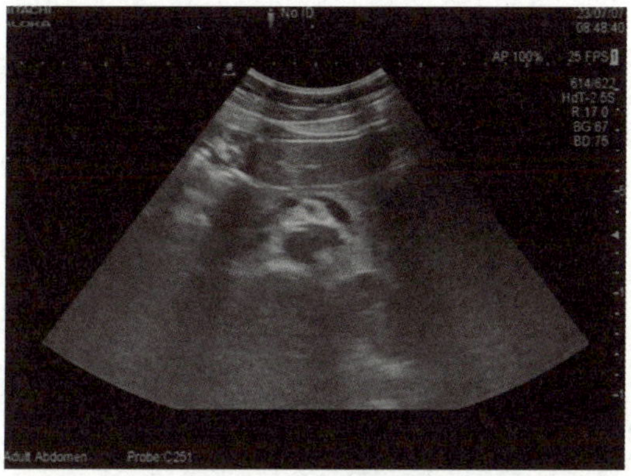

图 7-1-1　胰腺二维超声声像图

2. 胰腺正常超声测值　胰腺的测值一般为胰腺厚度，即前后径。胰头测量以下腔静脉前方为准，胰体测量以腹主动脉或肠系膜上动脉前方为准，胰尾测量以脊柱左侧缘为准。对胰腺正常值的报道不一，目前多数学者认为正常胰头前后径小于 2. 5cm，胰体、胰尾部前后径小于 2cm。另外，由于胰腺大小、形态的个体差异较大，当超声测值大于正常值时，应结合胰腺形态、内部回声和周围结构综合分析。主胰管管腔内径一般小于 2mm，胰头部主胰管常比胰体、尾部粗，该处内径应小于 3mm。

四、扫查要点

（一）扫查内容

（1）利用胰腺背侧的下腔静脉、腹主动脉、肠系膜上动（静）脉的短轴断面，以及脾静脉的长轴断面等标识血管来判断胰腺的位置。

（2）观察胰腺大小是否正常、边界是否清晰、包膜是否完整，及其胰周有无积液。

（3）观察胰管有无扩张、迂曲，胰管内是否有强回声。

（4）胰腺实质回声是否正常，有无占位病变。

（5）如果胰腺内有占位性病变，观察病灶的位置、数量、大小、形态、边界、回声强弱，观察其与胆总管、胰管及胰腺周围标识血管的关系；观察与周围组织脏器是否受到挤压移位，脏器血管是否有血栓形成。

（二）注意事项

（1）检查前应空腹 8 小时以上，晨起空腹检查效果最佳，有肠气干扰时可饮水 500ml 作透声窗。

（2）由于患者年龄及体型的不同，胰腺形态个体差异也不同，而且胰腺各部测量的正常范围变化也比较大，检查时注意分辨。

（3）胃肠气较多或者胰腺位置较深时，需要加压探头扫查并配合呼吸动作，多体位观察。

（4）胰腺内外的肿物可使脾静脉向后或向前移位，注意观察肿物和标识血管的关系，有利于肿物的定位诊断。

第二节　胰腺疾病超声诊断

微课：急性胰腺炎

一、胰腺炎性病变

（一）急性胰腺炎

急性胰腺炎是临床常见急腹症之一，是由于各种原因引起的胰腺急性炎症的过程，一般认为是由胰腺消化酶被激活后引起胰腺及其周围组织消化、水肿、出血甚至坏死的炎症反应。急性胰腺炎常发病于暴饮暴食后或者胆石症引起的胆源性胰腺炎，多见于青壮年。急性腹痛是最突出的临床表现，也是最早出现的症状，疼痛可持续性加重，如伴有胆道结石的患者可并发后背与腰部牵涉痛，实验室检查伴随血清和尿淀粉酶升高。

根据其病理变化，急性胰腺炎分为急性水肿型胰腺炎和急性出血坏死型胰腺炎，临床上以前者多见，约占 90%以上，部分病例可随病情进展为后者。急性水肿型胰腺炎病理表现为胰腺水肿，增大和炎症细胞浸润，可有轻度局部脂肪坏死，腹膜后周围组织水肿，腹腔内少量渗液。急性出血坏死型胰腺炎的主要病理改变为胰腺实质坏死，胰腺内血管损害引起水肿、出血、血栓形成，胰腺周围组织脂肪坏死及其伴随的炎症性反应。

与病理分型相对应，并根据临床表现可将急性胰腺炎分为急性轻症胰腺炎和急性重症胰腺炎，前者病情较轻，预后较好；后者病情严重，可出现休克、脓毒症、多器官功能障碍、感染等严重并发症，病死率较高。

1. 超声表现

（1）形态：急性胰腺炎时胰腺呈弥漫性肿大，以前后径增大为主（图 7-2-1）。少数胰腺炎表现为局限性肿大，以胰头和胰尾多见。急性水肿型胰腺炎胰腺水肿、增大，形态饱满，与周围组织分界清晰，若水肿消退，胰腺形态可恢复正常；早期急性轻症胰腺炎超声检查可无异常。急性出血坏死型胰腺炎则组织轮廓显示不规则，模糊不清。

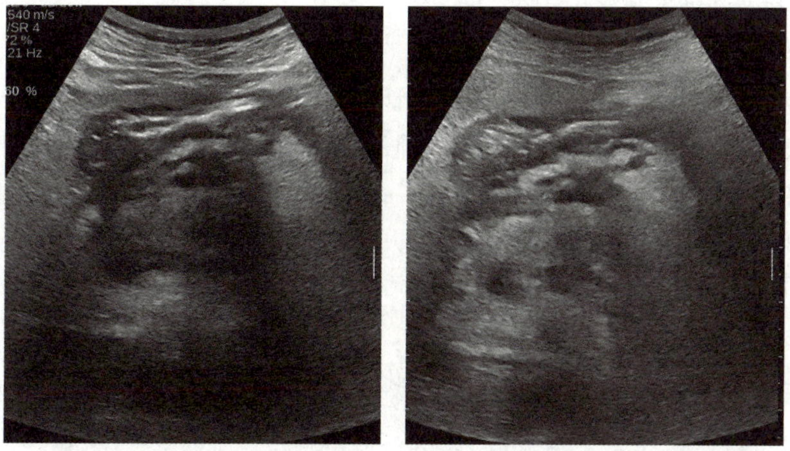

图 7-2-1 急性胰腺炎二维超声声像图

（2）内部回声：急性水肿型胰腺炎回声减低，内有较均匀的细小回声点，重型可呈无回声表现，后方回声较清晰或增强。急性出血坏死型胰腺炎回声减低伴有杂乱分布的不规则斑块、斑点状高回声或无回声。渗出的血液呈混杂的斑块状回声，致胰腺表面及其周围组织回声均显示强弱不均，故胰腺边缘轮廓显示不清。

（3）胰管：急性胰腺炎时，主胰管多数无扩张或轻度扩张。如发现胰管明显扩张或呈串珠状时，应考虑可能慢性胰腺炎急性发作或胰腺癌。

（4）胰腺假性囊肿：部分急性胰腺炎患者发病 2~4 周后，可在胰腺内、外部发现假性囊肿。典型假性囊肿表现为单房的无回声区，边界清楚，囊壁欠光滑，后方回声增强。囊肿多为单房，少数囊肿内可见分隔。部分囊肿因为继发性感染、出血、坏死而出现点状、块状的低回声或中等回声。囊肿可自发性破裂，缩小或者自行吸收。

（5）积液：重症胰腺炎时，胰腺内或胰腺外可发现积液，表现为无回声或低回声区，边缘模糊不清，后方回声增强。

（6）胰腺脓肿：为重症胰腺炎的严重并发症，胰腺正常结构消失，内部呈不均匀的混合回声。

（7）彩色多普勒血流成像：急性炎症的渗出和肠气干扰，令胰腺内部血流难以显示，脓肿坏死区无血流信号。

2. 鉴别诊断

（1）胰腺癌：局限性胰腺炎应与胰腺癌相鉴别，前者胰腺局部肿大，形态边缘规整，远端胰管不扩张；后者多呈不规则低回声肿块，轮廓模糊，呈“蟹足样”向周围组织浸润，远端胰管多扩张明显，且在癌肿处管腔截断。

（2）慢性胰腺炎：其急性发作时与急性胰腺炎相似，但慢性胰腺炎多有病史，超声可见胰管不规则扩张、胰管内结石、假性囊肿等，需结合临床表现相鉴别。

（3）胃穿孔、肠梗阻等急腹症：胃穿孔、肠梗阻等急腹症也可引起腹腔内气体存在，注意与急性胰腺炎可引起肠道内积气相鉴别。若发现腹腔游离气体则考虑胃肠道穿孔，若发现“琴键”征则考虑肠梗阻。

3. 扫查要点 仔细检查并记录胰腺的直接病变，还应注意观察急性胰腺炎导致的局部病变的间接征象，以利于准确诊断并判断病情改变及其严重程度。应重视部分急性胰腺炎从轻症向重症胰腺炎的转化，因此必须对病情作动态观察。

（1）扫查内容

1）观察胰腺大小、形态、内部回声，观察胰管的走行及管径大小的变化。

2）观察胰腺边界是否清晰，周围有无积液或假性囊肿等异常回声，以判断胰腺病变的严重程度。

3）注意观察胰腺周围血管内有无血栓形成。

4）注意观察肠管有无扩张或积气和蠕动情况，以帮助判断麻痹性肠梗阻。

（2）注意事项

1）急性胰腺炎患者不宜作胃饮水充盈检查。

2）早期急性胰腺炎的胰腺肿大程度和回声变化较不明显，需结合临床表现和其他检查及早进行诊断。

3）急性胰腺炎临床症状可不典型，腹痛可不明显，但超声检查怀疑有胰腺肿大和回声改变，仍需结合血清淀粉酶检查，以明确诊断。

4）注意胰腺周围肠道积气及盆腹腔积液情况等急性胰腺炎的间接表现，避免漏诊误诊。

5）如胰腺显示不清，变换体位或探头加压后，检查效果仍不满意，应结合 CT 增强等其他影像学检查。

（二）慢性胰腺炎

慢性胰腺炎指反复发作或持续存在的胰腺炎症病变，常见的病因为胆道感染与胆石症，发病以 30~50 岁多见，男性多于女性。其病理改变为胰腺小叶结构消失，广泛纤维化及钙化，胰腺变小、变硬、被膜增厚，可有大小不等的假性囊肿，胰管扩张、胰管钙化或结石形成，临床表现不典型，患者多表现为上腹部不适、疼痛等。

1. 超声表现

（1）二维超声

1）胰腺形态大小及内部回声：部分患者胰腺大小可正常，部分可有不同程度的肿大，少数患者病情后期出现胰腺萎缩。大部分慢性胰腺炎的重要超声表现为胰腺形态僵硬、饱满、边缘不整。胰腺实质多表现为回声增强、增粗、不均匀，但在病变早期，炎性水肿或纤维化致胰腺弥漫性肿大时，胰腺可呈低回声。胰腺实质内钙质沉着可引起胰腺钙化或结石，表现为点状或斑块状强回声，后方伴声影。胰腺结石对慢性胰腺炎有确诊价值。

2）胰管：主胰管不规则扩张，可呈迂曲或者囊状扩张，典型者可呈串珠样改变，管壁不光滑，管腔内可伴有结石。结石较大时，声像图表现为圆形或弧形强回声，后伴声影（图 7-2-2）；结石较小时则表现为点状强回声，后伴有“彗星尾”征。结石常多发，大小不等，沿胰管走行分布。部分病例胰管可与假性囊肿相通。

3）胰腺假性囊肿：假性囊肿可发生在胰腺内或者胰周。典型假性囊肿表现为边界清楚的无回声区，囊壁较厚而不规则，或壁薄，后方回声增强，囊肿多为单房，少数囊肿内可见分隔。囊肿可增大、自发破裂、缩小或消失。

（2）彩色多普勒血流成像：胰腺内无血流信号或血流信号稀少。

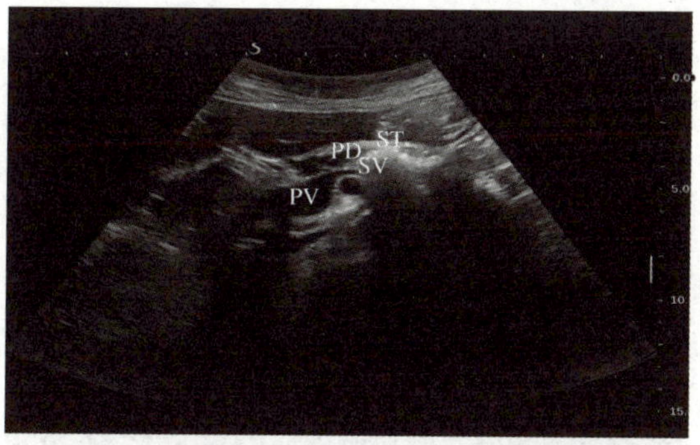

图 7-2-2 慢性胰腺炎二维超声声像图

PV. 门静脉；PD. 胰管；ST. 结石；SV. 脾静脉。

2. 鉴别诊断

（1）弥漫性胰腺癌：弥漫性胰腺癌与慢性胰腺炎可伴有胰管扩张或合并结石，但弥漫性胰腺癌形态明显失常，边缘不规则，呈伪足样向外突起，有的癌肿后方回声衰减。

（2）肥胖者、老年人的胰腺组织回声增强但内部回声均匀、细腻，且实验室检查血及尿淀粉酶正常，而慢性胰腺炎内部回声增粗、不均匀，可结合临床表现相鉴别。

二、胰腺囊性病变

胰腺囊肿分为真性囊肿和假性囊肿。

真性囊肿囊壁来自腺管或腺泡上皮组织，多因炎症、结石、外伤和肿瘤等原因引起胰管梗阻、胰液潴留而形成，位于主胰管附近的胰实质内。

假性囊肿多继发于胰腺炎症、外伤或手术后，囊内可合并结石、出血或感染，偶尔可因胰酶侵蚀或外伤引起囊肿破裂。较小的囊肿常无症状，囊肿较大时，因压迫邻近器官而产生相应症状。胰腺假性囊肿多与主胰管相通，大小不一。

胰腺囊肿的临床表现多种多样：囊肿起病缓慢、体积较小时常无临床症状；囊肿起病较急且体积较大时可压迫周围组织，出现腹痛、腹胀、梗阻性黄疸等。胰腺囊肿可伴发感染、破裂和出血。

（一）超声表现

1. 真性囊肿

（1）先天性囊肿：胰腺实质内单发或多发的无回声区，呈圆形或椭圆形，体积一般较小，边界清晰，内壁光滑，其内呈单房或多房，内部透声好，后方回声增强。合并多囊肝或多囊肾时，本病称为多囊胰，极少见，与遗传因素有关。

（2）潴留性囊肿：位于主胰管附近，有时可见与扩张的胰管相通，体积较小，常为单发，可并发胰管结石、胰腺钙化等慢性胰腺炎的超声表现。

2. 假性囊肿 囊肿常单发，多发生在胰腺体、尾部，表现为胰腺实质内或表面圆形、椭圆形或分叶形的无回声区，部分囊壁毛糙或可见强回声斑（图 7-2-3），囊肿内可出现点状或斑块状低、等回声，后壁及后方回声增强，囊肿较大时可压迫胰腺或周围组织。

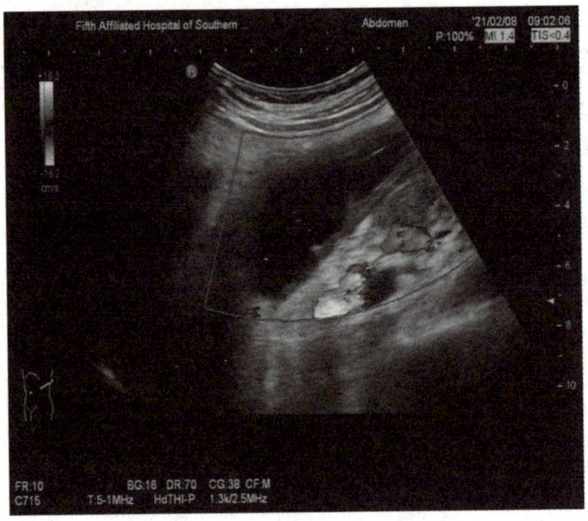

图 7-2-3　假性囊肿二维超声声像图

（二）鉴别诊断

1. 胰腺真性囊肿与假性囊肿鉴别　后者多继发于胰腺炎，且囊肿较大，形态不规则，囊腔内可见絮状回声。

2. 胰腺周围脏器内的囊性结构　实时超声多角度动态观察，以及配合患者深呼吸时脏器与脏器之间、囊肿与脏器之间的相对移动性为鉴别的要点。

三、胰腺实性肿瘤

胰腺癌是胰腺最常见的恶性肿瘤，分为胰腺导管腺癌和腺泡细胞癌，以前者最常见，起源于胰管上皮细胞。胰腺癌可发生在胰腺的任何部位，但胰头癌发病率最高，占 3/4。胰腺癌多见于 40~65 岁的男性。

胰腺癌发生的部位、病程早晚，以及邻近器官受累情况不同，导致其临床表现也不同。早期常无典型症状，随着病程进展可出现有黄疸、腹痛、发热、消瘦、体重减轻等。由于胰头癌可直接浸润或者压迫胆管，较早出现梗阻性黄疸，而胰体、尾部癌的症状较胰头癌更隐匿。由于胰腺癌的病程进展较快、胰腺的血管和淋巴管比较丰富又没有包膜，因此早期的胰腺癌往往伴有转移。转移的途径主要是直接浸润，也常发生淋巴转移、血行转移和沿神经鞘蔓延。

（一）超声表现

（1）直接征象

1）大小和形态：癌肿较大时，超声表现为胰腺局限性肿大，呈结节状、团块状、分叶状或不规则状（图 7-2-4，彩图 6），轮廓及边界不清，呈蟹足样向周围浸润生长；小胰腺癌（≤2cm）时，胰腺多无形态学改变；弥漫性胰腺癌表现为胰腺弥漫性增大，形态失常。彩色多普勒血流成像显示：多数胰腺癌肿块内无明显血流信号，注意区分周围血管受压变形时显示的环形血流。

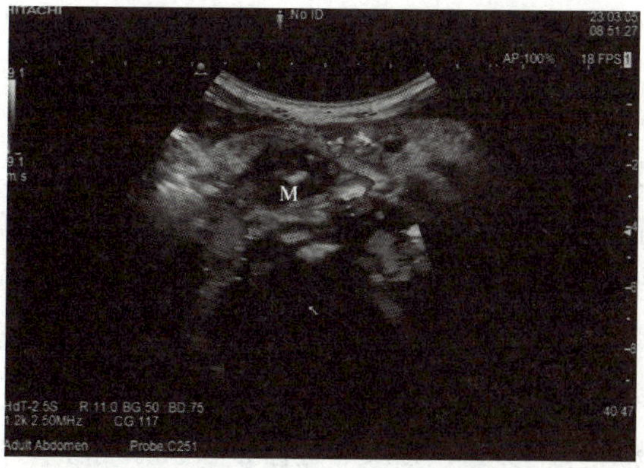

图 7-2-4　胰头癌二维超声声像图

2）回声：癌肿内部多数呈低回声，也可表现为高回声和混合回声，其内部回声和癌肿的大小有关。癌肿较小时多呈低回声；癌肿较大时，内部可有出血、坏死、液化时则表现为多种回声，可出现不均匀的斑点状高/强回声或者不规则无回声区。

3）胰管改变：胰头癌常压迫主胰管，癌肿处胰管被截断或堵塞，近段胰管呈均匀性或串珠样扩张、迂曲（图 7-2-5）；癌肿也可沿胰管浸润蔓延，引起胰管闭塞而不显示。

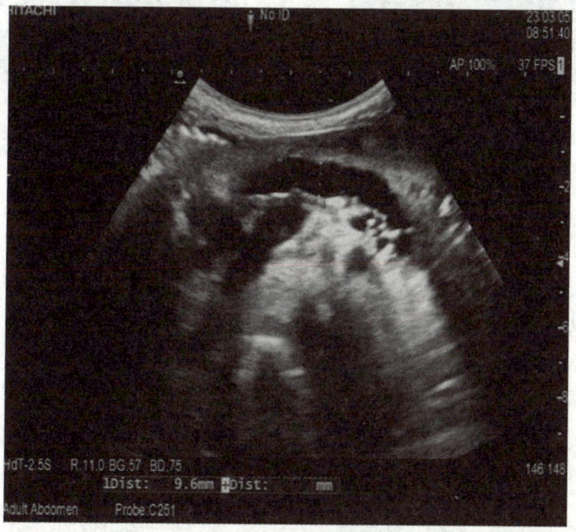

图 7-2-5　胰管二维超声声像图

（2）间接征象

1）胆道系统扩张：当胰头癌压迫或侵犯胆总管时，会引起梗阻部位以上的胆道系统扩张，胆道扩张的出现早于黄疸，有助于胰头癌的早期诊断。

2）胰腺周围脏器或血管受压：癌肿较大时，周围脏器易受压移位或周围血管受压变窄、移位甚至阻塞。

3）胰周脏器浸润、转移及淋巴结转移：胰腺癌可直接侵犯周围脏器，也可经淋巴系统或血行转移。当发生淋巴系统转移时，表现为淋巴结肿大，呈多发圆形或椭圆形低回声。经血行转移到肝脏时，可伴发腹水。

（二）鉴别诊断

（1）胰岛素瘤：胰岛素瘤多发生于胰腺体、尾部，肿块体积较小，边缘清晰，呈均匀的低回声或弱回声，一般不引起胰管或胆道的扩张，常伴有低血糖症状。

（2）慢性胰腺炎中的局限性炎性肿块：两者声像图表现相似，胰腺癌浸润性生长，边界不整，也没有急性胰腺炎病史及慢性胰腺炎反复发作史。

（3）壶腹周围癌：壶腹周围癌（图 7-2-6）出现黄疸时间较早，病灶较小时即可出现胆管扩张、黄疸等胆道梗阻症状，主胰管可出现全程均匀或串珠状扩张（图 7-2-7），常有“双管征”。肿瘤发生在管腔内，血供较丰富，胰腺肿大不明显，累及邻近器官较胰腺癌晚。

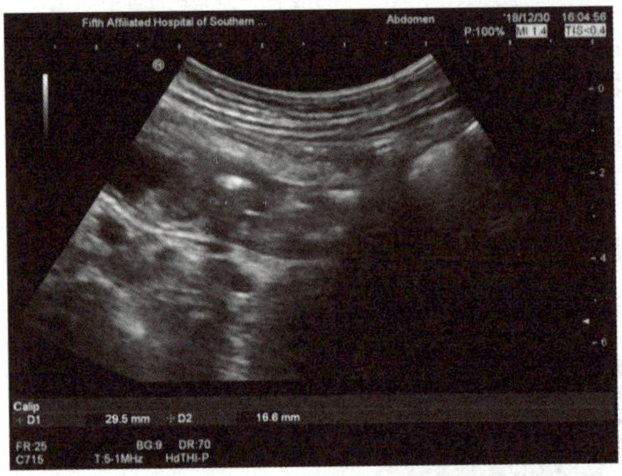

图 7-2-6 壶腹周围癌二维超声声像图

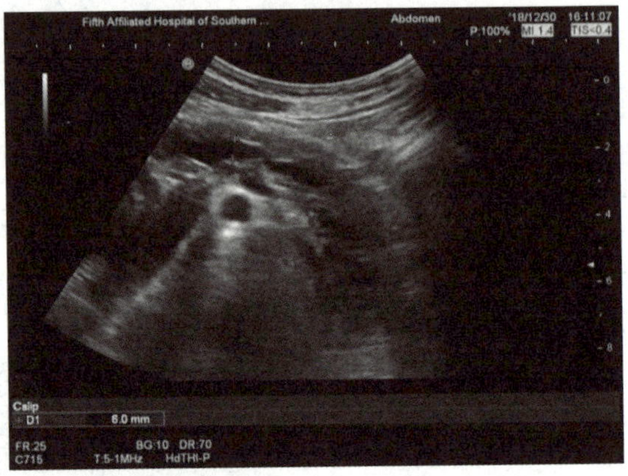

图 7-2-7 主胰管二维超声声像图

（4）胰腺囊腺瘤：胰腺囊腺瘤多数位于胰腺体、尾部，为囊实性的圆形或椭圆形肿块，边界清晰，囊壁不规则增厚，实性部分内呈乳头样或蜂窝状改变。体积较大者时也可引起胰管或胆道扩张。彩色多普勒显示瘤体内或周边可探及血流信号。

▶知识拓展

超声内镜技术

超声内镜技术是一种将电子内镜和超声扫描检查相结合的诊疗技术，它既能排除腹壁脂肪、肠腔气体等因素对图像质量的影响，又可近距离对胰腺病灶进行扫描，还可以避开穿刺针道上的大血管对病灶进行穿刺，获取组织细胞行病理学检查，以确定病变的性质和组织来源。超声内镜引导下细针穿刺活检术有助于诊断 CT、磁共振、正电子发射计算机体层成像等其他影像学检查后仍不能确诊的早期胰腺肿瘤病例，是目前诊断早期胰腺癌的有效方法之一。

超声内镜技术还应用于胰腺包裹性坏死穿刺引流术，结合超声胃镜、内镜逆行胰胆管造影术及内镜穿刺等技术，对距离胃或十二指肠不超过 1cm 的胰腺包裹性坏死进行穿刺引流，相较于传统外科手术和经皮穿刺手术，创伤更小、安全性更高。

—• 考试知识点总结 •—

—• 本章小结 •—

—• 协和云课堂……　拓展练习及参考答案 •—

（邓晓燕　莫小丽）

教学课件

第八章　脾超声检查

微课：脾脏超声检查

学习目标

素质目标

（1）具备文化素养、科学素养、信息素养。

（2）具备团队合作精神、创新意识。

知识目标

（1）掌握：脾超声扫查的方法及正常基本图像特征；脾破裂的分型及超声表现；脾大的分型及诊断标准。

（2）熟悉：脾囊肿、脾脓肿的声像图特征。

（3）了解：脾的基本解剖知识及副脾、脾实质病变的超声特征。

能力目标

（1）能熟练掌握获取脾二维超声基本切面的技能。

（2）能对脾大、脾破裂等疾病作出正确诊断。

案例导入

【案例】

患者，男性，52 岁。患者 2 小时前因车祸伤致头部、右肩部、腰部、臀部及右小腿疼痛伴活动受限；伤时无意识障碍、无恶心、呕吐，拨打 120 急送医院。查体发现患者神志清、精神可，腹部柔软，腹式呼吸存在，全腹无压痛、反跳痛，肝脾肋下未触及，肝肾区无叩痛，Murphy 征（-），肠鸣音正常，左上腹部疼痛。为进一步明确诊断行超声检查。超声图像见图 8-0-1。

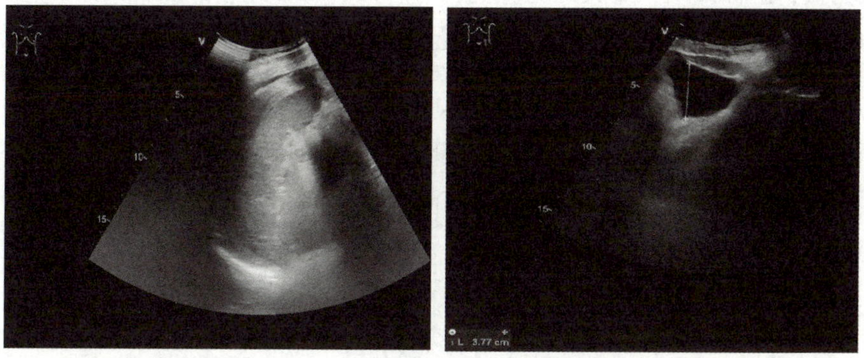

图 8-0-1 脾二维超声声像图

【问题】

请根据声像图特征作出初步判断并给出诊断依据。

·核心知识拆解·

脾是人体重要的淋巴器官，具有滤血、造血、清除衰老红细胞和免疫应答功能。其血供丰富，腹部外伤时易破裂。传统上脾疾病（如血液病所致脾大）常首选脾切除，但研究发现，脾切除后免疫功能显著下降。现在对于脾疾病的治疗就遵循“能保则保，该切则切”的原则。目前超声仍是脾病变检查的首选手段，超声不仅是一种无创检查，还可实时动态观察脾内部结构及与毗邻脏器的关系，所以正确认识脾解剖知识和脾超声的基本切面、常见疾病的超声特征，对于准确定位病变性质具有关键作用，通过本章学习，使我们能够全面了解脾的基本切面特征，具有准确诊断脾常见病变的基本能力，为后期从事医疗服务打下基础，更好地服务于社会。

第一节 脾超声检查基础

一、脾的解剖概要

（一）脾的位置和毗邻

脾是人体最大的淋巴器官，具有血液过滤、贮血和胎儿期造血等功能。脾位于左季肋区深部的腹腔内，在第 9~11 肋腋前线和腋后线之间，长轴与第 10 肋一致。正常在左季肋骨下触不到脾。脾脏面前上方毗邻胃底，后下方毗邻左肾和左肾上腺（图 8-1-1）。

（二）脾的形态

脾外形似蚕豆状或半月状，长 10~12cm，宽 6~8cm，厚 3~4cm，重 100~200g。有脏、膈两面。

膈面凸起与膈肌相挨，脏面凹陷，中央处为脾门，有脾血管、神经、淋巴管出入，称为脾蒂，是超声扫查的重要标志。除脾门外，其余部分均有腹膜覆盖（图 8-1-2）。

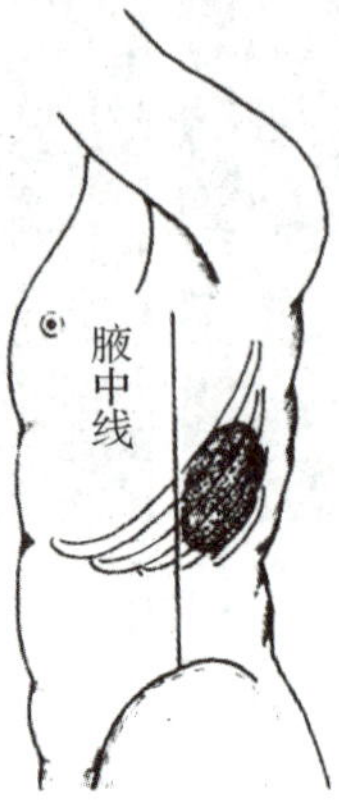

图 8-1-1　脾的正常位置

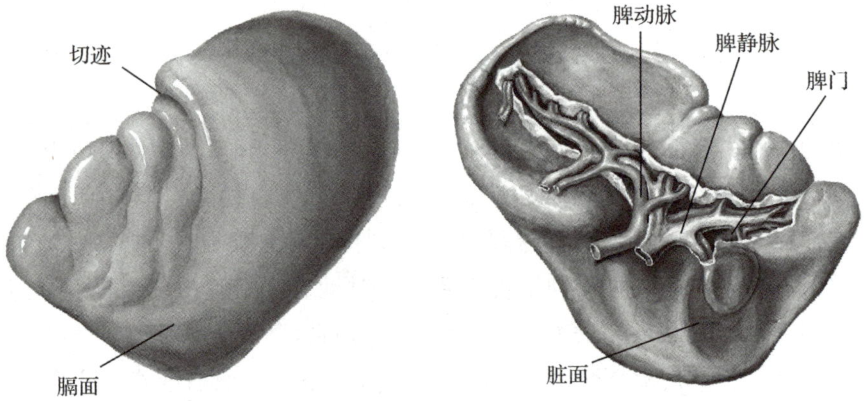

图 8-1-2　脾的形态

二、脾的扫查方法和途径

脾超声的检查是将探头置于左肋间、左肋下、上腹部等透声窗内对脾进行多切面、多角度扫查的过程，在此基础上获取不同切面图像，综合分析脾的结构、位置、形态、大小及血流情况，从而获得脾疾病的解剖、生理、病理及血流动力学资料，为临床提供有价值的影像学资料。在了解正常脾声像图之前，首先要明确脾超声检查的基本方法和注意事项，就此作以下简略叙述。

（一）仪器条件

1. 仪器　高分辨率彩色多普勒超声诊断仪。

2. 探头　常用低频凸阵探头，也可选用线阵探头，频率多选用 3.5~5.0MHz。

3. 调节　在二维超声清晰显示脾内部结构的基础上，适当调节二维增益后，启动彩色多普勒血流成像，注意调节彩色标尺、取样框大小和位置及血流速度等，以达到敏感显示脾内血流情况且无明显“彩色血流”外溢等伪像。

（二）体位和呼吸

1. 体位 最常选取右侧卧位，这与此体位可使脾更接近探头，减少肋骨声像及肺内气体的干扰，更利于显示脾图像有关；也常选用平卧位，很少选用俯卧位。

2. 呼吸 一般平静呼吸，部分腹腔气体较多时，嘱患者在吸气末屏气。

（三）扫查部位

超声探查有左肋间、左上腹部、左肋下等常规部位。

（四）检查前工作准备

一般无须特殊准备，但空腹探查获取图像显示更佳。若胃肠气体较多，饮水300~500ml，可提高脾及脾周脏器的清晰度。

（五）检查模式和方法

1. 二维超声 亦称切面超声。是最基本、最重要的检查模式，可反映脾检查区域的整体形态、内部结构及毗邻关系。

2. 彩色多普勒超声 可获取观察切面的血流状况，病变区域的供血情况及与正常脾组织的正常血流关系。

3. 频谱多普勒 脉冲多普勒具有分辨距离的能力，可测量任意部位的血流；连续多普勒无须调节角度，在高速湍流中应用最多。

（六）脾二维超声的基本切面

二维超声主要通过对声速不同角度分割，显示脾和脾血管断面的解剖结构、空间方位和相互之间的毗邻关系，从而了解脾病变的位置、大小、形态、内部回声、血流及与周边正常脾组织的关系。二维超声是其他超声的基础，准确掌握正常脾基本切面的特征，有利于提高临床诊疗水平。检查时要多切面、多角度地全面扫查脾，避开肋骨、气体遮挡的部位，以获得清晰可靠的声像图信息。

1. 左肋间斜切面

（1）扫查方法：受检者向右侧卧45°~90°，探头置于左侧腋中线至腋后线之间第9~11肋间。

（2）观察内容：本切面可显示脾的长轴、脾门、脾形态、内部结构及血管等。

（3）主要用途：观察脾的形态、内部结构和血管，以及测量脾的最大长径和厚径。

2. 前倾冠状切面（斜冠状切面）

（1）扫查方法：受检者取平卧位，探头置于左侧腋中线与腋后线间第9~11肋间。

（2）观察内容：本切面可观察脾及毗邻脏器的关系。

（3）主要用途：观察脾与脊柱的关系、膈肌周围、左下肺、胸腔积液等病变情况。

3. 左上腹部横切面扫查

（1）扫查方法：受检者取平卧位，探头置于前腹壁平第1~2腰椎平面。

（2）观察内容：本切面可观察脾门处的结构。

（3）主要用途：观察脾动脉、脾静脉的内径、血流及频谱情况。

4. 左肋下斜切面

（1）扫查方法：受检者取平卧位，探头置于左肋下，前腹壁第 1~2 腰椎水平。

（2）观察内容：本切面可显示脾肋缘下的状况。

（3）主要用途：观察脾大时，脾肋缘下的厚度。

三、正常脾声像图表现和超声测值

（一）正常脾超声声像图

1. 二维超声 脾外形与切面有关，肋间斜切面脾略呈半月形，冠状切面脾可呈近似三角形。轮廓清晰，膈面略向外凸且光滑，脏面凹陷，中央有特征性的脾门切迹和脾血管断面。正常脾实质回声略低于肝实质回声，分布均匀（图 8-1-3）。

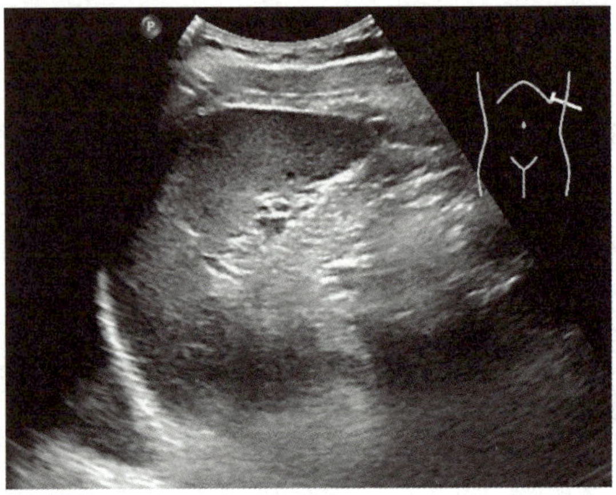

图 8-1-3　正常脾二维超声声像图

2. 彩色多普勒 彩色多普勒示脾静脉呈条状自脾门处入脾实质内，并在其内分支。彩色多普勒示脾静脉为蓝色血流、脾动脉为红色血流（图 8-1-4，彩图 7），两者紧邻，不易区分；脉冲多普勒超声脾静脉为连续血流频谱（图 8-1-5，彩图 8），与呼吸有关；脾动脉频谱则为与心率搏动一致的血流频谱。

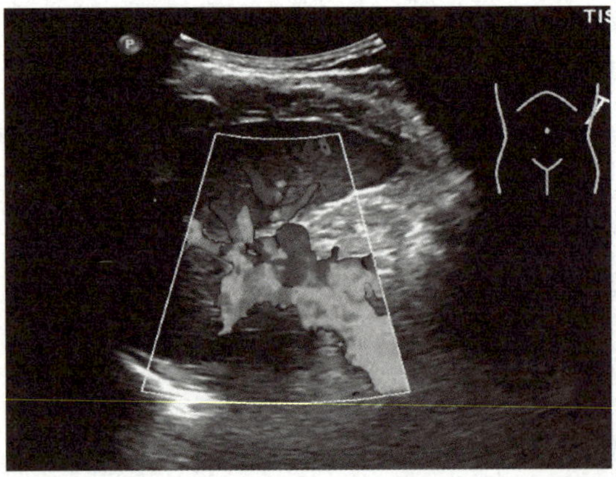

图 8-1-4　正常脾多普勒血流声像图

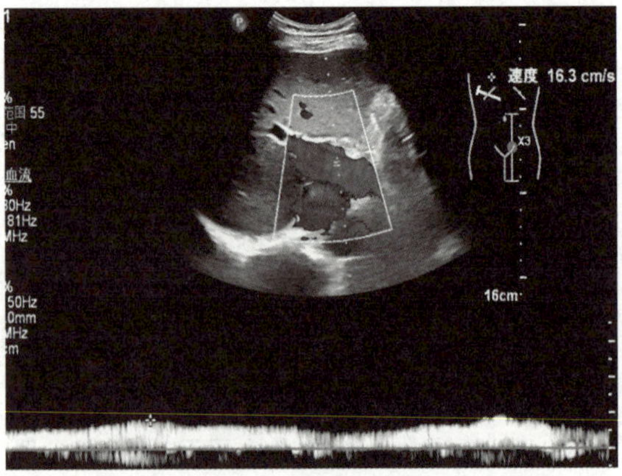

图 8-1-5　正常脾静脉血流频谱

3. 超声造影　对比剂为 SonoVue，经肘静脉注射 10~15 秒，对比剂自脾门处呈放射状向脾内开始增强，随后脾实质开始呈不均匀性增强，在 40~50 秒后脾实质呈均匀增强，持续 5~10 分钟。

（二）正常脾的测量方法及正常值

正常脾的大小与年龄及含血流的多少有关，且有个体差异。

1. 脾长径　在左侧肋间切面清晰显示脾的最大长轴切面声像图，测量脾上极最高点至脾下极最低点的最大距离。正常值范围 8~12cm（图 8-1-6）。

2. 脾厚径　在左侧肋间切面清晰显示脾最大长轴切面的脾门及脾静脉，测量自脾门至脾膈面的距离。正常值范围为 3~4cm（图 8-1-7）。

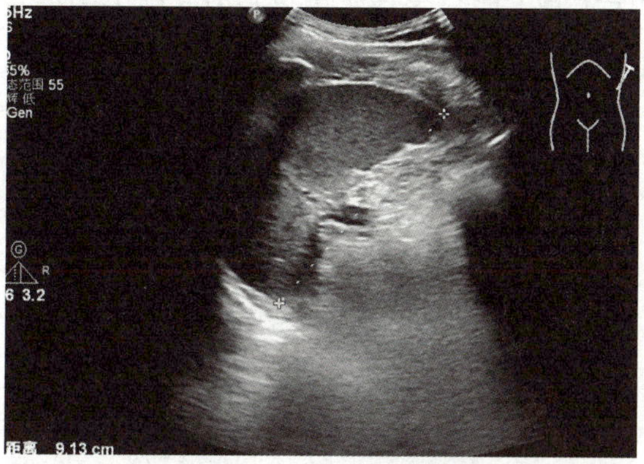

图 8-1-6　脾长径的测量

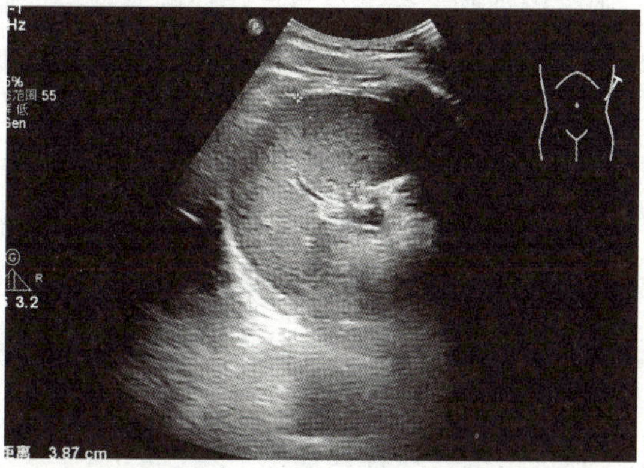

图 8-1-7　脾厚径的测量

3. 脾宽径　垂直于脾长轴切面的最大横径。正常值范围为 5~7cm。

四、扫查要点

（一）扫查内容

常用二维超声观察脾的形态、大小比例，测量脾的长径、厚度等。

（二）注意事项

（1）选择探头及调节仪器条件适宜，使图像显示最佳。

（2）认真全面扫查脾，避免盲区，辅以深吸气运动，有利于观察脾的全貌。

（3）动态观察脾及其毗邻脏器的情况，了解全身疾病的临床信息、进行综合分析判断。

第二节　脾疾病超声诊断

一、脾弥漫性肿大

脾大的原因很多，主要包括感染性疾病和非感染性疾病，其中感染性疾病主要有急性和慢性，如病毒性肝炎、血吸虫病等；而非感染性疾病主要有淤血性、血液病性和淋巴瘤等。

脾弥漫性肿大多是全身性病变的一部分，临床上脾大本身无明显表现，主要与引起脾大的全身性疾病有关。部分可因脾大压迫周围组织表现为腹胀、食欲缺乏等。

（一）超声诊断要点

1. 超声诊断脾大标准　如有以下之一者，应考虑脾大。

（1）在肋缘下超声扫查到脾时，除脾下垂外。

（2）成人脾厚度>4cm，最大长径>12cm（图 8-2-1）。

（3）脾上极接近或超过脊柱左侧缘（即腹主动脉前缘）。

（4）小儿脾/左肾长轴比率>1.25。

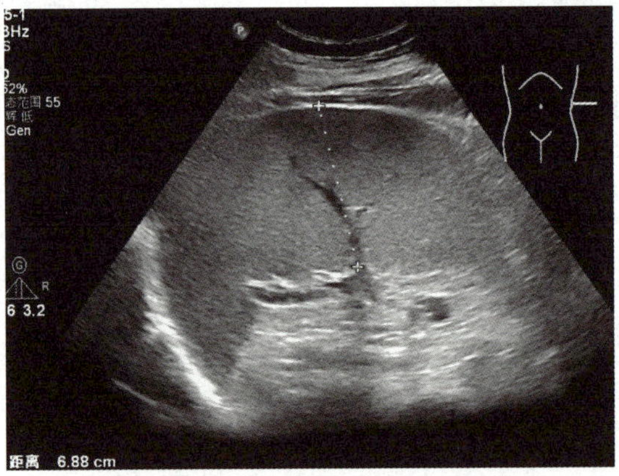

图 8-2-1　脾大二维超声声像图

2. 超声对脾大程度的确定

（1）超声对脾大程度确定，见表 8-2-1。

表 8-2-1　脾超声对脾大程度的确定

程度	与正常值关系	形态	体位	肋缘下	彩色多普勒	常见病
轻度脾大	超过	正常	仰卧位	平静呼吸时，肋缘下刚可测及脾，深吸气时≤肋缘下 3cm	脾静脉内径多正常	感染性疾病、门静脉高压
中度脾大	各径线均增大	失常	仰卧位	平静呼吸时，肋缘下可测及脾，深吸气时脾下极可>肋缘下 3cm，但不超过脐水平	脾静脉多增粗	白血病、淋巴瘤、感染性单核细胞增多症

续 表

程度	与正常值关系	形态	体位	肋缘下	彩色多普勒	常见病
重度脾大	明显增大	明显失常	仰卧位	与呼吸无关，脾门切迹消失可压迫周围脏器，脾下极可超过脐水平线	脾静脉内径明显增宽	骨髓增生性疾病、慢性粒细胞白血病

（2）超声造影：注射对比剂后，脾轻度延迟增强，增强强度略低于正常脾回声，早期不均匀性增强更明显。

（二）鉴别诊断

1. 腹膜后巨大肿瘤 可将脾推向上方或后方不易显示，而占据脾区的后腹膜肿瘤易误诊为脾，可通过左肋缘下方全面扫查明确诊断。

2. 左肝巨大肿瘤 肝左外叶巨大肿瘤可占据左季肋区，把脾推向背侧，易与肿大的脾混淆，通过该肿块的回声与正常的脾可鉴别。

（三）扫查要点

1. 扫查内容 脾大小，测量各径线值；脾形态改变有无；脾实质回声的情况，有无增粗及增强，分布是否均匀；脾血管有无增多、增宽。

2. 注意事项 仔细全面观察脾的全貌，避免将脾下垂误诊为脾大；脾径线的测值易受多种因素影响且重复性差，要在标准切面上测量，脾厚径测量是前倾冠状切面；正常人脾的大小可有较大变异，若超过脾正常测值，要进行监测，以了解病程的进展和疗效的变化。超声在发现脾轻度肿大时要结合临床，因职业运动员比较多见，其身体健康；超声检查操作方便、无创且可重复性，有助于诊断弥漫性脾大程度。

二、脾含液性病变

脾囊性病变主要有脾囊肿、脾脓肿、脾血肿，而脾血肿属于脾外伤或脾破裂。

（一）脾囊肿

脾囊肿分两种类型，即脾真性囊肿和脾假性囊肿。脾真性囊肿包括单纯性脾囊肿、表皮样囊肿、脾棘球蚴囊肿等；脾假性囊肿常由脾外伤血肿演变而来。单纯性脾囊肿多表现为左上腹部包块。

临床表现一般无明显症状。脾假性囊肿多有外伤史或左季肋区疼痛不适症状等。

1. 超诊断要点

（1）单纯性脾囊肿：多为单发且大小不等，少见，脾一般正常，表现为脾实质内见圆形或椭圆形无回声，囊壁薄、光滑清晰，后壁回声增强（图 8-2-2）。

（2）脾假性囊肿：常见，可位于脾实质或被膜下，形态多不规则，内壁略厚、不光滑，囊壁可伴有钙化，囊腔内可见分隔、纤维条索或膜片状不规则回声。

（3）表皮样囊肿：一般较大，致脾体积增大、变形，囊肿形态较规则，似圆形，边界清，壁较光滑，囊内可为无回声或浮动的细点状低回声，后壁及后方回声增强。

（4）脾棘球蚴囊肿：与肝棘球蚴囊肿相似，脾内可见圆形或椭圆形无回声，壁较厚，可呈“双边”，厚 1mm，是诊断该病的特征性表现。

（5）彩色多普勒：脾囊肿内无彩色血流信号（图 8-2-3）。

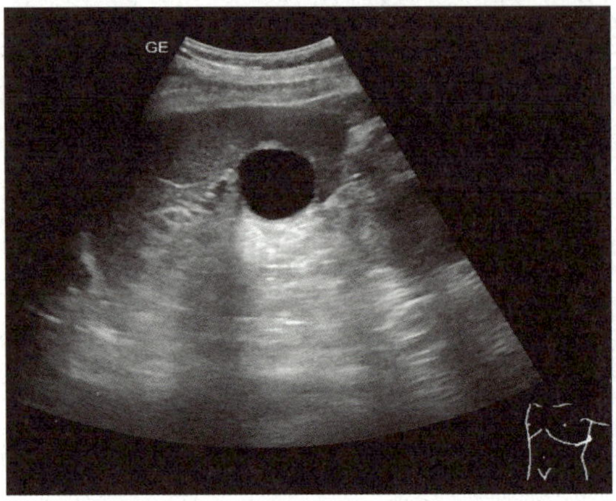

图 8-2-2　单纯性脾囊肿二维超声声像图

注：示脾实质内类圆形无回声。

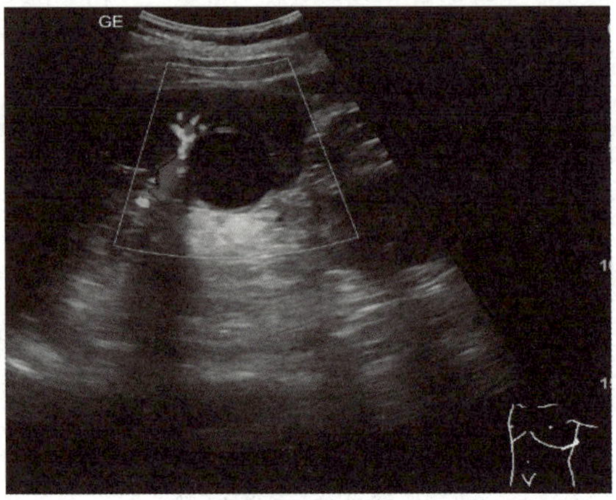

图 8-2-3　单纯性脾囊肿彩色多普勒超声声像图

注：示囊肿内无血流信号。

2. 鉴别诊断

（1）脾被膜下血肿：该病应与脾假性囊肿鉴别，前者以新月形为主，内有细密点状回声，有外伤史，脾区疼痛明显，较易鉴别。

（2）脾脓肿：有全身感染症状，有脾区疼痛和叩击痛体征，脾脓肿有时可在脾内见无回声区，但边缘模糊、回声较强，内部可见云雾状及条带状回声。

（3）胰腺假性囊肿、肾积水、腹膜后囊肿：此三种病变均为无回声区，可与脾囊肿混淆，仔细分析无回声区与脾的关系可鉴别。

3. 扫查要点　首先清晰明确显示脾内囊性占位性病变；后多切面、多角度扫查该病灶，仔细观察病灶的边界、形态、囊壁、囊内透声及与正常脾组织的关系；同时要询问病史、结合实验室检查排除脾血肿、脾脓肿等其他囊性病变。

（二）脾脓肿

少见，多为全身感染性病变，主要由血液循环至脾。多见于静脉内药物的使用、脾栓塞后或脾内血肿并发感染等。

早期临床诊断困难，当形成脓肿后易诊断。常有发热、寒战、左上腹部疼痛及白细胞增多等。

1. 超声诊断要点

（1）二维超声：脾体积增大，脓肿未液化时，表现为边界欠清晰的不规则等/低回声；液化坏死时，脾实质内见类圆形无回声区，壁内缘粗糙、较厚，无回声区内呈细密点状或条絮状回声，探头加压或体位改变有浮动。

（2）彩色多普勒：早期脓肿内可见彩色血流信号并可扫查到动脉血流；成熟期内部液化区无血流信号；囊壁上可扫查到条状血流信号，阻力指数多呈低阻型。

（3）超声造影：早期脓肿周边呈环状增强，内呈轻度增强；成熟期内出现液化、坏死呈无增强。脾包膜下或脾周脓肿时病灶周围为环状增强，内为无增强。

2. 鉴别诊断

（1）脾囊肿：多为单个或多个，壁薄，后壁及后方回声增强，无回声区内透声好。

（2）脾血肿：有外伤史，常呈不规则低回声。

（3）脾梗死：形态似楔形或不规则，呈低回声区，边界清晰，无明确包膜，超声造影为无增强。

（4）脾淋巴瘤：可呈内部回声均匀或不均匀的低回声，边界清，形态类圆形。彩色多普勒可在其内部检测到动脉血流。

3. 扫查要点 脾脓肿较少见且早期诊断困难，但随着影像技术的发展，同时结合临床全身发热表现及实验室检查，其诊断准确率增加；若脓肿液化与其他囊性病灶不易区分时，必要时结合超声造影检查明确病灶诊断。

（三）脾破裂

脾破裂按发病原因可分为创伤性脾破裂、自发性脾破裂、医源性脾破裂。最常见的是创伤性脾破裂，占 85%~90%。

1. 临床表现 与破裂的部位、类型及程度有关，轻者仅在左季肋部局部疼痛，重者可出现剧烈腹痛、绞痛、腹膜刺激征乃至休克等症状。依据病理及破裂部分可分为以下几种。

（1）真性脾破裂：脾破裂最常见类型，脾实质和脾包膜同时破裂，可引起不同程度的出血，即脾周血肿或游离出血，后者可导致出血性休克。

（2）脾包膜下破裂：包膜下脾实质破裂，包膜完整，多形成包膜下血肿。

（3）中央型脾破裂：脾实质部分破裂，包膜及浅层脾实质完好，脾实质深部形成血肿。

2. 超声诊断要点

（1）真性脾破裂：直接征象为高回声的脾包膜连续性中断或不完整，脾实质内见不均匀或减低回声区；间接征象为脾周可见无回声区或低回声区，探头加压脾周低回声区形态可改变，严重者可有腹腔游离无回声区（图 8-2-4）。

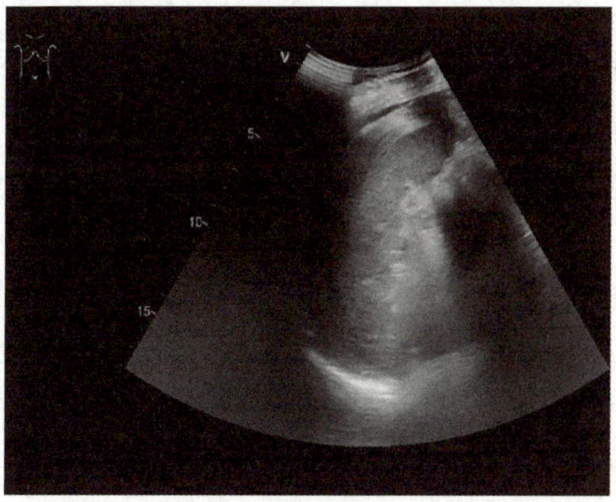

图 8-2-4 真性脾破裂二维超声声像图

（2）脾包膜下脾破裂：脾形态失常，径线增大，包膜完整但局部隆起，与脾实质之间可见呈月牙形的无回声区；严重者可压迫脾实质移位。随着时间延长无回声区血肿内可见细小点状、条索状中等回声改变等（图 8-2-5）。

（3）中央型脾破裂：脾体积可增大或正常，脾实质内见不规则低回声或不均质回声区，内为新鲜出血或血肿（图 8-2-6）。

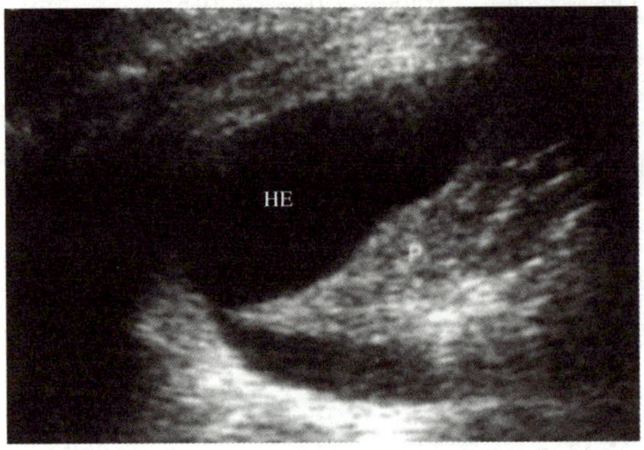

图 8-2-5 脾包膜下脾破裂二维超声声像图

HE. 血肿。

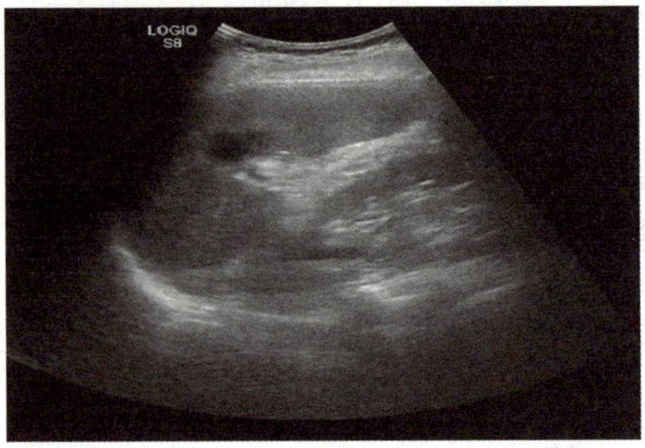

图 8-2-6 中央型脾破裂二维超声声像图

箭头示脾内见不均质低回声。

（4）彩色多普勒在脾损伤区未扫查到彩色血流信号。

（5）超声造影：注射对比剂后，脾破裂区可显示轻度增强或无增强；脾挫裂伤病灶显示为与脾表面垂直的边缘清晰的低增强带。如果对比剂在脾表面渗出至脾周，常提示有活动性出血。

3. 鉴别诊断

（1）脾肿瘤：常为边缘较清晰的圆形或卵圆形低回声团，病灶内可扫查到动脉彩色血流信号。

（2）脾脓肿：多有发热等全身表现。脾病变内可见液化坏死区，且脓肿壁较厚、囊壁不规则，亦可扫查到彩色血流信号。

4. 扫查要点 脾破裂严重威胁患者生命，其原则是在保证患者生命的情况下，尽量保留脾脏。超声检查有助于脾破裂的诊断和类型的区分，在进行超声检查时，要全面对脾及其毗邻组织的扫查，对图像进行仔细比较。当脾实质内和/或被膜下扫查到异常时，要结合病史脾破裂诊断较明确；有时脾实质内的血肿声像图类似囊肿，结合病史易鉴别诊断。急性脾破裂易诊断，但对于可疑、轻度脾破裂或保守治疗的脾破裂，必须密切观察，认真对比图像进行比较。对于腹部外伤的患者，即使小范围脾实质异常改变，也要高度警惕脾破裂的可能性。少数患者真性脾破裂直接征象不典型，故脾周及盆腹腔内游离液体等间接征象具有重要意义，必要时结合其他影像学检查。脾破裂与其他脏器合并存在时，当左侧肋骨骨折、开放性腹部损伤或可疑腹部多脏器破裂而超声检查较困难，要及时结合 CT 全面诊断与评估病情。

三、脾实质性病变

脾实质性病变较少见，其中有脾梗死和脾肿瘤等。

（一）脾梗死

是由于脾动脉的突然栓塞或脾静脉血栓导致脾局部组织缺血、坏死。近年来脾梗死的发病率增加，主要与介入性诊断的治疗增多有关。临床上轻度脾梗死可仅有低热、白细胞增多；严重者可突发左上腹部疼痛，并向左肩放射，可伴高热，甚至可继发脾脓肿。

1. 超声诊断要点

（1）外形无明显增大或变形，脾实质内可见一个或多个楔形或不规则低回声区，基底部较宽朝向包膜，尖端指向脾门（图 8-2-7）。

（2）边界清晰，内部回声随病灶坏死程度增加可呈现低回声或无回声，分布可均匀或呈蜂窝状结构。随时间延长因纤维化、瘢痕化及钙化内部可见不同程度的强/高回声表现。

（3）脾可肿大、变形。

（4）彩色多普勒：梗死区内未见明显彩色血流信号。

（5）超声造影：与周围脾实质相比，部分脾梗死区无对比剂进入，呈无增强，有时可在梗死区周围有环绕的高增强，边界清晰锐利，并在增强早期脾梗死区旁的脾动脉分支增强时出现增强中断现象。

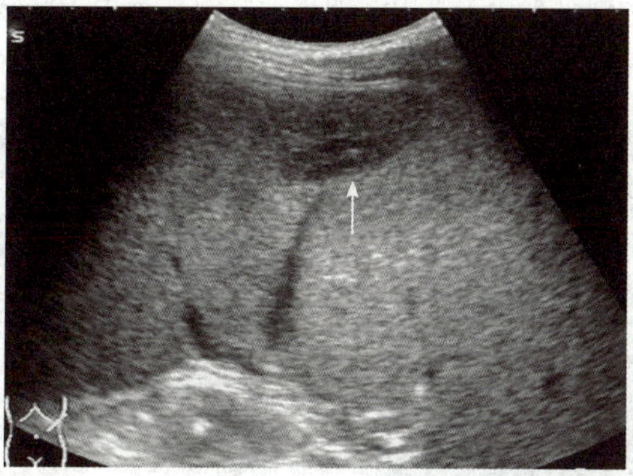

图 8-2-7　脾梗死二维超声声像图

箭头示脾内不规则低回声区。

2. 鉴别诊断

（1）脾血肿：多有外伤史。在脾实质内见低回声病灶，无楔形样形态。

（2）脾肿瘤：多呈圆形，低回声病灶，内可有彩色血流及动脉频谱。

3. 扫查要点

（1）扫查内容：脾形态、大小及内部实质情况，明确内部有无病灶，并观察病灶的形态、内部回声及血流情况等。

（2）注意事项：超声扫查简单，是诊断脾梗死的首要检查手段。对于有导管手术史和有栓塞史的患者，需提高警惕；脾梗死急性期利用超声及临床诊断较容易，但对于陈旧性脾梗死，易与脾肿瘤混淆，彩色多普勒的应用有助于鉴别；必要时行超声造影增加两者的鉴别点。

（二）脾肿瘤

脾肿瘤较少见，可分为原发性（良性、恶性）和转移性两类。血管瘤是最多见的良性肿瘤，淋巴瘤是最多见的恶性肿瘤。脾的转移性肿瘤多来源于消化道、胰腺、肺、乳腺、卵巢等部位。

1. 脾血管瘤　是脾最常见的良性肿瘤，以海绵状血管瘤多见，偶为毛细血管瘤。多无临床症状，多在腹部超声检查或手术中发现。

（1）二维超声：脾实质内见单个或多个实性团块，边界清晰规整，形态多呈类圆形，以高回声常见，较大者可为低回声或混合回声，当瘤体内出现栓塞、纤维化等改变时，内部回声分布不均匀

(图 8-2-8)。

(2) 彩色多普勒：血管瘤内多无彩色血流，少数可在瘤体边缘扫查到点状或短条状血流信号，可为动脉或静脉频谱。

(3) 超声造影：较大血管瘤呈现向心性或弥漫性快速增强，持续时间较久。有时大的病灶增强后可有后方衰减等变化。

2. 脾淋巴瘤 多为全身性淋巴瘤的一种表现。来源多为继发性，原发性少见。临床多表现左上腹疼痛及肿块，少数可有发热、脾大，浅表淋巴结多无异常表现。

(1) 二维超声：脾弥漫性肿大，实质内可见单个或多个低回声团块，边界清晰，形态不一，包膜不明显。随着病变的发展，肿块可相互融合或呈分叶状。少数呈蜂窝状低回声，内可见条状分隔。

(2) 彩色多普勒：多数瘤体内无彩色血流信号，少数瘤体周边可扫查到高阻性动脉血流。

3. 转移性肿瘤 原发性肿瘤可来源于乳腺、卵巢、肺等，远少于肝转移瘤。声像图表现与原发肿瘤的病理组织结构有关，呈多样性，多为低回声，亦可为高回声、混合回声（图 8-2-9）。

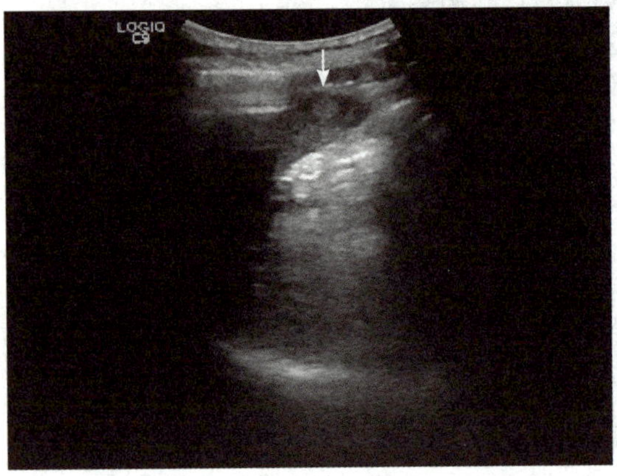

图 8-2-8　脾血管瘤二维超声声像图

箭头示脾实质内略高回声结节，边界清。

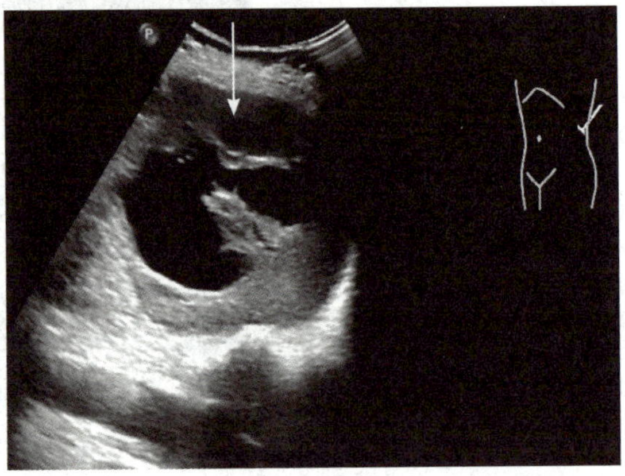

图 8-2-9　转移性肿瘤二维超声声像图

箭头示来源于卵巢的肿瘤。

4. 鉴别诊断

(1) 脾血肿：常为低回声区，形态不规则，结合外伤史可鉴别。

(2) 脾囊肿：边界清晰、呈圆形，囊内未见彩色血流信号。

(3) 脾梗死：形态多呈楔形或不规则，基底较宽指向包膜，回声较正常脾组织低。

5. 扫查要点 脾肿瘤发病率较低，超声检查对其却有较高敏感性；超声在鉴别脾淋巴瘤与脾转移瘤较困难，需结合临床病史及进一步其他检查以寻找原发灶加以鉴别；彩色多普勒虽能显示脾肿瘤的血流情况，但对脾肿瘤的定性诊断意义不大，超声造影也可提供一定的诊断信息；脾肿瘤的超声特征缺乏特异性，约 1/3 的患者无明显脾大，易漏诊，有时肝内局限性低回声可有助于提示诊断；若临床怀疑淋巴瘤累及脾或超声检查发现局灶性病变时，可超声引导下穿刺活检获得明确诊断。

第三节 脾先天异常超声诊断

脾先天异常指脾在发育过程中出现的结构、位置、数量等方面的异常。副脾最多见，先天性脾缺如、多脾综合征、游走脾及先天性脾反应少见。

一、副脾

副脾是脾先天性异常最常见的病变，发病率在10%~30%，常为单发。发生部位多位于脾门血管和胰尾附件，一般来自脾动脉。多无临床症状，多在超声检查时偶被发现，临床意义不大，但易与肿大淋巴结或胰尾肿瘤混淆，具有鉴别诊断意义。

（一）超声诊断要点

1. 二维超声 边界清晰，形态规则，多呈圆形或椭圆形，包膜光滑完整，内部回声均匀，与正常脾实质回声一致。多位于脾门处，形似脾门肿大淋巴结，但不压迫相邻的血管及器官（图8-3-1）。

2. 彩色多普勒 多可扫查到副脾有血管分支与脾动静脉相通。

3. 超声造影 注射对比剂后，副脾与正常脾组织同步增强、同步减退，实质内增强一致。早期有时可观察到1支小动脉自脾门开始增强，并入副脾内。

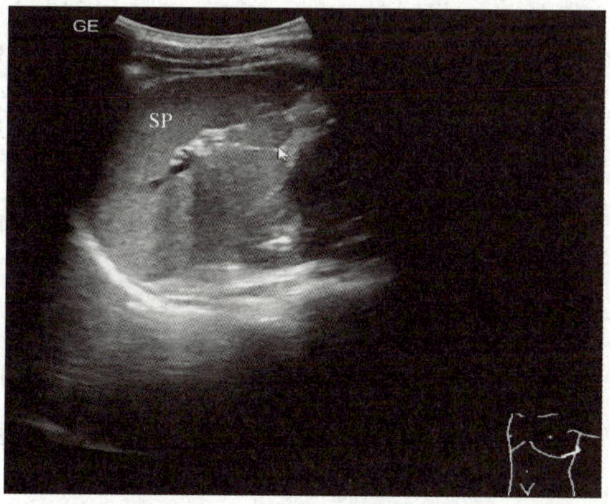

图8-3-1 副脾二维超声声像图

箭头示脾门与脾（SP）实质回声类似的一类圆形低回声。

（二）鉴别诊断

1. 脾门淋巴结 可为多发，呈圆形、均匀低回声，其内部回声低于正常脾回声，彩色多普勒无脾血管与淋巴结相通。

2. 胰尾肿瘤 胰尾部可见低回声肿块，内部回声不均，彩色多普勒内可见彩色血流及动脉频谱。

（三）扫查要点

常规超声对副脾诊断较容易，准确率较高；副脾的诊断关键是回声强度与正常脾组织回声一致，且与脾分界清晰。不压迫毗邻器官、血管，多数副脾彩色多普勒显示有血管分支与脾动静脉相通；副脾与肿大淋巴结鉴别有困难时，要反复观察、定期复查，有助于鉴别，必要时行其他影像学检查；脾大的受检者行脾切除后，残留的副脾可明显增大，易误诊为肿瘤，需结合病史加以鉴别。

二、先天性脾缺如

临床少见，多伴有先天性心脏病。在脾区扫查时无脾组织回声，但要排除脾位置的异常。

三、先天性脾反应

临床少见，与肝或其他内脏反应同时存在。脾声像图出现在肝声像图解剖区域。

▶知识拓展

吃水不忘挖井人

超声被誉为医生的“第三只眼睛”，在临床各个学科的应用越来越广泛，让我们了解一下它的前世今生。

1973年意大利生物学家斯帕兰札尼（Spallanzani, Lazzaro）通过蝙蝠试验发现“超声波”的存在；1980年法国物理学家皮埃尔·居里（Pierre Curie）和雅克·居里（Jacques Curie）发现了压电效应，由此开启了超声技术发展的序幕；1942年奥地利神经科医生卡尔·杜斯克（Karl Dusik）利用首台一维超声（A型超声）扫查颅骨，开启了超声诊断的序幕；1951年B超问世，1954年首次使用B超观察胎儿，1967年第一台实时超声设备Vidoson问世，1983年世界首台彩色多普勒超声仪SSD-880的问世。

超声的演变一共经历了从A超、B超、彩色多普勒超声等几个阶段，随着技术的不断更新，超声技术诊断也不断发展，至今超声医学成为独立的临床学科，在腹部、妇科、心脏、浅表、血管、介入、人工智能辅助诊断、5G远程医疗等领域迈入了快速发展的新阶段。

考试知识点总结

本章小结

协和云课堂…… 拓展练习及参考答案

（高杏娜）

教学课件

第九章　泌尿系统及男性生殖系统超声检查

学习目标

素质目标

（1）具备责任感，对工作一丝不苟，根植治病救人为信仰的观念。

（2）具备尊重患者，保护患者隐私的意识。

知识目标

（1）掌握：泌尿及男性生殖系统器官超声扫查的常用途径、正常声像图表现及各器官常见疾病超声表现。

（2）熟悉：各器官疾病鉴别诊断。

（3）了解：泌尿及男性生殖系统各器官疾病临床表现及病理概要。

能力目标

能熟练掌握并应用泌尿及男性生殖系统器官超声检查技能的能力，包括准确获取各标准切面、灵活调节仪器参数、合理安排患者体位与呼吸配合、有效利用声窗、完成检查前的充分准备，以及熟练掌握各种检查模式和方法。

案例导入

【案例】

患者，男性，68 岁。查体：心肺无异常，腹平软，无压痛反跳痛，双腰曲线对称，双肾未触及，左肾叩痛阳性。辅助检查：超声显示，双肾体积增大，双肾实质内多个囊性物，囊肿间实质回声增强。既往史：否认肝炎及结核病，无药物过敏史，无外伤及手术史。家族史：父辈有多囊肾病史。

【问题】

1. 根据超声检查考虑该患者所患何种疾病？

2. 该疾病与哪些疾病相鉴别？

·核心知识拆解·

泌尿系统超声检查主要针对肾脏、输尿管、膀胱。肾脏超声检查可清晰显示其轮廓、皮质髓质结构，能检测出肾积水、肾结石、肾囊肿、肾肿瘤等常见病症。输尿管超声检查时需留意其是否有扩张积水，多因结石或肿瘤阻塞所致，可判断梗阻部位及程度。膀胱超声检查要求膀胱适度充盈，以便观察膀胱壁厚度、有无憩室、结石、肿瘤等。

男性生殖系统超声包含睾丸、附睾、精索、前列腺等部位。睾丸超声检查可确定睾丸大小、形态、回声是否均匀，用于诊断睾丸扭转、附睾炎、睾丸肿瘤等。附睾超声检查有助于发现附睾炎症、囊肿等病变。精索超声检查能有效诊断精索静脉曲张，观察精索静脉内径及血流变化。前列腺超声检查可检测其大小、形态、内部回声，筛查前列腺增生、前列腺炎、前列腺癌等疾病。超声检查具有无创、无痛、操作简便、可重复检查等优点，是泌尿系统及男性生殖系统疾病诊断、治疗监测及健康体检中极为重要的影像学检查方法，能为临床提供关键的形态学及血流动力学信息，辅助医生制定精准的诊疗方案。

第一节 肾超声检查

微课：
肾脏扫查方法

一、肾超声检查基础

（一）肾的解剖概要

1. 肾的位置及毗邻 肾位于腰部脊柱两侧，位于第11胸椎及第三腰椎棘突水平之间，是左右各一的实质性器官，左肾高出右肾1～2cm，左肾前方有胃、脾、胰尾及结肠脾曲，右肾前方有右肝、十二指肠及结肠肝曲（图9-1-1，图9-1-2）。

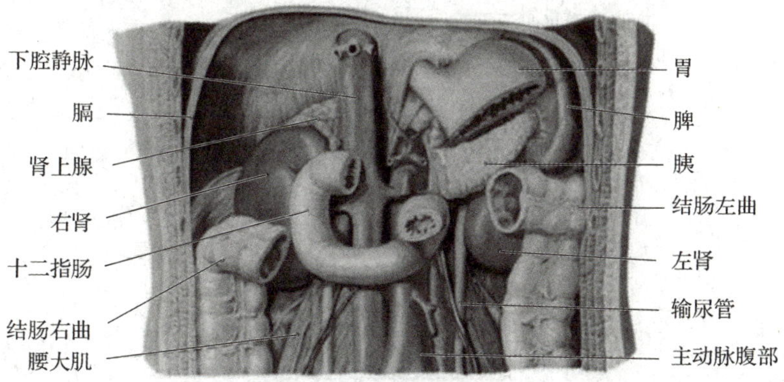

图9-1-1 肾的位置及毗邻（前面观）

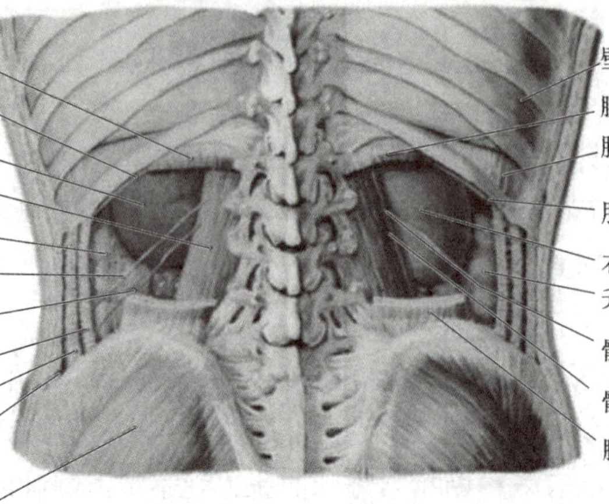

图 9-1-2　肾的位置及毗邻（后面观）

2. 肾的外形及内部结构　肾的外形类似蚕豆，具有上下两端、内外两侧缘，以及前后两面之分。其上端宽广且薄，下端则狭窄且厚实。肾的前面较为凸出，面向身体的前外侧；而其后部则相对平坦，紧密贴合于腹后壁。其外侧缘呈现出凸隆的形态，内侧缘的中部则存在一处凹陷，此凹陷为肾的血管、肾盂、神经及淋巴管等结构的出入之处，称为肾门。在肾门内，各结构的排列顺序为：肾静脉位于前方，肾动脉居中，肾盂则位于后方，这三者共同构成了肾蒂。肾门向内部延续，由肾实质围成肾窦。肾窦内部包含有肾动脉与肾静脉的主要分支和属支、肾小盏、肾大盏、肾盂，以及脂肪组织等结构。

肾实质的厚度为 1.5~2.5cm，实质由皮质及髓质组成，皮质伸入髓质的部分则称为肾柱。皮质在外层，厚度为 0.8~1.0cm，髓质在内层，由 10~12 个肾锥体组成。肾锥体的尖端指向肾窦称肾乳头，与肾小盏相接。

肾盂在肾窦内向肾实质展开，形成 2~3 个大盏和 8~12 个小盏，每个小盏收集 1~2 个肾乳头所排出的尿液，正常成人肾盂容量为 5~10ml。肾盂的大部分位于肾窦外，为肾外肾盂；而位于肾窦内的则称为肾内肾盂。肾包膜分为两层，真包膜是位于肾表面的一层纤维膜，肾周筋膜则呈囊状，内有丰富的脂肪包围肾，起固定和保护的作用。两肾的形态、大小、重量大致相同，其长 10~12cm，宽 5~6cm，厚 3~4cm，重量 100 ~150g（图 9-1-3）。

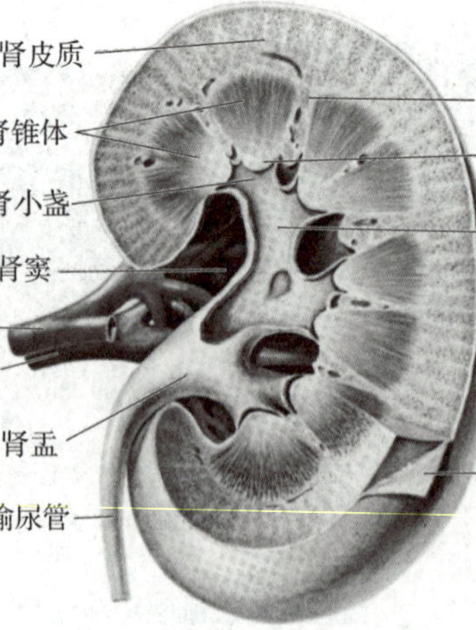

图 9-1-3　肾的内部结构

3. 肾血管解剖

（1）肾动脉：起源于腹主动脉，在肠系膜上动脉分支下方的两侧分别分出右肾动脉和左肾动脉。右肾动脉的路径经过下腔静脉、胰腺头部，以及肾静脉之后，在肾静脉水平处进入右肾门；而左肾动脉则经过左肾静脉、胰腺体尾部之后方进入左肾门。两侧肾动脉在接近肾门时，分别分为前后两支，穿过肾门进入肾窦。前支在进一步分为4~5支段动脉后，进入肾脏前部的实质，而后支则进入肾脏后部的实质。前支较为粗大，后支相对细小。根据其分布区域，肾脏实质可被划分为上段、上前段、下前段、下段和后段。除后段由后支供血外，其余各段均由前支供血。上述五段动脉继续分出大叶间动脉，这些动脉延伸至肾柱，并沿着肾锥体周围向肾表面伸展，当达到髓质与皮质交界处时，大叶间动脉呈弓状转弯，形成弓状动脉。弓状动脉以直角方向向肾皮质分出小叶间动脉，再从小叶间动脉分出入球小动脉，进入肾小球。不经由肾门直接进入肾实质的动脉被称为迷走肾动脉或副肾动脉，其发生率大约为20%。迷走肾动脉多起源于腹主动脉或肾上腺动脉。

（2）肾静脉：起源于出球小动脉，在肾实质内形成毛细血管网，并最终汇聚成肾静脉。肾内小静脉与相应的动脉并行，在肾门区域汇合成左右肾静脉。右侧的肾静脉向左侧延伸，穿过肾动脉前方，注入下腔静脉。左侧的肾静脉则向右侧延伸，穿过肾动脉和腹主动脉前方，位于肠系膜上动脉后方，注入下腔静脉。当肠系膜上动脉对左肾静脉施加压迫时，可能导致左肾静脉的血液回流受阻，引起静脉扩张，临床上将此现象称为“胡桃夹”综合征。

（二）扫查方法和扫查途径

1. 检查前受检者准备　进行肾超声检查通常无须特别准备，然而，若检查同时涉及膀胱、输尿管、前列腺或盆腔等其他结构，建议受检者在检查前适量饮水并憋尿，以确保膀胱适度充盈，从而使得肾盂和肾盏的图像显示更加清晰。若需诊断肾动脉狭窄等肾血管疾病或评估肾肿瘤是否发生转移而需扫查肾静脉、下腔静脉及肾门淋巴结，应于空腹状态下进行检查，以减少肠道气体对检查结果的干扰。

2. 受检者体位　肾检查常用体位为仰卧位、侧卧位，由于肾的位置靠后，故扫查时还可采取俯卧位。

3. 扫查仪器　在进行肾检查时，应选择具备高分辨率的实时腹部超声诊断设备或彩色多普勒超声诊断设备。首选凸阵探头，因其具有广阔的视野，便于获取肾的全面切面图像；然而，其与人体皮肤接触面积较大，易受肋骨遮挡，导致声波干扰，影响图像的完整性。成人检查时，通常使用3.0~3.5MHz的探头频率；而儿童检查则多采用5.0MHz的探头频率。在进行超声扫查时，还需适时调整仪器设置，二维超声检查中应注意动态范围、边缘增强、深度（时间）增益补偿、总增益等参数的调节；彩色多普勒血流成像检查时，则应调整彩色信号阈值、壁滤波范围、彩色取样框、血流速度范围及彩色总增益等，以提升肾脏内血管彩色显示的灵敏度，并防止“彩色溢出”伪像的出现。同时，应指导受检者屏住呼吸，以减少或消除彩色噪声。

4. 扫查方法（图9-1-4）

（1）仰卧位侧腰部扫查：最常用体位，可对肾分别进行冠状切面及横切面的扫查。其优点是侧腰部肌肉层薄，这个切面以肝、脾为声窗，分别对两侧肾扫查，透声好，声像图清晰，同时显示肾内血流亦佳，但当腹部胃肠道气体干扰及肋骨遮挡时，观察效果欠满意，此时可让受检者深呼吸，使肾位置上下移动，以利于观察。

（2）侧卧位对侧腰部扫查：在左侧卧位状态下进行右侧肾的检查，而在右侧卧位状态下则检查左侧肾。采用侧卧位进行检查有助于将肠管推向对侧，从而在肠道气体较多的情况下，更有利于肾的成像。在检查过程中，利用肝或脾作为声学窗口，对肾进行冠状面和横断面的超声检查，这种方法对于输尿管的显示尤为有利。

（3）俯卧位背部扫查：受检者采取俯卧姿势，并将两侧腰背部肾区暴露，以便对肾进行纵向及横向切面的扫查。该扫查方式的优势在于背部的组织器官较少，且受肋骨的干扰较小，从而便于获取肾的完整声像图，对于测量值的评估也更为客观；但背肌发达者，声衰减明显，图像不清晰。

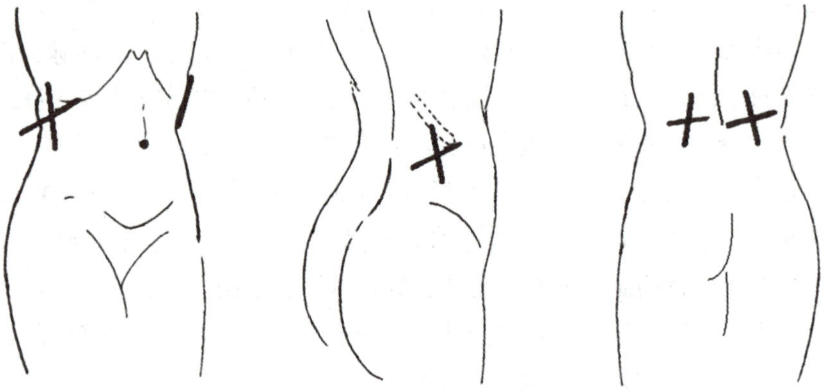

（a）　　（b）　　（c）

图 9-1-4　肾的扫查方法

（a）仰卧位；（b）侧卧位；（c）俯卧位。

5. 标准切面

（1）肾冠状面扫查（图 9-1-5，图 9-1-6）：受检者取仰卧位或侧卧位，超声探头置于腋后线第 11 肋间下缘，声束指向内侧偏前方，角度为 20°~30°。肾上极位置较深，下极位置较浅，右肾的浅表为肝部分覆盖，左肾的浅表为脾部分覆盖，肾下极可有肠管及肠气干扰。通过肝、脾作为透声窗扫查右肾和左肾，此断面可清晰显示肾内结构（包括肾皮质、锥体、集合系统和肾血管）。此切面以找到肾门为标准，深部为腰大肌及脊柱的回声。此切面可测量肾脏的长径、肾实质厚度。

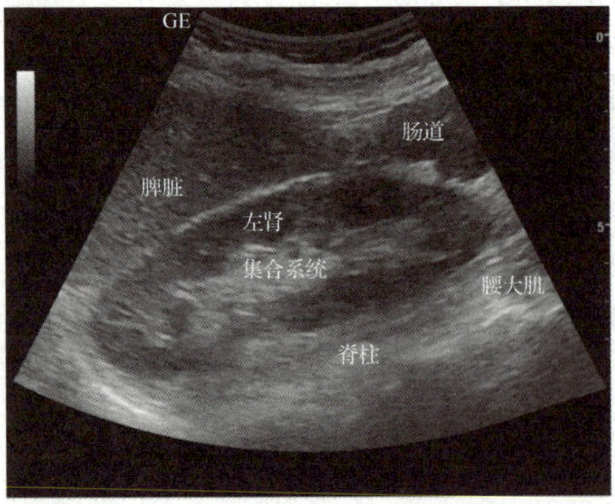

图 9-1-5　左肾的冠状面二维超声声像图

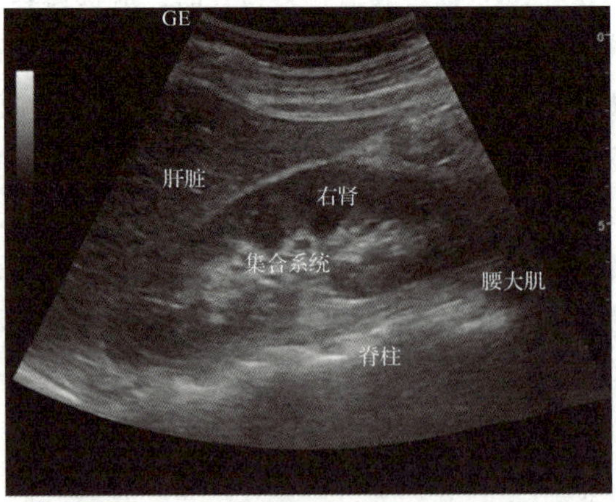

图 9-1-6　右肾的冠状面二维超声声像图

（2）肾纵断面扫查（图 9-1-7，图 9-1-8）：受检者取侧卧位或俯卧位，探头置于侧腰部或背部，先检查长轴再根据肾长轴进行肾纵断面扫查。如肾上腺因肺气体影响显示不佳，可嘱受检者深呼气后屏气检查。俯卧位背部肾长轴呈外“八”字形，故扫查方向也应沿肾长轴倾斜。右肾位于背部肌层的深部，一般不能显示肾门，除非探头向内前方偏转右肾中上部的深处为肝、胆囊或下腔静脉，中下部的深处为肠管。肾上端可被肺下极掩盖而不显示。左肾与右肾相似，不同之处是左肾上极的上方为脾，左肾中上部的深处为脾静脉和胰尾，左肾中下部深处为肠管。

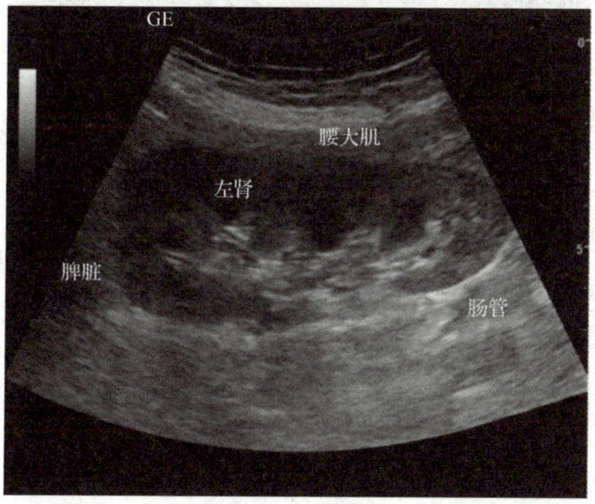

图 9-1-7　左肾背部纵断面二维超声声像图

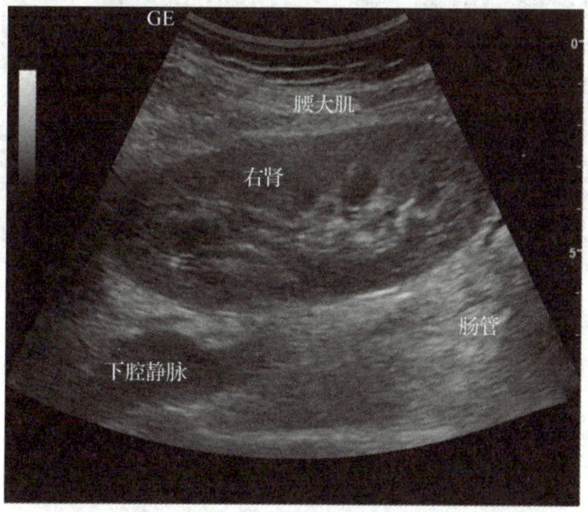

图 9-1-8　右肾背部纵断面二维超声声像图

（3）肾横断面扫查（图 9-1-9，图 9-1-10）：受检者取侧卧位或俯卧位，于肾长轴切面将探头做 90°旋转，自肾上腺向下极移动探头，可获得肾脏横断面。在肾的上下极水平，肾实质呈“O”形，在肾门水平肾实质呈“C”形，肾门朝向人体的内前方。右肾内侧深处为下腔静脉，左肾内侧深处为腹主动脉。

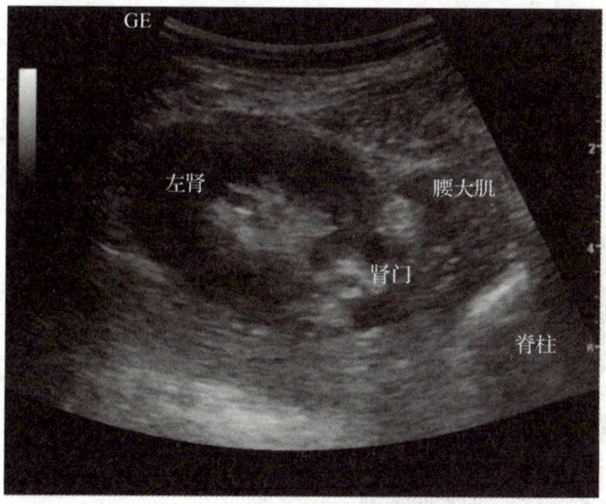

图 9-1-9　左肾背部横断面二维超声声像图

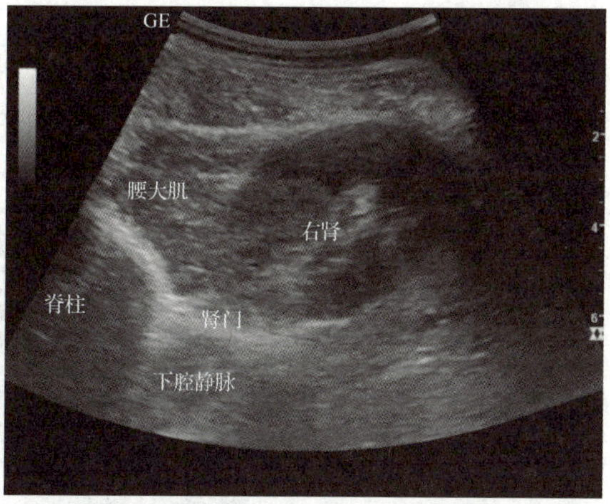

图 9-1-10　右肾背部横断面二维超声声像图

（4）上腹部横断面扫查（图 9-1-11，图 9-1-12）：受检者仰卧位，声束垂直身体长轴或稍向上侧倾斜，获得肾横断面和肾门部血管的长轴断面。在患者深吸气时沿肋缘下斜行扫查可找到右肾静脉。在第 1、2 腰椎水平，胰腺平面以下作横向扫查，以腹主动脉、下腔静脉及肠系膜上动脉为参照，找到从腹主动脉分支的肾动脉主干，也可观察到位于腹主动脉与肠系膜上动脉起始段之间的左肾静脉。

而下腔静脉的后方可发现右肾动脉的横断面。

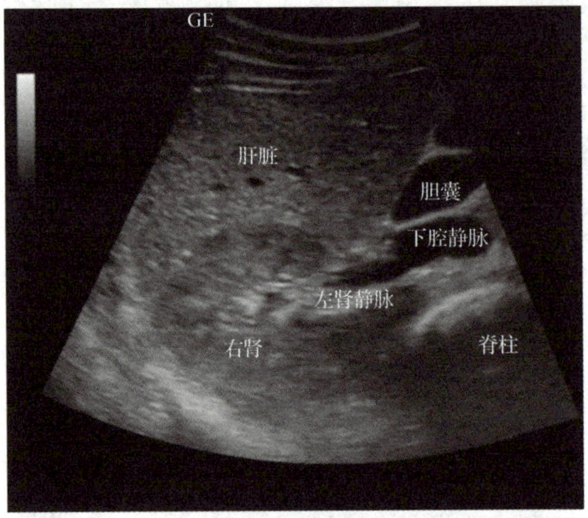

图 9-1-11　右肾肋缘下横断面二维超声声像图

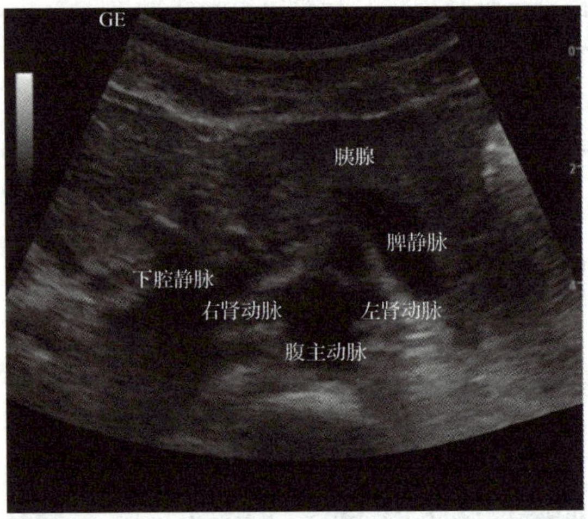

图 9-1-12　肾动脉上腹部横断面二维超声声像图

（三）肾正常超声声像图及超声测量

1. 肾正常超声声像图（图 9-1-13）

（1）肾包膜：肾包膜光滑、清晰，呈高回声，在肾包膜外有肾周筋膜及其内外脂肪的存在，肾下极脂肪层较厚，呼吸时与肾同步活动，与肝或脾相对运动。

（2）肾实质回声：具体如下。①肾皮质回声：包绕在肾髓质的外层，并有一部分伸入肾锥体之间，称肾柱。肾皮质回声略高于肾髓质，但略低于肝、脾回声。肾皮质厚度为 0.8~1.0cm。②肾髓质回声（肾锥体回声）：呈卵圆形或锥形放射状排列在肾窦回声周围，回声低于肾皮质，略高于胆汁回声。

（3）肾窦回声：肾窦回声是肾窦内各种结构的回声综合，它包括肾盂、肾盏、血管、脂肪等组织的回声。肾窦回声位于肾中央，通常是一片椭圆形的高回声区，其回声强度高于胰腺回声，边界毛糙不整齐，膀胱过度充盈或应用利尿药后，可出现肾窦回声分离，但通常小于 1.0cm，排尿后该现象可消失。一般肾窦回声的宽度占肾的 1/3 ~ 1/2。

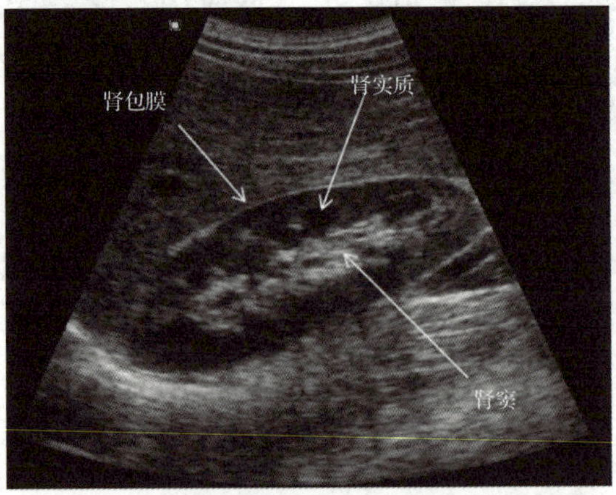

图 9-1-13　肾的正常二维超声声像图

（4）正常肾彩色多普勒血流图（图 9-1-14，彩图 9）彩色多普勒诊断仪可清晰显示，一般情况下正常人的彩色肾血管树，自主肾动脉、段动脉、叶间动脉、弓状动脉直至小叶间动脉及各段伴行静脉均能显示。彩色血流分布直到肾皮质，呈充满型。肾动脉主干内径 0.5 ~0.6cm，走行迂曲。在同一切面上很难显示肾动脉全程。肾静脉位于肾动脉的前外侧，内径较宽，为 0.8~1.2cm，较容易显示其全程。用脉冲多普勒可测量各段肾动脉的血流频谱。

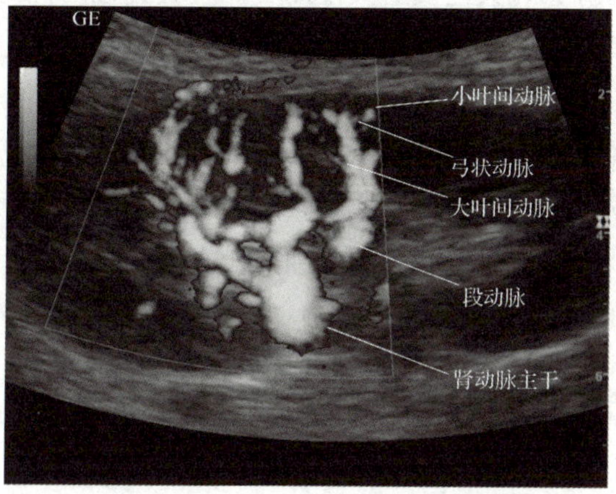

图 9-1-14　肾彩色多普勒血流图

2. 肾超声的测量及正常值

（1）正常肾超声检测：为保证肾超声测值的可比性，所有测量需在标准切面上进行，如肾最大冠状切面测量其长径及宽径，肾门水平横断面测量其厚径，除男女差异外尚有个体差异。正常成人长径正常测值 10~12cm；宽径正常测值 5~6cm；厚径正常测值 4~5cm。

（2）肾动脉频谱：肾动脉主干收缩期峰值流速一般小于 100cm/s；阻力指数 0.56~0.70；搏动指数 0.70~0.14；加速度（11±8）cm/s^2；加速度时间小于 0.07 秒。

（四）扫查要点

1. 扫查内容　主要对肾的形态、大小、位置、肾皮髓质的回声状况、厚度，以及集合系统（包括肾盂和肾盏）的回声进行检测。若在肾窝内未能发现肾，则需进一步检查盆腔及腹腔，以确定是否存在异位肾或游走肾的情况。在发现一侧肾存在局限性或弥漫性病变时，需明确其大小、回声及形态特征，并与对侧肾进行对比分析。

2. 注意事项　检查时，应根据受检者的具体情况，采取适宜的体位，并进行多角度的扫查，以确保肾及其邻近结构的清晰成像。在进行超声扫查过程中，可适度对探头施加压力，以推动肾周围的肠管，降低肠道气体的干扰，并缩短探头与肾之间的距离。同时，应指导受检者进行吸气、呼气及屏气等动作，以配合检查。吸气时，横膈膜下降，带动肾向下移动，有助于侧腰部肾上腺的扫查；呼气时，肺部上移，可减少肺内气体对超声的干扰，从而有利于背部肾上腺的扫查；屏气时，肾位置相对稳定，可减少多普勒效应的干扰，有利于肾内部血管的彩色血流成像。在受检者进行呼吸动作的过程中，还可以动态观察肾的活动度及肾与邻近脏器（如肝、脾、腰大肌）之间的相对运动，有助于判断病变的起源及病变向邻近脏器扩散的情况。

二、肾常见疾病的超声图像表现

（一）肾囊性病变

肾囊性病变种类繁多，可分为先天性及后天性两类，且其囊性占位的数量、大小、形态及所在位置亦有所差异。依据病理改变类型，可大致划分为孤立性肾囊肿、多发性肾囊肿及多房性肾囊肿三种；而根据病变所在部位，则可区分为肾皮质囊肿、髓质囊肿及集合系统囊肿三类。

在临床实践中，较为常见的肾囊性病变类型包括单纯性肾囊肿、多囊肾、肾盂旁囊肿及肾钙乳症等，其中单纯性肾囊肿的发病率居首位。由于肾囊性病变大多不引发任何临床症状，故多是在超声检查中偶然被检出。当囊肿体积增大或合并感染、出血等情况时，可能会出现压迫症状，严重病例可伴有恶心、呕吐、水肿及高血压等症状。

1. 超声表现

（1）单纯性肾囊肿（图 9-1-15）：单纯性肾囊肿是临床中最为普遍的肾囊性病变类型，亦称孤立性肾囊肿。多见于成年人，儿童较为少见。其病程进展通常较为缓慢，且多数情况下无明显症状表现。然而，当囊肿体积显著增大或并发感染、出血等情况时，患者可能会出现腰部或腹部的疼痛。单纯性肾囊肿典型的超声声像图表现为肾实质内存在无回声结构，形态规则，通常呈现为圆形、椭圆形或近似圆形；无回声区域的边界清晰，其后壁可见回声增强效应。此外，单纯性肾囊肿亦可展现出一些非典型特征，如囊内容物性质的改变（如出血、感染、胶冻样变化），以及囊壁结构的变异（如囊壁增厚或钙化）等。

（2）多发性肾囊肿：肾脏内囊肿数量较多，但仍处于可计数的范围，并且在囊肿之间能够观察到正常的肾实质回声。声像图表现为肾实质内呈现出多个无回声区域，这些区域的囊壁较薄且表面光滑，后方回声呈现增强效应。肾脏局部区域因囊肿的存在而呈现增大趋势，而未受囊肿影响的肾实质部分，其回声表现与正常肾脏相同。

（3）多囊肾（图 9-1-16）：多囊肾是一种遗传性肾脏疾病，可分为常染色体显性遗传型和常染色体隐性遗传型。前者通常被称为成人型多囊肾病，而后者则被称为婴儿型多囊肾病。成人型多囊肾病的病理特征为双侧肾脏受损，肾脏体积增大，肾实质内充斥着大小不一的囊肿，这些囊肿压迫肾实质导致其萎缩，并逐渐丧失功能。临床上，患者可能出现恶心、呕吐、水肿、高血压等肾衰竭的症状。成人型多囊肾还可能与其他器官的多囊性病变并存，如多囊肝、多囊胰、多囊脾等。在超声检查中，成人型多囊肾表现为肾脏体积显著增大，肾内充满无数大小不等的囊状无回声区，无回声区之间肾实质部分回声增强。至于婴儿型多囊肾病，由于其为常染色体隐性遗传病，患儿通常在出生后不久即因病去世，因此在日常医疗检查中较为罕见。值得注意的是，尽管此病也表现为多囊性病变，但由于囊肿体积较小，往往无法显示出典型的囊肿无回声特征，而是表现为肾脏体积增大和肾内回声增强的超声图像。

（4）其他肾囊性病变有如下类型。①多房性肾囊肿：多房性肾囊肿是一种较少见的肾良性病变，多数为单侧病变，成人发病以女性多见，临床表现可无症状。超声表现为囊肿壁薄，囊壁光滑，后方回声增强；囊肿内部有纤细带状分隔回声将囊肿分隔为多个无回声区，形态不一定规则。②肾盂旁囊肿：肾盂旁囊肿又称肾盂周围囊肿，一般指肾窦内或位于肾盂旁向肾窦内扩展的肾囊性病灶。超声表

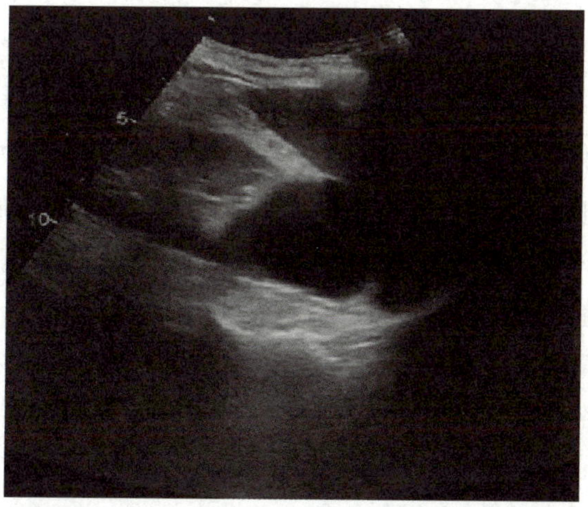

图 9-1-15　单纯性肾囊肿二维超声声像图

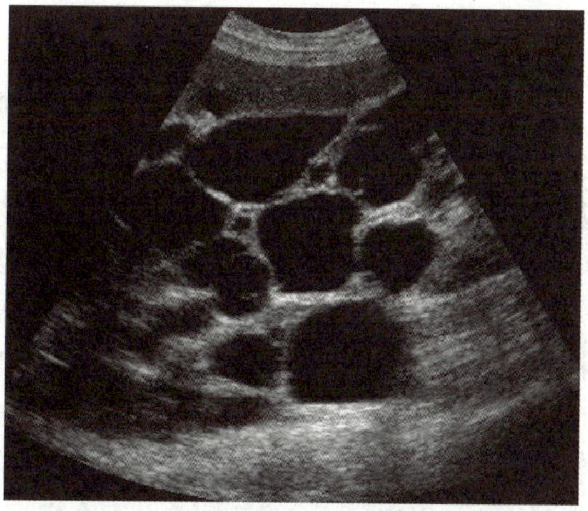

图 9-1-16　多囊肾二维超声声像图

现为位于肾窦或紧贴肾窦的囊性无回声区，特点是不伴有肾小盏扩张，若囊肿体积较大，可阻碍尿液排出，而引起肾盂轻中度积水，其余同肾囊肿典型的声像图改变。③肾盂源性囊肿及肾钙乳症肾盂源性囊肿：又称为肾盂或肾盏憩室，是一种与肾盂或肾盏相通的囊肿，先天形成，大小一般为 2~3cm 以下，偶有最大可致 5cm 以上。超声表现为囊壁光滑的无回声区，后方回声增强，不向肾表面隆起。肾盂源性囊肿内有结石形成称为肾钙乳症。超声表现为囊性无回声区内伴声影的强回声，随着被检者体位改变，强回声朝重力方向移动；微小的肾钙乳症也可表现为肾实质内振铃样回声，仔细观察可发现其周边有小的无回声区。④肾髓质囊肿：肾髓质囊肿是由肾髓质集合管的扩张引起的，其中海绵肾是最常见的类型。海绵肾是一种先天性常染色体隐性遗传疾病，主要影响 40~60 岁的患者。患有海绵肾的患者可能会表现出慢性肾功能不全的症状，或者完全无症状。由于该病变发展缓慢且局限于肾髓质，其囊性变化在超声图像中不易被发现，而病变的锥体乳头部则容易出现钙质沉积。海绵肾的超声影像特征表现为双侧肾脏实质增厚和饱满，以及肾髓质锥体乳头部呈现放射状排列的强回声。⑤复杂性肾囊肿：指肾囊肿发生出血、感染或囊壁增厚、分隔及钙化等多种表现。在声像图上，其囊壁呈现不规则或增厚状态，内部可见规则或不规则的分隔，分隔及囊壁上可出现钙化现象，囊内透声效果不佳，能观察到絮状或云雾状的回声。值得注意的是，约 5% 的复杂性肾囊肿可能为恶性肿瘤，因此需进行仔细鉴别。

2. 鉴别诊断　多发性肾囊肿与多囊肾的鉴别：多发性肾囊肿多为单侧，囊肿的数目较多，囊肿以外的肾实质回声正常，如果囊肿较大时，则可对局部肾实质造成挤压；多囊肾为双肾发病，双肾体积增大，表面不规则，囊肿数目数不清，布满整个肾，囊肿以外肾实质回声增高。多囊肾患者常伴有多囊肝、多囊脾、多囊胰腺等。囊肿合并感染出血时，囊肿内部回声出现混浊增高。

3. 扫查要点　在进行检查时，应严谨地观察肾内无回声区的数量及其分布情况，并确认囊肿之间的肾组织回声是否处于正常范围。同时，需细致观察囊肿内部是否存在回声混浊增高的情况，以此为依据判断是否存在合并出血或感染的可能性。对于多囊肾患者的检查，还需特别关注肝、脾、胰等脏器是否有多囊性病变的存在。值得注意的是，婴儿多囊肾在超声扫查中常难以发现囊肿，而仅表现为肾实质回声的增强。在此情况下，可利用超声仪的放大功能，对肾内进行更为细致的观察，以判断是否存在不规则的管状结构。

（二）肾积水

尿路梗阻导致肾盂肾盏内尿液滞留，进而引发肾盂肾盏扩张及肾萎缩的病理改变，被定义为肾积水。此病理过程中，尿路梗阻阻碍肾内尿液的正常排出，致使肾盂内尿量增加，相应导致肾盂体积增大及内部压力升高。在严重情况下，肾的整体体积亦可能增大。肾积水的主要临床症状为肾区胀痛，对于积水程度较重的患者，腹部可触及肿块，尤其对于小儿患者，常以腹部肿块为就诊原因。

急性肾积水初期，肾盂扩张现象可能不明显，但随着积水时间的延长，肾盂扩张越发显著，肾脏受损程度亦随之加重，肾实质可能逐渐变薄，乃至萎缩至近乎薄纸状态。

小儿泌尿系统梗阻多以先天性畸形为主，包括尿路神经与肌纤维发育不良、肾盂高位出口及异常血管压迫等因素。而在成年人中，常见的病因包括结石、炎症、肿瘤及外在压迫等因素，如腹部及腹膜后肿块、妊娠期间的卵巢静脉充血压迫等。

1. 超声表现 肾积水的超声表现主要包括肾窦回声分离、肾体积增大及肾实质出现萎缩变薄的现象。依据肾积水的严重程度，可将其划分为轻度、中度及重度三种类型。

（1）轻度肾积水：肾盂及肾大盏扩张，肾小盏不扩张，肾窦内出现回声分离，肾实质回声正常，肾大小及形态均无明显改变（图 9-1-17）。

（2）中度肾积水：肾盂、肾大盏扩张，肾小盏也因积水而扩张，肾窦内出现类似“花朵样”或“烟斗样”无回声区，肾实质轻度受压，肾大小及形态依据肾积水的发展程度出现相应的变化（图 9-1-18）。

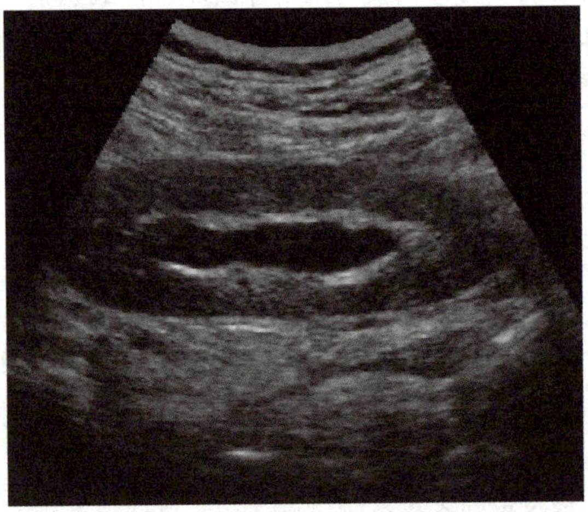

图 9-1-17 轻度肾积水二维超声声像图

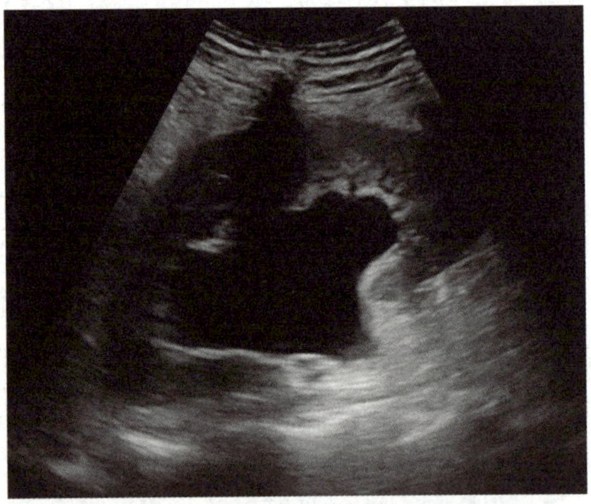

图 9-1-18 中度肾积水二维超声声像图

（3）重度肾积水：肾盂及各肾盏积水相互融合，肾窦回声由无回声区取代，无回声区呈“调色板”样，有时也呈巨大囊肿样，肾实质萎缩变薄，肾体积增大，形态失常（图 9-1-19）。

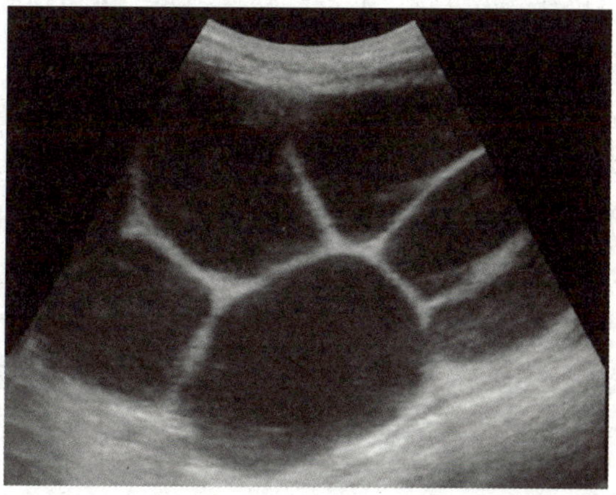

图 9-1-19　重度肾积水二维超声声像图

2. 鉴别诊断

（1）肾囊肿的鉴别诊断：单纯性肾囊肿的无回声区位于肾实质内部，与肾积水在肾窦部位所呈现的无回声区相对容易进行区分。肾盂旁囊肿则紧邻肾窦回声区域，易与肾积水产生混淆。鉴别两者的关键在于肾盂旁囊肿通常呈现为圆形或椭圆形，而轻度肾积水则呈现出“菱角样”形态；中度或重度肾积水则分别呈现为“花朵样”或“调色板”样。对于体积稍大的肾盂旁囊肿，其位置多位于肾窦一侧，导致肾窦受压并发生变形，但囊肿以外的肾实质回声保持正常。相比之下，巨大囊肿导致的肾积水则会使肾实质发生萎缩并变薄，同时肾窦回声消失。此外，肾上腺囊肿还需与重复肾畸形时上方的集合系统积水进行鉴别。重复肾畸形时的无回声区通常呈现为“鸟嘴样”，内部可能存在分隔，且同侧可扫查到与其相连的扩张输尿管。

（2）在与多囊肾或多发性肾囊肿的鉴别诊断中，中度或重度肾积水，特别是呈现“调色板”样改变的肾积水，易于与多囊肾或多发性肾囊肿发生混淆。关键的鉴别要点在于多囊肾为双侧肾脏发病，肾实质内布满大小不等的囊肿，且这些囊肿之间互不连通；而肾积水所形成的无回声区域则相互贯通，并且通常伴有同侧输尿管的连接及扩张表现。

3. 扫查要点　肾盂回声分离的标准测量切面应采用背部纵切面，通过测量肾窦内部液性无回声区域的前后径来获取准确数据，其他径线的测量值均不具备准确性。通常，当肾盂回声分离超过 15mm 时，可判定为肾积水。然而，在特定情况下，如急性尿路梗阻（如输尿管结石引发的急性肾绞痛），肾盂回声分离的测值可能仅达到 8mm。

（三）肾肿瘤

肾肿瘤主要分为肾恶性肿瘤和肾良性实质肿瘤两大类。在肾实质肿瘤中，超过九成属于恶性，其中肾细胞癌、肾盂癌和肾母细胞瘤是最常见的类型，而肾淋巴瘤、平滑肌肉瘤、脂肪肉瘤及转移性肿瘤则相对罕见。在肾良性实质肿瘤中，血管平滑肌脂肪瘤最为多见，而肾脂肪瘤、嗜酸细胞瘤、纤维瘤、血管瘤等其他良性肿瘤的发生率则较低。

肾细胞癌，亦称肾癌，占肾恶性肿瘤的绝大多数，大约为 85%。该病多发于成年人，儿童患者较为少见。肾细胞癌在病理上可细分为透明细胞癌、颗粒细胞癌和未分化腺癌，其中透明细胞癌最为常见，其肿瘤组织通常分布均匀，但有时也会出现出血、坏死或钙化等现象。肾细胞癌起源于肾小管上皮细胞，随着肿瘤的进展，可能会侵犯肾盂、肾盏、肾周筋膜及邻近的其他器官。肿瘤的转移通常通过血液循环转移到肺、肝、脑和骨骼等器官，亦可能转移到肾门淋巴结和腹膜后淋巴结。肾细胞癌在临床上常表现为无痛性肉眼血尿。

肾母细胞瘤，又称为肾胚胎细胞瘤或 Wilms 瘤，是儿童中最常见的肾恶性肿瘤。肾母细胞瘤在早期可能无明显症状，超声检查时往往能发现较大的肿块。当肿瘤体积增大时，可能会对周围器官产生压迫，导致诸如胃肠道压迫引起的呕吐、肠梗阻或压迫血管导致下肢水肿、静脉曲张等症状。

肾血管平滑肌脂肪瘤，亦称肾错构瘤，该病分为两种类型：一种是与结节性硬化系统疾病相关的常染色体显性遗传疾病，另一种是不伴有结节性硬化的单发疾病。前者患者通常在面颊部有红褐色结节硬化斑，并可能伴有其他器官的异常；后者患者通常无明显症状。然而，当瘤内发生出血时，患者可能会突发急性腹痛、腰部肿块和低热，严重时甚至可能发生休克。

1. 超声表现

（1）肾细胞癌

1）二维超声（图 9-1-20）：肾实质内异常回声肿块，形状多呈圆形或椭圆形，少数肿块也可呈不规则形；2~3cm 大小的肿块多呈中等回声，4~6cm 大小的肿块多呈低回声，肿块内部回声均匀或不均匀；如果肿块内部出血坏死，则会形成无回声的液区，若有钙化则会出现强回声。

2）彩色多普勒声像图（图 9-1-21，彩图 10）：根据肿瘤周边血管走行及内部血管的血流表现分为四种不同类型：抱球型、星点型、少血流型和血流丰富型。抱球型表现为肿瘤周边血流信号丰富，内部散在点状或条状血流。星点型表现为肿瘤周边彩色血流较少，仅内部有少数星点状彩色血流。少血流型表现为肿瘤内部很少的彩色血流信号，甚至没有血流信号。血流丰富型则表现为肿瘤内部彩色血流信号甚多。

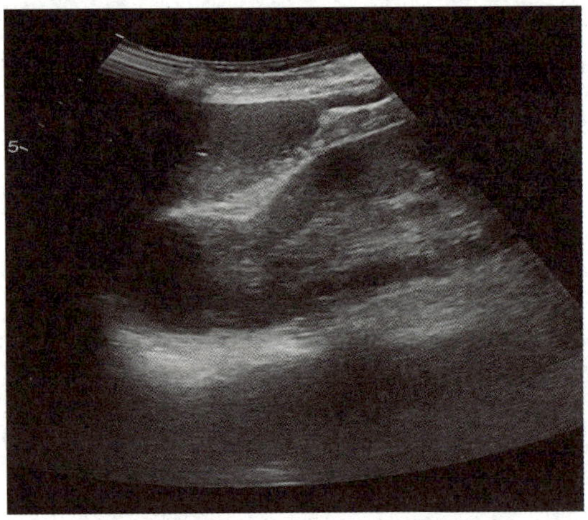

图 9-1-20　肾细胞癌二维超声声像图

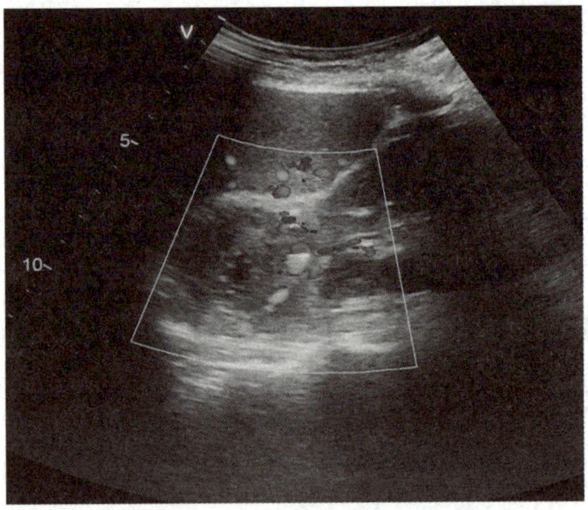

图 9-1-21　肾肿瘤彩色多普勒声像图

肿瘤侵犯周围结构及发生转移的超声表现为肾癌向外生长突破肾包膜，肾包膜连续性中断，肾轮廓不完整甚至肾形态失常，肾活动度受限；肾癌向内侵犯肾盂肾盏可造成肾盂积水；肿瘤血行转移可表现为肾静脉与下腔静脉低回声栓子，彩色血流信号缺损或消失；肾癌淋巴转移则表现为肾门或腹主动脉旁低回声肿块。

（2）肾母细胞瘤

1）肾实质区见圆形或椭圆形肿块，肿块边界清楚，内部回声中等稍强，一般回声均匀，当肿瘤内坏死、液化时可在肿块内出现无回声区。

2）肿瘤体积较大压迫肾窦会造成肾盂积水的表现，肿块向外扩展时肾体积增大、变形，肾包膜及周围组织受破坏。

（3）肾血管平滑肌脂肪瘤（图 9-1-22）

1）肾实质内高回声肿块，后方无回声衰减，肿块形态规则、边界清晰，内部回声分布欠均匀。

2）肿块可多发，也可单发，当肿块较大且发生出血时，内部回声会不均匀，典型者呈高回声与低回声层层交错，呈“洋葱样”。

3）彩色多普勒血流图表现为肿块没有明显的血流信号。

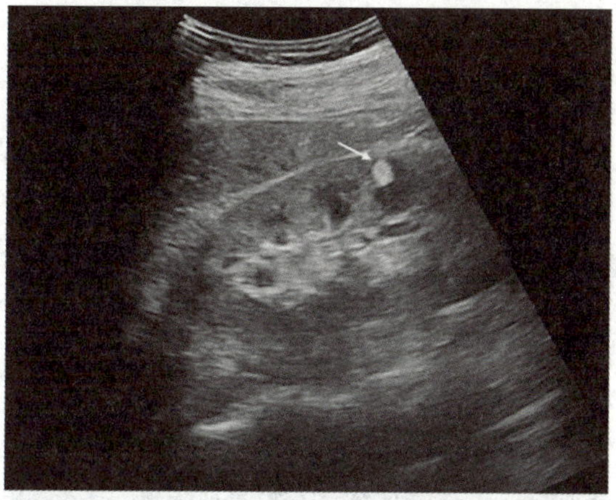

图 9-1-22　肾血管平滑肌脂肪瘤二维超声声像图

2. 鉴别诊断

（1）与肾错构瘤的鉴别：分化较好的肾细胞癌与回声较低的肾错构瘤，声像图表现有相似之处，前者表现为肿块内回声高低不均匀，肿瘤周边可有声晕，较小的包膜下肿瘤也可导致肾外形发生改变。后者无包膜回声，边缘不规则，但与周围肾组织有明确境界，且多以内生长为主，仅较大的肿瘤方可向肾外突出，肿瘤内以高回声为主，分布较均匀。高回声肾癌需与血管含量较多的肾错构瘤鉴别，后者边缘不圆滑，内部回声较高，彩色多普勒下肾错构瘤内部血管稀少或无明显血流，周边无血管环绕征。前者则有球体感，周边多有声晕或血管环绕，肿瘤内部回声不均或血流信号较多。

（2）与肥大肾柱鉴别：肾纵断面肥大肾柱为类似椭圆的低回声，需与肾肿瘤鉴别。仔细观察时可发现肾柱与肾窦分界清楚，其内回声强度与实质回声一致，横断面显示肾柱低回声，与肾皮质相连无明显分界。而肾肿瘤横断面与肾皮质有较为明显的分界，有球体感，两者区别明显。

3. 扫查要点　在扫查肿瘤时，需详尽评估其位置、大小、边缘、内部回声特性，以及是否存在包膜和后方回声。当怀疑为肾恶性肿瘤时，应仔细检查病变区域的肾包膜和肾脂肪囊的完整性，是否存在转移性病灶及病变对肾脏活动性的影响。此外，还需检查肾门淋巴结是否肿大，以及肾静脉和下腔静脉内是否有癌栓形成。在诊断过程中，应避免将肾柱肥大或肾叶畸形误判为肾细胞癌。对于肾囊性病变或复杂肾囊肿的不典型病例，应结合其他影像学检查方法，以排除囊性肾癌的可能性。对于体积较小的肿瘤，由于容易遗漏，必要时应采用超声造影技术以辅助诊断。

（四）肾结石

肾结石是泌尿系统的一种常见疾病。当肾结石体积较小且未造成尿路梗阻时，临床表现可能并不显著。然而，若结石体积较大并导致梗阻时，其将会出现腰痛、血尿、肾积水，以及尿中排出砂石的情况。腰痛通常表现为钝痛或绞痛，疼痛沿患侧输尿管向下放射。若合并感染，还可能引发急性或慢性肾损害。肾结石的化学成分多样，以草酸钙及磷酸钙为主，且结石的大小、形态和硬度存在较大差异，这与结石的化学成分密切相关。

1. 超声表现 肾结石的典型声像图特征表现为肾内出现强回声（图 9-1-23），并伴随其后方的声影。依据结石的大小、构成成分及形态的差异，强回声可呈现为点状、团状或带状。具体而言，小型结石往往呈现为点状强回声；中等大小或结构较为疏松的结石则常表现为团块状强回声；大型结石或质地坚硬的结石则多呈现为带状强回声。此外，小型结石及部分结构疏松的结石，其后方可能不伴随声影或仅呈现较微弱的声影。

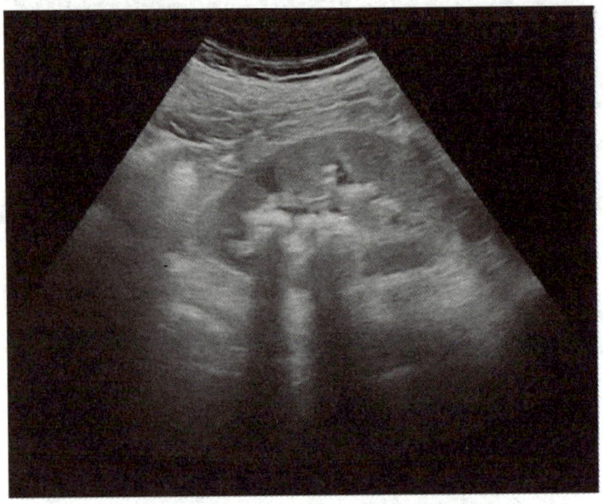

图 9-1-23 肾结石二维超声声像图

2. 鉴别诊断 在进行超声诊断肾结石时，需与以下肾内强回声病变的声像图进行鉴别诊断。

（1）肾窦内灶性纤维化或管壁回声增强表现为肾窦内出现点状或短线状的强回声，通过调整探头的扫查角度，此类强回声可转变为长线状或等号状形态。

（2）肾内钙化灶通常位于肾皮质或肾包膜下，其声像图特征为不规则斑片状强回声，并伴随声影或“彗星尾”征的出现。

（3）海绵肾的强回声位于肾锥体的乳头部，呈现放射状排列，且此病变多为双肾改变。

（4）肾钙质沉积症的早期声像图表现为肾锥体周边出现强回声，随着钙质沉淀的逐渐增多，整个肾锥体均会呈现为强回声。

3. 扫查要点 超声检查能够较为清晰地呈现结石图像。对于体积较大的肾结石，超声检查通常能够较为便捷地发现。然而，对于位于肾窦内的微小结石，由于它们容易被肾窦的回声所遮蔽，因此在检测过程中需要进行多角度的扫查，并适当调整仪器的增益与聚焦深度。尽管超声检查能够揭示 X 线检查无法显现的结石，但在检测肾结石方面，它仍然存在一定的局限性。受限于设备的分辨率，对于小于 2~3mm 的结石，诊断时应保持谨慎。另外，对于单发性的“鹿角形”结石或体积较大的单发性形态不规则结石，超声检查可能会误将其表现为多枚结石，此时可结合 X 线检查以获得更为精确的结石轮廓。

第二节　输尿管超声检查

一、输尿管超声检查基础

（一）输尿管的解剖概要

输尿管是一对肌性黏膜组成的管道状结构，负责连接肾脏的肾盂与膀胱。在成年人中，输尿管的长度介于24~32cm，其内径则在5~7mm。在临床医学上，输尿管被划分为三个部分，分别称为腹段、盆段及膀胱壁间段。具体而言，从肾盂与输尿管的连接部位至髂血管处为上段；从髂血管至膀胱壁的部分为中段；而从膀胱壁的外层延伸至输尿管与膀胱的连接开口处则为下段。由于解剖结构的特点，输尿管存在三个自然狭窄区域：第一个狭窄位于肾盂与输尿管的连接部位；第二个狭窄出现在输尿管跨越髂血管的位置；第三个狭窄则位于输尿管与膀胱的连接部位。

输尿管上1/3段由肾动脉的分支进行血液供应，中段1/3则由腹主动脉、髂总动脉、精索内动脉或子宫动脉提供血液，而下段1/3则由膀胱下动脉负责血液供应。这些动脉的分支在筋膜层上交织成动脉网络，并进一步向其他层次扩散。输尿管静脉在穿越黏膜下层后，回归至筋膜层，并最终汇入右肾静脉、髂静脉、精索静脉、子宫静脉及膀胱静脉等回流系统。输尿管神经属于自主神经，源自肾及腹下神经丛，呈网状分布于输尿管结缔组织中，并进一步延伸至肌肉层。

（二）扫查方法和扫查途径

1. 仪器条件及受检者准备

（1）仪器条件：输尿管检查时采用凸阵探头，频率3.0~3.5MHz。

（2）检查前受检者准备：尽量在空腹状态，减少肠道气体干扰，检查前多饮水，充盈膀胱，肠胀气的患者，前夜可服用缓泻剂，必要时清洁灌肠。

2. 扫查途径

（1）侧卧位经侧腰部：显示肾窦或积水的肾盂，沿着肾盂、肾盂输尿管连接部扫查到输尿管腹段或部分的腹段输尿管。

（2）俯卧位经背部：显示肾窦或积水的肾盂，沿着肾盂、肾盂输尿管连接部扫查到髂静脉以上的腹段输尿管。

（3）仰卧位经腹壁：先找到髂动脉，在髂动脉的前方旋转探头，找到扩张的输尿管，沿着输尿管长轴向下扫查至盆腔，以充盈的膀胱为声窗扫查膀胱后方及膀胱壁间段输尿管（图9-2-1）。

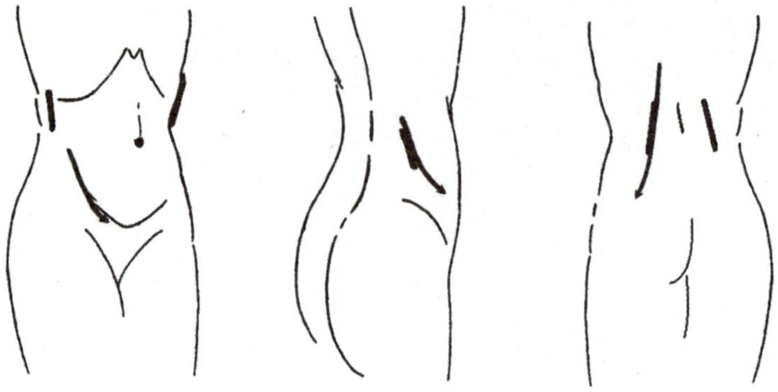

（a）　（b）　（c）

图 9-2-1　输尿管扫查途径

（a）仰卧位；（b）侧卧位；（c）俯卧位。

（三）正常输尿管声像图

在正常生理状态下，输尿管通常呈现闭合特征。由于输尿管黏膜与肌肉组织缺乏显著的声学对比，与周围软组织间无法形成明显的反射回声，故而在常规情况下不易被清晰显示。对于体型偏瘦的人群，通过超声检查，有可能观察到肾盂与输尿管相接的连接段。当受试者饮水使膀胱达到充盈状态后，膀胱可以作为超声检查的声窗，此时输尿管膀胱壁段得以清晰显示。在超声检查中，输尿管表现为一条中间无回声的明亮条带状结构，并伴有蠕动现象，其内径通常小于 5mm。在膀胱三角区的两侧，可见输尿管开口处有尿液喷入膀胱内的明确征象。

二、输尿管常见疾病的超声图像表现

（一）输尿管结石

输尿管结石是一种较常见的输尿管疾病，大多数起源于肾脏，由肾结石下移入输尿管形成，结石下降过程中嵌顿引起输尿管痉挛，出现肾绞痛的症状，呈剧烈的放射性痛，伴有血尿、恶心、呕吐等症状，合并尿路感染时可引起尿频、尿急和尿痛等症状。输尿管结石常停留或嵌顿的地方为输尿管三个生理性狭窄，即肾盂输尿管交界处、输尿管跨髂血管处和膀胱壁内段。较小的结石多随输尿管蠕动自然排出，较大的结石引起尿路梗阻，导致肾和输尿管扩张积水。输尿管结石位置愈高，引起肾积水的程度愈重，反之则积水程度愈轻。

1. 超声表现　输尿管结石（图 9-2-2，图 9-2-3）的声像图表现为扩张的输尿管中断的位置可见强回声团与管壁分界清楚，伴后方声影。同侧的肾窦、输尿管扩张分离，内为透声好的无回声区。

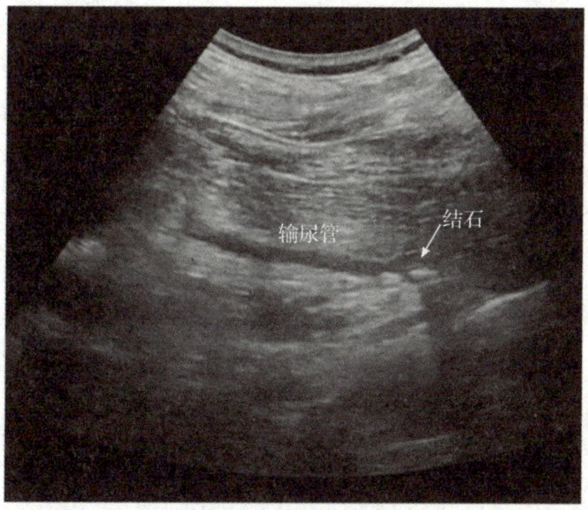

图 9-2-2 输尿管上段结石二维超声声像图

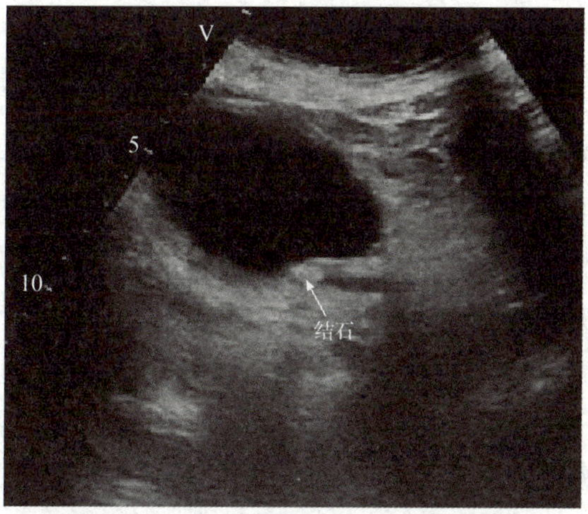

图 9-2-3 输尿管末段结石二维超声声像图

2. 鉴别诊断

（1）与肠道内容物区分：在诊断过程中，有时会将输尿管周围肠管内容物的高回声误判为输尿管结石。通过实时观察，可以明确区分两者。肠管内容物的高回声会随着肠管的蠕动而时隐时现，有时可见内部气体高回声的移动，并伴有声影。在再次进行移行扫查时，肠管内高回声的位置可能会发生变化。相比之下，输尿管结石具有较为明显的轮廓，且在再次扫查时，结石回声仍可在原位显示。

（2）与膀胱结石区分：当结石下移至输尿管口并突入膀胱腔时，其声像图表现与膀胱结石相似。此时，通过改变体位并进行实时观察，若结石位置发生移动，则可判定为膀胱结石；反之，则为输尿管口结石。

（3）与输尿管纤维化区分：局灶性输尿管纤维化合并输尿管狭窄的患者，其管壁回声较高，易与结石混淆。然而，通过仔细观察可以发现，纤维化导致的管腔狭窄近端明显扩张，远端逐渐变细，且呈“等号样”改变，其后方无明显声影。结合患者无阵发性肾绞痛及血尿等症状，一般不难进行鉴别诊断。

（4）与输尿管肿瘤区分：输尿管无回声区内的乳头状肿瘤可呈现高回声。通过仔细观察，可以发现输尿管局部管腔呈不规则中断，肿瘤表面不光滑，且与管壁无明确分界，伴有僵硬感。因此，肿瘤的回声强度通常低于结石。对于浸润性肿瘤，其主要表现为管壁不规则增厚。相比之下，输尿管结石时输尿管壁保持连续完整，结石与输尿管壁分界较为清晰。

3. 扫查要点 在扫查输尿管结石合并肾盂及输尿管积水的情况下，应沿着扩张的肾盂及输尿管自上而下寻找结石。需测量扩张的输尿管段内径、结石大小及同侧肾盂回声分离的距离，并记录结石梗阻的具体位置。然而，必须指出，多种因素可能影响输尿管结石超声检查的准确性，包括患者肥胖、胃肠道气体积聚过多及膀胱充盈不足等。因此，即便超声检查未发现异常，对于临床表现典型的输尿管结石患者，也不能完全排除输尿管结石的可能性。在发现扩张输尿管远端出现强回声时，应多角度进行扫查，并进行一段时间的观察，以排除肠道气体造成的伪影干扰。肠道气体产生的强回声通常形态不规则，并且会随时间变化。若患者无输尿管积水但尿路刺激症状明显，应特别检查输尿管膀胱开口处，因为此处常有结石嵌顿。若发现结石下段输尿管仍有扩张，应继续向下扫查输尿管，尤其是狭窄部位，以排除同侧输尿管存在多发结石的可能性。

（二）输尿管囊肿

输尿管囊肿是一种先天性输尿管末端发育异常，输尿管囊肿是由于胚胎期输尿管与生殖窦间的一层隔膜吸收不全或持续存在，导致输尿管口狭窄，尿液引流不畅而形成。输尿管末端呈球形向膀胱内膨出，有窄小的出口与膀胱相连通，囊肿的外层为膀胱黏膜，内层为输尿管黏膜，随输尿管蠕动及尿液的排出，囊肿会有增大和缩小的改变。早期患者临床上多无明显症状，继发感染或囊肿出口部狭窄较重，会引起输尿管及肾盂积水，出现尿路梗阻及尿路感染等症状，如排尿困难、尿急、尿频、尿痛等。

1. 超声表现 输尿管囊肿在超声检查中的表现为膀胱三角区呈现圆形或近似圆形的无回声区域，其囊壁纤细且光滑，内部生长状况良好。此囊肿既可单侧出现，亦可双侧同时发病，且大小各异，较大的囊肿直径可超过 4cm，而较小的囊肿则可能小于 1cm。通过动态观察，可发现该无回声区域存在增大与缩小的变化。在纵断面扫查时，能够清晰地显示囊肿与输尿管之间的连通性。若囊肿内部合并存在结石，则无回声区域内可见到强回声并伴有声影。而当合并输尿管肿块时，无回声区内则可见到低回声的肿块（图 9-2-4）。

2. 鉴别诊断

（1）与膀胱憩室的鉴别诊断：膀胱壁向外膨出的无回声区域，其大小会随着膀胱的充盈与排空状态相应地发生变化，即增大或缩小，乃至消失。输尿管囊肿则多见于输尿管与膀胱的连接部位。

（2）与膀胱肿瘤的鉴别诊断：膀胱肿瘤常见于膀胱三角区域，其表面不平整或呈“菜花样”改变，内部呈现低回声特征。实时观测下，肿瘤的大小并无周期性变化。采用彩色多普勒技术，可在肿瘤的基底部及内部检测到彩色血流信号，据此，与输尿管囊肿的鉴别诊断并不困难。

3. 扫查要点 超声检查在诊断先天性输尿管囊肿方面具有操作简便和效率高的优势。由于膀胱内尿液的存在，为声学对比提供了有利条件，使得输尿管囊肿在超声图像上容易被辨识，从而实现精确诊断。在进行超声检查时，应重点观察囊肿的大小、内部是否有结石，并监测其大小的变化；对于体积较大的囊肿，需特别注意其是否延伸至后尿道，可能导致梗阻；同时，常规检查肾盂和输尿管，以排除其他泌尿系统畸形的可能性，如重复肾盂或双输尿管等异常情况。

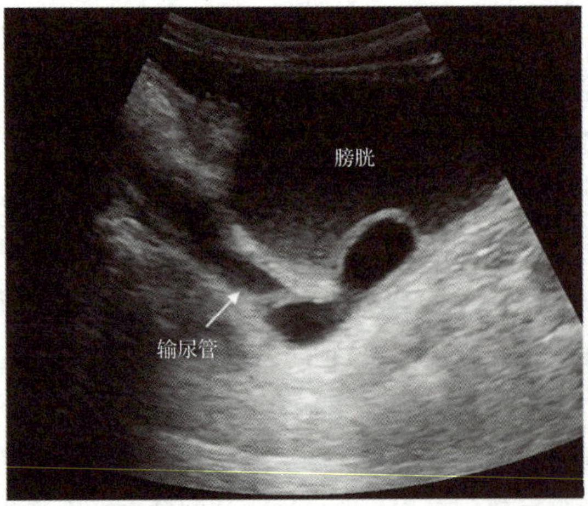

（a）

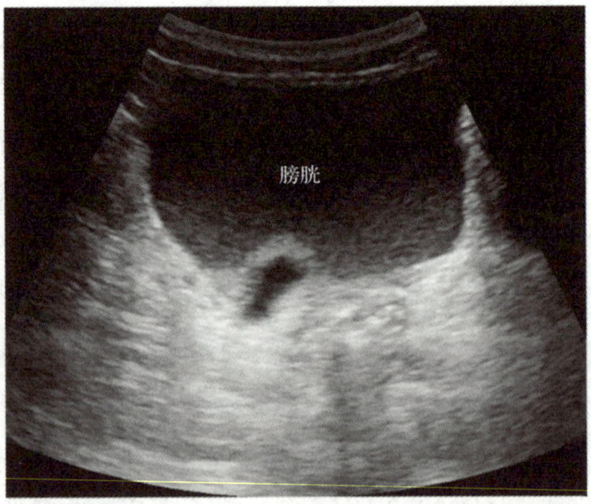

（b）

图 9-2-4 输尿管囊肿二维超声声像图

（三）输尿管肿瘤

输尿管肿瘤多见于40~70岁的中老年，男性多发，是较少见的输尿管疾病。病理上良性病变多为输尿管息肉或腺瘤，恶性病变多为输尿管移行上皮乳头状癌。输尿管肿瘤恶性居多，多发生于输尿管中下段。尿液中如有致癌物质，可引起尿路任何部位发生肿瘤。主要临床表现为无痛肉眼或镜下的血尿，少数因尿路梗阻引起腰、腹部疼痛，尿路梗阻时可发生肾绞痛。

1. 超声表现

（1）患侧肾脏呈现出不同程度的体积增大，肾盂及肾盏发生扩张，且病变部位以上的输尿管亦呈现扩张状态。

（2）位于输尿管膀胱开口处的肿瘤，其临床表现通常为向膀胱内部突出的、形态类似菜花的低回声肿块。

（3）输尿管内部出现低回声肿块时，肿块所在部位的输尿管往往呈现增宽且饱满的状态，而肿块以上的输尿管则多有积水现象。

2. 鉴别诊断 输尿管肿瘤应与输尿管结石或输尿管内血凝块鉴别。

3. 扫查要点 在利用超声检查诊断伴有肾积水的输尿管肿瘤时，该方法通常能够精确地识别出梗阻的位置及其原因，因此被视为临床诊断输尿管肿瘤的有效手段之一。在进行输尿管肿瘤的扫查过程中，首先需要确定积水的肾盂和扩张的输尿管位置，然后沿着输尿管细致地进行探查，直至发现肿瘤。一旦发现肿瘤，必须仔细观察肿瘤与输尿管壁之间的相互关系。需要指出的是，对于输尿管内体积较小的肿瘤，其检测难度相对较高，可能需要借助其他检查方法以进一步确认。

（四）输尿管狭窄

输尿管狭窄的发病机制目前尚未明确，其发病可由多种疾病引发。多数学者倾向于认为，在胚胎发育的早期阶段，由于某种原因导致中肾管发育异常，进而引发输尿管狭窄。该病理改变的特征为狭窄段棘层肥厚、发育不良或纤维组织异常增生，且病变部位最常见于肾盂与输尿管连接处。在临床上，输尿管狭窄多见于青少年及儿童患者，且男性患者多于女性。在疾病早期或狭窄程度较轻时，患者通常无明显症状；而当狭窄严重时，则可能出现腰痛、血尿等症状，临床触诊可在患侧腰部触及肿大的肾脏。

1. 超声表现 输尿管狭窄依据病变发生的具体部位，可分类如下。

（1）肾盂输尿管连接部狭窄：在超声影像中，可观察到集合系统呈现为无回声区的扩张状态，其形态可能类似于“手套状”。特征性表现为扩张的肾盂下端呈现出“漏斗状”，而输尿管的上、中、下段均未出现扩张。

（2）输尿管盆腔段狭窄：此类型狭窄通常涉及双侧输尿管，可能同时发病，亦可能先后发病。超声表现为盆腔段的输尿管逐渐狭窄，同时伴随肾盂及输尿管上、中段的扩张。

（3）输尿管下段狭窄：当输尿管膀胱壁间段出现狭窄时，超声可见肾盂及整个输尿管均呈现扩张状态，直至膀胱壁间段逐渐狭窄，形成典型的“鸟嘴状”改变。

2. 鉴别诊断 输尿管狭窄需与由输尿管结石或肿瘤引发的输尿管积水进行鉴别诊断。后两者系因相关疾病导致的输尿管梗阻，在声像图上呈现出结石或肿瘤的征象，而输尿管狭窄则不具备此类改变。此外，输尿管逐渐狭窄的特征在输尿管结石或肿瘤的声像图中通常不存在。

3. 扫查要点 先天性输尿管狭窄的间接表现为肾盂及输尿管扩张，而狭窄部位的直接显示有时颇为不易，需与后天性输尿管结石、肿瘤及炎症等诱发的类似狭窄情况加以区分。超声检查能够精确且清晰地显示肾脏及输尿管的形态、结构，通过对直接及间接征象的综合诊断，可灵敏地检测出肾盂积水情况，并依据输尿管扩张及狭窄的图像特征，提示狭窄的具体位置及程度，进而明确致病原因，为临床医疗方案的制定提供可靠的客观依据。

第三节 膀胱超声检查

一、膀胱超声检查基础

（一）膀胱的解剖概要

膀胱系腹膜外器官，是储存尿液的肌性囊袋状器官，成人膀胱位于盆腔内，婴儿时期位置较高，位于腹部。其形状、大小、位置及壁的厚度随尿液充盈的程度而异。膀胱空虚时呈三棱锥体形，充盈时呈椭圆形或近似圆形，女性膀胱因后方子宫位置不同略有变化。正常成年人的膀胱容量为 350 ~ 500ml，正常膀胱排空时壁厚约 3mm，充盈时壁厚约 1mm。

膀胱分为尖、底、体、颈四部分。膀胱尖朝向前上方，由此沿腹前壁至脐正中韧带。膀胱后面朝向后下方，呈三角形，为膀胱底。膀胱尖与底之间为膀胱体。膀胱的最下方为膀胱颈，与前列腺底（男性）或盆膈（女性）相连。膀胱前方是耻骨联合和下腹壁，两侧为髂腰肌，男性膀胱后方为前列腺、精囊腺和输尿管，女性膀胱后方为子宫和阴道。下方为膀胱颈部，尿道内口位于该处。

膀胱三角位于膀胱底内面，有由两个输尿管口和一个尿道内口形成的三角区。此处膀胱黏膜与肌层紧密连接，缺少黏膜下层组织，无论膀胱扩张还是收缩，其都保持光滑的特点。该处是肿瘤、结核和炎症的好发部位。

（二）扫查方法和扫查途径

1. 检查前准备 经腹部和经直肠扫查需要适度充盈膀胱。嘱患者憋尿，或检查前 40 分钟饮水 500ml 左右，直至有尿意，必要时可通过导尿管向膀胱注入无菌生理盐水 250~400ml。

2. 体位及扫查方法

（1）经腹壁扫查：患者采取仰卧位，检查者将超声探头放置于耻骨上方，并按照纵切面和横切面的系列扫查方式进行连续观察，以全面评估膀胱状况。在纵切面扫查中，可清晰显示膀胱的前后壁、膀胱颈部及膀胱顶部；而在横切面扫查中，则可清晰显示膀胱的两侧壁及前后壁（图 9-3-1）。

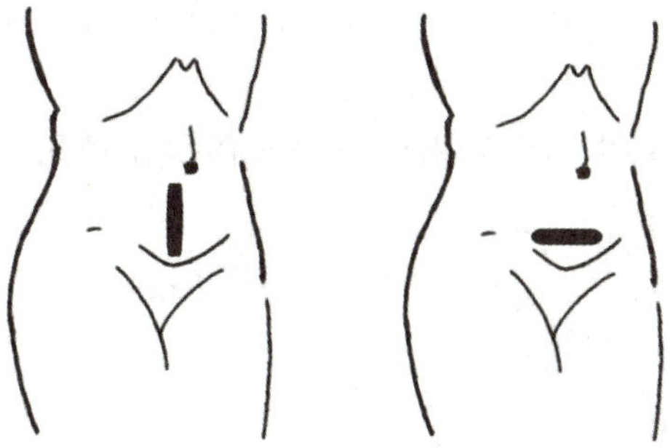

（a）　　（b）

图 9-3-1　腹部膀胱扫查方法

（a）仰卧位纵切；（b）仰卧位横切。

（2）经直肠扫查：患者需采取左侧卧位、膝胸位或截石位，并于检查前进行排便或灌肠处理。检查过程中，需在探头表层涂抹少量耦合剂，随后套上橡皮套，以手指轻压确保橡皮套与探头紧密贴合，无空隙存在。接着，在橡皮套外部再次涂抹耦合剂，随后将探头置入肛门内进行检查，以观察膀胱后壁病变情况及输尿管开口状态。

3. 探头选择　经腹壁扫查：以凸阵探头为佳，选用频率为 3.5~5.0MHz。经直肠扫查：探头选用频率为 5.0~10.0MHz。

（三）膀胱正常声像图及测量

1. 正常膀胱声像图　充盈的膀胱内为尿液，呈均匀的无回声区，膀胱壁呈完整光滑带状回声，厚度 1~3mm，膀胱形态随尿液充盈情况变化，在耻骨上方做膀胱横切面扫查时，膀胱呈圆形或椭圆形，在小骨盆腔内呈四方形。纵切面扫查时膀胱呈钝三角的形状。排尿后膀胱腔内无回声区几乎消失（图 9-3-2，图 9-3-3）。

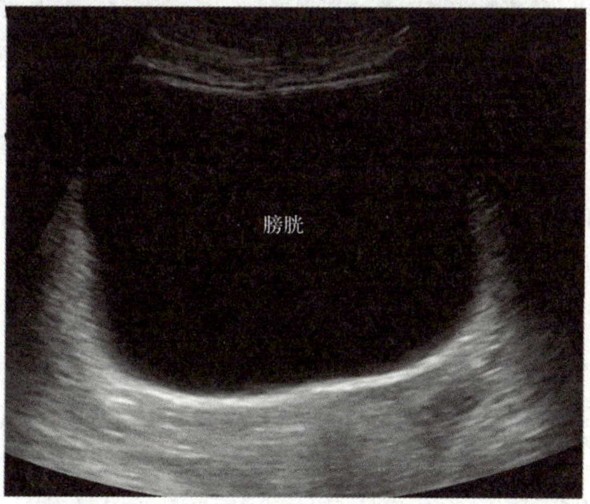

图 9-3-2　腹部膀胱横切二维超声声像图

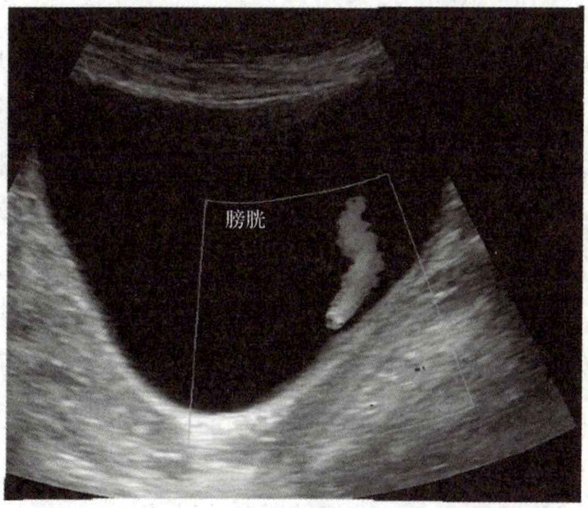

图 9-3-3　腹部膀胱纵切二维超声声像图

2. 膀胱测量

（1）膀胱容量测定：膀胱容量指有尿意、急于排尿时，膀胱所容纳的尿量。一般在腹中线处取膀胱的纵断面，测其长径（上下径 d_1）与厚径（前后径 d_2）的厘米数，然后将探头横置，取膀胱的最大横断面，测量宽径或横径（左右径 d_3）的厘米数，按容积公式计算：V（mi）$= 0.5 \times d_1 \times d_2 \times d_3$，正常人膀胱容量约 400ml。

（2）残余尿量测定：残余尿量指排尿后未能排出而存留在膀胱内的尿量。残余尿量应在排尿后立即测定。正常情况下残余尿量少于 10ml。

二、膀胱常见疾病的超声图像表现

（一）膀胱结石

膀胱结石属于泌尿系统中较为普遍的疾病类型，其可分为原发性与继发性两种。原发性膀胱结石较为罕见，通常与营养状况不佳或摄入动物蛋白不足有关；相对而言，继发性膀胱结石更为常见，其主要由尿路梗阻引发，如前列腺肥大、尿道狭窄、膀胱憩室等问题，抑或是肾结石或输尿管结石下移至膀胱所致。结石长期对膀胱壁的刺激可能会导致炎症、感染甚至癌变的发生。在临床上，男性患者相较于女性更易罹患膀胱结石，其症状包括尿痛、尿急、尿频、血尿及排尿时突然中断等。

1. 超声表现 膀胱内多发或单发的强回声团，后方伴声影，结石的回声强度与结石的成分和大小有着密切的关系。体积较大的结石可达数厘米，对此声像图仅能显示结石的表面轮廓，而不能显示结石的全貌，呈圆弧形强回声，后方伴有明显声影，结石两侧有“披纱样”旁瓣伪像。较为疏松的结石，声波能穿透，后方声影可不明显。结石位于膀胱的最低位，能沿着重力的方向移动，而改变位置。彩色多普勒检测结石可出现彩色闪烁伪像（图 9-3-4）。

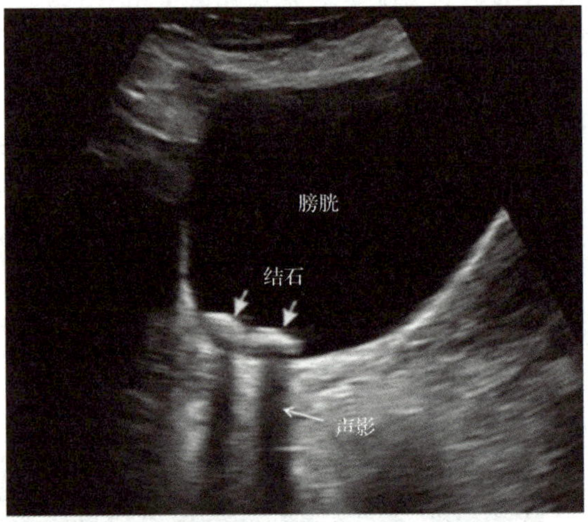

图 9-3-4　膀胱结石二维超声声像图

2. 鉴别诊断

（1）与膀胱内血凝块鉴别时，需注意血凝块在超声下常呈现片状或无特定形态的强回声或低回声区域，且其后方无伴随声影。此外，血凝块在变换体位时会发生形态上的改变。相比之下，膀胱结石除泥沙样结石外，其形态在变换体位时通常保持恒定，不发生改变。

（2）在与膀胱内肿瘤钙化进行鉴别时，膀胱肿瘤在超声下通常表现为中低回声区域。当肿瘤表面发生坏死并伴有钙化时，也可能呈现强回声并伴有声影。然而，在改变体位时，肿瘤钙化灶并不能沿重力方向发生移动。此外，膀胱肿瘤内部通常存在血流信号，这一特征可与膀胱结石进行明确鉴别。

3. 扫查要点 观察结石的大小及数量及结石随着体位变化而移动的具体情况。对于直径 3mm 以上的结石，其诊断相对较为容易；然而，对于直径 3mm 以下的结石，则较易发生漏诊现象。在此过程中，需特别注意区分膀胱结石与肿瘤表面钙化或其他膀胱内部病变。

（二）膀胱憩室

膀胱憩室分为先天性与后天性两大类，其特征为膀胱壁局部向外突出。先天性膀胱憩室，亦称作真性憩室，较为罕见，其成因与膀胱壁发育异常有关，有时亦可能源自未完全闭合的脐尿管。此类憩室的壁与正常膀胱壁相连，涉及肌层，并含有肌纤维。相对而言，后天性膀胱憩室，亦称作假性憩室，更为普遍，通常由膀胱颈或后尿道的梗阻引发，可单独出现或多个并存，其大小不一，由膀胱内压力增高导致膀胱肌层断裂，黏膜通过肌束和纤维束间隙向外突出形成憩室。小的膀胱憩室可能无明显症状，而较大的膀胱憩室则可能导致排尿困难或出现排尿中断现象，后者表现为膀胱内尿液排空后，憩室内残留的尿液再次流入膀胱，导致再次排尿。

1. 超声表现

（1）膀胱憩室（图 9-3-5，图 9-3-6）：超声表现为膀胱壁周围囊状无回声区，无回声区与膀胱有交通口，排尿前后无回声区大小会发生变化。

（2）当憩室内伴有结石时，表现为强回声伴声影；当憩室合并肿瘤时，在憩室腔内可发现实质性肿块，与膀胱壁相连。

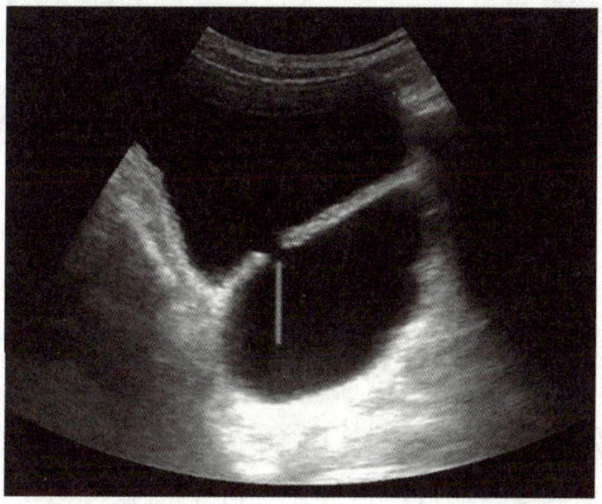

图 9-3-5　膀胱憩室二维超声声像图

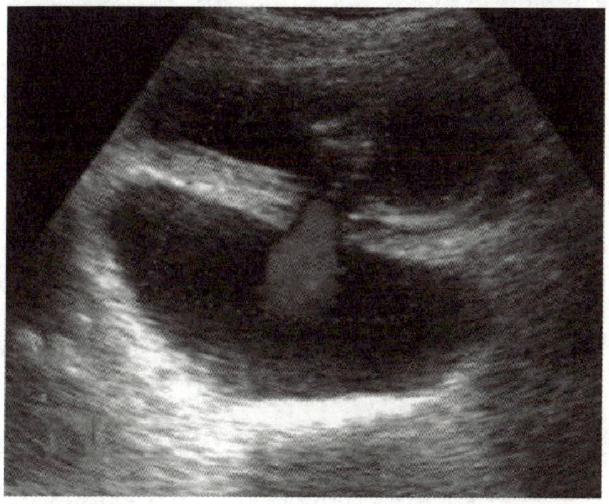

图 9-3-6　膀胱憩室超声多普勒声像图

2. 鉴别诊断

（1）与脐尿管囊肿鉴别：胚胎发育时期脐尿管没有完全闭锁而形成的位于膀胱顶部、脐与膀胱之间的椭圆形无回声区，边界清楚，不与膀胱相通。

（2）与卵巢囊肿鉴别：卵巢或盆腔内囊肿也可表现为膀胱周围的无回声区，但不和膀胱相通，且排尿后也不会发生大小改变。

3. 扫查要点　超声探查可明确诊断有无膀胱憩室，并扫查到憩室开口。扫查膀胱憩室的位置、大小、数目，观察憩室随膀胱充盈及排空时大小的变化，注意憩室内有无肿瘤或结石等病变。

（三）膀胱肿瘤

膀胱肿瘤在泌尿系肿瘤中占首位，多见于 40 岁以上的成年人，男性多发。血尿是其最常见的症状，多为无痛性肉眼血尿，也可有尿频、尿急、排尿困难等症状。若肿瘤坏死、继发感染和凝血块形成时，会浸润输尿管或肾盂积水，若阻塞尿道内口时，可出现排尿困难和尿潴留。病理上膀胱肿瘤分为上皮肿瘤、非上皮肿瘤；其中上皮肿瘤占 98%，而上皮肿瘤中又以移行上皮乳头状癌最多见，约占 90%，其余为移行上皮乳头状瘤、鳞状细胞癌和腺癌等。非上皮肿瘤较少见，包括肉瘤、血管瘤、纤维瘤、嗜铬细胞瘤、畸胎瘤等。

1. 超声表现

（1）超声表现为膀胱壁肿块，肿块大小不一、形态不同，呈乳头状、菜花状或结节状等，肿块回声强弱有差异，以等回声为主，肿块有基底部与膀胱壁相连，基底部可宽可窄（图 9-3-7；图 9-3-8，彩图 11）。

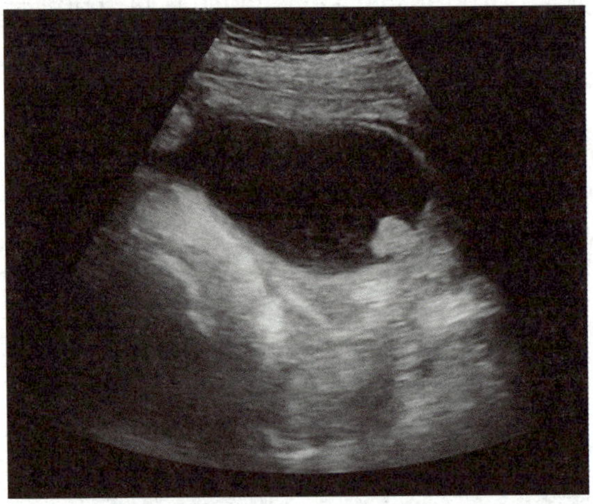

图 9-3-7　膀胱肿瘤二维超声声像图

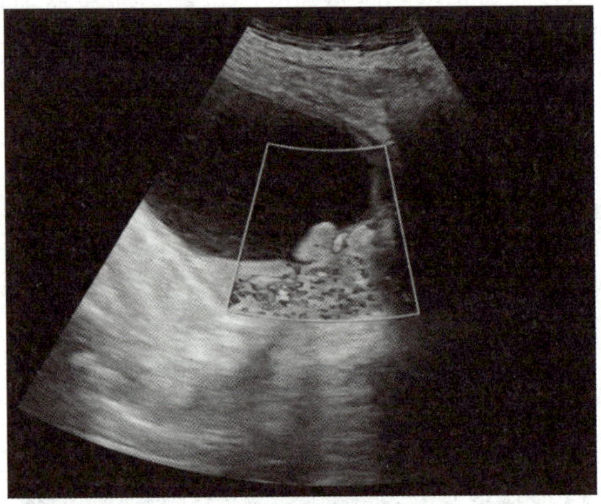

图 9-3-8　膀胱肿瘤超声声像图

1）膀胱移行上皮乳头状瘤或分化良好的移行上皮乳头状癌通常呈现中高回声的乳头状或“菜花状”肿块，这些肿块向膀胱腔内突出，而膀胱肌层的回声保持完整未受破坏。

2）分化程度较低的乳头状癌、膀胱鳞状细胞癌及腺癌的基底较宽，肿块向肌层侵袭，导致肿块附着处的膀胱壁层次模糊不清。通过彩色血流图可见膀胱基底部有血管穿入肿块内部。

3）膀胱平滑肌瘤在超声检查中呈现膀胱壁内的圆形或椭圆形低回声肿块，边界清晰，肿块表面的膀胱黏膜保持光滑，彩色血流图显示肿块内部血流丰富。

4）膀胱嗜铬细胞瘤的超声表现与平滑肌瘤相似，但患者在排尿前后可能出现阵发性高血压的症状。

5）膀胱平滑肌肉瘤或横纹肌肉瘤则表现为侵及肌层的不规则肿块，其内部血流信号相对丰富。

（2）膀胱肿瘤超声分期根据病变的程度可分为如下。

1）T1 期：肿块偏小，呈乳头状，多有蒂，边界清楚，膀胱壁局部增厚，黏膜连续性破坏，肌层回声无中断。

2）T2 期：肿块较大，形态不规则，呈“菜花样”或“乳头状”，基底较宽，与肌层界限不清。

3）T3 期：肿块很大，回声不均，膀胱壁连续性中断，肿块后方回声衰减。

4）T4 期：侵入壁外或远处转移。

2. 鉴别诊断

（1）鉴别膀胱肿瘤与凝血块：凝血块的位置会随体位改变而移动，其内部无血流信号；相对地，膀胱肿瘤的位置不会因体位变化而移动，并且通常能够检测到血流信号。

（2）鉴别膀胱肿瘤与膀胱结石：膀胱肿瘤呈现中低回声特征，若表面发生坏死并伴有钙化，则可能表现为强回声并伴有声影。然而，改变体位时，肿瘤内的钙化灶不会沿重力方向移动，且膀胱肿瘤内部存在血流信号，借此可与膀胱结石相区分。

（3）鉴别膀胱肿瘤与前列腺癌及前列腺组织：在区分膀胱颈部肿瘤与前列腺组织及前列腺癌侵犯

膀胱颈部时，关键在于仔细观察前列腺的解剖结构。在必要时，通过直肠扫查前列腺以排除前列腺肿瘤的可能性。

3. 扫查要点 运用多种视角和层面的扫查技术，旨在减少膀胱小肿瘤的漏诊率。在识别出膀胱肿瘤的同时，应对肾脏及输尿管进行彻底的检查，以排除肾盂和输尿管肿瘤的可能性。必须对膀胱肿瘤的具体位置、大小、形态及数量进行详尽的检查；精确测量肿瘤基底或蒂部的宽度；细致观察肿瘤附着处膀胱壁的连续性和完整性，以及肿瘤对膀胱周围脏器的侵犯状况，从而准确评估肿瘤的分期情况。

第四节 前列腺超声检查

一、前列腺超声检查基础

（一）解剖概要

前列腺是男性重要的腺体，位于男性盆腔内膀胱下方，前方为耻骨联合，后方紧邻直肠前壁，其远端与尿道的膜部相连，近端与膀胱颈相连，整个男性的后尿道从前列腺中部穿过。

前列腺由腺组织和平滑肌组成的实质性器官，质地硬，外有包膜，重8~20g，呈前后稍扁倒置的栗子形，前列腺前面隆起，后面平坦，后正中有一浅纵沟，为前列腺沟，上端宽大称为前列腺底部，下端尖细称为前列腺尖部，底与尖之间的部分称为前列腺体部。上端横径约4cm，上下径约3cm，前后径约2cm。

前列腺传统上分为左右侧叶、后叶、中叶和前叶。Franks根据前列腺组织对激素的不同反应，分为内腺和外腺。目前临床上根据带区划分法将前列腺分为周缘区、中央区、移行区及前纤维肌肉基质区。周缘区是前列腺癌的好发部位；移行区是前列腺增生的好发部位。前列腺的非腺体组织称为前纤维肌肉基质区，一般不易发生病变。

（二）扫查方法及正常声像图

1. 检查前准备 经腹壁扫查需充盈膀胱，但应避免过度充盈。经直肠扫查需作探头清洁、消毒，膀胱排空或少量尿液即可，根据检查需要而定。经会阴扫查一般无须特殊准备。

2. 体位与扫查途径

（1）经腹壁扫查：经腹壁扫查最常采用仰卧位，也可根据检查需要采用侧卧位或截石位。探头放置于耻骨上，利用充盈膀胱作为“透声窗”，将探头向患者足侧缓慢移动，对前列腺作横向及纵向扫查（图9-4-1）。

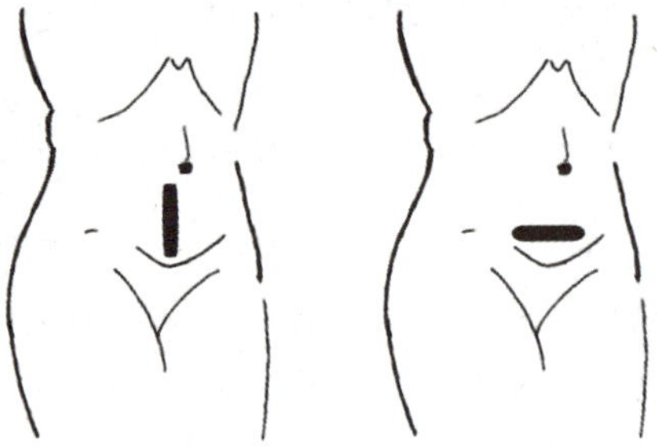

（a）　　（b）

图 9-4-1　膀胱腹壁扫查途径

（a）仰卧位纵切；（b）仰卧位横切。

（2）经直肠扫查：通常采用左侧卧位，探头外套一胶套，表面涂耦合剂或液状石蜡后经肛门插入直肠，该方法可清晰显示前列腺形态、大小及内部结构，径线测量准确，是前列腺扫查的最佳方法。

（3）经会阴部扫查：患者取膝胸位或左侧卧位。局部涂耦合剂，在会阴部或肛门前缘加压扫查，可得到前列腺的矢状面和冠状面图像。

3. 探头选择

（1）经腹壁扫查：凸阵或扇形超声探头，成人选用频率 3.5MHz，儿童选用频率 5.0MHz。

（2）经会阴扫查：小凸阵或扇形超声探头，成人选用频率 3.5MHz，儿童选用频率 5.0MHz。

（3）经直肠扫查：选用双平面直肠探头或端射式直肠探头，探头频率 5.0～10.0MHz。

4. 前列腺正常声像图及超声测量

（1）正常声像图：无论何种途径扫查，前列腺横切面呈栗子状（图 9-4-2，图 9-4-4），内部回声呈低回声，分布均匀，包膜完整光滑，呈带状高回声。前列腺纵切面呈椭圆形或慈姑形（图 9-4-3，图 9-4-5），尖端向后下方，正中矢状面可见稍凹入的尿道内口，在前列腺的后方两侧可见对称的长条状低回声为精囊。

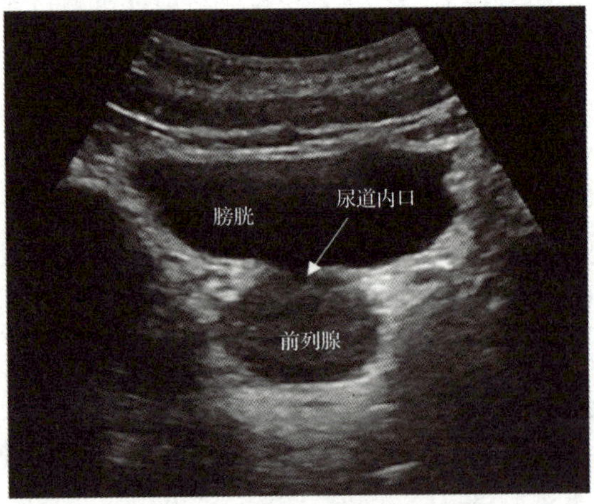

图 9-4-2　腹部前列腺横切面二维超声声像图

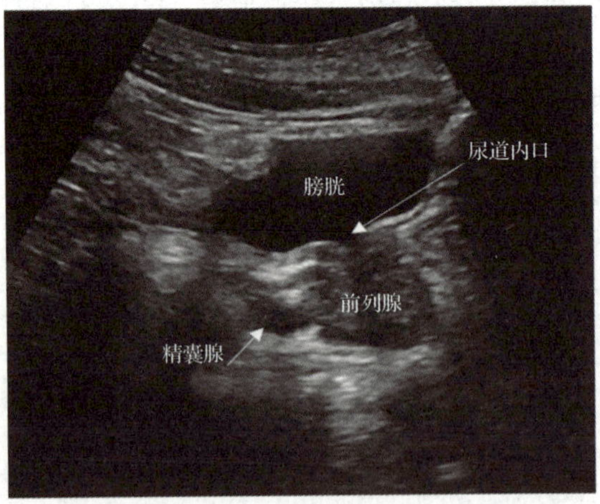

图 9-4-3　腹部前列腺纵切面二维超声声像图

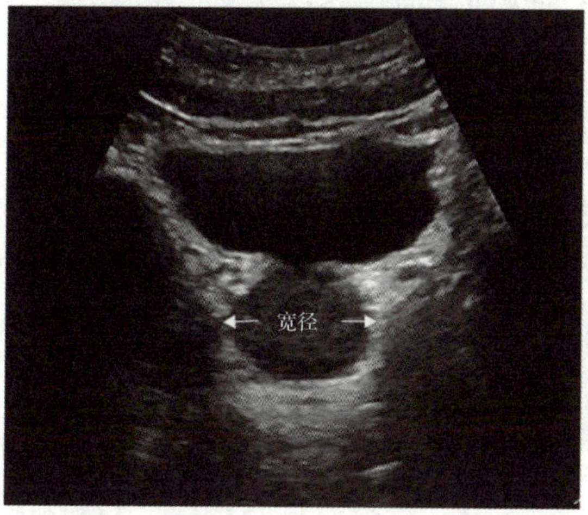

图 9-4-4 腹部前列腺横切面二维超声声像图

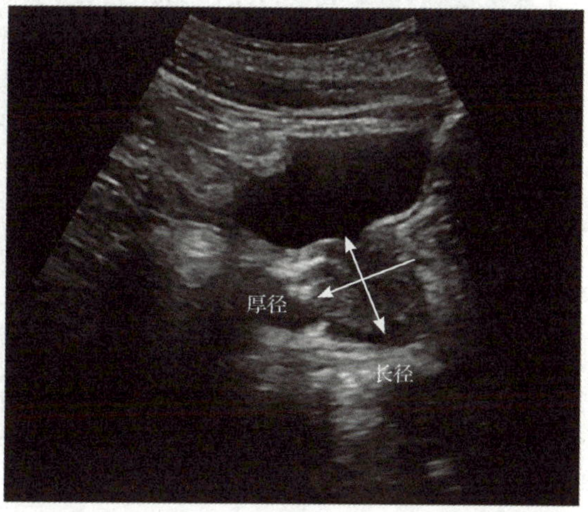

图 9-4-5 腹部前列腺纵切面二维超声声像图

（2）前列腺测量

1）上下斜径（长径）：须在经直肠正中矢状断面上测量，因经腹扫查常不能完整显示其下缘，所以测量不准确。

2）左右径（宽径）：在经直肠最大横断面或经腹壁最大斜断面上测量。

3）前后径（厚径）：在经直肠正中矢状断面或横断面上测量。

正常前列腺的宽径、长径、厚径大致分别为 4cm、3cm、2cm。

二、前列腺常见疾病的超声图像表现

（一）前列腺增生

前列腺增生是老年男性中的一种常见疾病，其发病部位主要集中在内腺。该疾病的病因目前尚未明确，但被认为与性激素平衡失调存在关联。在病理层面，前列腺增生表现为腺体组织、平滑肌组织及纤维组织的异常增生，进而形成增生结节。这些增生的腺体对尿道产生压迫作用，导致尿道阻力增大，从而引发尿路梗阻、膀胱壁增厚及假性憩室的形成。前列腺增生在早期阶段，最为显著的症状为尿频与尿急，尤其在夜间表现更为突出。进入中期后，患者可能会遭遇排尿困难，具体表现为尿等待、尿流中断及尿潴留等现象。而在晚期，患者可能会出现尿失禁，这种情况尤其在入睡后更易发生。

1. 超声表现

（1）前列腺增大、饱满，前后径增大较横径增大明显（图 9-4-6）。

（2）增大腺体形态可变圆，边界清晰，包膜完整，严重者部分腺体可突入膀胱。

（3）内外腺比例失调，内腺增生外腺萎缩。

（4）腺体内出现增生结节，多呈圆形等回声或高回声，极少呈低回声。

（5）前列腺增生症常合并前列腺结石，多发生于内外腺交界处或尿道周围（图 9-4-7）。

（6）彩色多普勒可见内腺血流增加，结节周围可见血流信号环绕。

（7）前列腺增生可造成膀胱残余尿增多，壁代偿性增厚，呈小房小梁样，双侧肾盂积水。

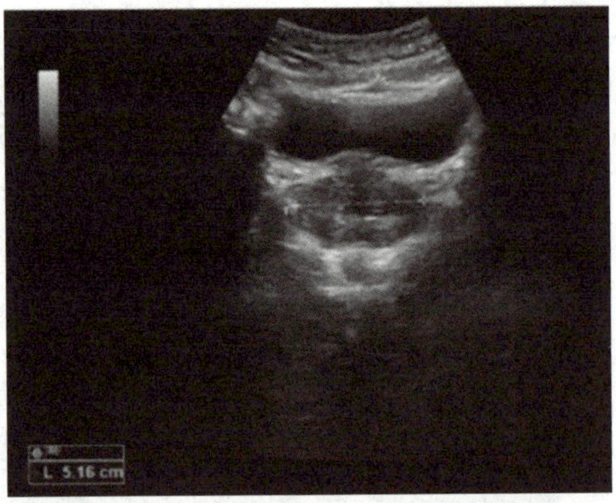

(a)

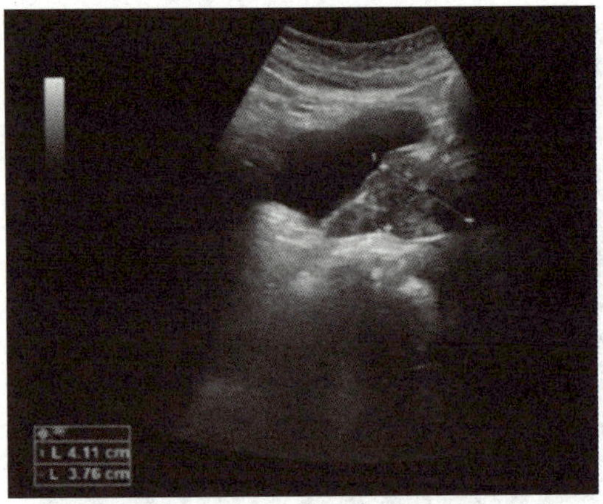

(b)

图 9-4-6　前列腺增生二维超声声像图

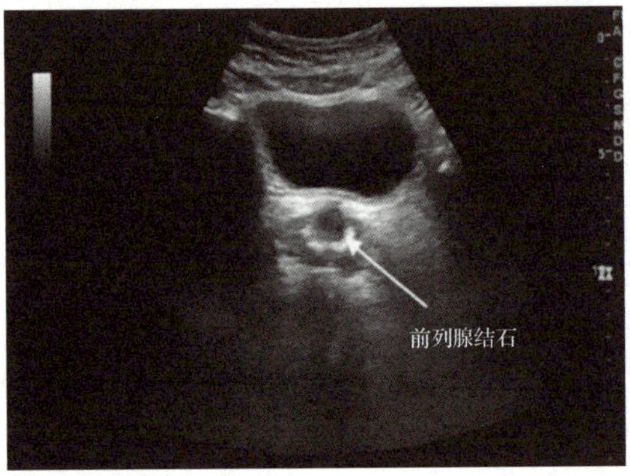

(a)

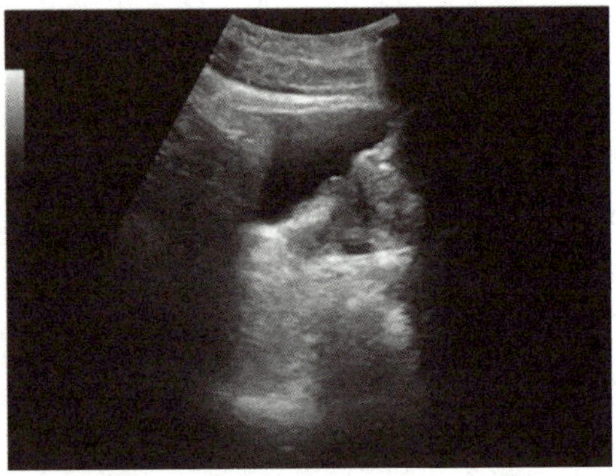

(b)

图 9-4-7　前列腺增生伴结石二维超声声像图

2. 鉴别诊断

（1）与前列腺炎的鉴别诊断：前列腺在影像学检查中可能呈现正常或轻微增大状态，其内部回声分布不均。结合患者的临床症状、直肠指诊检查及前列腺液化验结果，可将其与前列腺增生进行区分。

（2）与前列腺癌的鉴别诊断：前列腺增生主要发生在内腺区域（即移行区），而前列腺癌则主要累及外腺区域（即周缘区）。在影像学检查中，前列腺癌可能表现为前列腺内部不均质的低回声区域，并伴有包膜的连续性中断。对于早期且体积较小的肿瘤，可采用经直肠超声检查进行初步评估，而最可靠的诊断方法则是在超声引导下进行穿刺活检。

3. 扫查要点　准确测量前列腺各径线，如果经腹超声无法清晰显示前列腺，应采用经直肠超声扫查，观察前列腺的形态，内外腺的比例。注意前列腺是否向膀胱内隆起，一部分前列腺增生膀胱内隆起的声像图酷似膀胱肿瘤，区别此类图像可采用经直肠超声扫查。

（二）前列腺炎

1. 急性前列腺炎　成年男性常见疾病中，前列腺组织水肿可由多种因素引发，包括但不限于尿道上行感染、血行感染、会阴部外伤及老年性前列腺增生等。在某些情况下，精囊腺亦可能受累。经过适当治疗，多数患者的炎症能够消退，但少数重症患者可能会发展为前列腺脓肿。

急性前列腺炎起病急促，其主要临床表现包括尿急、尿频、尿痛等排尿异常症状，以及直肠与会阴部的疼痛。此外，患者多伴有寒战、高热，并可能出现排尿困难等症状。

（1）超声表现：前列腺大小正常或轻度增大，边界回声清晰，包膜完整，两侧形态对称。腺体组织呈弱回声，回声均匀或大致均匀，部分腺体内可见单个或多个低回声区。脓肿形成时腺体肿大，内探及不规则液性暗区，因组织不完全液化，暗区内可见少量组织回声或细小点状强回声漂浮。脓肿较大时前列腺形态失常，局部隆起。

（2）鉴别诊断：急性前列腺炎可根据患者病史、临床症状及直肠指诊确诊，超声图像表现并无特异性，可观察有无脓肿形成或排除其他前列腺疾病。

2. 慢性前列腺炎

（1）病因病理：慢性前列腺炎的致病因素复杂多样，分为细菌性和非细菌性两类，以非细菌性多见，与尿液刺激、免疫反应异常、衣原体感染等因素有关。病理可见前列腺增大、纤维化、瘢痕形成。慢性前列腺患者多出现骨盆区域疼痛、排尿异常、性功能障碍、焦虑、失眠等症状。

（2）超声表现

1）前列腺增大、正常或小于正常，包膜完整。内回声不均，呈不规则点状、斑片状强回声，形态不规则，有时也可表现为正常图像。

2）慢性前列腺炎常伴有前列腺钙化，腺体内可见强回声斑块，后方伴或不伴声影。周围邻近器官无继发压迫、侵犯现象。

（3）鉴别诊断：慢性前列腺炎的诊断主要依据临床症状及前列腺液化验结果，并需与前列腺增生症和前列腺癌进行鉴别诊断。

1）与前列腺增生症的鉴别诊断：前列腺增生症患者前列腺体积增大且饱满，腺体内部回声不均匀，可能向膀胱腔内凸出。经直肠超声检查可明确显示移行区的增生情况。

2）与前列腺癌的鉴别诊断：前列腺癌患者前列腺内部呈现不均质低回声，且包膜连续性中断。当难以与慢性前列腺炎区分时，可通过超声引导下穿刺活检进行鉴别。

（4）扫查要点：扫查内容需精确测量前列腺的各项径线数据。若经腹部超声检查无法清晰展现前列腺图像，则应转而采用经直肠超声扫查方法，以观察前列腺的具体形态、内外腺的比例分布及内部回声情况。在面临与早期前列腺癌难以明确区分的情况时，还需在超声引导下，对疑似病变部位实施穿刺活检，以进一步明确诊断。

（三）前列腺癌

前列腺癌是男性泌尿系统常见肿瘤，好发于外腺，病因尚不明确，可与家族遗传、饮食习惯、种族等有关，欧美国家发病率远高于我国，但近年来我国发病率有上升趋势。以往发现的前列腺癌多数已属晚期，前列腺癌的肿瘤标志物前列腺特异性抗原的发现，使前列腺癌的早期诊断、早期治疗成为可能，但多种前列腺疾病都可使血清前列腺特异性抗原增高，因此当前列腺特异性抗原增高时，需对前列腺疾病作出鉴别诊断，经直肠超声扫查能清晰地显示前列腺及周围邻近组织的受侵情况，对不能明确的病变还可在超声引导下进行穿刺活检。病理包括腺泡腺癌、导管腺癌、鳞状细胞癌等，腺泡腺癌较为多见，占95%以上。前列腺癌70%发生于周缘区，10%～20%发生于前区，5%～10%发生于中央区。

前列腺癌早期无明显临床症状，以往发现时多数已属晚期，逐渐增大的腺体压迫尿道可引起进行性排尿困难，肿瘤压迫直肠可引起大便困难，压迫神经可引起会阴部疼痛等。

1. 超声表现

（1）在前列腺癌早期阶段，前列腺包膜保持连续且完整，周缘区可见低回声结节，部分亦可呈现高回声或混合回声特征，其边界或清晰或模糊，形态略显不规则，较大结节可导致被膜局部隆起。

（2）进入中晚期，前列腺体积增大，形态发生异常变化，边界呈现不规整状态，包膜完整性受损，内部可见低回声、高回声及混合回声区域，边界模糊，形态不规则。

（3）在前列腺癌晚期，肿瘤可能侵犯前列腺周围组织，包括精囊、膀胱及直肠等。

2. 鉴别诊断

（1）与前列腺炎相鉴别：腺体增大或减小，形态规则，内部回声强弱不均，可有片状及结节状改变，胞膜增厚，结合临床表现及前列腺液化验可诊断，必要时可进行穿刺活检。

（2）与前列腺增生症相鉴别：前列腺增生症表现为腺体体积增大，形态圆润，包膜回声保持完整，有时可向膀胱腔内突出。内腺体积增大，内部回声呈现不均匀性，这使得其与早期前列腺癌的鉴别诊断颇具挑战性。因此，对于疑似病变区域，仍需进行穿刺活组织检查以确诊。

3. 扫查要点 扫查前列腺癌主要采用经直肠超声检查手段，旨在观察前列腺的形态、大小，并通过左右对比，检查前列腺内部是否存在异常回声及异常彩色血流分布。一旦发现异常肿块，需对其大小进行测量，并仔细观察前列腺包膜的完整性，以及两侧精囊、膀胱及直肠周围是否存在受侵犯的情况。经直肠超声检查前列腺应全面细致，包括横断面与纵断面的扫查。鉴于前列腺癌在声像图及彩色血流图上的表现缺乏特异性，对于临床上高度怀疑前列腺癌但超声检查未能发现异常肿块的患者，可在超声引导下实施前列腺穿刺活检，以明确诊断。

第五节　阴囊超声检查

一、阴囊的超声检查基础

（一）阴囊的解剖概要

阴囊是位于阴茎后下方的囊袋状结构，阴囊壁由皮肤及肉膜组成，肉膜向深部发出阴囊中膈将阴囊分成左、右两个腔，分别容纳睾丸、附睾和精索等。鞘膜分为脏层和壁层，两层之间形成鞘膜腔，有少量液体（图 9-5-1）。

睾丸位于阴囊内，左右各一，长 3.5~4.5cm，宽 2.0~3.5cm，厚 1.8~2.5cm，重 10~15g。附睾为半月形小体，为一条细长的器官，分头、体、尾三部分，附着于睾丸的外后侧面，头部位于睾丸上极，尾部位于睾丸下极，体部位于两者之间。精索为一条索状结构，起于腹股沟管，经皮下环，连于睾丸与附睾，其内包含输精管、动脉及蔓状静脉丛。睾丸和附睾的血供主要来自精索内动脉、精索外动脉及输精管动脉。睾丸静脉经腹股沟管于内环处形成精索静脉，右侧精索静脉在右肾静脉下方斜行入下腔静脉，左侧精索静脉则成直角汇入左肾静脉。

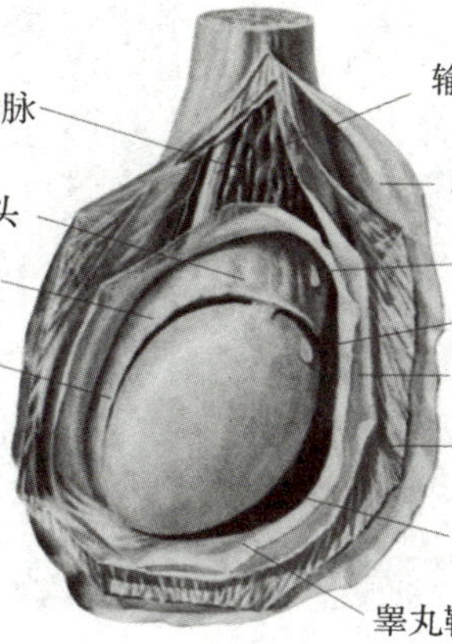

图 9-5-1　阴囊的解剖图

（二）扫查方法

1. 检查前准备及体位　睾丸检查前无须特殊准备。

（1）通常采用仰卧位，暴露下腹部和外阴部，检查时将阴茎上提至前腹壁，用纸巾或衣物遮盖，嘱患者用手固定。

（2）站立位扫查，对阴囊或精索静脉曲张或斜疝的检查可采用。

2. 扫查方法　操作者一手托住阴囊，固定受检者的睾丸、精索；另一手握探头作纵断、横断连续扫查。横断扫查时双侧比较观察阴囊壁厚度及其回声，注意双侧附睾和睾丸形态、大小、包膜、内部结构和回声有无改变。纵断扫查时阴囊左、右两侧分别扫查，从阴囊根部开始，应注意包括精索、附睾和睾丸各部分。

3. 探头选择　探头选用高频线阵探头，频率 7.5 ~ 12MHz，当阴囊严重肿大时，可选用 3.5 ~ 5.0MHz 低频凸阵探头。

（三）正常声像图及测量

1. 正常声像图

（1）白膜：睾丸周边的一层高回声致密线形结构，在睾丸门处白膜增厚，形成睾丸纵隔，并向睾丸内部延伸。

（2）睾丸：椭圆形，左右各一，内部回声均匀，包膜光整，彩色血流图可见睾丸内部星点状或条状血流信号（图 9-5-2）（图 9-5-3，彩图 12）。

（3）附睾：回声与睾丸相仿，头部呈新月形或半圆形，位于睾丸上端，附睾尾部呈新月形，位于睾丸下端，头尾部之间为细条状的附睾体部。

（4）附睾附件：附睾头部附近的中等回声的米粒状突起。

（5）鞘膜：阴囊内包绕睾丸的一个液性腔隙，正常情况下，内可有少量液体。

（6）精索：位于腹股沟深环的中等回声圆索状结构，内部包含输精管、睾丸动脉、蔓状静脉、精索内静脉、神经、淋巴管及韧带等。精索内静脉、蔓状静脉丛在平静呼吸时，彩色多普勒血流成像不易显示其血流信号，呼吸运动时，可见红蓝血流信号。

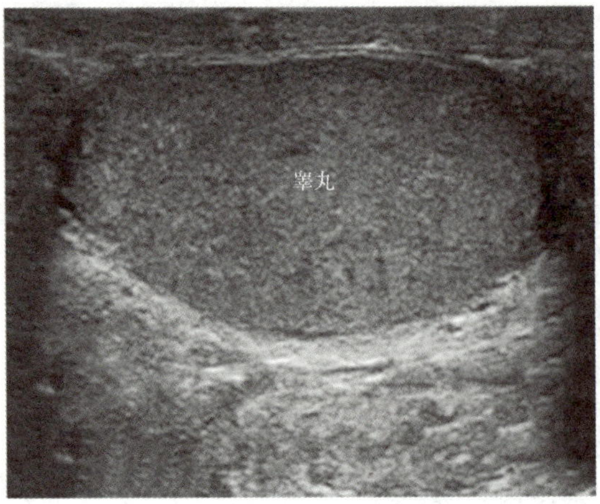

图 9-5-2　正常睾丸二维超声声像图

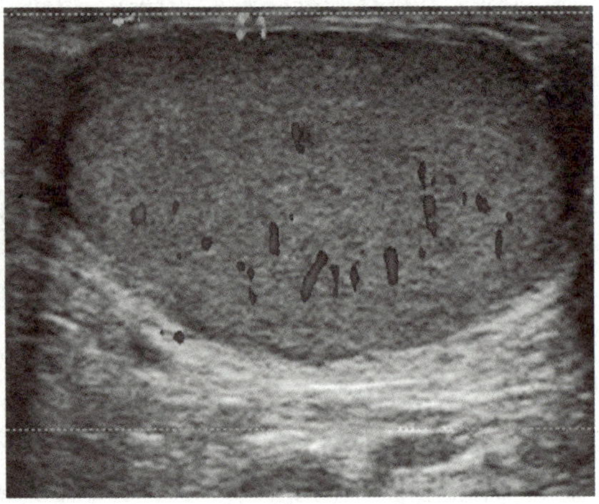

图 9-5-3　正常睾丸彩色超声血流图

2. 超声测量

（1）阴囊测量：横断扫查，比较左右两侧阴囊壁厚度并测量。正常情况下阴囊壁呈整齐的高回声，厚 3~5mm 不等，但两侧基本对称。

（2）睾丸测量

1）睾丸长径：纵断面显示出较清楚的睾丸和附睾的轮廓后，自睾丸上缘测量至下缘。正常值 3.5 ~ 5.0cm。

2）睾丸宽径：横断面图像上，自睾丸的外缘测至内缘。正常值 2.5~3.5cm。

3）睾丸厚径：在纵断面或横断面图像上，自睾丸的前缘测量至后缘。正常值 1.5~2.5cm。

4）附睾：附睾头部大小约 10mm，附睾尾部大小约 5mm，附睾体部厚度 2~5mm。

二、阴囊常见疾病的超声图像表现

（一）阴囊炎症

阴囊炎性病变涵盖阴囊壁、鞘膜、睾丸、附睾及精索等部位。睾丸与附睾的炎症多以急性发病，且两者可能同时出现。其中，急性附睾炎较为普遍，多因后尿道炎、前列腺炎等经由输精管逆行感染所致，幼儿、儿童及老年人群尤为易感。相比之下，急性睾丸炎较为罕见，通常继发于腮腺炎或附睾炎。急性附睾炎的临床症状主要包括阴囊疼痛并伴有坠胀感，附睾局部或呈现弥漫性肿大，病情严重者可能形成脓肿，尤以附睾尾部多见。而急性睾丸炎的临床表现则为单侧或双侧睾丸疼痛、肿大，阴囊皮肤呈现发红、发热的现象。

1. 超声表现

（1）急性附睾炎常多发于附睾尾部，少数表现为附睾整体弥漫性肿大，炎症范围多呈不规则低回声区，边界不清晰，急性睾丸炎常表现为单侧或双侧睾丸肿大，表面光滑，内部回声均匀性减低或呈密集点状回声，当出现脓肿时，睾丸实质内可见不规则无回声区或低回声。

（2）彩色多普勒炎症区域内可见丰富彩色血流信号，也是急性炎症充血的特征（图 9-5-4）。

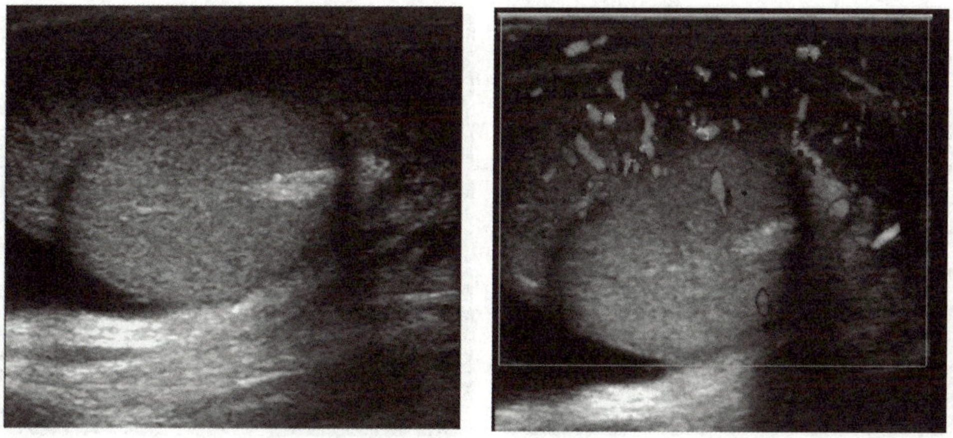

（a）　　（b）

图 9-5-4　附睾炎二维超声声像图

2. 鉴别诊断

（1）与睾丸扭转鉴别：急性睾丸炎，疼痛较明显，睾丸内血供丰富；睾丸扭转时，突发剧烈疼痛，睾丸血供减少，当睾丸扭转松解，疼痛缓解，睾丸内血供恢复。

（2）与附睾结核鉴别：附睾结核，有反复发作病史、结核史。

3. 扫查要点　超声诊断在阴囊炎性疾病方面具有较高的特异性，且能够反复进行观察，是诊断过程中最为简捷有效的方法。进行检查时，需对左右两侧的睾丸进行对比扫查，准确测量睾丸及附睾的大小，并仔细观察其形态、内部回声情况，以及彩色血流信号。

（二）隐睾

睾丸在发育过程中，自腹腔沿腹股沟逐渐下降至阴囊，若睾丸未完全下降而停留在其下降途中的任何位置称为隐睾，隐睾约 70% 位于腹股沟管内，25% 位于腹膜后，5% 位于阴囊上部及其他部位。约有 3% 的新生儿出生后睾丸没有降入阴囊，出生后一年内大多能下降入阴囊，但一岁以后再降入阴囊的可能性就不大了。隐睾常伴有发育异常的附睾，附睾及系带均是依靠男性激素发育的，正常发育的附睾与睾丸下降有关。

1. 超声表现　隐睾超声表现为椭圆形均匀低回声结构，一般较对侧正常睾丸小，位于腹股沟管内、盆腔内、下腹部、阴囊上部或同侧肾下极附近，位于腹股沟管内者活动度大，扫查时睾丸在探头下有滑动感。隐睾的血流信号通常较正常睾丸少。

2. 鉴别诊断

（1）肥胖儿童因腹股沟及阴囊内脂肪组织充盈，导致睾丸触诊困难，易误诊为隐睾，而通过超声扫查可清晰显示正常睾丸的存在。

（2）婴幼儿隐睾通常体积较小，往往小于 1cm，且结构相对模糊，需特别注意与腹股沟淋巴结进行鉴别诊断（图 9-5-5）。

（3）在腹股沟区域进行细致扫查，可发现变形并缩小的隐睾。

（4）应对出现并发症的隐睾进行准确鉴别。

（5）腹腔内隐睾需与睾丸缺如进行区分，若血清促性腺激素水平升高且血清睾酮水平降低，常提示存在无睾畸形的可能性。

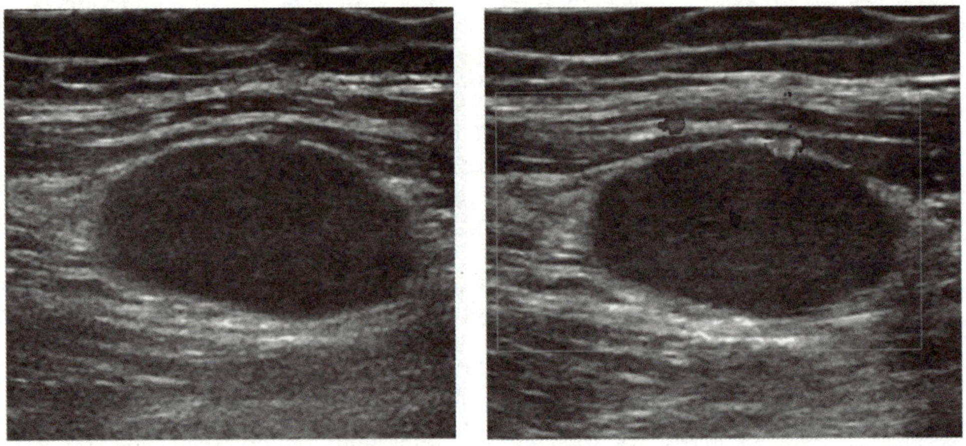

（a）　　　　（b）

图 9-5-5　隐睾二维超声声像图

3. 扫查要点　在进行患侧重点检查时，应关注腹股沟区、阴囊根部及内外环处；若在这些区域未找到目标，则可经腹壁扫查后腹膜髂血管两侧，直至腹主动脉旁肾动脉水平，以寻找低回声的睾丸样结构。一旦发现隐睾，需测量其大小，并仔细观察其内部结构，同时与健侧睾丸进行对比分析。鉴于隐睾的肿瘤发病率显著高于正常睾丸，因此对隐睾内部回声的细致观察显得尤为重要。

（三）睾丸肿瘤

常见的睾丸肿瘤有精原细胞瘤、胚胎癌、绒毛膜上皮癌、畸胎瘤（癌）、内胚窦癌等。睾丸肿瘤分为原发性和继发性，多见于青壮年，95%为恶性。原发性睾丸肿瘤又分成生殖细胞肿瘤和非生殖细胞肿瘤，生殖细胞肿瘤其中精原细胞瘤最常见，约占 40% ，良性肿瘤较少见，以成熟型畸胎瘤为常见。临床上肿瘤以可触及无痛质硬的肿块为首发症状。

1. 超声表现

（1）睾丸肿瘤的共同特点为睾丸内出现占位性病变，多为低回声，睾丸多增大、彩色血流信号一般增多。在排除急性睾丸炎后基本可诊断为睾丸肿瘤。

（2）睾丸肿瘤的不同特点

1）畸胎瘤表面不平，内部回声极不均匀，可见不规则无回声区，内无血流信号或有钙化强回声，见于儿童者多为成熟型畸胎瘤，见于成人者常为恶性。

2）精原细胞瘤内部回声呈中等强度的细光点，较正常睾丸回声略低。

3）胚胎癌内部回声不均匀。

4）绒毛膜上皮癌较少见，常与其他生殖细胞混合肿瘤存在，回声欠均匀。睾丸肿瘤多淋巴转移，常沿精索静脉旁淋巴管转移到肾门旁淋巴结和腹主动脉旁淋巴结，超声可以显示，唯有绒毛膜上皮癌为血行转移到肺，超声不能发现。

2. 鉴别诊断

（1）睾丸肿瘤需与睾丸结核、局限性睾丸炎等鉴别，肿瘤形态多较规则，无明显症状，结核及局灶性睾丸炎形态多不规则，有明显的疼痛等临床症状。

（2）睾丸良、恶性肿瘤的鉴别主要根据肿瘤的边界、回声及血供情况。

3. 扫查要点　为准确评估睾丸肿瘤的位置、形态、大小及其内部回声特征，需利用专业设备进行检测。当观察到肿瘤内部彩色血流信号增多时，此现象对肿瘤的诊断具有重要参考价值。在确认肿瘤存在的同时，务必密切关注同侧肾门区域及腹主动脉旁的淋巴结，以评估是否存在转移情况。

（四）睾丸扭转

睾丸扭转又称精索扭转，是阴囊疾病急腹症之一。睾丸扭转是由于睾丸及精索的附着异常所致，在阴囊过度收缩或剧烈运动后，睾丸沿精索旋转，精索内的动静脉血液循环发生障碍，造成睾丸组织缺血坏死，分为鞘膜内型（睾丸扭转）和鞘膜外型（精索扭转），容易导致睾丸血液循环障碍，引起睾丸缺血坏死。睾丸扭转一般扭转角度为 90°～360°。睾丸扭转的程度及持续的时间是睾丸损伤程度的主要原因。贵在早期诊断、早期治疗，睾丸扭转超过 6 小时后复位，一般难以恢复正常血供。部分患者发生睾丸扭转时，可自行缓解。

1. 超声表现

（1）睾丸扭转早期超声表现为睾丸轻度肿大，彩色血流信号减少。扭转继续或加重时则睾丸明显增大，彩色血流信号明显减少或消失，睾丸周围出现少量液性回声，阴囊壁软组织水肿增厚。

（2）睾丸扭转晚期超声表现为睾丸坏死性改变，内部回声不均匀，周围液性回声增多，彩色血流信号消失等。

（3）睾丸扭转早期自动回复者，睾丸内彩色血流明显增多。

2. 扫查要点　在对患者进行睾丸检查时，需对左右两侧睾丸进行对比扫查，以观察患侧睾丸是否存在肿大现象，内部回声是否出现减低或紊乱，血流信号是否呈现减少或消失的情况及睾丸动脉阻力指数是否有所增加。同时，还需检查患侧精索是否存在增粗的现象。对于无法明确诊断的患者，应密切进行超声随访复查。

（五）鞘膜积液

鞘膜腔内积聚的液体积超过正常量称为鞘膜积液。本病是一种常见病，可见于任何年龄。鞘膜分为脏层和壁层，两层之间形成鞘膜腔，有少量液体。当鞘膜本身或睾丸附睾等发生病变时，液体的分泌和吸收失去平衡，如分泌过多或吸收过少都可形成睾丸鞘膜积液。鞘膜积液分为睾丸鞘膜积液、精索鞘膜积液、睾丸精索鞘膜积液、交通性鞘膜积液。其中睾丸鞘膜积液最常见。一般无自觉症状，常被偶然发现。当积液量较多、肿物增大及张力增高时，部位可有下坠感或轻度牵拉痛。临床表现积液量较大时，阴囊可有坠胀感，两侧睾丸大小不一。阴囊触及囊性肿物，透光试验阳性。巨大鞘膜积液时，阴茎因阴囊极度增大而内陷。精索鞘膜积液位于睾丸上方或腹股沟内，体积小，可为多囊性，张力大，沿精索生长，囊肿可随精索移动，其下方可触及睾丸与附睾。睾丸鞘膜积液阴囊内有梨形肿物，睾丸与附睾亦触摸不清。交通性鞘膜积液与体位有关，立位积液增多，卧位或挤压积液可减少或消失。

1. 超声表现

（1）睾丸鞘膜积液：单侧或双侧均可发生，液性无回声区三面环绕睾丸（图 9-5-6）。

（2）精索鞘膜积液：多为单侧发生，液性无回声区包绕精索，与睾丸不相关（图 9-5-7）。

（3）睾丸精索鞘膜积液：大量液性暗区包绕睾丸并延伸至精索。

（4）交通性鞘膜积液：仰卧位时往往显示欠佳，当站立位时，可见鞘膜腔内液体慢慢增多，挤压阴囊，液性暗区变小，常合并斜疝。

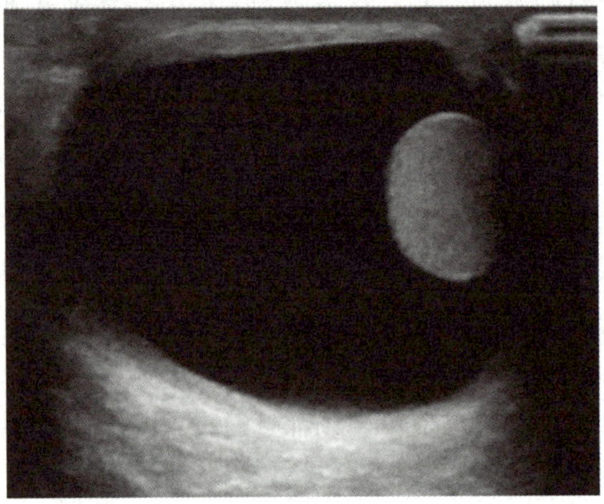

图 9-5-6　睾丸鞘膜积液二维超声声像图

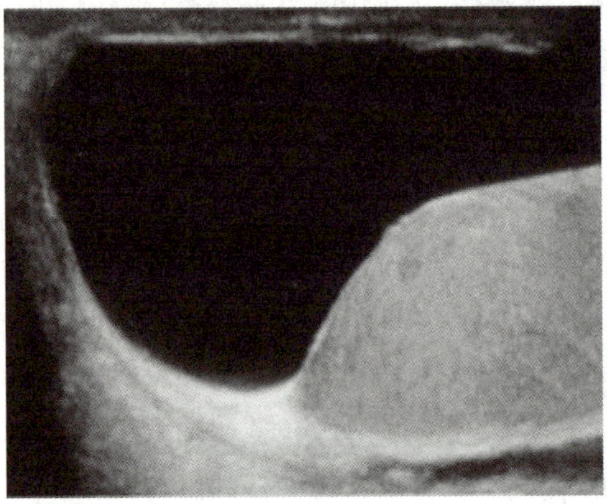

图 9-5-7　精索鞘膜积液二维超声声像图

2. 鉴别诊断

（1）与精液囊肿的鉴别诊断：精液囊肿通常位于睾丸上方，附睾头部，形态多为圆形，体积相对较小，一般在 2mm 左右，且与睾丸的分界清晰明确。

（2）与睾丸鞘膜积血的鉴别诊断：睾丸鞘膜积血患者通常有外伤史或局部穿刺史，表现为阴囊肿胀疼痛，皮肤伴有瘀斑。穿刺检查可抽出鲜血、褐色陈旧性血液及血块。

（3）与腹股沟疝的鉴别诊断：阴囊内或腹股沟区域出现肿物时，可通过超声检查明确是否存在积液。腹股沟疝的诊断需结合临床体征，通常表现为立位时出现肿物，平卧位时肿物消失；而鞘膜积液在立卧位时大小无显著变化，且透光试验呈阳性。

（4）与睾丸肿瘤的鉴别诊断：睾丸肿瘤一般不伴有积液，或仅有极少量积液。超声检查能够明确睾丸肿大及睾丸实质性病变的存在。

3. 扫查要点　在观察到阴囊内部或腹股沟区域存在肿物时，应利用超声技术以明确其内部组织结构，并进行多方位的扫查。对于是否存在腹股沟疝的诊断，可结合相应的临床体征进行综合判断。具体而言，腹股沟疝通常在立位时出现，而在平卧位时会消失；相比之下，鞘膜积液在立位和平卧位时的大小并无明显变化。

▶知识拓展

超声碎石技术

超声碎石技术是一种先进的医疗手段，它通过利用超声的高能量聚焦于结石部位，从而将其击碎成细小的碎片，使得这些碎块能够更容易地通过自然排泄的方式排出体外。特别是对于输尿管结石的治疗，超声碎石方法通常适用于那些直径小于 2cm 的结石。这种方法的优点在于其创伤相对较小，患者恢复的速度也比较快。

在进行超声碎石治疗之前，患者需要接受一系列详细的检查，这些检查的目的是全面评估结石的大小、具体位置及结石周围的组织情况。通过这些信息，医生可以更好地制定治疗方案，并在治疗过程中根据结石的具体情况灵活调整超声的能量输出和聚焦点的位置。治疗完成后，患者必须严格按照医生的指导进行恢复期的护理，并且定期进行复查，以确保治疗效果的持久性和安全性。这样，患者不仅可以有效地排出结石，还能最大限度地减少治疗过程中可能出现的并发症和风险。

—• 考试知识点总结 •—　　　　—• 本章小结 •—

—• 协和云课堂……　拓展练习及参考答案 •—

（王一川）

教学课件

第十章　妇科超声检查

学习目标

素质目标

具备一心一意为患者着想的爱岗敬业精神，提高女学生自重自爱的意识。

知识目标

（1）掌握：子宫、附件经腹部检查前的准备工作和注意事项，正常子宫、卵巢的超声表现。

（2）熟悉：子宫肌瘤的超声表现及其鉴别诊断要点。

（3）了解：经阴道超声的检查方法、子宫内膜异位症的超声表现及其鉴别诊断要点。

能力目标

（1）能独立完成经腹部子宫、卵巢的超声扫查。

（2）能识别子宫肌瘤的典型声像图。

案例导人

【案例】

患者，女性，48 岁。因月经量增多 4 年、加重 1 个月伴头晕、乏力来院就诊。患者以往月经规律，月经周期 28 天，持续 4~5 天，量中等，4 年来无明显诱因出现月经量逐渐增多，近 1 个月月经量约增多至原来的 3 倍，伴头晕、乏力，活动后加重。妇科体检：外阴、阴道、宫颈均无明显异常，子宫约 3 个月妊娠大小，形态不规则，质地较硬，双附件区未触及明显异常。

【问题】

1. 该患者的初步诊断是什么？
2. 为明确诊断，应选择哪种影像学检查呢？
3. 该病的超声表现是什么？

核心知识拆解

妇科超声检查是一项非常重要的诊断手段，它利用超声波成像技术来观察女性生殖系统（包括子宫、卵巢等）的结构和功能，能够早期发现疾病，如子宫肌瘤、卵巢肿瘤、子宫内膜异位症、宫颈病变等且超声检查也是评估女性生育能力的一种重要方式，可以通过检查卵巢排卵情况、子宫形态等，帮助寻找不孕症的原因。另外，超声检查无有辐射、成本较低、普及率较高，故广泛应用于妇科疾病的临床诊疗中。

第一节　子宫、附件超声检查基础

一、子宫、附件的解剖概要

女性生殖系统包括内、外生殖器官及其相关组织，亦包括其毗邻器官。内生殖器指生殖器隐藏在内的部分，包括阴道、子宫、输卵管及卵巢，其中输卵管及卵巢常被称为附件（图 10-1-1）。外生殖器指生殖器官外露的部分，又称“外阴”。

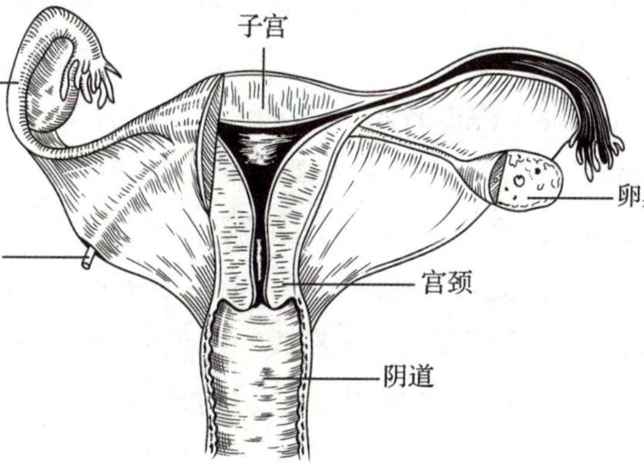

图 10-1-1　女性内生殖器示意图

（一）内生殖器

1. 阴道　阴道位于真骨盆下部的中央，是由纤维肌肉组织组成的管道，为性交器官，也是经血排出和胎儿娩出的通道。

（1）阴道壁的组织结构：由内到外为黏膜层、肌层、纤维层。阴道的上端较下端宽，呈上宽下窄，前壁长 7~9cm，后壁长 10~12cm。

（2）阴道的毗邻结构：上端与宫颈管相通并包绕宫颈，下端开口于阴道前庭后部，前壁和膀胱、尿道相邻，后壁和直肠相邻。阴道环绕宫颈周围的空间称阴道穹隆，可分为前、后、左、右。其中，阴道后穹隆最深，临床上可经此穿刺、引流或作为手术入路。

2. 子宫 子宫位于骨盆腔中央，呈倒置的梨形。非孕期成年女性的子宫长 7～8cm，宽 4～5cm，厚 2～3cm。子宫由子宫体和子宫颈组成，子宫体较宽位于上半部分，子宫颈较窄呈圆柱形，位于下半部分。子宫体上端隆突部分，称子宫底；子宫底与外侧输卵管交接的部分，称子宫角。子宫体与子宫颈的比例在女性成长发育过程中不是一成不变的，而是随年龄增长发生变化，婴儿期 1∶2，成年女性 2∶1。

（1）子宫的组织结构：具体如下。①子宫体主要由 3 层组织构成。外层为浆膜层，中间层为肌层，内层为黏膜层，即子宫内膜。②子宫腔、子宫峡部及宫颈：子宫是中空的脏器，内部的空腔称为子宫腔，其形态呈上宽下窄的三角形，宫腔表面被子宫内膜覆盖，绝经期前的内膜受性激素影响，形态和厚度发生周期性改变，产生月经。子宫峡部为宫体与宫颈之间最狭窄的部分。上端因在解剖上较狭窄，称为解剖学内口；下端与宫颈内腔相连，黏膜组织在此由子宫内膜变为宫颈黏膜，称为组织学内口。宫颈内腔呈梭形，称子宫颈管，成年女性长约 3cm，其下方与阴道连接的部分，称宫颈外口。

（2）子宫的功能：具体如下。①产生月经：在性激素的作用下，子宫内膜周期性剥脱伴有出血。②孕育胎儿：为胚胎着床、发育提供空间和环境，并为胚胎提供营养和保护。③维持内分泌平衡：子宫不仅为卵巢提供血供维持卵巢功能，还可以分泌多种激素，维持女性的生理功能。

3. 输卵管 输卵管为细长、弯曲的肌性管道，左右各一，卵子与精子在此相遇形成受精卵。其内侧端与子宫角相连通，外侧端游离、与腹腔相通并与卵巢相近。根据输卵管的形态，可分为四个部分：具体如下。①间质部：潜行在子宫肌壁内的部分，管腔最窄，长约 1cm。②峡部：位于间质部外侧，细而较直，长 2～3cm。③壶腹部：为峡部向外侧延伸膨大的部分，长 5～8cm，是异位妊娠的好发部位。④伞部：为输卵管最外侧的游离端，呈漏斗状，有“拾卵”的作用，伞部长度不一，多数长 1～1.5cm。

4. 卵巢 卵巢是女性的性腺，左右各一，产生卵子和性激素，具有生殖和内分泌功能。

（1）卵巢的大小、形状：青春期前表面光滑；青春期开始排卵后，表面逐渐凹凸不平，呈扁椭圆形，大小为 4cm×3cm×1cm。绝经后卵巢变得小而硬。

（2）卵巢的组织结构：卵巢表面无腹膜覆盖，覆盖于表面的单层立方上皮或柱状上皮称为生发上皮。生发上皮下方的致密结缔组织称为卵巢白膜。卵巢内部由外皮质和内髓质组成，皮质的体积大于髓质。皮质内包含始基卵泡和致密结缔组织，髓质内无卵泡，含有纤维组织和丰富的血管。

（二）女性内生殖器毗邻器官

1. 膀胱 为空腔脏器，位于子宫前方，其大小、形状随充盈情况而变化，经腹壁超声检查子宫、卵巢等盆腔脏器时，充盈的膀胱可作为透声窗。

2. 输尿管 为一圆索状长长的管道，进入骨盆腔后下行，经子宫阔韧带基底部至宫颈外侧 2cm 处，绕过子宫动脉下后方，又经阴道侧穹隆顶端绕向前方进入膀胱壁。

3. 尿道 位于阴道前方，始于膀胱三角区，终于阴道前庭的尿道外口。

4. 直肠 位于子宫及阴道的后方。

（三）女性内生殖器的供应血管

1. 动脉 女性内生殖器的血液供应主要来自卵巢动脉、子宫动脉、阴道动脉及阴部内动脉，后三者均为髂内动脉分支。

（1）卵巢动脉：自腹主动脉分出，左侧卵巢动脉可来自左肾动脉。主要供应卵巢和输卵管。

（2）子宫动脉：在腹膜后沿盆腔侧壁向下、向前走行，经阔韧带基底部时转向内侧，距宫颈外侧约 2cm 处跨过输卵管前方，沿子宫侧缘迂曲走行，并分为 2 支，上支较粗，称子宫体支，其分支主要分布于子宫肌层和子宫内膜。下支较细，称宫颈-阴道支，分布于宫颈及阴道上部。

（3）阴道动脉：其分支主要分布于阴道中下段。

（4）阴部内动脉：主要供应会阴及直肠下段、肛门。

2. 静脉 盆腔静脉与同名动脉伴行，但在数量上多于动脉，并形成丰富的静脉丛。这些静脉丛在女性生殖和盆腔脏器的功能活动中起到储存血液、调节血流的作用，但是这种相互吻合的静脉丛结构使盆腔感染极易蔓延。由于右卵巢静脉直接汇入下腔静脉，左卵巢静脉先汇入左肾静脉，因此盆腔静脉曲张更多见于左侧。

二、子宫、附件的扫查方法和途径

妇科超声检查的途径主要包括经腹壁扫查、经阴道扫查、经会阴扫查、经直肠扫查。

（一）经腹壁扫查

在妇科超声检查中，经腹壁扫查应用最广泛，适用于所有需要进行盆腔检查的女性，无禁忌证。膀胱内尿液作为介质成为一个良好的透声窗，使盆腔内的脏器得以显示。但图像的清晰度易受腹壁厚度、膀胱充盈程度和肠道气体等因素的影响。

1. 检查前准备 受检者需要适度充盈膀胱：于检查前 1 小时饮水 500~700ml，静候有明显尿意；对于急症、重症或者年老体弱不能憋尿的患者，需插导尿管注射生理盐水 500ml 左右使膀胱充盈。要求充盈的膀胱将周围肠管推开，清晰显示子宫［图 10-1-2（a）、图 10-1-2（b）］、卵巢［图 10-1-2（c）］。

2. 检查方法 患者取仰卧位，暴露下腹部，皮肤涂抹适量耦合剂，探头置于下腹正中，先进行纵切扫查，以子宫矢状切面为中心，探头向两侧缓慢滑行；然后探头转动 90°行横切扫查，使探头由上至下或由下至上连续扫查。纵切或者横切扫查过程中，可以根据子宫、卵巢显示情况或者针对感兴趣的部位灵活调整探头扫查角度，以得到最佳显示图像。

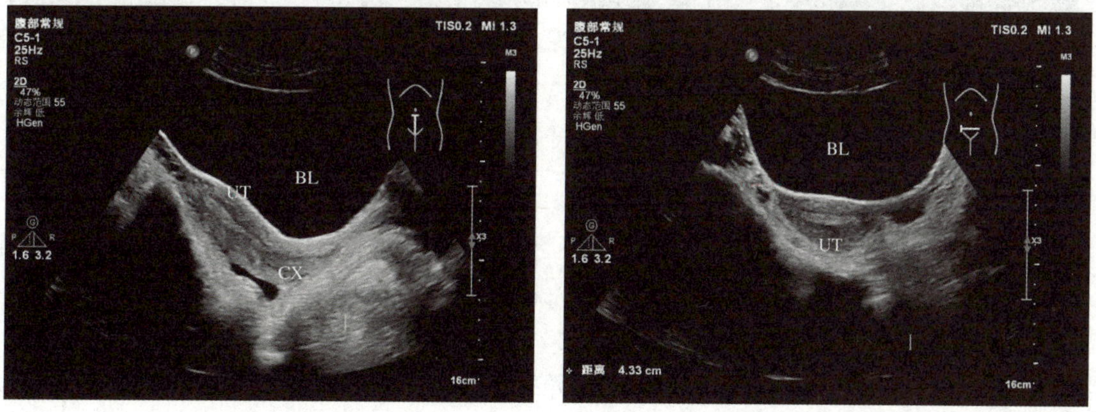

（a） （b）

图 10-1-2 子宫、附件超声声像图（经腹部扫查）

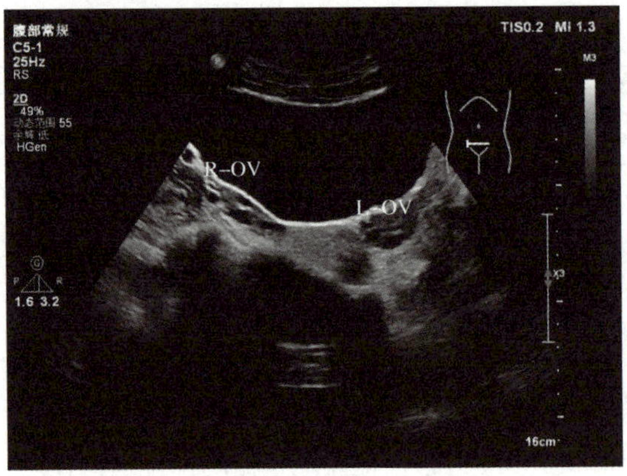

（c）

图 10-1-2 （续图）

（a）子宫纵切面；（b）子宫横切面；（c）卵巢横切面。

UT. 子宫；BL. 膀胱；CX. 宫颈；L-OV. 左侧卵巢；R-OV. 右侧卵巢。

（二）经阴道扫查

因探头接近盆腔脏器，能够使子宫、卵巢及盆腔肿块的细微结构显示得更加清晰，检查不受肥胖和膀胱充盈程度的影响。但是阴道探头频率高，远场显示效果较差，对于较大的子宫和盆腔肿块，经阴道扫查不能显示其全貌。此外，未婚女性、处女膜闭锁、阴道畸形的女性不宜使用该项检查，而且对于子宫出血或者月经期女性使用该项检查时，应注意无菌操作。

1. 检查前准备 进行经阴道扫查前，患者需要提前排空膀胱，无须其他特殊准备。

2. 检查方法 受检者取膀胱截石位，探头顶端涂抹少量耦合剂，套上保护套，检查者右手持探头手柄，将探头轻柔插入阴道内。先行纵切扫查，显示宫颈管、子宫肌层及子宫内膜，可测量子宫长径、前后径及子宫内膜厚度［图 10-1-3（a）］；再旋转探头行横切扫查，测量子宫横径［图 10-1-3（b）］，随后在子宫的左右两侧找到卵巢［图 10-1-3（c），图 10-1-3（d）］。经阴道扫查时，可以根据感兴趣的部位，灵活调整探头的位置和方向。

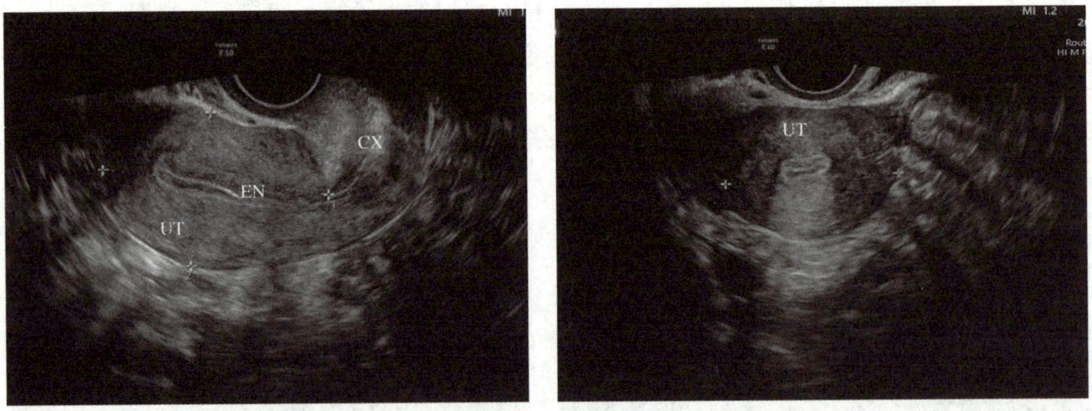

（a） （b）

图 10-1-3 子宫、附件超声声像图（经阴道扫查）

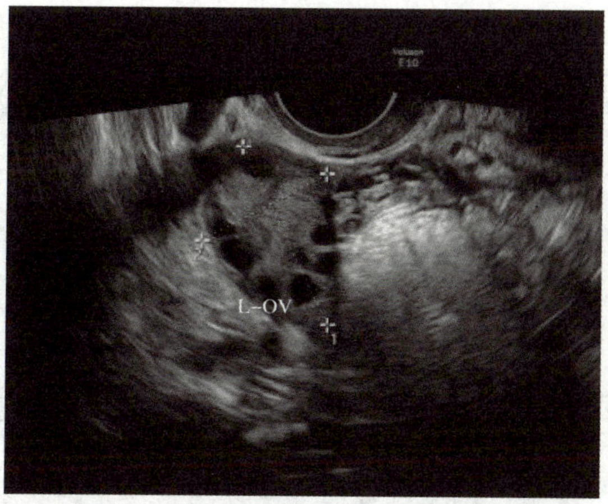

（c）

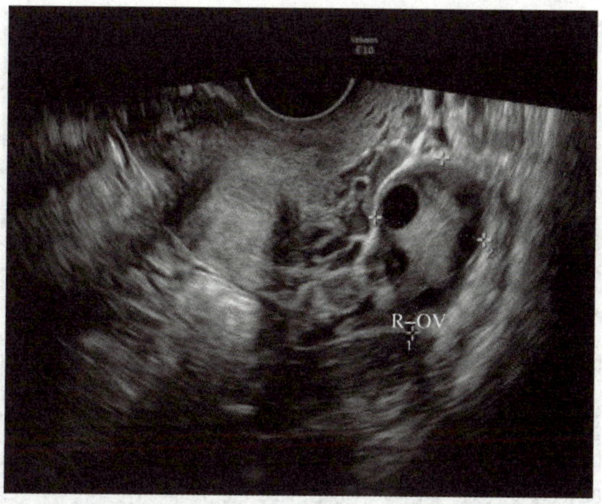

（d）

图 10-1-3 （续图）

（a）子宫纵切面；（b）子宫横切面；（c）卵巢切面（左侧）；（d）卵巢切面（右侧）。
UT. 子宫；CX. 宫颈；EN. 内膜；L-OV. 左侧卵巢；R-OV. 右侧卵巢。

（三）经会阴扫查

经会阴扫查适用于所有女性，用于观察阴道、宫颈等部位的肿块或下生殖道畸形。

1. 检查前准备　检查前准备同经阴道扫查。

2. 检查方法　被检者取膀胱截石位，将腹部探头涂抹耦合剂，套上保护套，表面再涂抹耦合剂，将探头轻轻置于会阴部。先行纵切扫查，再行横切扫查，以确定尿道、阴道、直肠的位置，观察感兴趣的部位或者病变区域，作出综合判断。

（四）经直肠扫查

适用于经腹壁扫查图像模糊但又不适宜经阴道扫查的情况，效果次于经阴道扫查，主要用于未婚女性、阴道畸形或者老年阴道萎缩者。

检查前准备、检查体位及检查方法同经阴道扫查。

三、正常子宫及卵巢的声像图表现和超声测值

（一）正常子宫的声像图

1. 子宫的位置和轮廓　子宫位于膀胱后方，纵切时呈倒置的梨形，横切时宫底呈近三角形，体部呈椭圆形。根据宫体矢状轴与宫颈矢状轴夹角的不同而将子宫位置分为以下 3 种。①前位子宫：夹角小于 180°［图 10-1-2（a）］。②中位子宫：夹角约等于 180°［图 10-1-4（a）］。③后位子宫：夹角大于 180°［图 10-1-4（b）］。

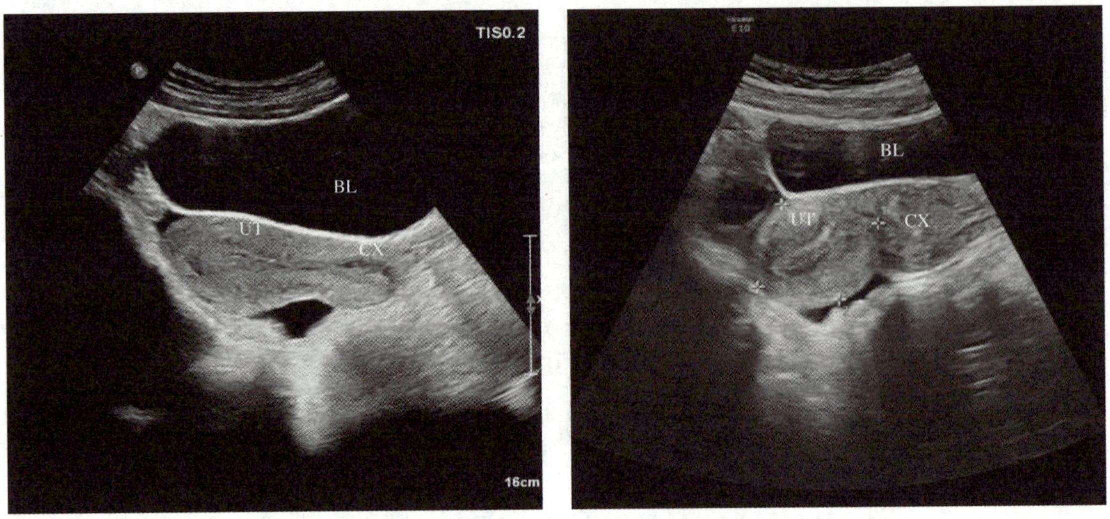

（a）　　（b）

图 10-1-4　子宫纵切面二维超声声像图（经腹部扫查）

（a）中位子宫；（b）后位子宫。

UT. 子宫；BL. 膀胱；CX. 宫颈。

2. 子宫的大小　子宫的大小并非固定不变，而是取决于年龄和妊娠状态。青春期前子宫长度为 2.0~4.4cm，子宫在 7~8 岁开始发育，青春期生长加速，直至 20 岁左右。成年女性子宫大小参考值为：纵径 5.0~7.5cm，前后径 3.0~4.5cm，横径 4.5~6.0cm。

3. 子宫宫体　正常子宫宫体为实质性结构，轮廓清晰。浆膜层呈光滑的带状高回声，肌层呈均质低至中等回声，宫腔呈线状高回声，宫腔线周围有内膜层围绕。

4. 内膜周期性改变　子宫内膜的回声及厚度随月经发生周期性变化。①月经期：即卵泡早期（第 1~4 天），浅层内膜剥落，初为不均质回声，月经干净后，内膜呈较薄的高回声［图 10-1-5（a）］。②增殖期：即卵泡期（第 5~14 天），内膜逐渐增殖变厚，至增殖后期内膜功能层呈 2 条弱回声区、内膜基底层与前后壁肌层交界处呈 2 条高回声，宫腔线呈 1 条高回声，形成“三线二区”征［图 10-1-5（b）］，厚度 7~11mm。③分泌期：即黄体期（第 15~28 天），黄体早期内膜厚度增加，回声增高，通常从内膜外侧变为高回声，慢慢向内部发展，厚度 11~13mm，黄体晚期内膜“三线二区”征消失，内膜全层呈均质高回声，厚度无增加［图 10-1-5（c）］。

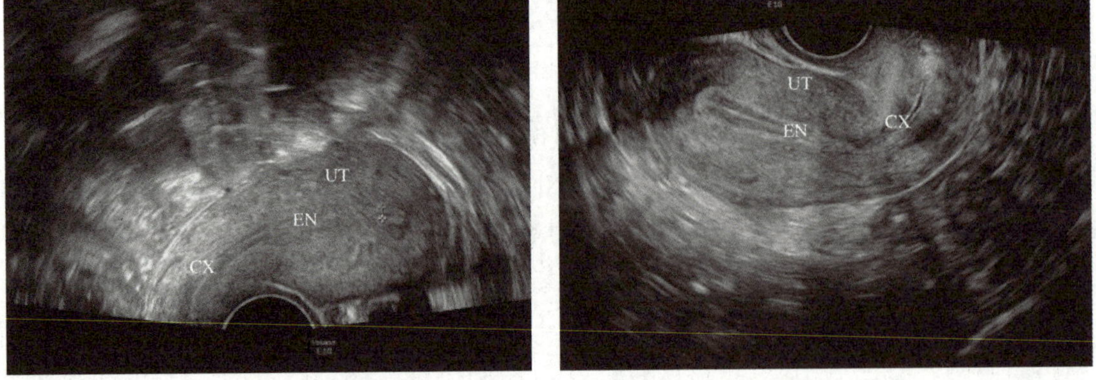

（a）　　（b）

图 10-1-5　子宫内膜周期性改变

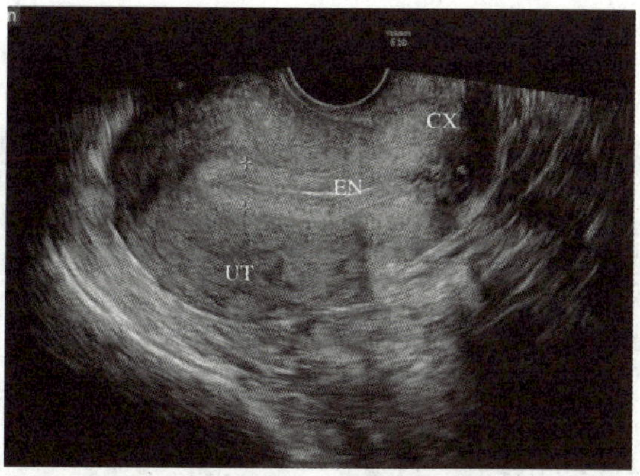

(c)

图 10-1-5 (续图)

(a) 月经期内膜；(b) 内膜“三线二区”征；(c) 分泌期内膜。

UT. 子宫；EN. 内膜；CX. 宫颈。

5. 宫颈 宫颈呈低回声，但回声较肌层略高，纵切时呈梭形，横切时呈扁椭圆形，纵切时宫颈向下可显示阴道回声。

6. 子宫彩色多普勒超声表现

(1) 子宫动脉：于子宫体、颈交界处的两侧可扫查到子宫动脉明亮的血流信号，血流频谱特征为：收缩期高速血流、舒张期驼峰样正向血流信号。子宫动脉的阻力随妊娠周期发生阶段性变化，阻力指数和搏动指数随孕周增大逐渐下降。

(2) 子宫体血流：浆膜层无明显血流信号，肌层内血流分布不定，从无血流信号到散在血流信号，并且随年龄和月经周期的不同而发生变化。生育期女性，月经期肌层内血流信号分布稀少，随着卵泡发育及雌激素水平的增加，血流信号增多呈星点状。

(二) 正常卵巢声像图

1. 卵巢位置、大小和声像图 卵巢呈扁椭圆形，大小约 4mm×3mm×2mm。通常在宫角的外上方最容易探查到卵巢，但是卵巢位置多变。卵巢表面的生发上皮及白质呈光滑的线状回声，外周的皮质呈低回声，内部可见多个大小不等的卵泡无回声，中央的髓质呈低回声或等回声。卵巢的大小和声像表现随月经周期的变化而变化。

(1) 月经期（即卵泡早期）：卵巢回声偏低，皮质内可见多个小卵泡，直径为 3~5mm。

(2) 增殖期（即卵泡期）：随着月经周期推移，一侧卵巢内可探及一逐渐变大的无回声，称为优势卵泡，该无回声在排卵前达到最大，直径为 18~28mm，称为成熟卵泡，并逐渐突出于卵巢表面（图 10-1-6）。

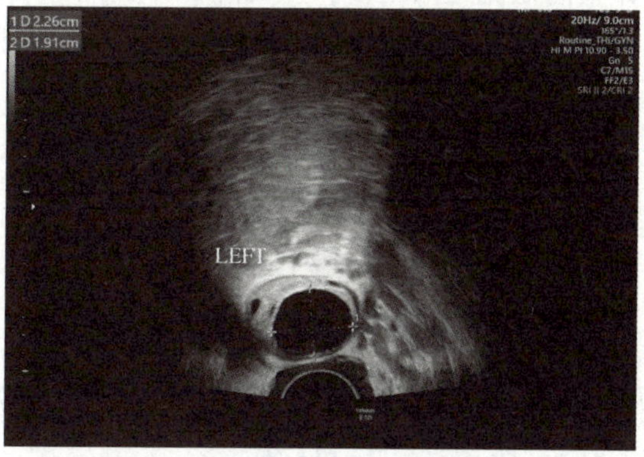

图 10-1-6 经阴道扫查测量增殖期卵泡大小

(3) 分泌期（即黄体期）：排卵后，卵泡破裂塌陷而后由于血液的充盈形成血体，血体大约持续 72 小时，随着颗粒细胞或卵泡膜细胞的长入形成黄体，黄体的声像表现因血体内出血的量和时间等发生较大变化。表现为具有较厚而不规则的囊壁，内呈完全囊性回声［图 10-1-7（a）］、囊实混合性回声［图 10-1-7（b）］或完全实性［图 10-1-7（c）］。

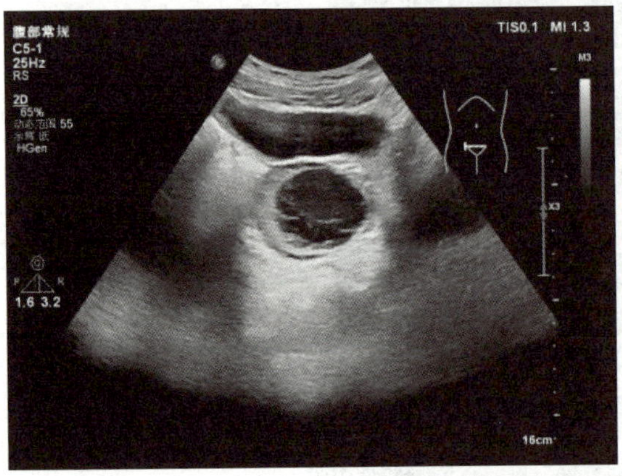

（a）

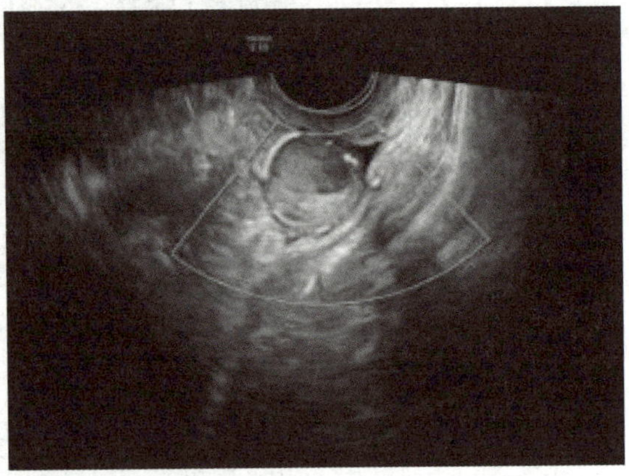

（b）

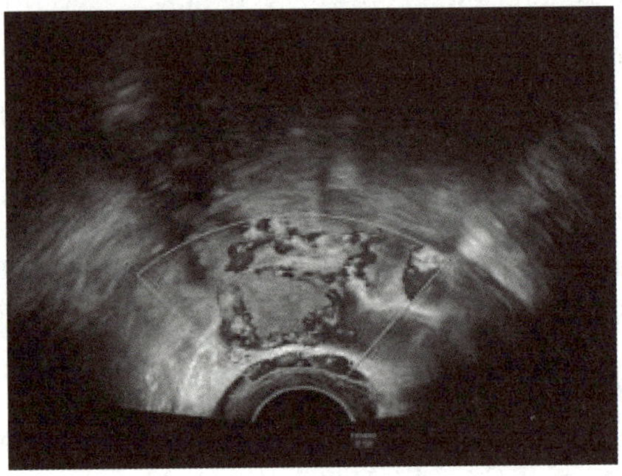

（c）

图 10-1-7　黄体超声声像图

（a）完全囊性回声；（b）混合性回声；（c）完全实性回声。

2. 卵巢彩色多普勒超声表现　正常情况下卵巢动脉较细小，经腹部扫查不如经阴道扫查显示率高，依据其生理周期改变，卵巢内显示不同数量的血流信号。

卵巢动脉血流不丰富，呈低速小动脉频谱。卵泡早期血流信号较少，为低速高阻型血流；卵泡期卵巢内血流逐渐增多，阻力降低；黄体中期，卵巢内的血流信号最丰富，尤其在黄体形成后可在黄体的周边探及环状或半环状的特征性血流信号［图 10-1-7（b），图 10-1-7（c）］，血流频谱呈高速低阻型。

卵巢血流主要供给优势卵泡发育，因此在排卵前，优势卵泡侧卵巢内的血流阻力低于对侧卵巢，血流相对增多。

四、扫查要点

（一）子宫的扫查要点

1. 子宫纵切面　以正中矢状切面为标准切面，能够清晰显示宫腔线与颈管线，测量子宫体纵径和前后径，以及宫颈长度。①纵径：从宫底部浆膜层至宫颈内口，测量时经过宫腔线［图 10-1-8（a），图 10-1-8（b）］。②前后径：于宫体近宫底部最宽处垂直于纵径测量［图 10-1-8（a），图 10-1-8（b）］。③宫颈的长度：也在此切面测量，从宫颈内口至宫颈外口［图 10-1-8（b）］。

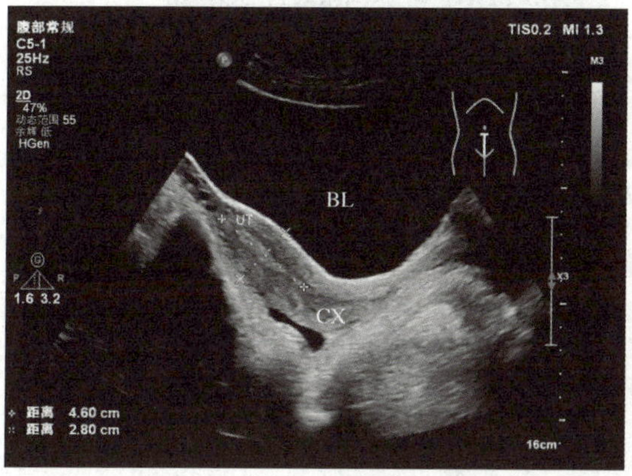

（a）

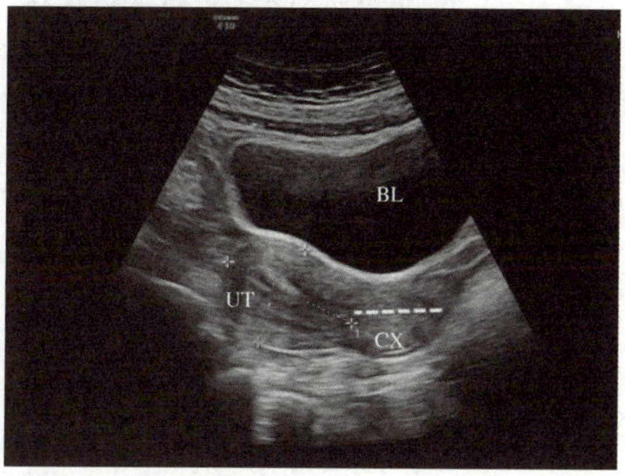

（b）

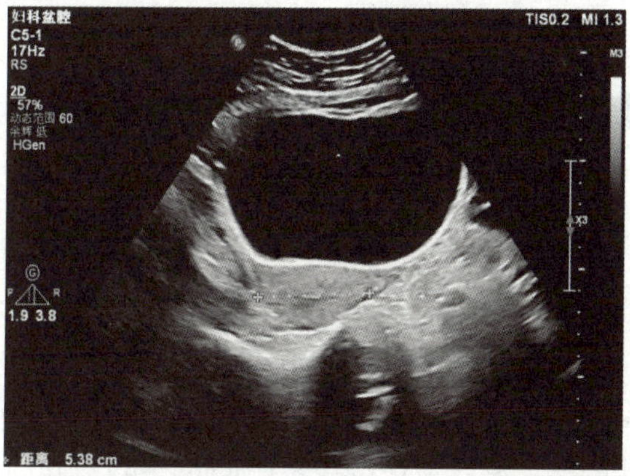

（c）

图 10-1-8　子宫超声声像图（经腹部扫查）

（a）子宫纵切面；（b）子宫纵切面；（c）子宫横切面。

UT. 子宫；BL. 膀胱；CX. 宫颈。

2. 子宫横切面　取近宫底部的横断面为标准切面，要求同时显示宫腔线最宽处、双侧宫角。横径：沿两侧宫角处稍下方经过宫腔线测量宫体两侧最大距离，但不包括双侧宫角［图 10-1-8（c）］。

3. 子宫内膜测量　在子宫正中矢状切面，以内膜与肌层分界处为界限，测量前后两层内膜的厚度，测量线与宫腔线垂直，测量位置一般选择距宫底部黏膜面 10mm 处。

（二）卵巢的扫查要点

以卵巢显示最大径线时的纵切面或横切面为标准切面，且纵切面和横切面相互垂直。在这两个切面上测量长、宽、厚，3 个径线相互垂直（图 10-1-9）。

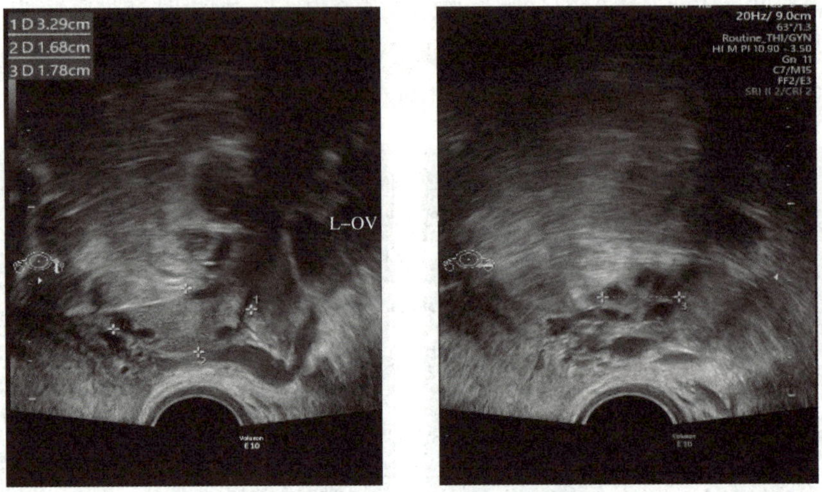

图 10-1-9　卵巢超声声像图（经阴道扫查）

L-OV. 左侧卵巢。

第二节　子宫、附件疾病超声诊断

微课：子宫肌瘤超声表现

一、子宫肌瘤

子宫肌瘤是女性生殖系统最常见的良性肿瘤，由平滑肌组织和纤维组织构成，切面呈旋涡状。30~50 岁是子宫肌瘤的好发年龄段，多数患者无或少有症状，常在盆腔超声检查时偶然发现。一般认为，子宫肌瘤的发生与雌激素水平及遗传因素等相关。

（一）分类及临床表现

1. 分类　根据肌瘤与子宫肌壁的关系，可分为肌壁间肌瘤（肌层内）、浆膜下肌瘤（向浆膜面生长，外凸）和黏膜下肌瘤（向子宫内膜方向生长，突入宫腔）。根据肌瘤的生长部位，可分为子宫体肌瘤和子宫颈肌瘤，其中子宫体肌瘤最常见。同一子宫存在 2 种以上类型的肌瘤时称为多发子宫肌瘤（图 10-2-1）。

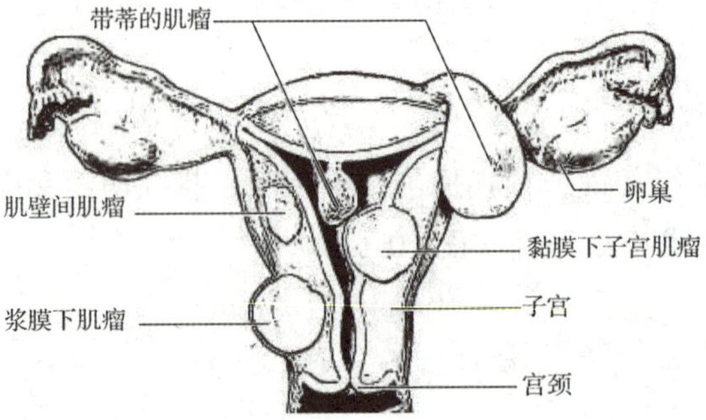

图 10-2-1　子宫肌瘤

2. 临床表现 子宫肌瘤的临床表现与其生长部位及有无变性密切相关。最常见的症状是月经量和白带增多，这主要是由于黏膜下肌瘤和较大的肌壁间肌瘤引起；存在较大的浆膜下肌瘤时，可以在下腹部触及包块。当出现蒂扭转时，以急性腹痛为主要表现。随着肌瘤体积持续增大，其内部的血液供应逐渐变得不足，这导致局部组织发生变性和坏死，使肌瘤失去原本的典型结构。常见变性有以下几种。

（1）玻璃样变：又称透明样变性，最多见。在组织学上，平滑肌细胞逐渐被纤维组织所取代，剖面可见漩涡状结构消失，变为均匀透明的物质，镜下可见肌细胞消失，变为均匀的无结构区。

（2）囊性变：随着玻璃样变性进一步发展，组织发生坏死并液化，形成囊腔。这些囊腔的大小不一，可能是单个出现，也可能是多个聚集。囊腔内可能含有清澈的液体，或者液体凝固呈现出胶冻状。

（3）红色样变：为特殊类型坏死，多见于妊娠期或产褥期，肌瘤迅速增大，可引起腹痛、发热等症状。这种坏死可能与肌瘤内部小血管的退行性变化相关，退行性变化可能引发血栓形成或溶血，进而导致血红蛋白在组织内弥散。

（4）脂肪变性：脂肪球沉积于瘤体内，多是钙化的前驱表现。

（5）钙化：脂肪变性之后，通常会进一步分解为甘油三酯。随后，这些甘油三酯与钙盐结合，并沉积在肌瘤内部。多见于血供不足的肌瘤或绝经后妇女的肌瘤。

（6）肉瘤样变：为肌瘤的恶性变，较少见，多见于年长的女性。临床表现为瘤体短期内迅速变大，伴阴道流血。切面呈灰黄色，脆软似生鱼肉状。

（二）超声表现

肌瘤的超声表现因肌瘤的数目、大小、部位不同而异（图 10-2-2）。

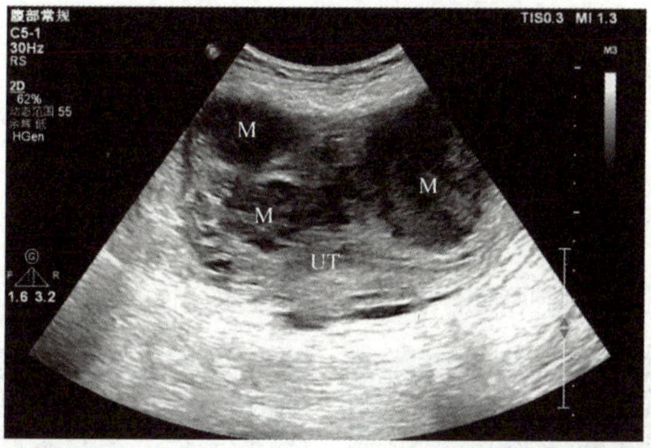

图 10-2-2 子宫肌瘤（多个）二维超声声像图

M. 肌瘤；UT. 子宫。

1. 二维超声表现

（1）子宫大小、形态：小的肌壁间肌瘤子宫大小、形态可正常或稍饱满；肌瘤增多、增大时，子宫体积增大、形态饱满；大的浆膜下肌瘤或较多数目的肌壁间肌瘤可致子宫形态不规则。

（2）子宫内部回声

1）肌壁间肌瘤 ：肌层内一个或多个低回声结节，瘤体与肌层之间界限较清晰（图 10-2-3）。

2）浆膜下肌瘤：肌层内的低回声结节向浆膜下突出，导致子宫失去正常形态。完全突出宫体的浆膜下肌瘤，仅通过一个蒂与宫体相连（图 10-2-4）。

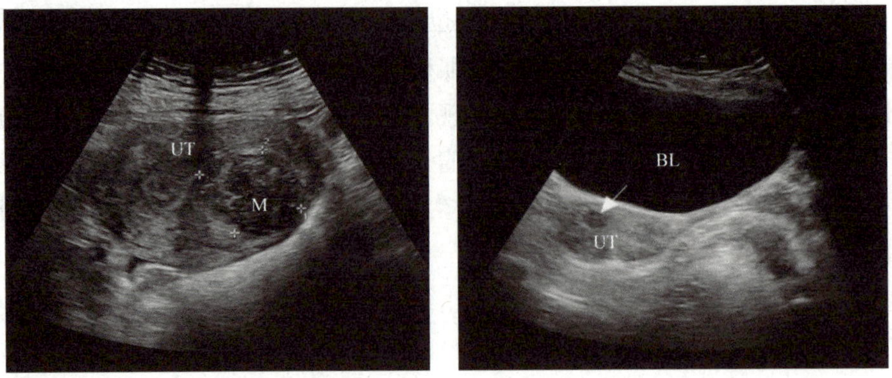

（a）　　（b）

图 10-2-3　子宫肌壁间肌瘤二维超声声像图

（a）子宫肌壁间肌瘤二维超声声像图；（b）子宫肌壁间肌瘤二维超声声像图。

M. 肌瘤；UT. 子宫；BL. 膀胱。

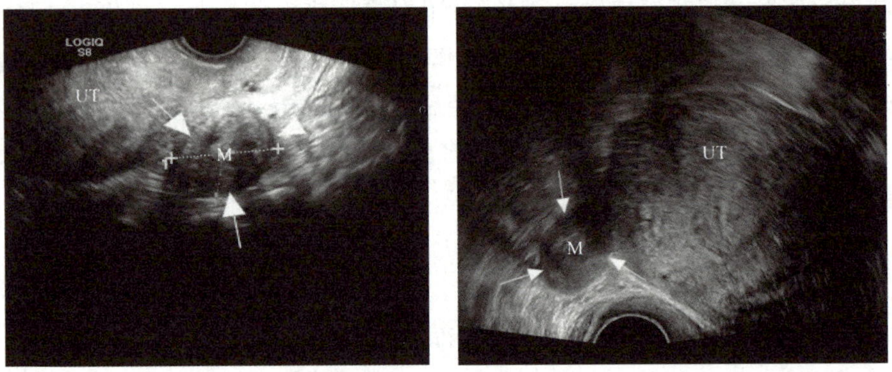

（a）　　（b）

图 10-2-4　子宫浆膜下肌瘤二维超声声像图

（a）子宫浆膜下肌瘤二维超声声像图；（b）子宫浆膜下肌瘤二维超声声像图。

M. 肌瘤；UT. 子宫。

3）黏膜下肌瘤：可见低回声结节突向宫腔［图 10-2-5（a）］，带蒂的黏膜下肌瘤可凸向宫颈管内［图 10-2-5（b）］，经阴道扫查可见其与子宫壁有蒂相连。

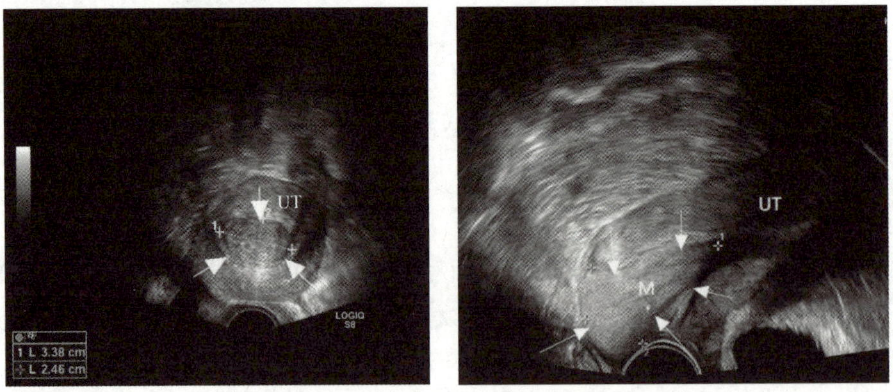

（a）　　（b）

图 10-2-5　子宫黏膜下肌瘤二维超声声像图

（a）黏膜下肌瘤凸向宫腔；（b）黏膜下肌瘤凸向宫颈管内。

M. 肌瘤；UT. 子宫。

(3) 子宫肌瘤变性声像图

1) 玻璃样变：肌瘤回声明显减低、不均匀。

2) 囊性变：肌瘤内出现大小不等且形状不规则的无回声区。

3) 红色样变：瘤体增大，回声偏低，呈细花纹状，超声表现无特异性，需要结合病史。

4) 脂肪变性：肌瘤呈现团状高回声（图 10-2-6）。

5) 钙化：肌瘤内部可见到斑点状、弧形或环形的强回声，后方伴声影（图 10-2-7）。

6) 肉瘤样变：瘤体迅速增大，边界不清，内部回声杂乱不均，可有不规则低回声或无回声区。

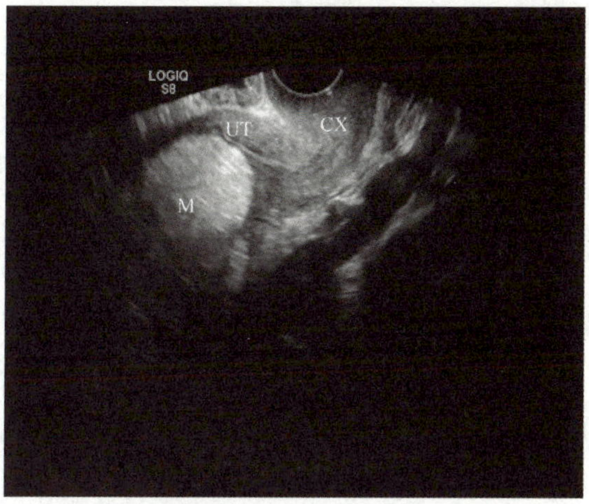

图 10-2-6 子宫肌瘤脂肪变性

M. 肌瘤；UT. 子宫；CX. 宫颈。

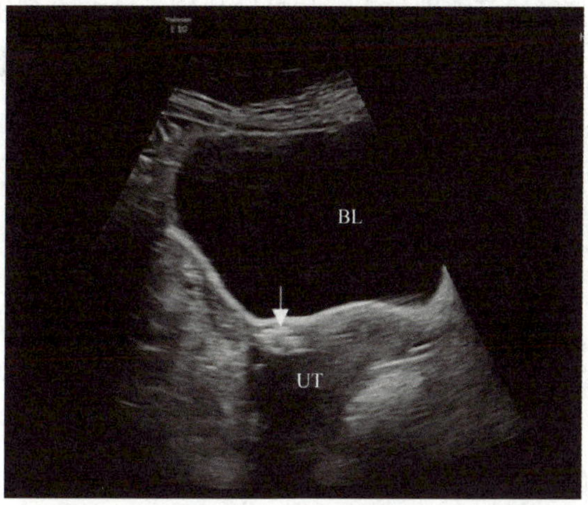

图 10-2-7 子宫肌瘤钙化

UT. 子宫；BL. 膀胱。

2. 彩色多普勒与频谱多普勒表现 瘤体内部彩色血流可呈星点状或短条状，瘤体表面的彩色血流可呈环状或半环状（图 10-2-8，彩图 13）；带蒂的黏膜下肌瘤蒂部可显示一条供血血管（图 10-2-9）。瘤体的内部和边缘均可记录到动脉性和静脉性频谱，瘤体内动脉血流的阻力指数略低，一般在 0.5 左右。当肌瘤较大或合并感染时，瘤体内动脉血流的阻力指数较低，可在 0.4 以下。

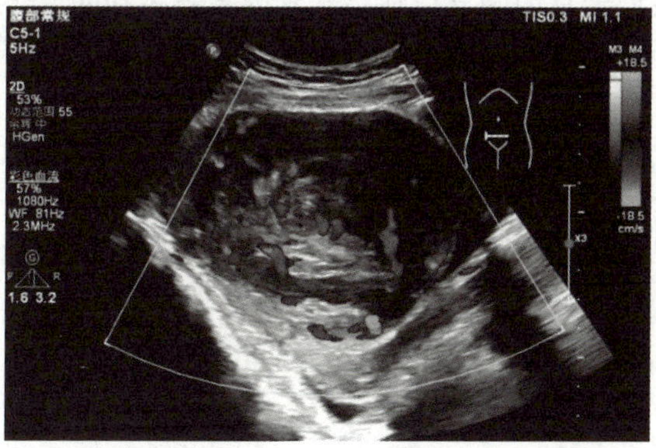

图 10-2-8 子宫肌瘤彩色多普勒

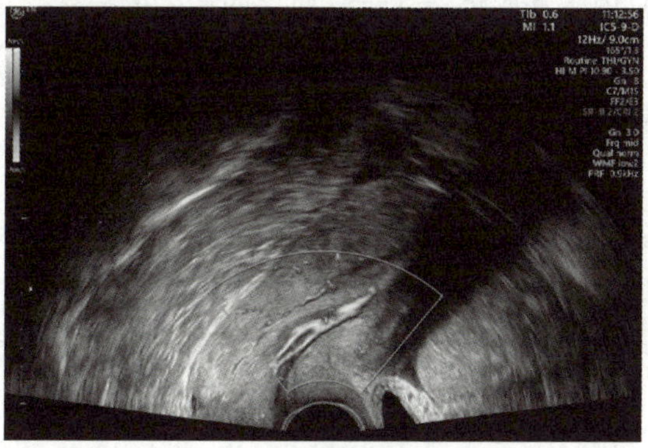

图 10-2-9 子宫黏膜下肌瘤蒂部血流图

（三）超声鉴别诊断

1. 黏膜下肌瘤与子宫内膜病变鉴别 黏膜下肌瘤边界清晰，形态规则，内膜基底层受压变形，有时可观察到蒂部的血流信号。子宫内膜息肉虽然形态规则且边界清晰，但内部总体回声偏高。在彩色多普勒成像中，血流信号呈现为星点状、短条状或不甚明显。子宫内膜癌形态不规则，内部回声分布不均匀。常常因为浸润肌层，导致其与肌层的界限模糊不清。在彩色多普勒成像中，血流信号较为丰富，动脉的阻力指数显著降低，有时阻力指数甚至可低于 0.4。由于上述三种病变的声像图特征各异，通常情况下，二维超声检查足以进行区分。然而，在黏膜下肌瘤出现感染或出血时，以及面对非典型子宫内膜息肉时，需谨慎与子宫内膜癌进行鉴别诊断。

2. 浆膜下肌瘤与卵巢肿瘤鉴别 当肿块侧扫查到正常卵巢，并且肿块与子宫体紧密相连时，浆膜下肌瘤的可能性较大；如果肿块侧无法扫查到正常卵巢结构，鉴别诊断将变得困难。

3. 肌壁间肌瘤与子宫腺肌病鉴别 子宫腺肌病子宫呈球形增大，内部回声粗糙不均，病变可以局限，但没有明显的包膜结构，与肌层分界不清，且肌壁间的血流信号较丰富，但散在分布，无环状血流。

（四）扫查要点

1. 扫查内容 子宫的大小和肌瘤的位置、大小、形态、内部回声的关系，肌瘤与子宫黏膜或浆膜面的关系。

2. 注意事项 对于较小的肌瘤，通常需要结合经阴道超声扫查来确诊，以提供更清晰、更详细的图像信息；而对于较大或者位于远场的肌瘤，建议使用低频探头并适当调高增益，尽可能增大扫查范围，避免遗漏带蒂外凸的浆膜下肌瘤。

二、子宫腺肌病

（一）定义及临床表现

1. 定义 子宫内膜腺体和间质出现在子宫腔以外的部位时称为子宫内膜异位症。而子宫腺肌病是子宫内膜和腺体侵入子宫肌层而产生的病变，属于内在型子宫内膜异位症。子宫内膜腺体和间质还可侵入子宫以外的腹膜间皮有关部位，以卵巢和宫骶韧带多见，这属于外在型子宫内膜异位症，发生于卵巢的子宫内膜异位症往往形成囊肿。

2. 临床表现 子宫腺肌病好发于 30~50 岁育龄期女性，发病率为 7%~23%。主要症状为进行性痛经、月经量增多、经期延长及不孕等。在妇科检查时，发现子宫呈球形增大且质地较硬，特别是在经期出现压痛。

（二）超声表现

1. 二维超声表现

（1）弥漫型：子宫呈球形增大，肌层回声普遍增粗有颗粒感，有时可见呈放射状排列的扇形回声，呈“栅栏状”，这使得肌层回声普遍减低。

（2）前壁/后壁型：病变局限于前壁［图 10-2-10（a）］或后壁［图 10-2-10（b）］，以后壁更为常见，偶见发生于侧壁。子宫呈不对称性增大，向前方/后方隆起，前壁/后壁肌层增厚，回声增粗不均，内膜线受压后移/前移，余壁肌层回声均匀。

（3）局限型：子宫腺肌瘤属于此类，子宫局部隆起、不规则增大，病灶内局部回声增强、不均，伴少许衰减，病灶与正常肌层无清晰的边界。

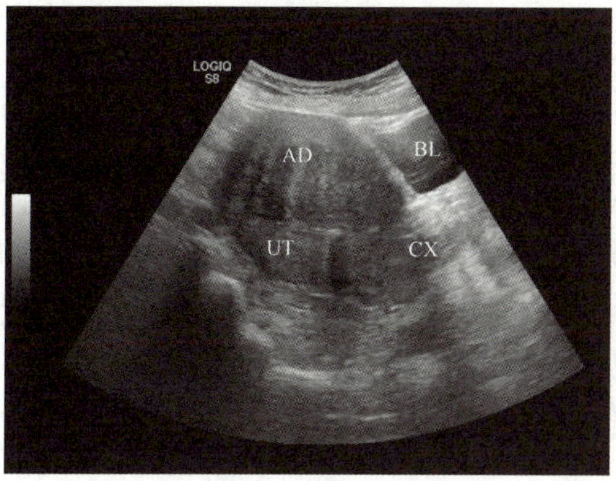

（a）

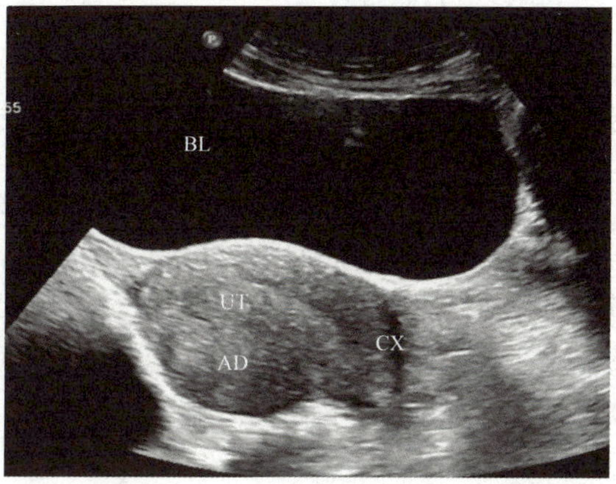

（b）

图 10-2-10　子宫腺肌病超声声像图

（a）子宫前壁腺肌病；（b）子宫后壁腺肌病。

AD. 腺肌病；UT. 子宫；CX. 宫颈；BL. 膀胱。

2. 彩色多普勒与频谱多普勒表现　血流信号相较于正常状态有所增加，呈现星点状、短条状分布，或呈放射状排列（图 10-2-11，彩图 14）。病灶内动脉血流阻力指数无特征性变化。

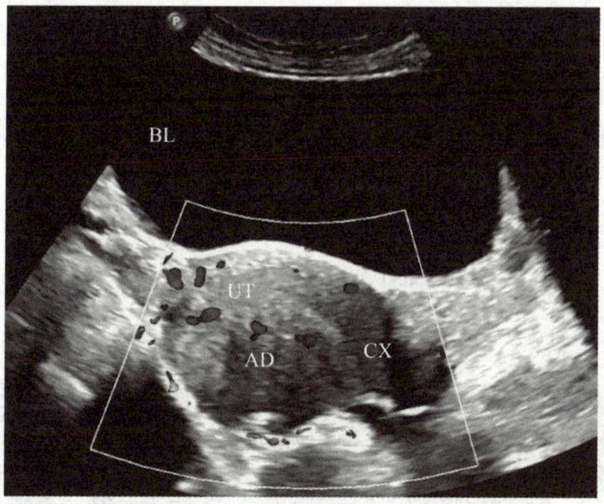

图 10-2-11　子宫腺肌病彩色多普勒

AD. 腺肌病；UT. 子宫；CX. 宫颈；BL. 膀胱。

（三）超声鉴别诊断

局限型子宫腺肌病需与子宫肌瘤相鉴别，鉴别点：分辨病灶周围有无正常肌层，且与正常肌层界限是否清晰。

（四）扫查要点

1. 扫查内容　子宫的大小、形态及肌层的回声，内膜线是否受压偏移。

2. 注意事项　子宫腺肌病的临床表现因病灶位置和病变范围而呈现多样化的表现，确立诊断时应慎重，不宜过度诊断。

三、恶性滋养细胞疾病

（一）概述及临床表现

1. 概述 妊娠滋养细胞疾病指一组来源于胎盘滋养细胞的病变，主要包含四种类型：葡萄胎、侵蚀性葡萄胎，绒毛膜癌、胎盘部位滋养细胞肿瘤。恶性滋养细胞疾病一般指侵蚀性葡萄胎和绒毛膜癌。前者继发于葡萄胎，后者一般发生于流产或足月妊娠分娩后。组织学层面，侵蚀性葡萄胎表现为滋养细胞增生、保持绒毛结构、见到水泡状物；而绒毛膜癌无绒毛形成，此为二者的根本区别。二者在病史和病理特征上各不相同，但是其临床症状、人绒毛膜促性腺激素变化和声像图表现非常相似，难以区分。

2. 临床表现 可有不规则阴道流血、腹痛等症状，存在黄素囊肿时表现为盆腔肿块，肺转移时出现咳嗽、咳血、胸痛。检测人绒毛膜促性腺激素是诊断滋养细胞疾病的重要手段。

（二）超声表现

1. 二维超声表现

（1）子宫大小、形态：大小正常或稍有增大，形态较为饱满或接近球形。

（2）子宫内部回声：病变部位肌层增厚，回声减低不均匀，肌壁间布满蜂窝状无回声区，病灶边界不清；宫腔内可因积血呈不均质低回声，内膜常常难以显示［图 10-2-12（a）］。

（3）子宫旁回声：如未能及时接受治疗，肿瘤可能会迅速穿透肌层，进而侵犯宫旁组织，导致子宫外形变得不规则、结构难以辨认，宫旁受侵犯的血管极度扩张，呈蜂窝状。子宫旁可发现不规则低回声肿块。

2. 彩色多普勒与频谱多普勒表现 病灶内显示大片五彩镶嵌的彩色血流信号，此为恶性滋养细胞疾病的特征彩超表现［图 10-2-12（b），彩图 15］。频谱多普勒容易记录到高速低阻的血流频谱，阻力指数小于 0.4［图 10-2-12（c）］；还可在五彩镶嵌区记录到动静脉瘘样的频谱。

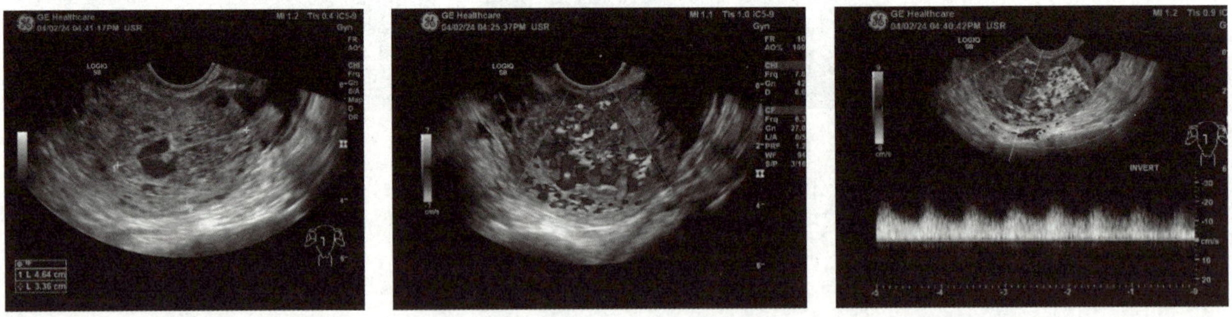

（a） （b） （c）

图 10-2-12 侵蚀性葡萄胎超声表现

（a）二维超声声像图；（b）彩色多普勒；（c）频谱多普勒。

（三）超声鉴别诊断

1. 葡萄胎 葡萄胎伴宫腔积血时，宫腔内部回声变得杂乱，这时需要与恶性滋养细胞疾病相鉴别。

2. 局灶性子宫腺肌病　局灶性子宫腺肌病和恶性滋养细胞疾病病灶部位肌层内回声不均、散在小片无回声区，但局灶性子宫腺肌病仅见星点样血流，频谱多普勒表现为中等阻力水平，没有出现低阻力或类似动静脉瘘的血流频谱，此外，血液和尿液中的人绒毛膜促性腺激素值处于正常范围。

（四）扫查要点

1. 扫查内容　子宫的大小、肌层回声、宫腔回声，子宫肌层彩色血流显示及病灶处动脉血流阻力指数。

2. 注意事项　恶性滋养细胞疾病的彩色多普勒的血流和频谱多普勒有特征性改变，因此对于临床上出现不规则流血且尿人绒毛膜促性腺激素呈阳性的患者，需常规进行彩色多普勒超声检查。

四、子宫内膜癌

（一）概述及临床表现

1. 概述　子宫内膜癌指发生于子宫内膜的恶性肿瘤，又称宫体癌，是女性生殖器常见三大恶性肿瘤之一。绝大多数发生于绝经期女性，近年来发病率呈上升趋势。常见发病原因包括：雌激素对子宫内膜的长期刺激、代谢因素（如肥胖或糖尿病等）、遗传因素、其他因素（如初潮早、绝经晚或不孕等）。子宫内膜癌一般生长速度较缓慢，在疾病后期，其主要的转移途径包括直接蔓延和淋巴转移。

2. 临床表现　疾病早期，通常不会表现出明显的症状。随着病情进展，临床症状可能包括不规则的阴道流血、阴道分泌物增多及白带量增加。疾病晚期，可能会出现下腹部疼痛或其他全身性症状。

（二）超声表现

1. 二维超声表现

（1）子宫大小、形态：疾病早期通常不会观察到显著的变化。病情进展到晚期，病变范围逐渐扩大。当病变累及到子宫旁的组织时，可能会出现子宫体积增大、外形不规则，以及轮廓模糊不清等表现。

（2）子宫内膜回声：疾病早期病灶较小时，仅表现为子宫内膜轻微的增厚；随病情进展，子宫内膜越来越厚，育龄期女性子宫内膜大于 12mm，绝经后女性子宫内膜大于 5mm，为强弱不均的混合性回声［图 10-2-13（a），图 10-2-13（b）］。当病变累及宫颈引起阻塞时，可出现宫腔积液［图 10-2-13（b）］。

（3）子宫肌层回声：当病灶累及肌层时，病灶与肌层之间的界限变得模糊不清，肌层内回声偏低且不均匀。

（4）子宫外回声：子宫内膜癌晚期，肿瘤向子宫外侵犯、转移，可于子宫旁发现混合性低回声肿物。

2. 彩色多普勒与频谱多普勒表现　在病灶内部或子宫内膜基底部，可以观察到一个或数个点状、短条状或条状的血流信号［图 10-2-13（c），彩图 16］，当存在肌层侵犯时，受累肌层内血流信号增多。频谱多普勒可记录到低阻力型的动脉血流频谱，阻力指数低于 0.5［图 10-2-13（d）］。

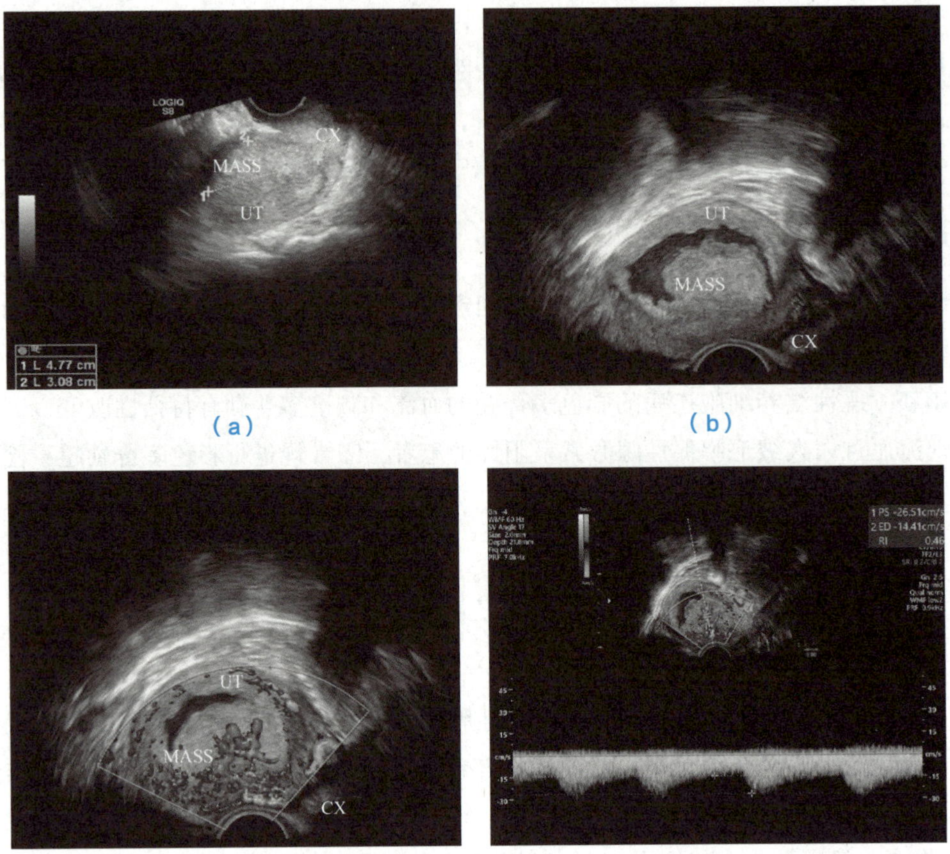

图 10-2-13　子宫内膜癌超声表现

（a）（b）子宫内膜癌（二维图像）；（c）彩色多普勒表现；（d）频谱多普勒表现。

UT. 子宫；CX. 宫颈；MASS. 肿物。

（三）超声鉴别诊断

1. 子宫内膜息肉　鉴别点：①子宫内膜息肉与正常子宫内膜界限清晰，而子宫内膜癌界限不清。②子宫内膜息肉内膜基底层保持完整，与局部肌层分界清晰，而子宫内膜癌通常会浸润到肌层，导致其与肌层之间界限模糊。③子宫内膜息肉血流信号稀少，非低阻力型血流频谱，而子宫内膜癌内可检测到低阻力型动脉频谱。

2. 黏膜下肌瘤　黏膜下肌瘤周边可见假包膜，内膜回声正常，内膜与肌层分界清晰；而子宫内膜癌内膜回声杂乱，与肌层分界不清。

3. 子宫肉瘤　多数情况下，子宫肉瘤发生于肌层。

（四）扫查要点

1. 扫查内容　子宫大小、形态；内膜回声、形态与分布；内膜与肌层的关系。

2. 注意事项　在子宫内膜癌病变早期，超声图像可能仅显示为“内膜增厚”，并无其他异常征象。结合诊断性刮宫和病理学检查是确诊该病的可靠方法。经阴道超声检查在发现早期病变、评估子宫内膜癌对肌层的浸润程度，以及宫颈受累情况方面具有较高的准确性。

五、卵巢肿瘤

（一）概述及临床表现

1. 概述　卵巢肿瘤为女性生殖器常见肿瘤，卵巢恶性肿瘤是女性生殖器三大恶性肿瘤之一。2020年世界卫生组织发布了《女性生殖器官肿瘤分类》第5版，基于病理学和分子生物学研究对卵巢肿瘤的分类进行了更新和细化，主要包括：具体如下。①上皮性肿瘤：最常见，起源于卵巢表面的上皮细胞。②生殖细胞肿瘤：起源于卵巢的生殖细胞，多见于年轻女性和儿童。③性索间质肿瘤：起源于卵巢的性索和间质细胞，这类肿瘤可以分泌雌激素和雄激素，导致内分泌失调。④转移性肿瘤：常见的原发部位包括乳腺、胃肠道、肺和皮肤等。⑤特殊类型肿瘤：淋巴瘤和白血病浸润、肉瘤、浆细胞瘤、神经源性肿瘤等。⑥其他罕见肿瘤：间皮瘤、血管瘤、脂肪瘤等。

2. 临床表现

（1）卵巢瘤样病变：由于类型不同，其临床表现也各不相同。

（2）卵巢良性肿瘤：早期多无症状，肿瘤较大时可有腹胀表现或触摸到腹部包块；合并肿瘤蒂扭转时，可出现下腹剧痛，伴恶心、呕吐。

（3）卵巢恶性肿瘤：早期无症状。晚期肿瘤表现为下腹部不适，腹部膨隆、疼痛，出现恶病质，功能性肿瘤可出现内分泌症状。

（二）超声表现

1. 卵巢瘤样病变　又称非赘生性囊肿，包括卵泡囊肿、黄体囊肿、多囊卵巢综合征或子宫内膜异位引起的巧克力囊肿。

（1）卵泡囊肿：成熟后的卵泡若未能破裂或发生闭锁，卵泡腔内的液体积聚，从而形成囊肿。通常突出于卵巢表面，壁薄，囊内液体清亮，多数自行吸收或破裂（图10-2-14）。

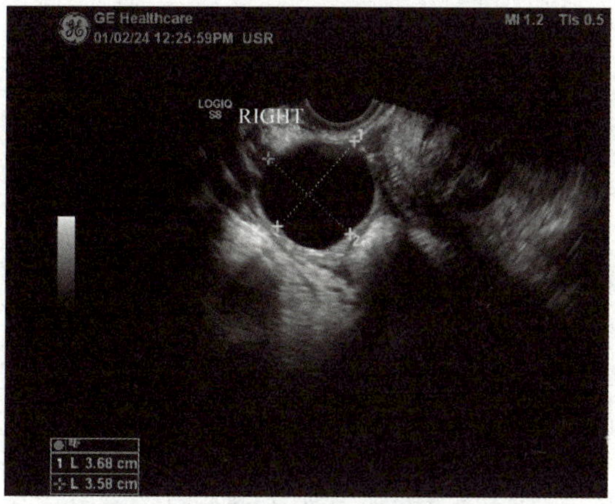

图10-2-14　卵泡囊肿二维超声声像图

（2）黄体囊肿：囊性黄体持续增长或黄体血肿被吸收，形成黄体囊肿，囊液为透亮或褐色。黄体囊肿可以发生在月经中、后期或妊娠期。

（3）多囊卵巢综合征：是一种生殖功能障碍与糖代谢异常的内分泌紊乱综合征在卵巢的表现，临床表现为月经稀发或闭经、不孕、多毛和肥胖等。超声表现为一侧或双侧卵巢内直径2~9mm的卵泡超过10个，呈车轮状分布于包膜下，和/或卵巢体积大于10ml（图10-2-15）。

（4）卵巢子宫内膜异位囊肿：子宫内膜异位累及卵巢，卵巢内的异位病灶反复出血形成囊肿，内含暗褐色黏稠状陈旧性血液，似巧克力液体，俗称为巧克力囊肿。主要表现为经期下腹部或者腰骶部疼痛。典型超声表现为囊腔内充满密集点状回声，似云雾状（图10-2-16）；随着病程进展，囊腔内反复出血而表现为部分囊液稀薄、部分囊液稠厚时，囊腔内可见液平面；或有新的囊腔叠加而呈多房性囊肿。

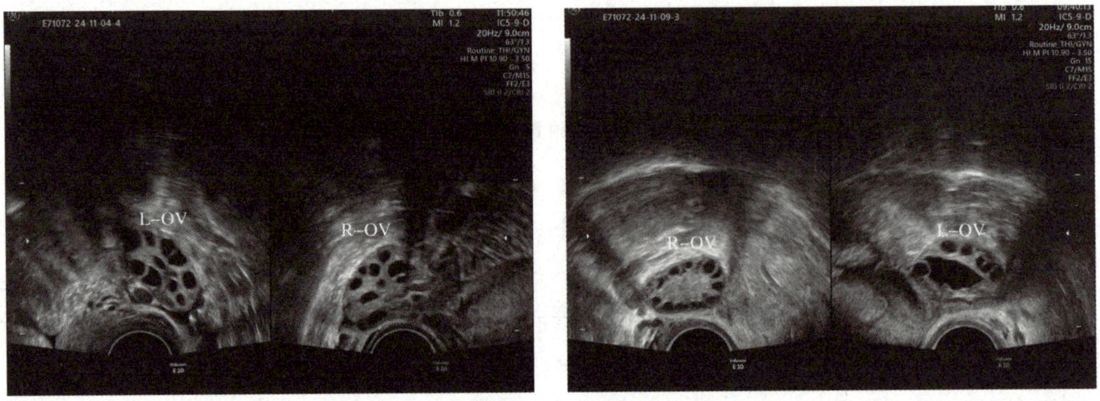

图 10-2-15　多囊卵巢综合征二维超声声像图

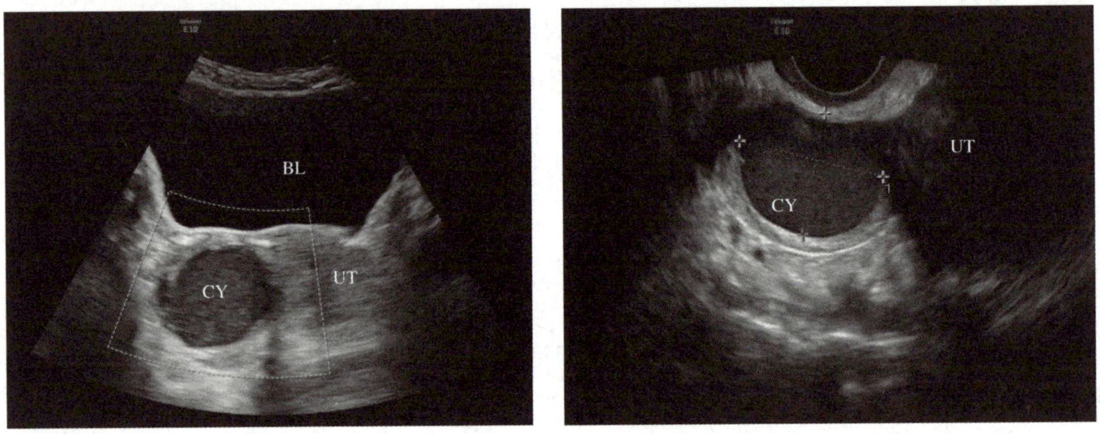

（a）　　（b）

图 10-2-16　巧克力囊肿超声声像图

（a）经腹部扫查；（b）经阴道扫查。

UT. 子宫；BL. 膀胱；CY. 囊肿。

2. 良性卵巢肿瘤

（1）囊腺瘤：在卵巢肿瘤中最常见，包括浆液性囊腺瘤和黏液性囊腺瘤，属于上皮性来源的卵巢肿瘤。①浆液性囊腺瘤：以单房多见，囊内为无回声或稀疏低回声［图 10-2-17（a）］。②黏液性囊腺瘤：大多为多房样结构，囊内多呈云雾状或稀疏低回声（图 10-2-18）。单房者壁薄、边界清晰，内壁光滑；多房者有纤细分隔；部分在囊腔内可见乳头状突起。

肿瘤内囊性部分无血流信号，囊壁、囊内分隔或乳头上可见短条状血流信号［图 10-2-17（b），图 10-2-18］，可记录到低速中等阻力动脉频谱。

（2）成熟畸胎瘤：来源于原始生殖细胞，由多个胚层组织组成，以外胚层为主，又称皮样囊肿。由于囊肿内部含有来自多个胚层的组织，如毛发、脂肪、牙齿、软骨，以及纤维脂肪组织等，因此在超声成像图上呈现出复杂多样的特征。常见声像图特征如下。

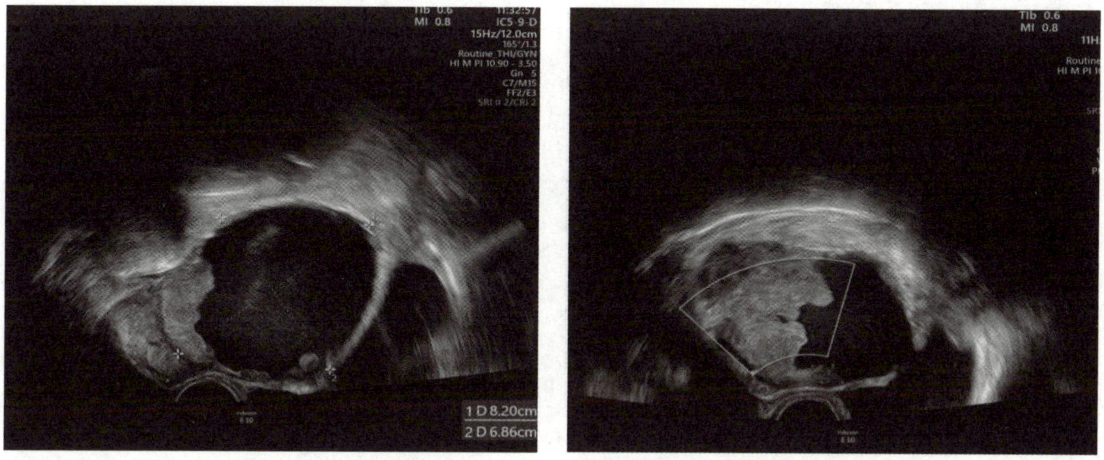

（a）　　　　　　　　　　（b）

图 10-2-17　浆液性囊腺瘤超声声像图

（a）二维超声声像图；（b）彩色多普勒血流图。

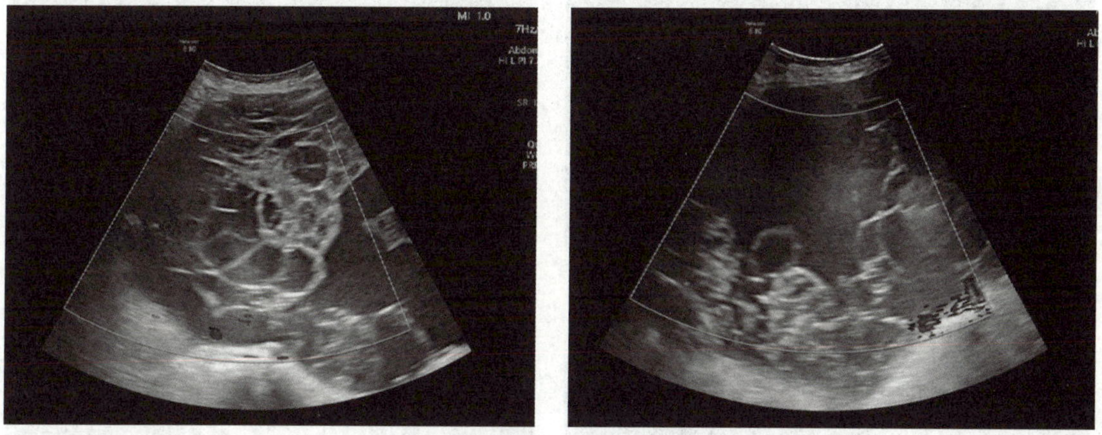

图 10-2-18　黏液性囊腺瘤彩色多普勒血流图

1）脂液分层征：在肿瘤内部，由于不同成分的密度差异，会形成一条水平的分界线。分界线以上的部分主要由脂质组成，呈现出均匀密集的点状高回声；而分界线以下的部分则是液体成分，表现为无回声区［图 10-2-19（a）］。

2）面团征：为毛发与脂质形成的团块，肿瘤无回声区内或一侧可见圆形或椭圆形光团［图 10-2-19（c）］，肿瘤内也可只有高回声的光团［图 10-2-19（b）］。

3）壁立结节征：指囊肿内壁突起的结节状强回声，组织常为牙齿或骨骼成分，其后可伴有声影［图 10-2-19（d）］。

4）线条征：当肿瘤内部含有毛发成分时，在无回声的区域中可以观察到多条短线状的强回声，可随体位移动［图 10-2-19（e）］。

5）杂乱结构征：当肿瘤内含有牙齿、骨组织、钙化、油脂等多种成分时，内部回声杂乱，可见斑点状、团状高回声或短线状高回声［图 10-2-19（c），图 10-2-19（f）］。

6）瀑布征：也被称为垂柳征，在肿块内部可以观察到强回声的结节，其后方回声明显衰减，似瀑布状，这种组织结构通常包含大量皮肤组织或骨组织［图 10-2-19（f）］。

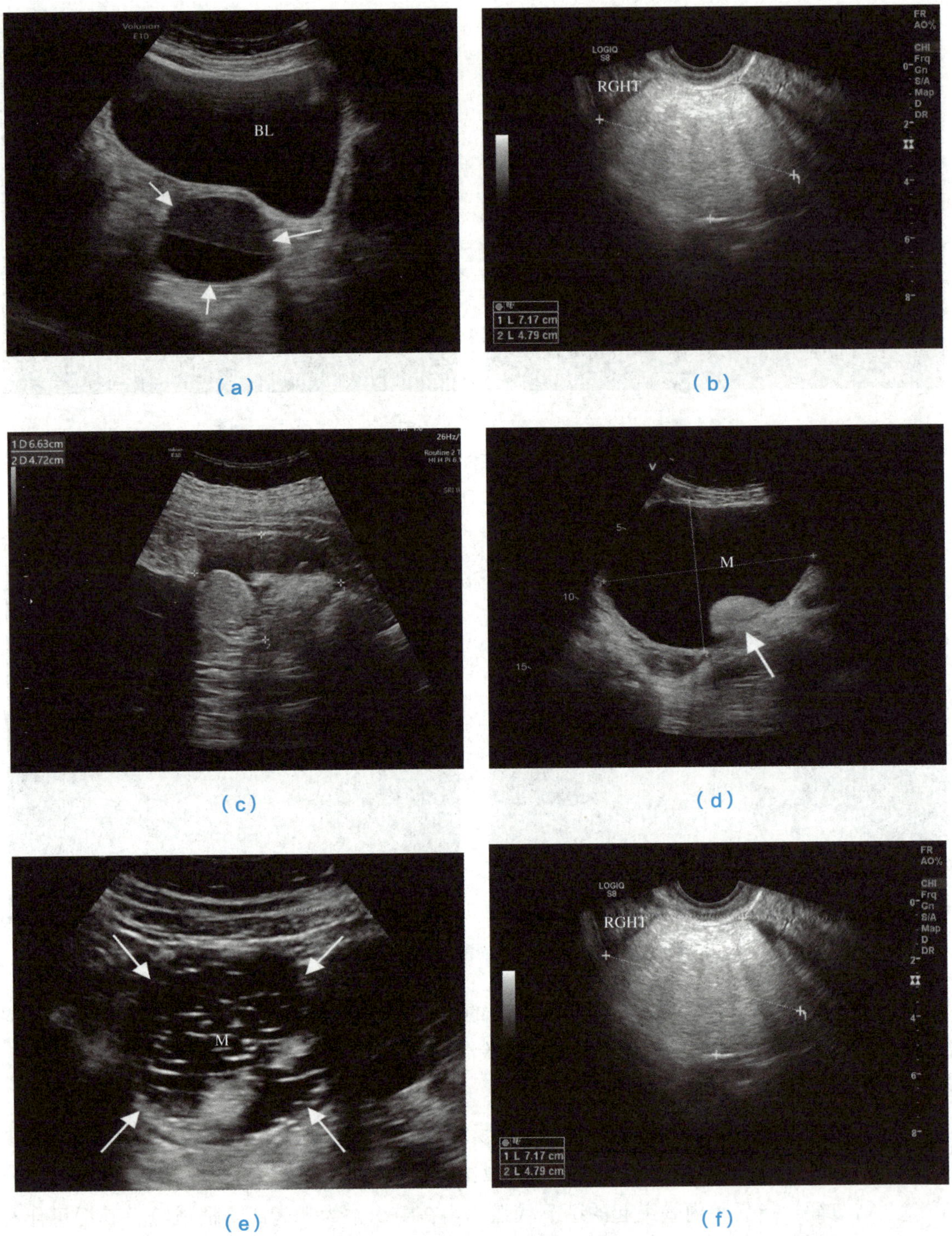

图 10-2-19　畸胎瘤超声声像图

UT. 子宫；M. 肿物。

（3）纤维瘤：属于卵巢性索-间质细胞肿瘤中的一种，多见于中年妇女，常为单侧。肿瘤常伴胸腔积液或腹水，称梅格斯综合征（meigs syndrome）。

超声表现为圆形或椭圆形实性肿物，边界清晰，无包膜回声，内部为不均质高回声，常伴栅栏状衰减［图 10-2-20（a）］。彩色多普勒可在肿物的近场显示少许血流信号［图 10-2-20（b），彩图 17］，频谱多普勒可记录到中等阻力动脉频谱。

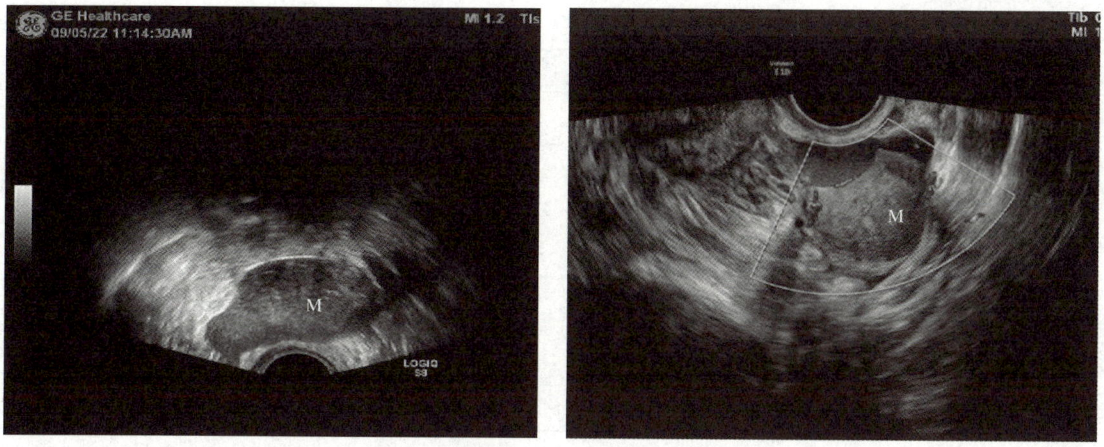

（a）　　　　（b）

图 10-2-20　卵巢纤维瘤超声声像图

（a）二维超声声像图；（b）彩色多普勒血流图。

M. 肿物。

3. 恶性卵巢肿瘤　恶性卵巢肿瘤种类繁多，如浆液性囊腺癌或黏液性囊腺癌、未成熟畸胎瘤或成熟畸胎瘤恶变、卵巢内膜样腺癌颗粒细胞瘤、无性细胞瘤、内胚窦瘤等，声像图复杂多样。

4. 卵巢转移癌　库肯勃（krukenberg）瘤是常见的卵巢转移癌，为黏液性腺癌，含有明显的印戒细胞成分，原发灶主要来源于胃肠道。超声特征：①肿瘤多累及双侧卵巢，边界清晰，形态规则，类似肾形。②肿瘤内部以实性为主，呈中等回声或中低回声，内另可见无回声区。③肿瘤内血流信号较丰富，呈高速低阻型。④常伴有少量腹水（图 10-2-21）。

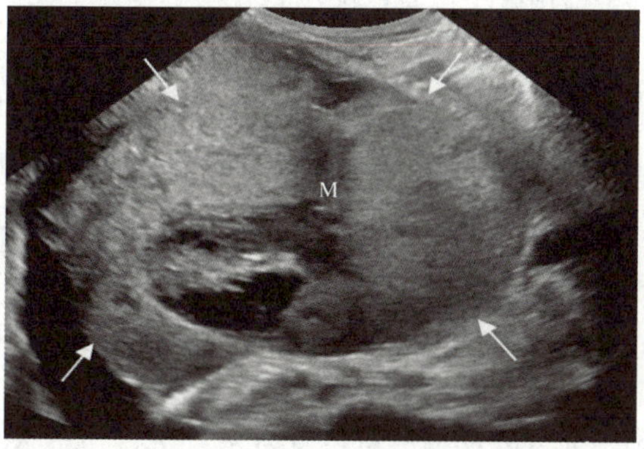

图 10-2-21　库肯勃（Krukenberg）瘤二维超声声像图

M：肿物。

（三）超声鉴别诊断

早期恶性肿瘤，只依靠影像学检查难以确定性质；但是对于较大的肿物可以综合分析其临床表现、影像学特征和实验室检查等做出初步诊断。卵巢良、恶性肿瘤的鉴别要点见表 10-2-1。

表 10-2-1　卵巢良、恶性肿瘤鉴别要点

鉴别点	良性肿瘤	恶性肿瘤
物理性质	大多为囊性	一般为囊实混合性或实性
肿瘤壁	界清、壁薄	厚薄不均
内部回声	多为无回声，内部回声均匀一致	内回声较杂乱，囊性与实性分界不清，实性部分常不均匀
分隔	细、薄	厚薄不均
腹水	一般无（除纤维瘤）	常有
生长速度	缓慢	迅速
彩色多普勒血流	无或少量，多在包膜或分隔上	血流较丰富，分布在包膜或实性部分
频谱多普勒参数	阻力指数>0.5，最大血流速度<15cm/s	阻力指数<0.5，最大血流速度>15cm/s

（四）扫查要点

1. 扫查内容　卵巢内有无占位性病变，卵巢肿物的大小、边界、回声、血流、与周围组织的关系。

2. 注意事项　当盆腔内发现肿物时，首先要判断该肿物是来源于卵巢还是肠道或腹膜后，其次根据肿物的影像学特征对其良、恶性做出初步判断。

▶知识拓展

子宫输卵管超声造影

输卵管在女性生殖系统中占据着不可替代的位置，精子和卵子在这里相遇，它是生命的种子通向希望田野的必经之路。如果输卵管出现问题，精卵不能结合会导致不孕症。输卵管性不孕约占女性不孕症的 40%，是女性不孕症最主要的原因之一。引起不孕症的输卵管病变包括输卵管梗阻（近端梗阻、远端梗阻及全程梗阻）、输卵管周围炎、输卵管功能异常和先天性输卵管畸形。子宫输卵管超声造影检查是评估输卵管是否通畅的一项常用检查方法。

子宫输卵管超声造影是在经阴道超声引导下向子宫腔内注入对比剂，通过观察对比剂在子宫腔、输卵管内的流动，以及进入盆腔后弥散的情况来判断宫腔内有无异常、输卵管是否通畅、输卵管走行是否正常。

传统的子宫输卵管造影是向宫腔及输卵管内注入对比剂，利用 X 线和透视观察对比剂在输卵管和盆腔的显影情况，判断输卵管是否通畅。而超声下子宫输卵管造影能够通过超声实时观察对比剂的流动和分布，图像清晰，且无创、无放射性，操作较为简便。

考试知识点总结　　**本章小结**

协和云课堂……　拓展练习及参考答案

（朱丽娜）

教学课件

第十一章　产科超声检查

学习目标

素质目标

具备严谨、细致的工作态度，提高学生关爱胎儿健康的人文素养。

知识目标

（1）掌握：早期妊娠及中晚期妊娠的超声扫查要点。

（2）熟悉：异位妊娠的超声表现及其鉴别诊断。

（3）了解：前置胎盘及胎盘早期剥离的超声表现和鉴别诊断。

能力目标

能学会胎儿早孕期及中晚孕期超声扫查方法。

案例导入

【案例】

患者，女性，31 岁。平时月经规律，现停经 50 天，人绒毛膜促性腺激素阳性，阴道流血，无下腹痛来院就诊。超声检查发现，宫腔内少量积液，未见孕囊回声。双侧卵巢正常，在右侧卵巢旁探及一囊性回声，壁较厚，内可见短条状中等回声，彩色多普勒显示：中等回声内可见红蓝彩色血流信号。

【问题】

1. 超声医生会作出什么诊断呢？
2. 诊断依据是什么？

· 核心知识拆解 ·

根据世界卫生组织的数据，全球每年有 3%~6%的新生儿出生时伴有某种形式的出生缺陷，大约每 33 个婴儿中就有 1 个会受到严重出生缺陷的影响，这些缺陷可能导致长期残疾或死亡。我国出生缺陷总发生率约为 5.6%，即每 1000 个活产婴儿中就有 56 个存在出生缺陷。近年来随着医疗水平的提高和预防措施的加强，中国的新生儿出生缺陷率有所下降，但仍然需要持续的努力来进一步降低出生缺陷率。先天性心脏病是最常见的出生缺陷类型，占所有新生儿出生缺陷的20%左右，另外较常见的还包括神经管缺陷、唇腭裂、染色体异常、肢体缺陷、泌尿系统缺陷等。超声作为一种安全、便利、无创的检查，是筛查胎儿畸形的首选检查方法。整个妊娠期时间跨度较长，经历胚胎形成及胎儿生长发育各个阶段，不同时期胎儿有不同生理或病理特点，且不同时期胎儿的形态学也有一定差异。早期妊娠阶段，超声在确定宫内妊娠、估计胎儿存活力，以及排除异常妊娠中起着非常重要的作用；中晚期妊娠阶段，超声成为评价胎儿生长发育、发现胎儿畸形的重要手段。对胎盘的观察，有助于产科及时处理前置胎盘、胎盘早剥等急危重症。对羊水、脐带的观察测量，有助于发现其他异常。

第一节　早期妊娠超声检查

妊娠 13^{+6} 周以前称为早期妊娠。受精卵在月经周期的 15 天左右形成，受精后第 6~7 天在宫腔内着床，受精卵着床后，子宫内膜迅速发生蜕膜反应，宫腔内依次出现妊娠囊、卵黄囊、胚芽等结构，主要器官开始分化发育，妊娠 10 周以后，器官继续发育成熟，此时胚胎被称为“胎儿”。20 世纪 90 年代初开始了早孕期胎儿严重畸形筛查及颈项透明层（nuchal translucency，NT）检测，妊娠 11~13^{+6} 周是测量 NT 的最佳时间段。

一、早期妊娠声像图表现

（一）妊娠囊

妊娠囊是超声首先发现的妊娠标志，经腹部扫查时，可在妊娠 5~6 周发现妊娠囊，而经阴道扫查时最早可在妊娠 4~5 周发现妊娠囊。早期妊娠囊超声表现为宫腔内圆形无回声，周围为高回声囊壁。随着妊娠囊增大，尤其妊娠囊≥10mm 时，出现特征性的“双环征”（图 11-1-1），靠近妊娠囊的强回声带由平滑绒毛膜和包蜕膜形成，在其外侧的另一强回声带为壁蜕膜，二者之间为低回声的宫腔。妊娠 5~6 周出现卵黄囊之前，可根据“双环征”确认宫内妊娠。

（二）卵黄囊

卵黄囊是妊娠囊内最早能够被识别的结构。在妊娠 5~6 周之后，采用经阴道扫查时，正常妊娠情况下卵黄囊的检出率可达 100%。超声表现为球形无回声，内部透声好，囊壁薄呈线状高回声（图 11-1-2）。直径一般不超过 5~6mm，卵黄囊过大或者过小，均提示妊娠异常。发现卵黄囊可以确认宫内妊娠。

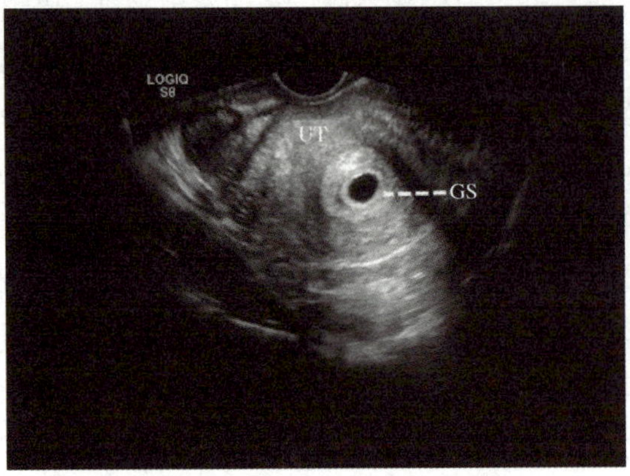

图 11-1-1 妊娠囊“双环征”

GS. 妊娠囊；UT. 子宫。

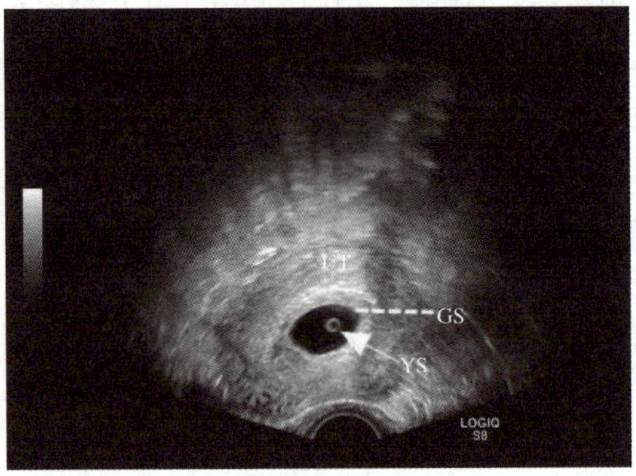

图 11-1-2 卵黄囊

GS. 妊娠囊；YS. 卵黄囊；UT. 子宫。

（三）胚芽及原始心管搏动

妊娠 5~6 周，超声可检出胚芽，最早表现为卵黄囊旁的点状高回声，后逐渐变大，呈片状或长条状［图 11-1-3（a）］。阴道超声最早在 5 周时可检出原始心管搏动，彩色多普勒成像可见胚芽内有红色或蓝色的血流信号［图 11-1-3（b），彩图 18］，妊娠 6~6.5 周，相当于胚芽长 4~5mm 时，常规检出原始心管搏动。妊娠 7~8 周，头部和躯干可辨，妊娠 8 周时胚胎初具人形；妊娠 9 周时四肢更加明显；妊娠 10 周胚胎已具人形，可以区分手与足。胚芽长度或头臀长度（crown-rump length，CRL）是早期妊娠估测孕龄的最可靠指标。

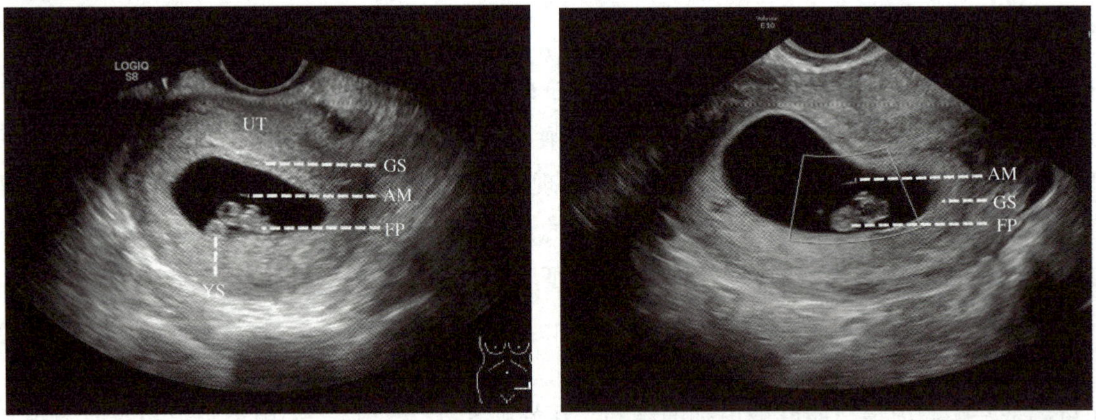

（a）　　　　（b）

图 11-1-3 胚芽和原始心管搏动

（a）早期妊娠二维声像图；（b）早期妊娠彩色多普勒声像图。

UT. 子宫；GS. 妊娠囊；YS. 卵黄囊；FP. 胚芽；AM. 羊膜。

（四）胎盘

妊娠 9~10 周可辨认到胎盘回声，呈半月形中等回声，内部回声均匀。

（五）羊膜囊

羊膜为一薄层线状高回声，围成的球形囊状结构便是羊膜囊，胚胎位于羊膜囊内。在头臀长7mm以上时，可显示弧形羊膜及羊膜囊（图 11-1-3），随着妊娠进展，羊膜腔较绒毛膜腔增长的更快，最终在 12～16 周羊膜与绒毛膜完全融合，此后不再显示羊膜。

（六）羊水

在妊娠早期，羊水主要是由母体血清通过羊膜上皮的透析作用进入羊膜腔而形成的。妊娠 11～14周以后羊水主要来源于胎儿排泄。羊水在超声图像上表现为羊膜囊内胚芽周围的无回声区。

二、扫查要点

（一）早孕期超声检查的内容

1. 明确妊娠囊位置 判断是宫内妊娠还是宫外妊娠。

2. 估测孕龄 ①妊娠天数＝妊娠囊平均直径（mm）+30 天。②妊娠周数＝头臀长（cm）+6.5。

3. 确认胚胎数目 即宫腔内妊娠囊个数或妊娠囊内胚芽个数，在多胎妊娠时以此来判断绒毛膜性质。

4. 观察胚胎发育情况 即妊娠囊内有无卵黄囊、胚芽及原始心管搏动。

5. 观察子宫、附件情况 即观察有无子宫肌瘤、附件区占位等。

（二）胎儿颈项透明层

1. 定义 胎儿颈部皮下位于皮肤强回声带和深部软组织强回声带之间的无回声区。

2. 检查时间 头臀长在 45～84mm，妊娠 11～13^{+6} 周（图 11-1-4）。

3. 测量要求 胎儿自然屈曲，处于正中矢状位，测量无回声区的最宽距离（图 11-1-5）。目前大部分采用 NT≥3mm 作为异常的标准。

4. 临床意义 NT 增厚多见于染色体异常，也可见于胎儿先天性心脏结构异常、骨骼发育异常、遗传综合征等病变。

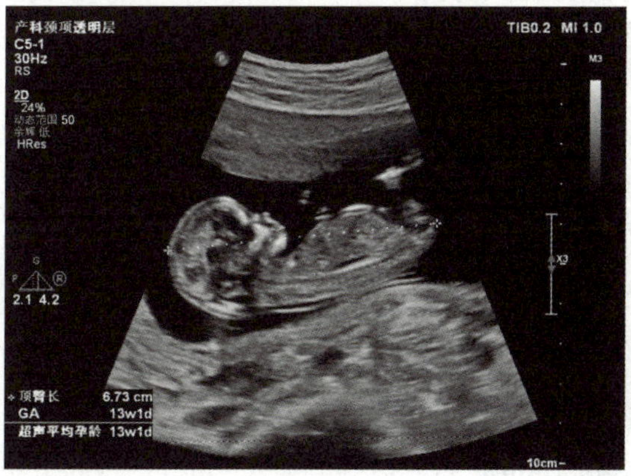

图 11-1-4 胎儿头臀长及测量

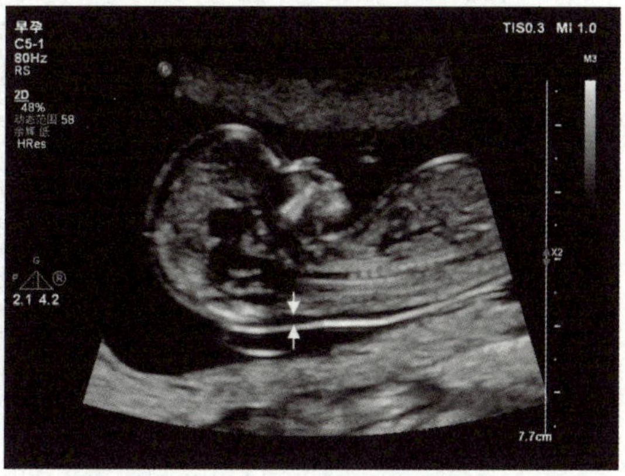

图 11-1-5 胎儿颈项透明层

（三）检查注意事项

1. 确认宫内妊娠时，要观察有无“双环征”和卵黄囊，注意与假孕囊相鉴别。
2. 测量头臀长度和颈项透明层时，应使胎儿位于正中矢状位且呈自然屈曲状态。
3. 测量颈项透明层时，不要把羊膜带误认为外侧的皮肤强回声带。

第二节　中晚期妊娠超声检查

妊娠 14~27^{+6} 周称为中期妊娠，妊娠 28 周以后称为晚期妊娠。妊娠 13~16 周，胎儿全身发育已经趋于完善。在进行中晚期妊娠超声检查时，首先需将超声探头在孕妇腹部进行大范围的纵向和横向扫查，以确定子宫内胎儿的数量、胎儿与母体的相对位置，以及是否存在胎心搏动。随后，依次对胎儿的头部、躯干和四肢进行详细扫查，观察各部位的结构并测量相关的生长指标。目前常用的胎儿生长测量指标包括双顶径、头围、腹围、股骨长度和肱骨长度。

一、胎头

胎儿颅脑检查时，最常用的也是最重要的三个切面是丘脑水平横切面、侧脑室水平横切面、小脑水平横切面。

（一）丘脑水平横切面

该切面为测量双顶径和头围的标准切面。

1. 超声声像图　标准切面要求清晰显示以下指标。①脑中线：居中、断续显示。②透明隔腔：在脑中线的前 1/3 处，为长方形无回声区。③两侧丘脑：为中线两侧对称的卵圆形低回声。④第三脑室：为丘脑之间的裂隙样无回声。⑤颅骨光环：呈椭圆形强回声，左右对称。

2. 测量内容及方法

（1）双顶径：从近端颅骨骨板外缘至远端颅骨骨板内缘（图 11-2-1）。

（2）头围：沿颅骨外缘包络测量头围径线，不包括头皮及软组织（图 11-2-1）。

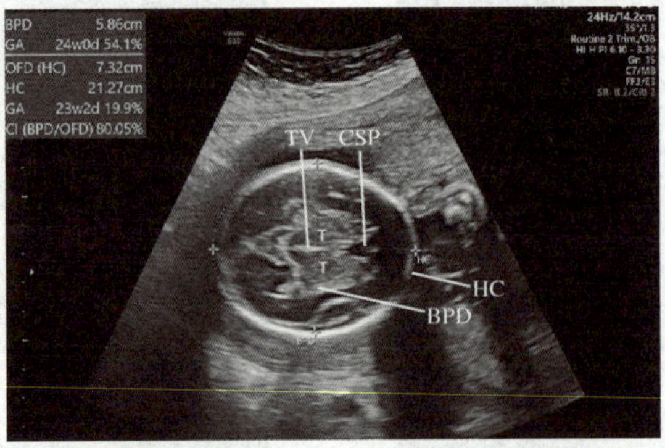

图 11-2-1　胎儿丘脑水平横切面

T. 丘脑；TV. 第三脑室；CSP. 透明隔腔；BPD. 双顶径；HC. 头围。

（二）侧脑室水平横切面

该切面为测量侧脑室的标准切面。

1. 超声声像图　标准切面要求清楚显示侧脑室后角，呈无回声、内有强回声的脉络丛。此时脑中线可见，尚可显示两侧丘脑。

2. 测量内容及方法　侧脑室后角：从侧脑室一侧壁室管膜内缘到另一侧壁室管膜内缘（图 11-2-2）。整个妊娠期间，正常值均应小于 10mm。

（三）小脑水平横切面

该切面为测量小脑横径、颅后窝池宽度、颈项软组织厚度的标准切面。

1. 超声声像图　标准切面要求清楚显示左右对称的小脑半球、透明隔腔、左右对称且完整的颅骨光环。

2. 测量内容及方法（图 11-2-3）

（1）小脑横径：测量时从一侧小脑半球外缘至对侧小脑半球外缘。小脑横径随孕周增长而增长，在妊娠 24 周前，小脑横径（mm）约等于孕周。

（2）后颅窝池宽度：测量时从小脑蚓部后缘至颅骨骨板内缘，正常值小于 10mm。

（3）颈项软组织（nuchal fold，NF）厚度：测量时从颅骨骨板外缘至颈部皮肤外缘，正常值小于 6mm。颈项软组织增厚的临床意义与颈项透明层增厚相同（见本章第一节）。

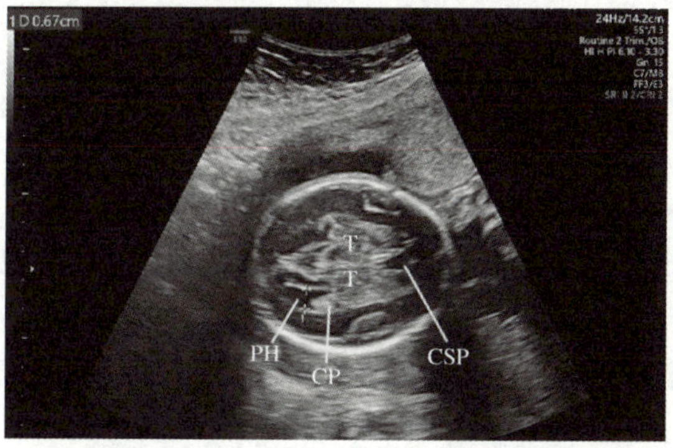

图 11-2-2　胎儿侧脑室水平横切面

T. 丘脑；PH. 侧脑室后角；CSP. 透明隔腔；CP. 脉络丛。

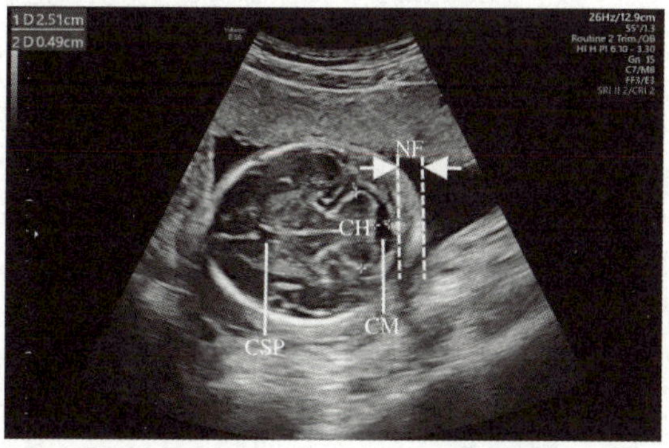

图 11-2-3　胎儿小脑水平横切面

CH. 小脑半球；CM. 颅后窝池；CSP. 透明隔腔。

二、脊柱

脊柱是由椎骨、骶骨、尾骨通过韧带、椎间盘和椎间关节相互连接构成的。椎骨前方的圆柱形部分称为椎体，而位于椎体两侧后方的半环形结构则为椎弓。椎弓与椎体相接的部分是椎弓根，椎弓的其余较宽部分称为椎板。椎体的后部与两侧的椎弓共同围成椎孔，所有椎骨的椎孔连成的纵向管道称为椎管，椎管内包含脊髓。椎骨包括颈椎 7 块、胸椎 12 块、腰椎 5 块、骶骨 5 块、尾椎 3~5 块。超声检查时可以通过脊柱矢状切面、横切面、冠状切面观察其结构，目前以矢状切面作为检查脊柱的主要切面。

（一）超声声像图

脊柱矢状切面为两条排列整齐的串珠样强回声光带，并有自然生理弯曲；椎管显示为长条状无回声区；脊椎表面覆盖的软组织呈低回声、皮肤呈线状高回声。该切面应注意观察脊髓圆锥的位置，判断有无脊髓圆锥上移障碍：胎儿脊髓圆锥在21周时达 L_3 水平，妊娠27～39周达 $L_{1\sim2}$（图11-2-4）。

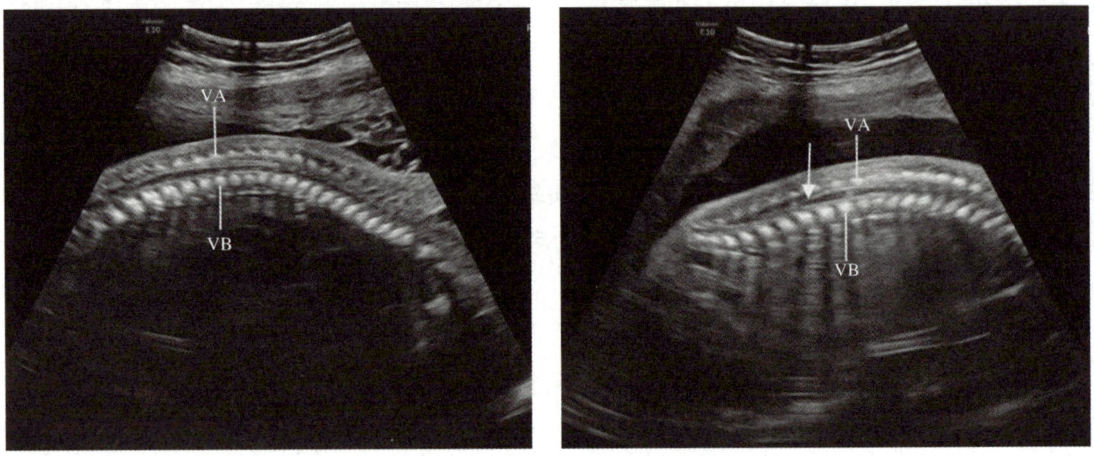

（a）　　　　　　　　（b）

图11-2-4　胎儿脊柱矢状切面

（a）脊柱颈胸段；（b）脊柱腰骶尾段。

VA. 椎弓；VB. 椎体。箭头所示：脊髓圆锥。

（二）注意事项

1. 骶尾部脊柱在妊娠17～18周后骨化，故妊娠18周以前骶尾部脊柱裂不易检出。

2. 检查脊柱时，同时应完整显示脊柱表面皮肤的覆盖情况，注意其连续性，观察有无缺损或膨出的包块。

三、四腔心

胎儿胸部横切面可显示四腔心切面，有心尖四腔心和胸骨旁四腔心，该切面是诊断胎儿先天性心脏病的重要切面［图11-2-5；图11-2-5（b），彩图19］。

（一）超声声像图

在超声检查时，正常胎儿四腔心切面需要观察的内容如下。

1. **心脏面积**　正常心脏面积占胸腔面积的1/3。

2. **心尖方向**　正常心尖指向胸腔左前方，心轴：45°±20°。

3. **心腔**　正常左右心房大小基本相等，左右心室大小基本相等。右心室内有粗大调节束，心内膜面粗糙，而左心室面光滑。

4. **室间隔**　正常室间隔连续完整。

5. **瓣膜**　正常左侧房室之间为二尖瓣，右侧房室之间为三尖瓣，三尖瓣附着点较二尖瓣更靠近心尖。房室瓣和房室间隔形成“十”字交叉结构。

6. 血管　正常左心房内有卵圆瓣活动，至少显示 2 条肺静脉进入左心房。

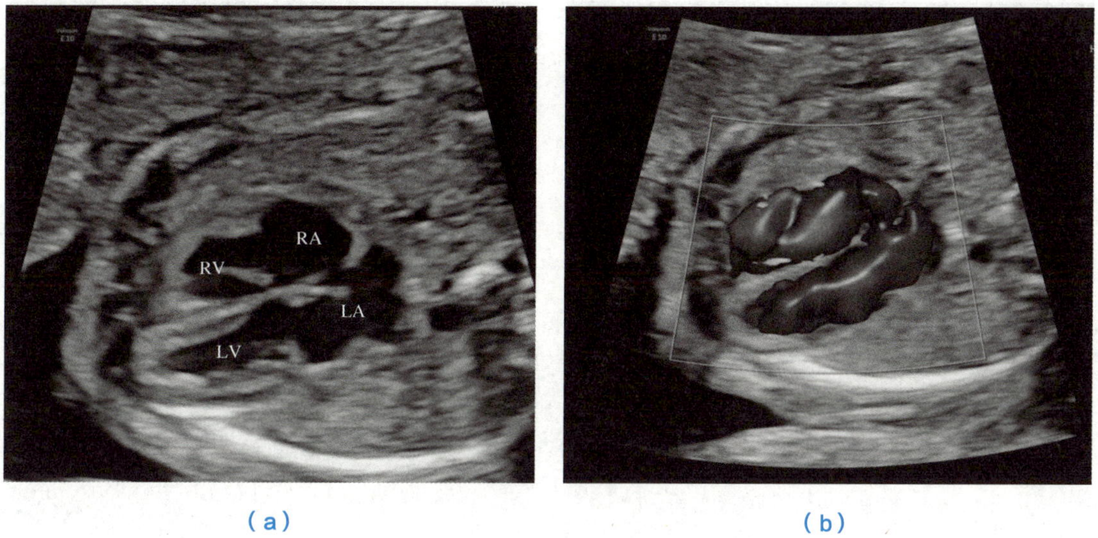

图 11-2-5　胎儿四腔心切面

(a) 二维超声声像图；(b) 彩色多普勒图像。

LA. 左心房；RA. 右心房；LV. 左心室；RV. 右心室。

（二）注意事项

1. 心尖四腔心是观察房室瓣口血流的最佳切面，但是此时房室间隔与声束方向平行，易出现回声失落，有时被误认为室间隔缺损；而胸骨旁四腔心声束方向与房室间隔垂直，是观察房室间隔缺损和卵圆孔的最佳切面。

2. 四腔心切面正常时可以排除单心房、单心室、二尖瓣或三尖瓣闭锁、大的房室间隔缺损、心脏肿瘤等许多先天性心脏病。但是它不能显示主动脉或肺动脉、左右心室与大动脉的连接关系、右心房与上下腔静脉的连接关系，所以四腔心切面有它的局限性，工作中应结合其他胎儿心脏切面排查先天性心脏病。

四、腹部

（一）上腹部横切面

1. 超声声像图　该切面呈圆形或类圆形，为腹围测量切面外周皮肤为高回声，左侧无回声区为胃泡，右侧弯曲的弧形无回声为脐静脉与门静脉窦连接处。彩色多普勒可见彩色血流显示，右侧的大面积均质中等回声为肝脏，该切面后方三个短棒状的强回声为脊柱的横切面。位于脊柱左前方的圆形无回声区为腹主动脉，位于脊柱右前方的圆形无回声区为下腔静脉［图 11-2-6（a)］。

2. 注意事项

（1）腹围指腹部皮肤外缘的周长，测量时要沿皮肤外缘测量［图 11-2-6（b)］。

（2）腹围标准切面要求显示胃泡和脐静脉腹内段，肾脏和肺不可见，两侧各显示一条完整的肋骨。

（3）腹围是评估胎儿大小的重要指标，且与体重密切相关。若腹围明显小于正常值，要警惕是否有宫内生长受限（intrauterine growth retardation，IUGR）。

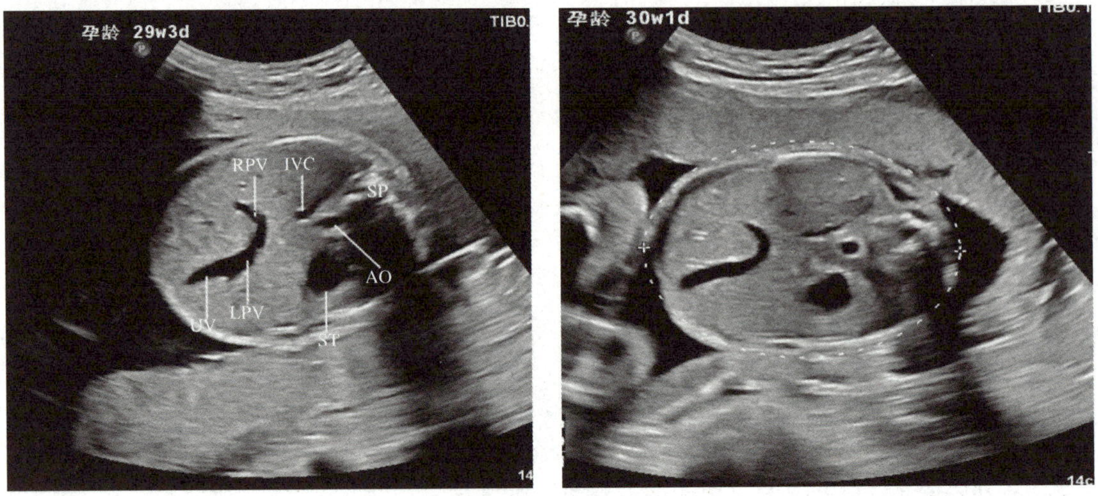

（a）　　（b）

图 11-2-6　胎儿上腹部横切面

（a）腹围测量切面；（b）测量腹围。

SP. 脊柱；AO. 主动脉；IVC. 下腔静脉；ST. 胃；LPV. 左门静脉；RPV. 右门静脉；UV. 脐静脉。

（二）双肾横切面

1. 超声声像图　双肾分别位于脊柱的两侧，肾脏的横切面呈椭圆形。其周围的肾包膜在超声图像上表现为线状的等回声，肾髓质表现为低回声，而集合系统则表现为中央部位的强回声区（图 11-2-7）[图 11-2-7（b），彩图 20]。

2. 注意事项　横切面是测量肾盂宽度的切面，在妊娠 32 周前肾盂宽度不超过 4mm，妊娠 33 周至分娩肾盂宽度不超过 7mm。

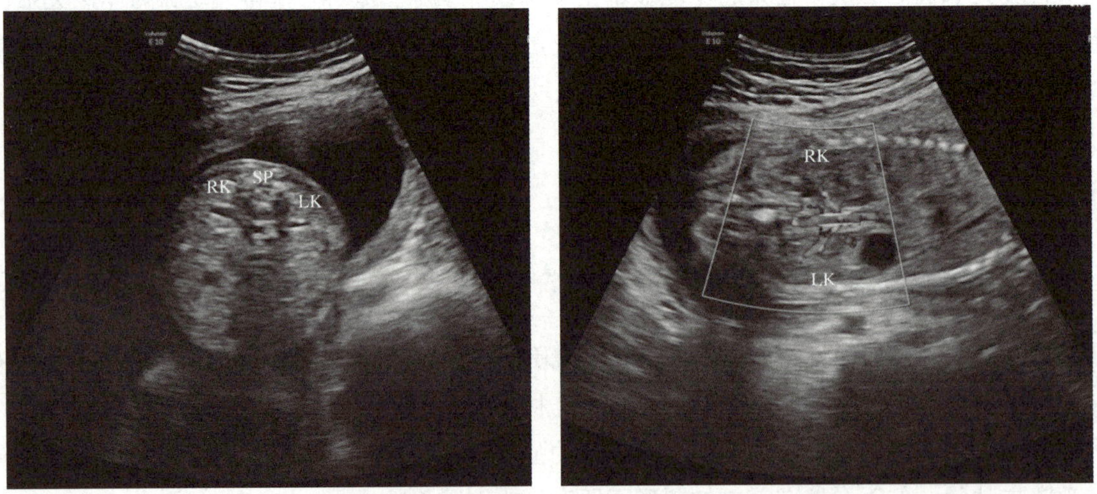

（a）　　（b）

图 11-2-7　胎儿双肾声像图

（a）双肾横切面；（b）双肾冠状切面血流显像。

LK. 左肾；SP. 脊柱；RK. 右肾。

（三）脐带腹壁入口切面

1. **超声声像图**　该切面是通过脐部的腹部横切面，显示脐带与腹壁的连接处（图 11-2-8）。

2. **注意事项**　该切面观察脐带腹壁入口处有无异常包块突出，并注意鉴别脐膨出和腹壁裂。

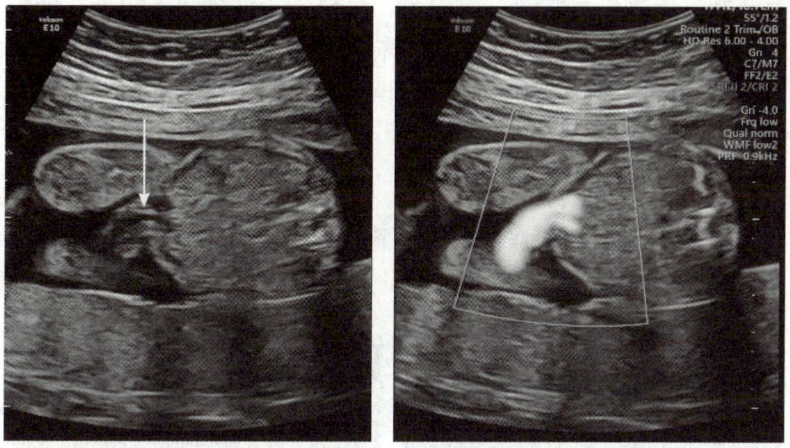

图 11-2-8　胎儿脐带腹壁入口处及血流显像

（四）膀胱、双脐动脉切面

1. **超声声像图**　该切面显示的无回声区是膀胱，膀胱左右侧走行的血管是脐动脉（图 11-2-9，彩图 21）。

2. **注意事项**　该切面同时显示膀胱及膀胱两侧的脐动脉。观察膀胱的有无、大小、形态、位置以排除膀胱病变；观察两条脐动脉，排除单脐动脉。

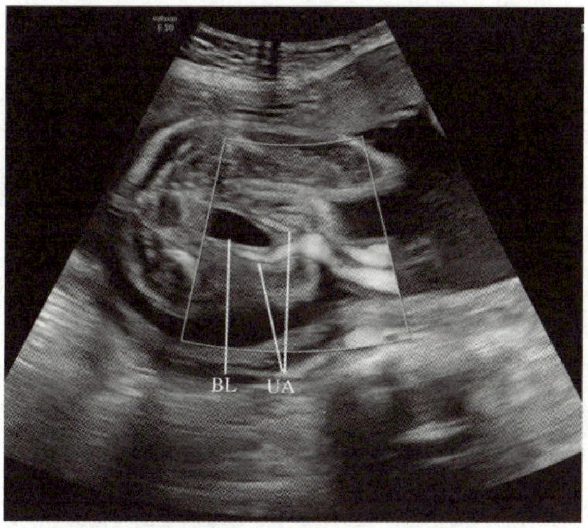

图 11-2-9　胎儿膀胱、双脐动脉切面

BL. 膀胱；UA. 脐动脉。

五、四肢

胎儿的骨骼具有高对比度，是超声最早能分辨的结构。扫查时一般按照追踪扫查法依次观察四肢长骨，从一侧肩关节开始，依次显示肱骨、肘关节、尺桡骨，继续向下扫查，即可显示胎儿手部，胎手一般呈自然握拳状。从一侧髋关节开始，依次显示股骨、膝关节、胫腓骨，继续向下扫查，即可显示胎儿足部。股骨和肱骨是常用的胎儿生物学测量指标，可用于中晚孕期孕龄的评估。

（一）超声声像图

长骨在超声声像图上显示为长条状强回声，略微呈弧形，环绕长骨周围的软组织为低回声（图11-2-10）。

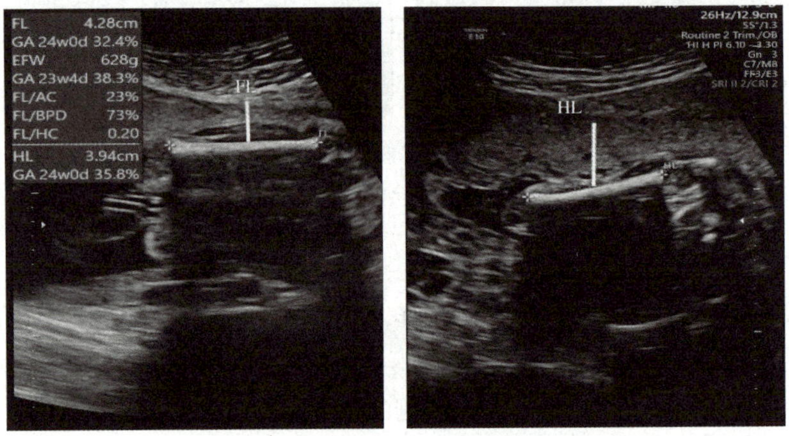

图 11-2-10 胎儿股骨和肱骨测量切面

FL. 股骨；HL. 肱骨。

（二）注意事项

1. 股骨标准切面要求声束与股骨长径垂直，从股骨外侧扫查，显示完整的股骨，包括股骨头。
2. 测量股骨时，测量点应放在股骨两端斜面的中点上。

六、胎盘

胎盘形成于妊娠6~7周，妊娠8周时超声可显示胎盘结构。胎盘是胎儿与母体之间物质交换的关键桥梁，通过胎盘，胎儿能够从母体血液中获取必需的氧气和营养物质，以支持其生长和发育，同时胎盘还负责将胎儿产生的代谢废物传输回母体的循环系统，从而确保胎儿内环境稳定；胎盘可以分泌激素和酶，还起着屏障作用，使母体感染的病原体等有害物质难以进入胎儿体内。

（一）超声声像图

胎盘呈均质回声，胎儿面有羊膜覆盖，母体面紧邻子宫。随着妊娠进展，胎盘内逐渐出现点状、不规则至半环状、环状高回声，胎盘回声由均匀到不均匀（图11-2-11）。

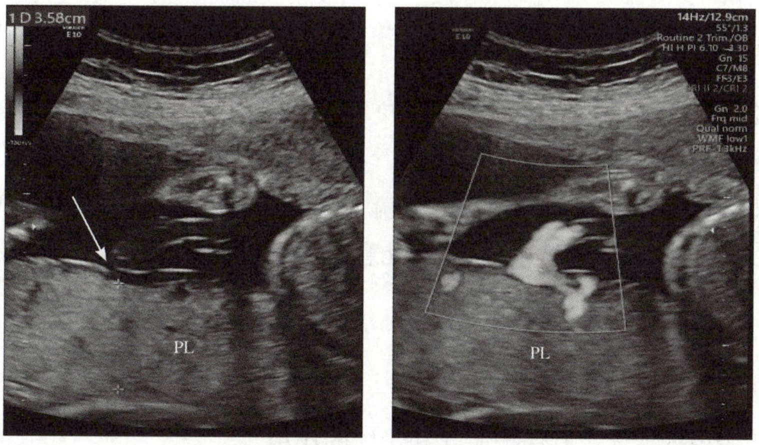

图 11-2-11　胎盘测量切面

PL. 胎盘。

箭头所示：脐带胎盘插入点。

（二）注意事项

1. 胎盘可以位于子宫内任何位置，要多角度、多切面扫查以显示胎盘全貌。经阴道或经会阴部扫查，可以更清楚地显示胎盘与宫颈内口的关系。

2. 胎盘厚度为胎盘胎儿面羊膜至基底膜的距离。如果胎盘厚度超过 5cm，则称为胎盘增厚。

七、脐带

脐带一端连接胎盘，另一端连接胎儿脐部。胎儿通过脐带与母体交换营养物质和代谢产物。正常脐带内包含一条静脉、两条动脉，血管周围由华通胶包裹。

（一）超声声像图

脐带在羊水中漂浮，纵切时呈螺旋状，横切时显示一大二小的 3 个圆环形结构，呈“品”字形，大圆环为脐静脉，小圆环为脐动脉。脐带蒂部与胎盘相连，根部连接于胎儿脐部（图 11-2-12）。

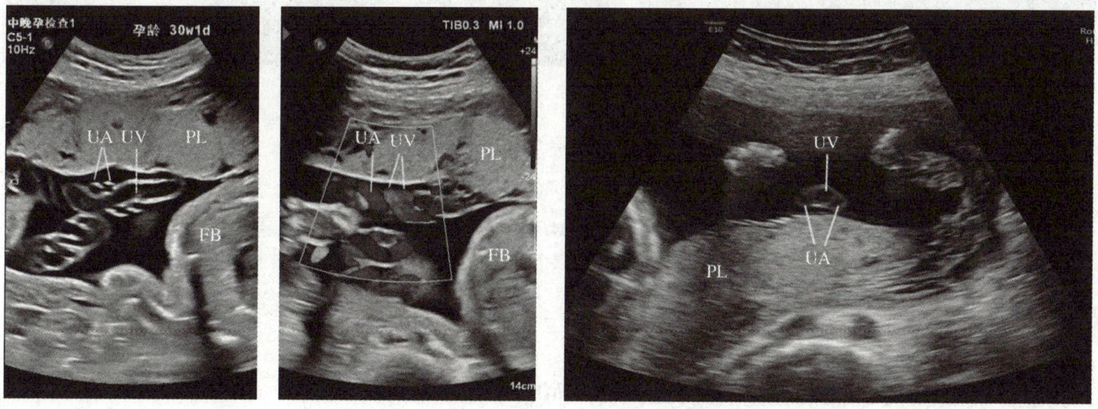

（a）　　　　　　（b）

图 11-2-12　脐带长轴和短轴切面图像

（a）脐带长轴切面图；（b）脐带短轴切面图。

FB. 胎体；UA. 脐动脉；UV. 脐静脉；PL. 胎盘。

（二）注意事项

1. 扫查时应细致观察脐带是否存在打结、过度松弛或水肿、表面是否出现囊肿，还要注意观察脐带内血管的数目及粗细比例。

2. 彩色多普勒显示脐动脉与脐静脉内部的血流方向相反。频谱多普勒可以测量脐动脉收缩期与舒张期血流速度，以此来评估胎盘循环，预测胎儿窘迫、宫内发育迟缓等异常妊娠状态。

八、羊水

羊水为充满羊膜腔内的液体，有保护胎儿和母体的作用。

（一）超声测量

1. 最大羊水深度 寻找羊膜腔内最大暗区，暗区内不应有胎儿肢体或脐带，测量垂直深度。如果最大羊水深度<2cm，则为羊水过少；如果最大羊水深度>8cm，则为羊水过多（图 11-2-13）。

2. 羊水指数 以脐部为中点，将腹部分为左上、左下、右上、右下四个象限，测量四个象限内最大羊水深度，四个测值相加即为羊水指数。正常范围 8～20cm。妊娠 37 周前羊水指数<8cm 或妊娠 37 周后羊水指数<5cm，为羊水过少；妊娠 37 周前羊水指数>24cm 或妊娠 37 周后羊水指数>20cm，为羊水过多。

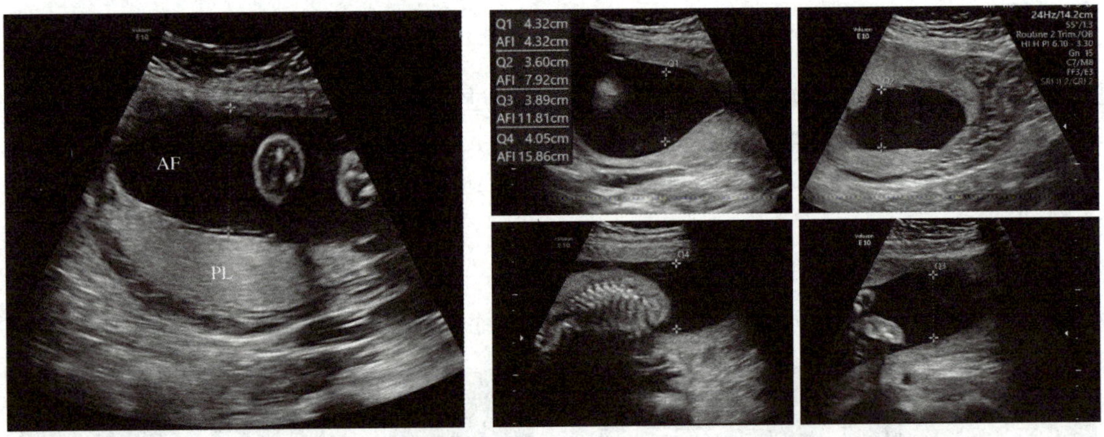

（a）　　　　　　　　　　（b）

图 11-2-13　胎儿羊水测量图像

（a）羊水深度测量；（b）羊水指数测量。

AF. 羊水；PL. 胎盘；Q1、Q2、Q3、Q4. 四个象限的羊水深度；AFI. 羊水指数。

（二）注意事项

1. 测量羊水深度时，探头应垂直于水平面，而非孕妇的腹壁。
2. 当孕晚期或者羊水过多、过少时，用羊水指数评估羊水量更加客观。
3. 羊水量是评估胎儿肾功能的重要指标，羊水过少可能提示胎儿存在泌尿系统畸形。

第三节　异常妊娠超声诊断

一、流产

（一）定义

流产指妊娠不满 28 周、体重不足 1000g 而终止妊娠者，分为早期流产和晚期流产。早期流产指发生于妊娠 12 周以前的流产；晚期流产指发生于妊娠 12 周以后的流产。

（二）临床分类及超声表现

1. 先兆流产　临床表现为少量阴道流血，伴或不伴下腹痛，无妊娠物排出，宫颈口未开。超声表现为子宫大小与孕周相符，宫腔内孕囊位置正常、形态饱满；有时在孕囊周围可以看到少量液性暗区（图 11-3-1）。

2. 难免流产　临床表现为出血量增多、腹痛加剧，宫颈口扩张，流产不可避免。超声表现为子宫大小符合或稍小于孕周，孕囊下移至宫腔下段或宫颈管内，形态缺乏张力、变得较扁，若孕囊内有胚芽，此时胚芽内无原始心管搏动（图 11-3-2）。

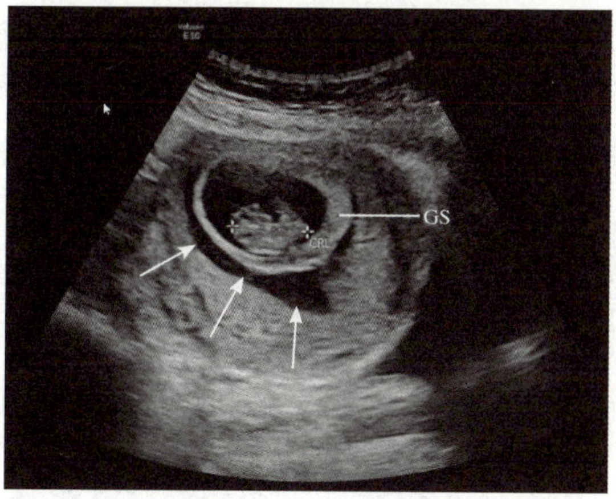

图 11-3-1　先兆流产

GS. 妊娠囊。

箭头所示为妊娠囊周围积液。

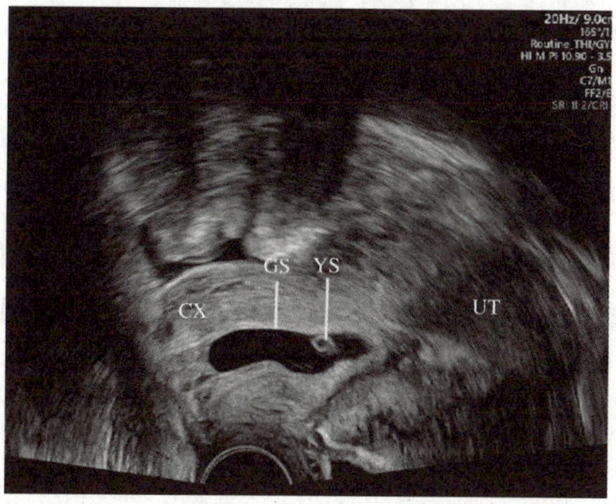

图 11-3-2　难免流产

UT. 子宫；CX. 宫颈；GS. 妊娠囊；YS. 卵黄囊。

妊娠囊下移至宫颈管内。

3. 不全流产　难免流产继续发展，妊娠物未完全排出，出血仍不止，宫颈口较松弛。超声表现为子宫多小于孕周，宫腔内未见孕囊回声，但宫腔内或宫颈管内可见混合不均匀回声（图 11-3-3）。有时彩色多普勒可记录到血流信号显示。

4. 完全流产　妊娠组织已完全排出，阴道流血减少或停止，宫颈口闭合。超声表现为子宫接近正常大小，宫腔内无异常或仅有少量液性暗区（图 11-3-4）。

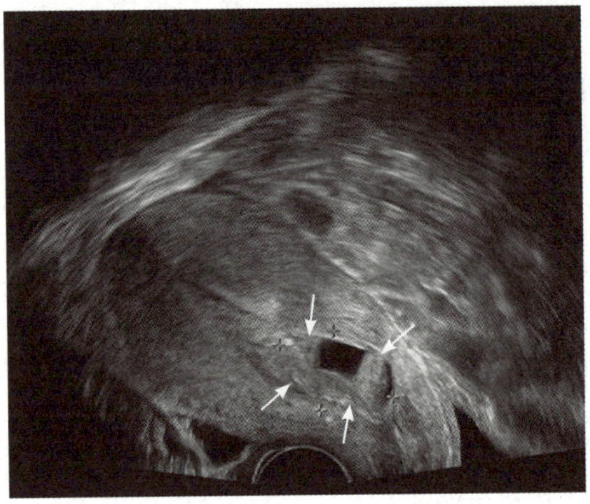

图 11-3-3　不全流产

箭头所示为宫腔下段至宫颈管内混合回声。

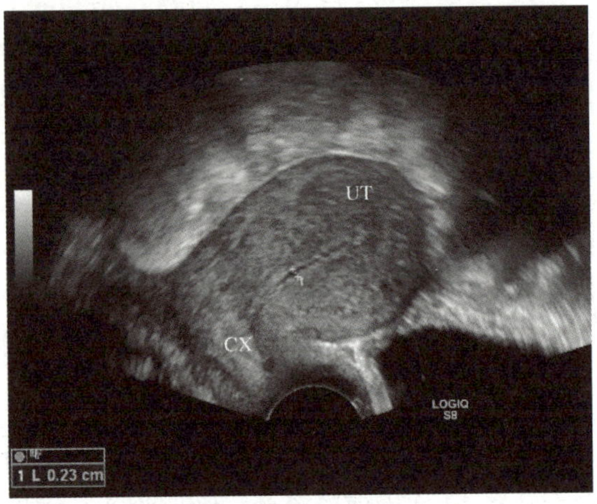

图 11-3-4　完全流产

UT. 子宫；CX. 宫颈。

宫腔内少量积液。

（三）鉴别诊断

1. 难免流产与宫颈妊娠　二者临床表现相似，都有阴道流血的症状，超声声像图均可表现为孕囊位于宫颈段。难免流产妊娠早期首次检查常常显示孕囊位于宫腔内；宫颈妊娠时，彩色多普勒显示孕囊周围可探及血流信号；难免流产时宫颈内口开放，而宫颈妊娠时闭合。

2. 稽留流产和宫腔下段妊娠　稽留流产指胚胎或胎儿已死亡但长时间滞留在宫腔内。二者都可以表现为孕囊位于宫腔下段。稽留流产子宫大小小于孕周，孕囊形态不佳，囊内胚胎大小与孕周不符；宫腔下段妊娠孕囊的发育基本与孕周相符。

（四）扫查要点

妊娠早期阴道流血是临床常见的现象，此时超声要重点观察：宫腔内有无孕囊，孕囊的位置、形态、大小是否与孕周相符，孕囊内有无胚胎、胚胎大小、胚胎有无胎心搏动，孕囊周围有无积液等。

二、葡萄胎

（一）定义

葡萄胎是妊娠滋养细胞疾病的一种类型，它属于良性疾病。葡萄胎是由于妊娠期间胎盘绒毛的滋养细胞出现异常增生，以及间质水肿，导致形成大小不等的水泡。这些水泡相互连接成串，外观类似葡萄，因此也被称为水泡状胎块。

（二）分类及超声表现

1. 完全性葡萄胎　病理上指妊娠物完全为水泡状外观，水泡大小不等。典型者声像图表现：①子宫的大小明显超过相应孕周的正常大小。②宫腔内未见正常的妊娠囊。③宫腔内充满了大小不一的小囊性结构，呈“蜂窝状”或“落雪状”［图 11-3-5（a），图 11-3-5（b）］。④病变区无明显彩色血流显示［图 11-3-5（c），彩图 22］［图 11-3-5（d）］。

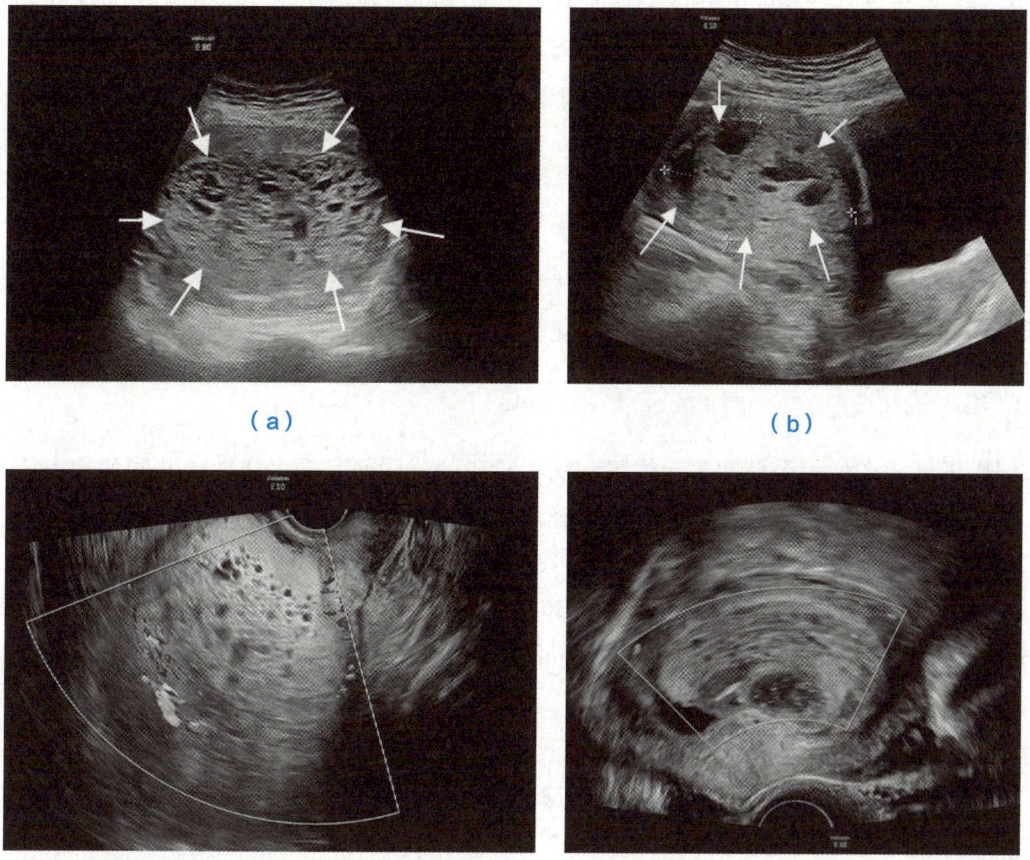

（a）（b）（c）（d）

图 11-3-5　完全性葡萄胎超声图像

（a）（b）完全性葡萄胎二维声像图；（c）（d）完全性葡萄胎彩色多普勒声像图。

2. 部分性葡萄胎　病理上指仅有部分绒毛呈水泡状改变，常见胚胎或胎儿组织，胚胎常伴发育异常，如发育迟缓或合并多发畸形。超声显示宫腔内除“蜂窝状”囊样结构以外，还可见妊娠囊，囊内可有胚胎或无胚胎，胚胎可存活或死亡，存活胎儿多合并畸形或宫内发育迟缓等情况。

（三）扫查要点

1. 葡萄胎时，可在一侧或双侧卵巢内合并黄素囊肿，表现为卵巢内无回声，壁薄、边界清晰、形态规则。

2. 检查时应仔细观察宫腔内是否存在异常组织，评估这些异常组织的回声特征、在宫腔内的分布情况，以及与子宫肌层之间的相互关系。同时，还需注意宫腔内是否存在孕囊或胚胎组织。

三、异位妊娠

微课：异位妊娠

（一）概述

异位妊娠，通常称为宫外孕，指受精卵在子宫体宫腔以外的部位着床发育的情况。异常妊娠可发生在输卵管、卵巢、腹腔、宫颈等器官或组织中，其中以输卵管妊娠最为常见，约占异位妊娠病例的95%。近年来，由于剖宫产率的上升，子宫前壁峡部瘢痕处的妊娠作为一种剖宫产的远期并发症，其发生率也有所增加。此外，残角子宫妊娠因临床表现与典型异位妊娠相似，被归类为特殊类型的异位妊娠。同时，位于宫腔一侧宫角处的妊娠，由于存在向外生长并可能引发严重后果的风险，也被纳入异位妊娠的范畴进行管理和处理。

（二）临床表现

约45%的异位妊娠在临床上出现典型的三大症状，即腹痛、异常阴道流血和附件区包块。但是根据妊娠囊着床部位和转归的不同，临床表现变化较大。

（三）超声表现

异位妊娠的超声图像因受精卵着床位置和病程阶段的不同而呈现多样性。共同的超声表现为：子宫稍大，子宫体宫腔内无正常妊娠囊，子宫内膜增厚，有时内膜分离类似假孕囊回声。

1. 输卵管妊娠 指发生于输卵管的妊娠。可分为四种类型。

（1）未破裂型：附件区可见类似妊娠囊的环状高回声，有时在妊娠囊内可以见到卵黄囊和胚胎，胚胎存活时，同时记录到胎心搏动［图11-3-6（a）］。

（2）流产型：子宫旁可见不均匀回声包块，内部呈不均质高回声和液性暗区。盆腔内可以见到少量液性暗区［图11-3-6（b）］。

（3）破裂型：子宫旁可见较大范围不均匀回声包块，无明显边界，内部回声杂乱，同时伴腹腔、盆腔大量液性暗区［图11-3-6（c）］。

（4）陈旧型：子宫旁可见不规则实性包块，边界不清，内部呈不均质中等回声或高回声，盆腔内有时可见少量液性暗区［图11-3-6（d）］。

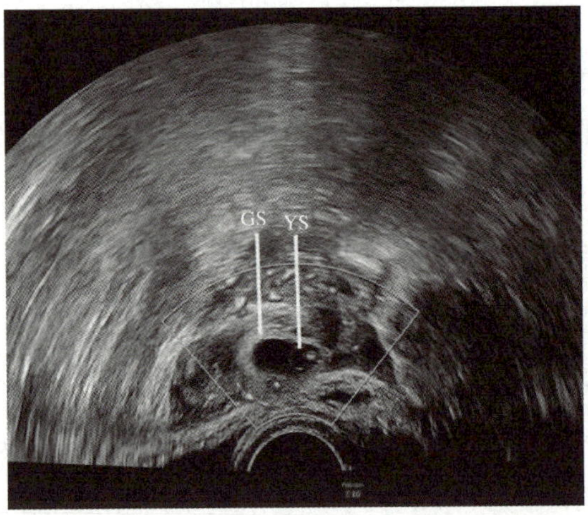

（a）

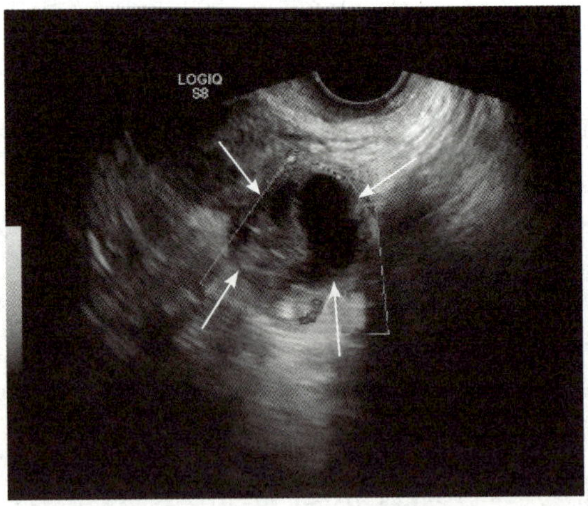

（b）

图11-3-6 输卵管妊娠超声声像图

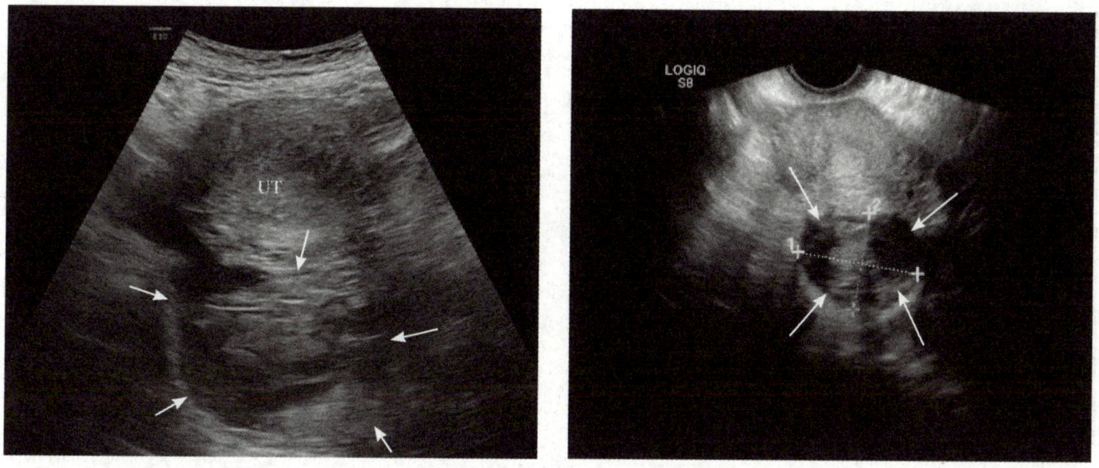

（c） （d）

图 11-3-6 （续图）

（a）未破裂型；（b）流产型；（c）破裂型；（d）陈旧型。

UT. 子宫；GS. 妊娠囊；YS. 卵黄囊。

2. 卵巢妊娠 指着床于卵巢上的异位妊娠，较罕见。未破裂时超声可见一侧卵巢增大，内见妊娠囊样高回声环，破裂后回声杂乱形成肿块，与输卵管妊娠破裂型难以鉴别。

3. 腹腔妊娠 腹腔妊娠是一种罕见的异位妊娠，根据其发生的原因可分为原发性和继发性两种类型。①原发性腹腔妊娠：极为罕见，指的是受精卵直接着床于腹膜、肠系膜、大网膜等腹腔内的非生殖器官组织。②继发性腹腔妊娠：则通常发生在输卵管妊娠流产之后，胚胎组织从破裂处进入腹腔并在腹腔组织上着床继续生长；此外，偶尔也可能继发于卵巢妊娠或在子宫存在缺陷（如瘢痕子宫破裂）的情况下，子宫内妊娠破裂后胚胎着床于腹腔。

在超声检查中，腹腔妊娠的特征表现为宫腔内未见妊娠囊，且妊娠囊周围缺乏正常的子宫肌层组织，这是与残角子宫妊娠鉴别的关键点。如果腹腔妊娠在早期未被确诊，胎儿继续生长，超声图像会显示胎儿紧贴孕妇腹壁，胎儿及胎盘周围没有明显的子宫肌层。在这种情况下，如果能够在下腹部找到正常的子宫结构，将有助于明确诊断为腹腔妊娠。

4. 宫颈妊娠 指受精卵着床于宫颈管内，非常少见。子宫因宫体较小、宫颈膨大而呈葫芦形。宫颈管偏于一侧壁可见妊娠囊或宫颈管内出现杂乱回声区，宫颈内口关闭。

5. 剖宫产瘢痕妊娠 指受精卵着床在子宫前壁峡部剖宫产切口处。临床表现为无痛性阴道流血伴剖宫产史。超声显示子宫峡部膨大，可见妊娠囊或杂乱回声，周围肌层菲薄（图 11-3-7）。因瘢痕处无正常肌层和内膜，绒毛直接侵蚀血管，造成局部血流丰富，如进行宫腔操作，易引起子宫严重出血。

6. 残角子宫妊娠 指的是受精卵着床在残角子宫内，比较罕见。早期残角子宫妊娠尚未发生破裂时，超声检查可以观察到子宫一侧上方出现一个包块，该包块内部含有妊娠囊或胎儿的回声。值得注意的是，妊娠囊或胎儿周围被肌层所包绕，且与正常宫腔内的内膜并不相连。此外，残角子宫与对侧的单角子宫之间存在一个呈中低回声的间隔，这一特征是与输卵管妊娠进行鉴别的关键点。

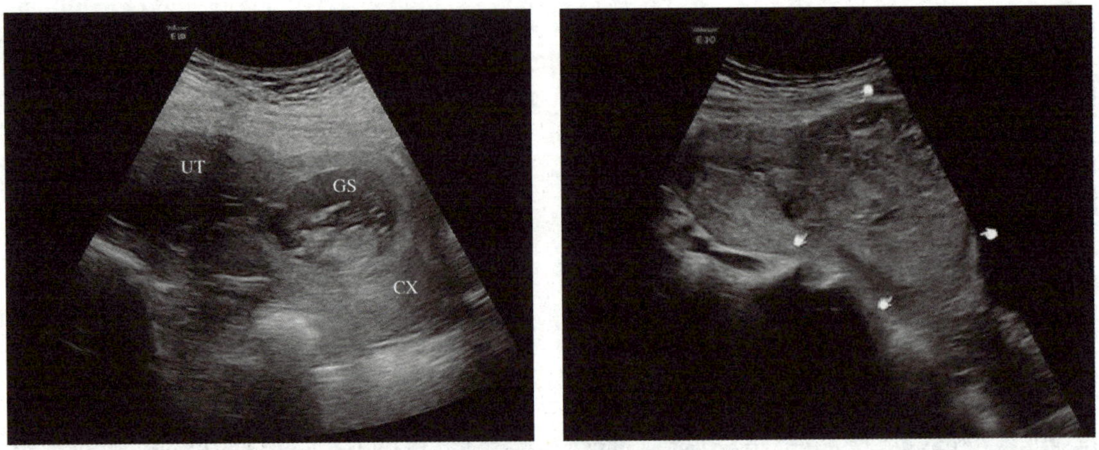

（a）　　（b）

图 11-3-7　瘢痕妊娠超声声像图

（a）妊娠囊及胎块；（b）包块。

UT. 子宫；CX. 宫颈；GS. 妊娠囊。

7. 宫角妊娠　宫角妊娠指妊娠囊着床于子宫腔的宫角部。宫角妊娠时，建议先观察 1~2 周，因为胎儿有可能向宫腔方向生长而不会出现严重问题，但也有可能向宫角部的浆膜层方向生长，从而发展成异位妊娠。在超声图像上，宫角妊娠的特征表现为孕囊位于一侧子宫腔宫角部，其外侧被宫角部的肌层组织所包绕，而内侧则与子宫内膜相连，且子宫角部可能仅有轻微的外凸或完全不外凸（图 11-3-8）。

在诊断时，需要特别注意与输卵管间质部妊娠进行鉴别：输卵管间质部妊娠时，子宫角部会有明显的外凸，内部可见一个妊娠囊，且该妊娠囊的四周都被肌层所包绕，与宫腔内膜并不相连。

8. 宫内、宫外同时妊娠　指在子宫内和子宫外侧同时发现妊娠囊。所以存在正常宫内妊娠时，也应对附件区进行仔细扫查，尤其是存在附件区疼痛或者有辅助生殖史的女性。

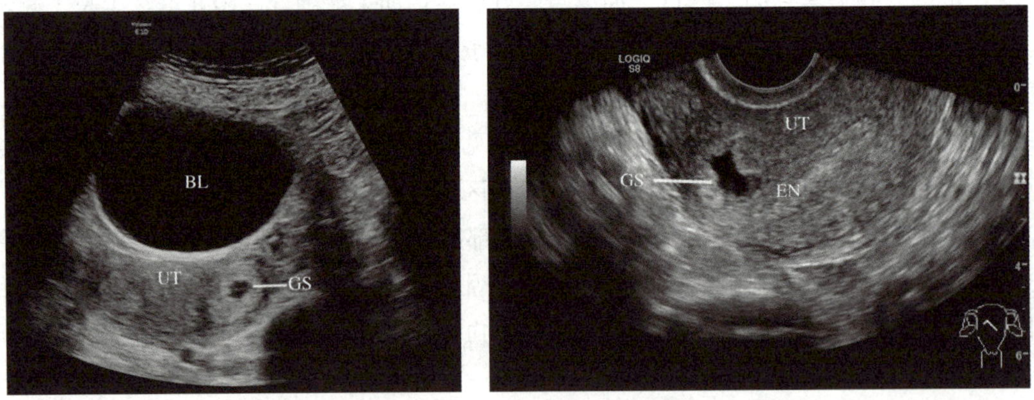

（a）　　（b）

图 11-3-8　宫角妊娠超声声像图

（a）经腹部扫查；（b）经阴道扫查。

BL. 子宫；UT. 子宫；EN. 内膜；GS. 妊娠囊。

（四）扫查要点

1. 妊娠早期超声检查时，如果未在子宫体宫腔位置发现妊娠囊，应注意观察卵巢、宫角、宫颈及子宫峡部瘢痕处有无妊娠囊、胎儿或异常包块。尤其要重点在卵巢旁寻找类似妊娠囊的结构。

2. 任何育龄期女性都有异位妊娠的风险，重视病史是提高异位妊娠诊断率的关键。

3. 经阴道扫查在评价子宫内膜和附件方面优于经腹部扫查，经阴道扫查可以提高异位妊娠早期检出率。

四、多胎妊娠

（一）概述

多胎妊娠指一次妊娠中同时存在两个或两个以上的胎儿，其中双胎妊娠最为常见。近年来，由于促排卵药物的使用及辅助生殖技术的应用，多胎妊娠的发生率呈上升趋势。超声在多胎妊娠诊断中的应用主要包括：确定多胎类型、胎儿生长发育情况、胎盘位置、羊膜情况及筛查胎儿畸形等。双胎妊娠中约 2/3 是双卵双胎，约 1/3 是单卵双胎。

（二）超声声像图

1. 早期妊娠　宫腔内见 1 个以上妊娠囊，每个妊娠囊内各有 1 个胚芽；或每个妊娠囊内见 2 个或 2 个以上胚芽（图 11-3-9）。

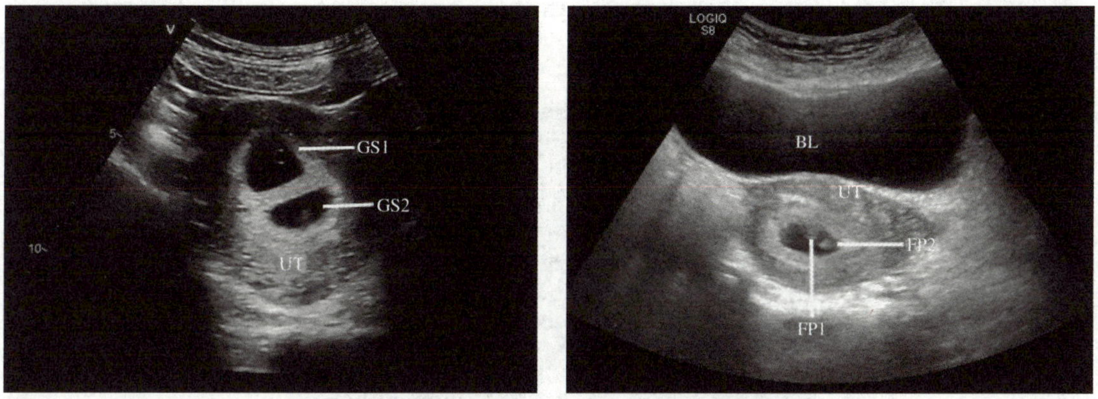

（a）　　（b）

图 11-3-9　早期双胎妊娠

（a）2 个妊娠囊；（b）1 个妊娠囊，2 个胚芽。

BL. 子宫；UT. 子宫；GS. 妊娠囊；FP. 胚芽。

2. 中晚期妊娠　子宫内见 2 个及以上的胎儿，分节段扫查时同时看到 2 个及以上胎头、胎体等胎儿结构（图 11-3-10）。

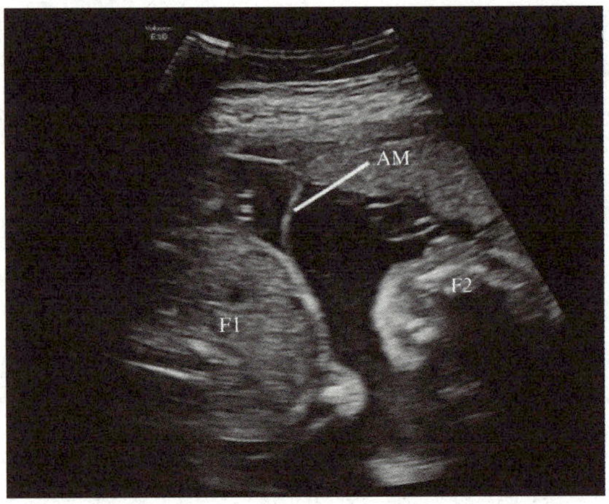

(a)

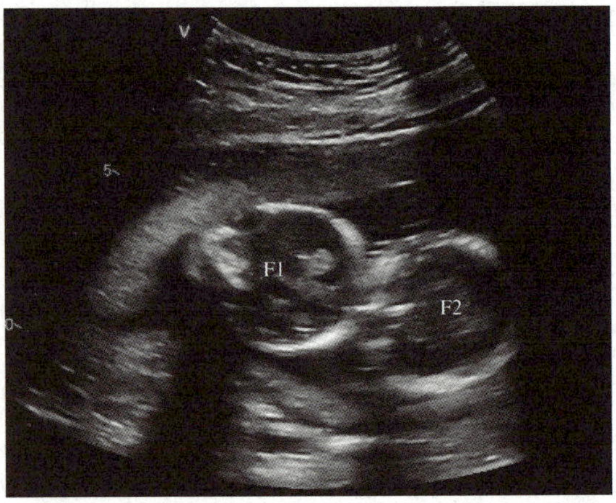

(b)

图 11-3-10　中晚期双胎妊娠

(a) 2 个胎体；(b) 2 个胎头。

F1. 胎儿 1；F2. 胎儿 2；AM. 羊膜。

(三) 双胎妊娠胚胎发育及超声声像图

1. 双卵双胎　胚胎发育类似单胎妊娠，有 2 个受精卵并各自独立着床，每个胎儿均有各自的绒毛膜、羊膜、胎盘，即双绒毛膜囊双羊膜囊双胎。声像图表现为：2 个胎儿、2 个羊膜囊、2 个胎盘（图 11-3-11）。

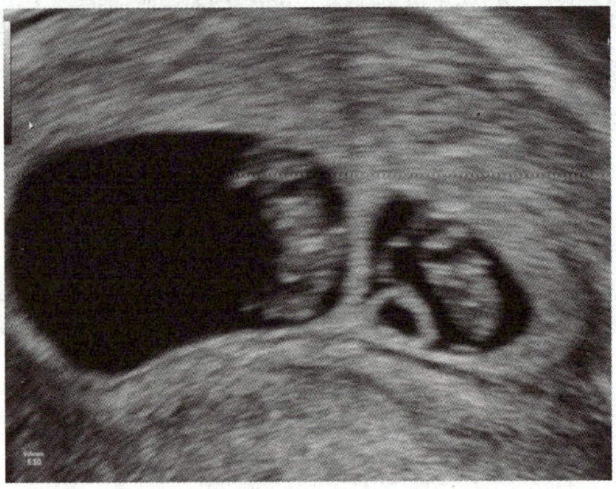

图 11-3-11　双卵双胎妊娠（双绒毛膜囊）

2. 单卵双胎　单卵双胎是由一个受精卵在不同的胚胎发育阶段分裂形成的。根据分裂的时间不同，可以分为三种亚型，每种亚型在超声图像上都有不同的表现。

(1) 卵裂球阶段分离（胚泡形成前）：卵裂球分裂成两个独立的胚胎，每个胚胎具有独立胎盘、羊膜和绒毛膜。这种类型的单卵双胎称为双绒毛膜囊双羊膜囊双胎，约占单卵双胎的 25%。在超声检查中，其图像与双卵双胎相似，可以观察到两个独立的胎盘、羊膜囊和胎儿。

(2) 内细胞团阶段分离（胚泡形成后，羊膜形成前）：内细胞团在这个阶段分裂，导致两个胎儿共享一个胎盘和绒毛膜，但每个胎儿有独立的羊膜囊。这种类型称为单绒毛膜囊双羊膜囊双胎，约占单卵双胎的 75%。超声图像显示一个胎盘和两个羊膜囊，每个羊膜囊内有一个胎儿。

(3) 胚盘阶段分离（羊膜形成后）：在这个较晚的阶段，胚盘分裂形成两个原条，发育成两个胎儿。这两个胎儿共享一个胎盘、一个绒毛膜囊和一个羊膜囊，称为单绒毛膜囊单羊膜囊双胎，约占单卵双胎的 1%。超声图像显示一个胎盘、一个羊膜囊（内含 2 个胎儿）。如果在这个阶段胚盘分化不完全，可能会导致联体双胎的发生。

（四）扫查要点

1. 确定绒毛膜囊数和羊膜囊数 单绒毛膜囊双胎相比双绒毛膜囊双胎，存在更高的胎儿致畸率和围产期死亡率，所以明确双胎类型，对于超声评估胎儿发育及临床诊治非常重要。双胎妊娠类型的判断主要通过超声观察绒毛膜囊和羊膜囊的个数。

(1) 确定绒毛膜囊数：早期妊娠很容易判定绒毛膜囊的数量，超声显示 2 个妊娠囊，可确定为双绒毛膜囊双胎妊娠。中晚期妊娠羊膜绒毛膜融合，可通过胎盘数和胎儿性别判定绒毛膜囊的数量，如果胎儿性别不同或者发现 2 个独立的胎盘，可确定为双绒毛膜囊双胎妊娠；如果胎儿性别相同且只有一个胎盘，需要观察两胎儿之间隔膜的厚度，隔膜较薄提示单绒毛膜囊，隔膜较厚（>2mm）提示双绒毛膜囊，但该依据并不可靠。

(2) 确定羊膜囊数：双绒毛膜囊双胎一定是双羊膜囊。孕早期妊娠超声显示 2 个卵黄囊可以确定为双羊膜囊双胎。随着妊娠进展，于妊娠 7~8 周超声可以清楚显示羊膜囊，这时可以直接确定羊膜囊个数。

2. 判断绒毛膜性质 双绒毛膜囊双羊膜囊双胎时，当两个胎盘紧密相邻甚至融合时超声表现为“1 个胎盘”，需与单绒毛膜囊双羊膜囊双胎鉴别。双绒毛膜囊双羊膜囊双胎时，超声声像图表现为融合处的胎盘呈“楔形”向羊膜腔方向突起，底边与绒毛膜表面连接，尖端指向两胎儿之间隔膜的融合处，称为“双胎峰”征象（图 11-3-12）。而单绒毛膜囊双羊膜囊双胎时，只有 2 层羊膜组成的羊膜囊之间的分隔在超声图像上通常表现为较薄的分隔线，无“双胎峰”征象。妊娠 10~14 周，几乎所有的双绒毛膜囊双胎均可观察到“双胎峰”，但中晚期妊娠该征象可消失，因此中晚孕期未发现“双胎峰”不能排除双绒毛膜囊妊娠。

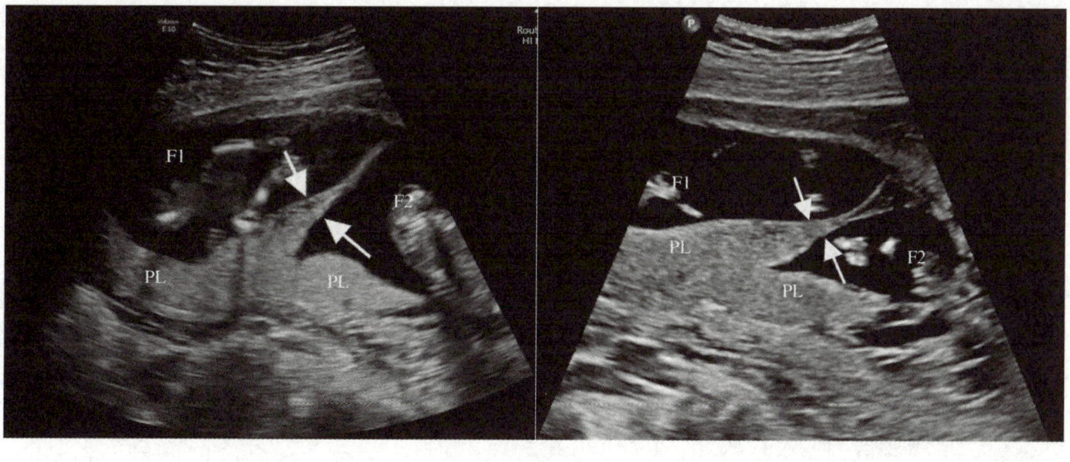

(a) (b)

图 11-3-12 双胎峰

F1. 胎儿 1；F2. 胎儿 2；PL. 胎盘。

第四节　胎盘异常超声诊断

一、前置胎盘

（一）概述

1. 定义　妊娠28周以后，胎盘异常附着于子宫下段，胎盘下缘达到或覆盖宫颈内口，称前置胎盘。

2. 分类

（1）完全性前置胎盘：胎盘组织完全覆盖宫颈内口，又称中央性前置胎盘［图11-4-1（a），图11-4-1（b）］。

（2）部分性前置胎盘：指胎盘组织部分覆盖宫颈内口。

（3）边缘性前置胎盘：胎盘下缘到达宫颈内口，未覆盖宫颈内口［图11-4-1（c）］。

（4）低置胎盘：胎盘下缘与宫颈内口的距离在2cm以内［图11-4-1（d）］。

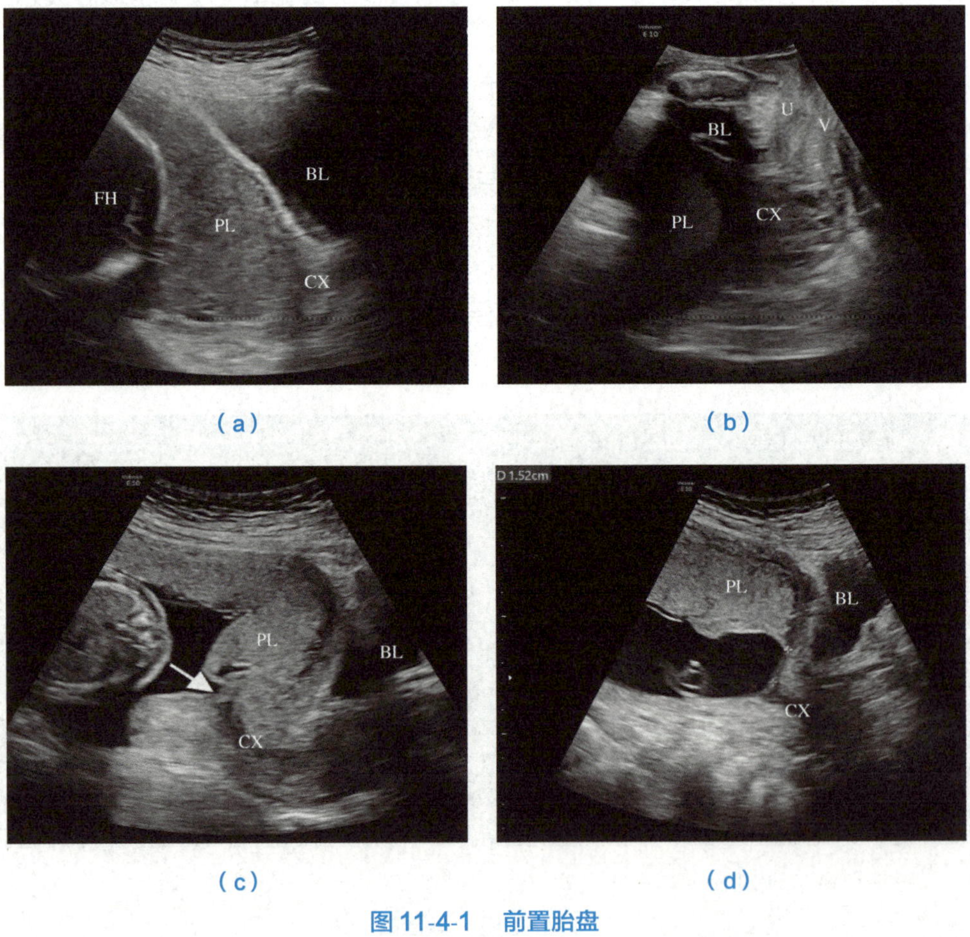

图11-4-1　前置胎盘

（a）完全性前置胎盘（经腹部扫查）；（b）完全性前置胎盘（经会阴扫查）；（c）边缘性前置胎盘（箭头所示：宫颈内口）；（d）低置胎盘（测量胎盘下缘与宫颈内口的距离）。

BL. 膀胱；CX. 宫颈；PL. 胎盘；FH. 胎头；U. 尿道；V. 阴道。

3. 临床表现　妊娠晚期无痛性反复阴道流血是前置胎盘的主要临床症状。

（二）超声声像图

膀胱适度充盈状态下，超声可清楚显示宫颈和胎盘的位置，测量胎盘下缘与宫颈内口的距离即可作出诊断。

（三）注意事项

1. 在妊娠中期发现胎盘位置低，甚至超过宫颈内口时，应注意随访观察，随着妊娠进展，宫体上升，胎盘亦随之上移。

2. 被过度充盈的膀胱压迫的妊娠子宫、妊娠子宫下段的肌瘤，以及子宫下段局部肌层的收缩均会造成前置胎盘的假象，应注意鉴别。

3. 经腹部扫查时，如果胎盘位置和宫颈内口显示不佳，可以采用经阴道扫查和经会阴部扫查。

二、胎盘早剥

（一）概述

1. 定义　妊娠20周以后，正常位置的胎盘在胎儿娩出前，部分或全部从子宫壁剥离，称胎盘早剥。胎盘早剥为妊娠晚期严重并发症，起病急、进展快，若不能及时发现和处理，可危及母亲和胎儿生命。

2. 分类

（1）显性剥离：胎盘剥离产生的血液经宫颈和阴道向外流出。

（2）隐性剥离：胎盘剥离后产生的血液积聚在胎盘和子宫壁之间。

（3）混合性剥离：隐形剥离出血到一定程度，血液冲开胎盘边缘向外流出。

3. 临床表现　临床上常有腹痛、阴道流血、子宫张力高等表现。

（二）超声声像图

显性剥离，胎盘后方无血液积聚，胎盘形态无变化。隐性剥离，剥离区胎盘增厚，厚度>5cm，胎盘与子宫壁之间的血肿回声杂乱，急性期可表现为高回声，几天以后变为低回声，1~2周后变为夹杂着高回声的无回声区，数周后可变为无回声区。如果剥离面积较大，可出现胎心减慢或胎死宫内（图11-4-2）。

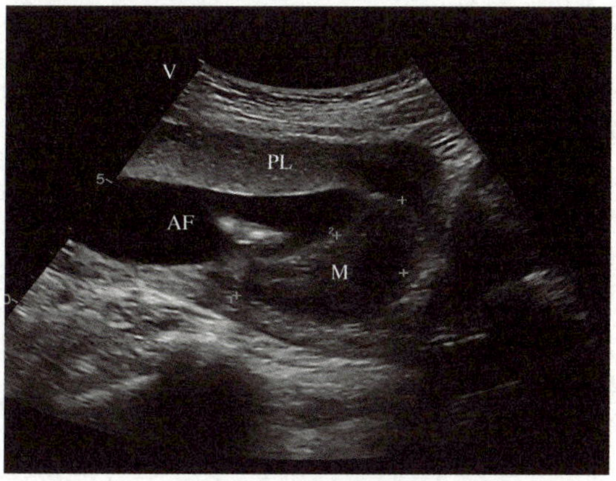

图11-4-2　胎盘早剥

AF. 羊水；PL. 胎盘；M. 血肿。

（三）鉴别诊断

1. 与胎盘血池鉴别　胎盘血池一般表现为无回声区，且位于胎盘内或胎盘胎儿面，内部有低速血液流动。

2. 与子宫收缩鉴别 子宫收缩是暂时性的，很快就会恢复正常。

3. 与子宫肌瘤鉴别 肌瘤较血肿稳定，短时间内不会变大，而血肿大小变化较快。彩色多普勒可显示肌瘤内血流信号，但血肿内无血流信号显示。

（四）扫查要点

当怀疑有胎盘早剥时，超声要重点观察胎盘基底膜与子宫壁之间的回声、胎盘的厚度及内部回声。

第五节 胎儿先天性畸形超声诊断

一、概述

1. 出生缺陷 也称先天异常，指胚胎发育紊乱引起的形态、结构、功能、代谢、精神、行为等方面的异常，可于出生时显现，或生后一段时间表现出来，如智力低下等。严重出生缺陷将严重影响个体生存能力，在生命早期可能致残，甚至死亡。据统计，我国每年有 80 万～120 万名缺陷儿出生，占所有新生儿的 4%～6%。

2. 胎儿先天性畸形 属于出生缺陷范畴，指以形态结构异常为主要特征的出生缺陷，常伴有遗传物质异常。大约 70%的胎儿结构畸形可以在产前超声发现并诊断。但目前在国家的层面还未形成统一的产前超声诊断规范。2022 年中华医学会超声医学分会妇产超声学组发布的《超声产前筛查指南》中指出，根据目前超声技术水平，原则上在妊娠 20～24^{+6} 周筛查的主要严重胎儿结构畸形包括无脑畸形、无叶型前脑无裂畸形、严重脑膜脑膨出、严重开放性脊柱裂伴脊髓脊膜膨出、单心室、单一大动脉、双肾缺如、严重胸腹壁缺损并内脏外翻、四肢严重短小的致死性骨发育不良。

二、严重胎儿结构畸形超声诊断

（一）无脑畸形

1. 概述 无脑畸形是由于神经管闭合失败所致，是神经管缺陷最严重的类型。无脑畸形患者眼眶以上绝大部分颅盖骨、头皮及双侧大脑半球缺失，但脑干和小脑可能正常。常合并脊柱裂和其他系统畸形。无脑畸形是致死性畸形。

2. 超声表现 超声不能显示完整颅骨强回声环、大脑半球、大脑镰、侧脑室等颅内结构，仅显示颅底或颅底部少量残存脑组织，无法测量双顶径及头围。无前额，眼球突出呈“青蛙样”面容（图 11-5-1）。常合并羊水过多。

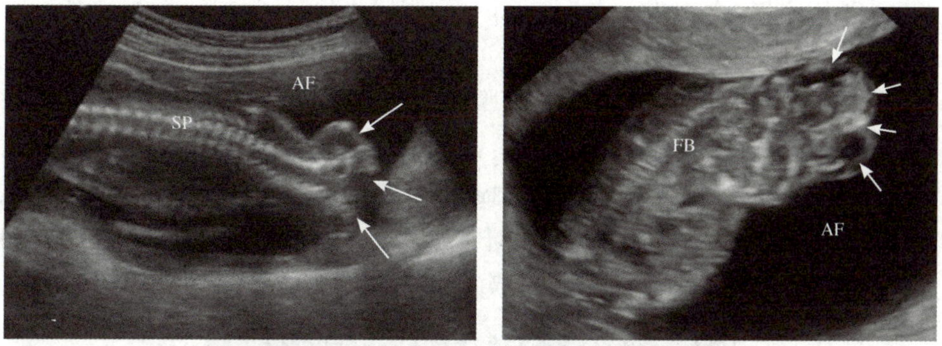

图 11-5-1 无脑畸形

AF. 羊水；SP. 脊柱；FB. 胎体。

箭头所示：残余的脑组织。

3. 鉴别诊断 无脑畸形应与羊膜带综合征所致的颅骨缺失相鉴别，后者往往伴随肢体缺失、脊柱异常，并出现羊水过少现象。

4. 注意事项 无脑畸形最早在妊娠 12 周可以确诊，妊娠 14 周后诊断非常准确。超声检查时，如胎儿头部位置较低不能清晰显示颅骨光环时，有必要等待胎儿改变体位，暴露头部后再行检查；经腹部超声检查困难时，可行经阴道超声观察。

（二）无叶型前脑无裂畸形

1. 概述 前脑无裂畸形是由于前脑分裂失败导致，是一种严重的神经系统畸形，分为三种类型：无叶型、半叶型、叶型。其中无叶型是最严重的类型，简称无叶全前脑，大脑纵裂和大脑镰完全缺失，只有单一的原始脑室，丘脑在中线处融合，常伴有颜面部中线畸形，如眼距过近、独眼、喙鼻、正中唇腭裂等。约 55%的前脑无裂畸形合并染色体异常。

2. 超声表现 颅骨强回声环完整，双侧脑室融合呈单一脑室，大脑镰、透明隔腔及第三脑室不显示，两侧丘脑在中线处融合，小脑可显示。双眼横切面和鼻唇切面有助于发现颜面部结构异常（图 11-5-2）。

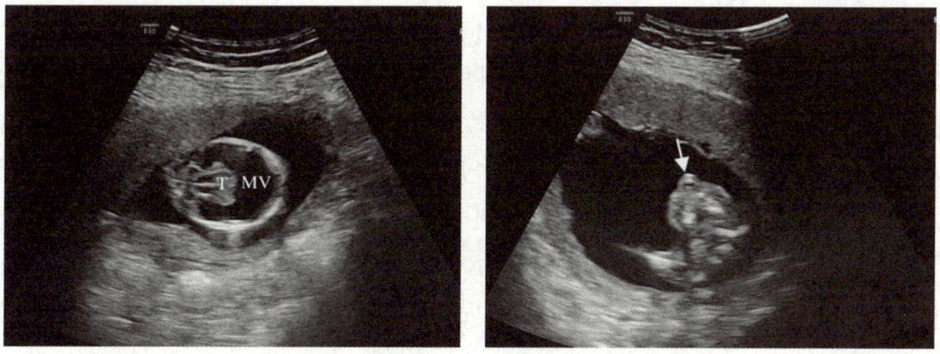

图 11-5-2 无叶型前脑无畸形

MV. 单一侧脑室；T. 丘脑。

箭头所示：喙鼻。

3. 注意事项 由于前脑无裂畸形常常合并颜面部中线结构畸形，因此当超声发现单一脑室、丘脑融合等异常时，应仔细观察颜面部结构。

（三）严重脑膜脑膨出

1. 概述 胚胎发育过程中由于颅骨缺损，脑膜及脑组织从缺损处疝出，膨出组织可多于颅内脑组织。约 75%发生于枕部。

2. 超声表现 头颅颅骨光环不完整，颅骨缺损处向外膨出囊实性肿块，膨出物与脑实质相连，常伴颅内脑室增宽（图 11-5-3）。脑膜脑膨出的病灶变异很大，严重者 80%早期妊娠超声检查可发现，但位于额部、顶部颅骨缺损较小的脑膜脑膨出，妊娠期容易漏诊。

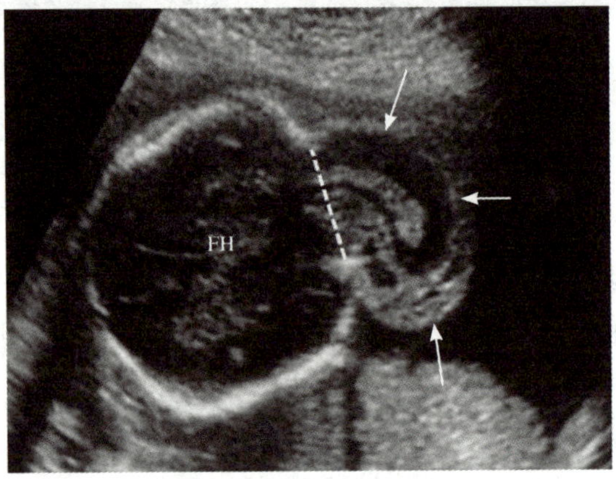

图 11-5-3 脑膜脑膨出

FH. 胎头；虚线：颅骨缺损处。

箭头所示为膨出组织。

3. 注意事项 脑膜脑膨出中膨出组织的大小与颅骨缺损的大小及压力差有关，偶尔可见膨出组织随着颅内压力的改变为可复性的，超声检查追踪观察发现包块时有时无。确定头颅光环的完整性是诊断的首要条件。另外发现脑膜脑膨出时，要仔细检查脊柱，以排除脊柱裂。

（四）严重开放性脊柱裂伴脊髓脊膜膨出

1. 概述 脊柱裂是胚胎发育过程中神经管的后神经孔闭合失败，导致背侧的两个椎弓未能融合而引起的神经管缺陷，脊膜和脊髓通过缺陷向外膨出。

2. 超声表现 脊柱矢状切面显示病变部位的椎弓排列紊乱，病变部位皮肤缺损，缺损处可见囊性或囊实性包块［图 11-5-4（a）］。较大脊柱裂时，矢状切面可显示明显的脊柱后凸畸形；横切面显示位于后方的两个椎弓骨化中心向后开放，呈“V”形或“U”形改变。开放性脊柱裂颅后窝池消失，小脑变小失去哑铃状表现，弯曲向前似香蕉，呈现“香蕉小脑”征［图 11-5-4（b）］；脊柱裂时颅内压力降低，导致脑内结构移位，超声横切胎头显示前额隆起，两侧颞骨内陷，形似柠檬，呈现“柠檬头”征［图 11-5-4（c）］。3/4 的脊柱裂胎儿出现脑积水，随着孕周增加，几乎 100%脊柱裂胎儿存在脑积水。

3. 注意事项 由于开放性脊柱裂常合并颅脑结构的改变，当超声发现“香蕉小脑”“柠檬头”脑室扩张等异常时，要警惕脊柱裂的发生，重点观察胎儿脊柱结构。

因脊柱裂好发于腰骶部，检查时必须重点观察该部位。

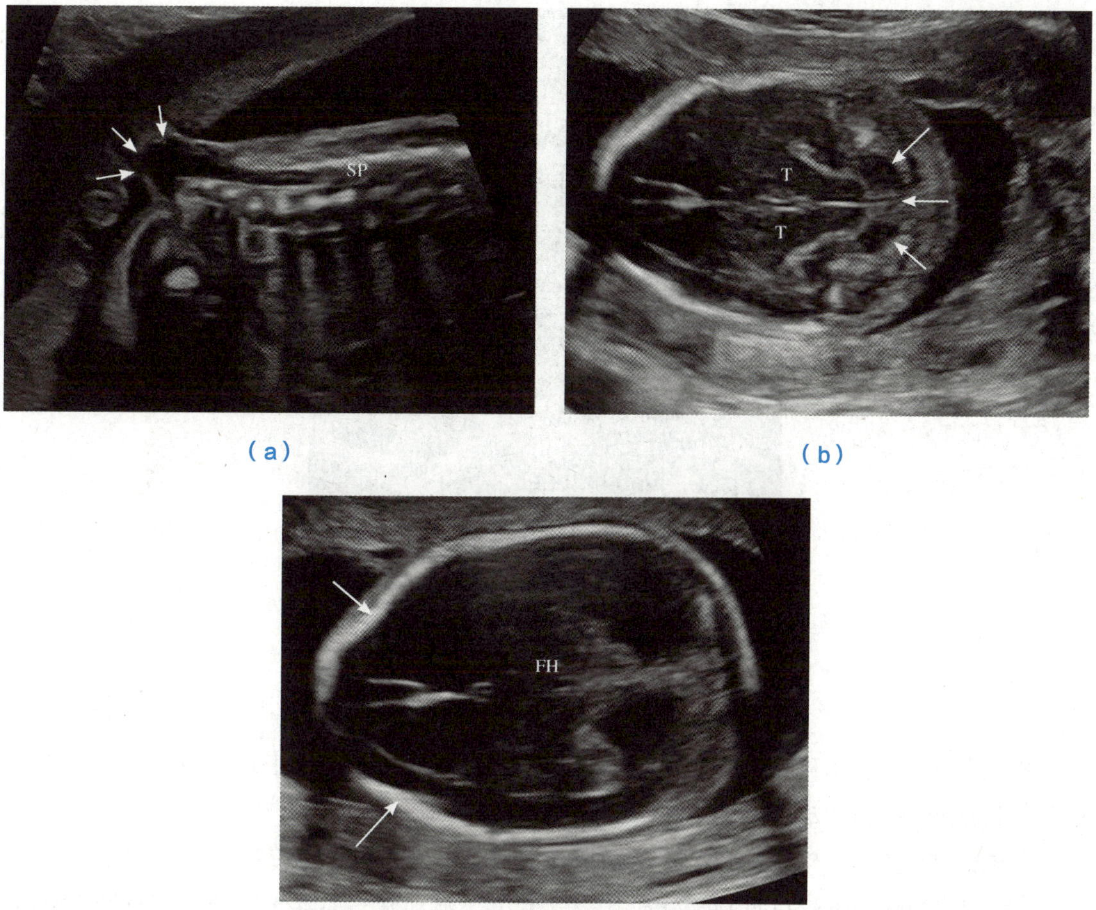

（a）　（b）　（c）

图 11-5-4　脊柱裂

（a）脊柱裂矢状切面；（b）“香蕉小脑”征；（c）“柠檬头”。

SP. 脊柱；T. 丘脑；FH. 胎头。

（a）箭头所示：膨出的包块；（b）箭头所示：香蕉状的小脑；（c）箭头所示：颞骨内陷。

（五）单心室

1. 概述　单心室指一个心室同时接受左、右心房或共同心房的血液，伴或不伴有残余心腔，具有左右房室瓣或共同房室瓣。两个大动脉起自单心室，关系正常或转位。

2. 超声表现　四腔心切面仅见单室腔或 1 个大的主心腔和 1 个小残腔。主心腔可以是左心室也可以是右心室，2 个房室瓣或 1 个共同房室瓣均开口于单室腔或主心腔（图 11-5-5）。

3. 注意事项　常需与房室间隔缺损、大室间隔缺损、左心发育不良综合征、三尖瓣闭锁等疾病相鉴别。

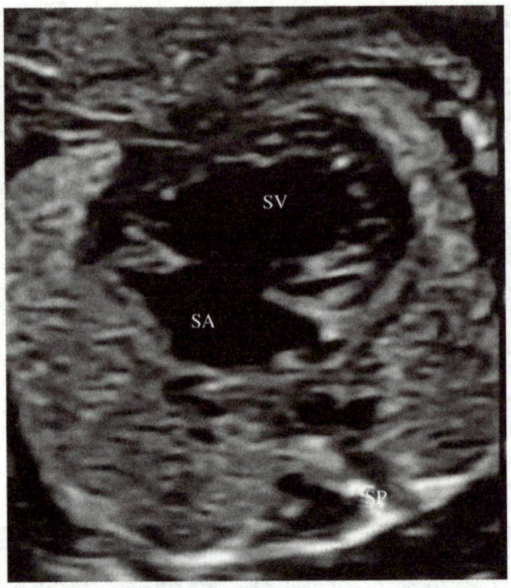

图 11-5-5　单心室

SP. 脊柱；SA. 单心房；SV. 单心室。

（六）单一大动脉

1. 概述　单一大动脉指仅扫查到一条大动脉主干，另一条大动脉主干缺如或不显示，主要包括共同动脉干、肺动脉闭锁和主动脉闭锁三类圆锥动脉干畸形。

2. 超声表现　声像图上仅见一条粗大动脉干起自心室，多骑跨于室间隔上。其瓣下见较大室间隔缺损。经典的共同动脉干近端可见肺动脉或其分支发出，肺动脉与心室无连接。严重的主动脉或肺动脉狭窄或闭锁，声像图上可能难以显示该血管，仅见另一粗大动脉与心室连接（图 11-5-6）。

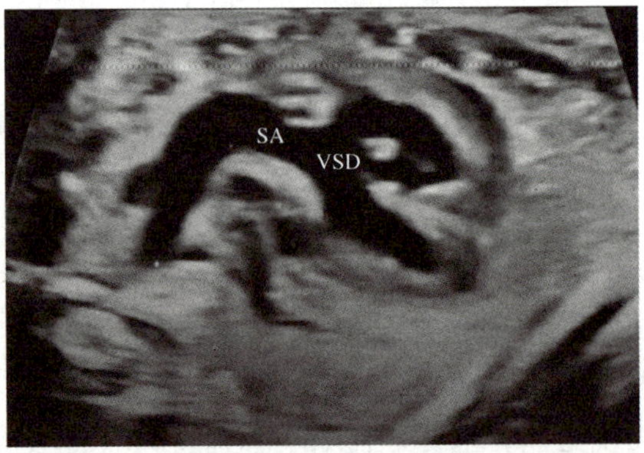

图 11-5-6　单一大动脉

VSD. 室间隔缺损；SA. 单一动脉干。

3. 注意事项　如果超声检查时仅观察四腔心切面，极易漏诊，心室长轴切面是显示该病变的特征性切面。

（七）双肾缺如

1. 概述　双侧肾缺如是由于双侧输尿管芽不发育，不能诱导后肾原基使其分化为后肾。双侧肾脏先天性发育不全可导致双肾缺如。双肾缺如是泌尿系统最严重的畸形。

2. 超声表现 脊柱两侧肾窝、盆腔及其其他部位均未显示肾脏结构，双侧肾上腺呈“平卧”征。妊娠 16 周前，肾脏产生的尿液不是羊水的唯一来源，故羊水影响不大；但是妊娠 17 周起，肾脏产生的尿液是羊水的重要来源，故羊水逐渐少，最终无羊水。两条脐动脉之间不能显示充盈的膀胱。彩色多普勒不能显示双侧肾动脉（图 11-5-7）。

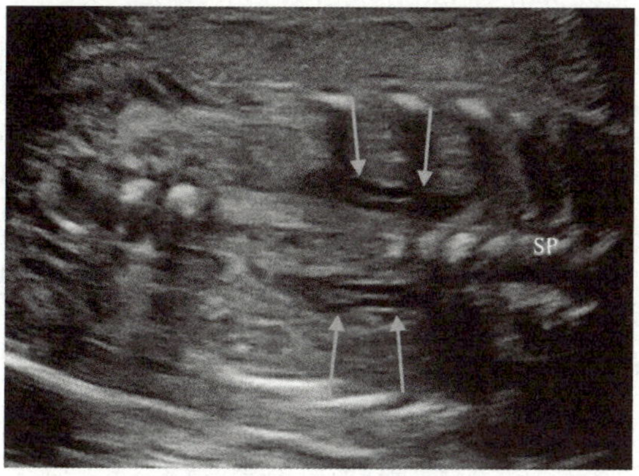

图 11-5-7 双肾缺如

SP. 脊柱。

箭头所示：肾上腺“平卧”征。

3. 注意事项 因为双肾缺如常合并羊水过少，导致超声扫查时透声窗缺失，使诊断变得困难，注意不要把肾上腺误认为肾脏。

当超声检查发现羊水过少时，应重点观察胎儿肾脏有无异常。

（八）严重胸腹壁缺损并内脏外翻

1. 概述 严重胸腹壁缺损并内脏外翻指一组严重的胎儿胸壁和/或腹壁较大缺损并伴随内脏外翻的胎儿结构异常。

2. 超声表现 胎儿胸壁和/或腹壁的皮肤强回声线连续性中断，胸腔内脏器（如心脏）和/或腹腔内脏器（如肠管、肝脏、胃或膀胱等）外翻至胎儿胸腔和/或腹腔外，于缺损处形成较大的包块；或见外翻的脏器漂浮在羊水中。腹腔内脏器外翻使腹腔内容物减少，腹围小于相应孕周（图 11-5-8）。

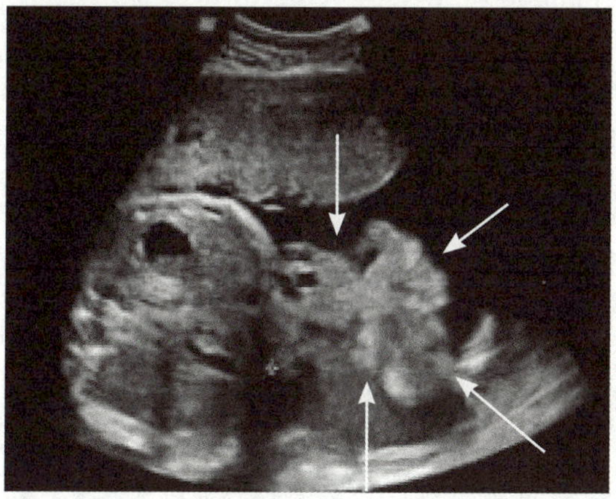

图 11-5-8 严重腹壁缺损并内脏外翻

箭头所示：外翻的肠管在羊水中漂浮。

3. 注意事项 胸腹壁缺损并内脏外翻时需与脐膨出相鉴别，前者皮肤缺损常发生于腹中线右侧、翻出的脏器无腹膜包裹，在羊水中漂浮；后者病变部位在腹中线脐环水平，翻出的脏器有完整的腹膜包裹，基本固定于腹前壁。

（九）四肢严重短小的致死性骨发育不良

1. 概述 致死性骨发育不良包括多种类型骨发育不良。常见的有致死性侏儒、软骨发育不全、成骨不全Ⅱ型及一些少见的先天性低磷酸酯酶症、肢体屈曲症、骨骺点状发育不良、短肋多指综合征等，是严重的骨骼生长障碍。

2. 超声表现

（1）四肢长骨严重短小：小于同孕龄正常胎儿长骨平均值4个标准差以上。

（2）严重胸部发育不良：胸围低于正常胎儿平均值的第5百分位，心胸比值>0.6，胸围/腹围<0.89。

（3）腹部明显膨隆（图11-5-9）。

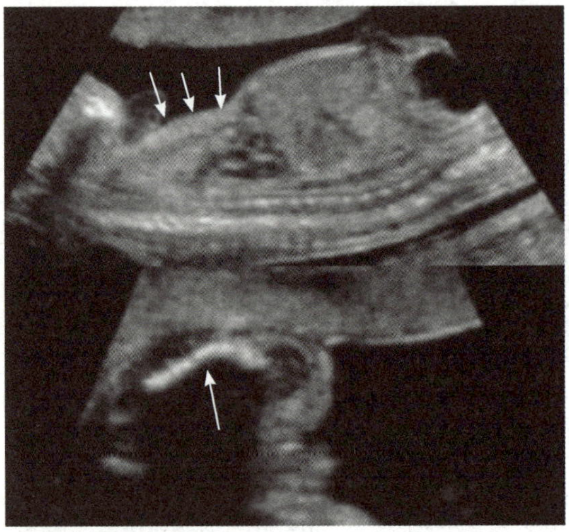

图11-5-9 致死性骨发育不良

细箭头所示：胸部凹陷；粗箭头所示：长骨短小、弯曲。

3. 注意事项

（1）超声不能对所有骨骼系统畸形的具体分型作出诊断，但应集中精力区分致死性还是非致死性骨发育不良，这对于产科处理非常重要。

（2）某些特定类型的致死性骨发育不良有特殊超声表现：致死性侏儒Ⅱ型有三叶草型头颅；成骨不全Ⅱ型有多发性骨折。

（3）当胎儿股骨、肱骨测值明显小于同孕龄正常胎儿平均值时，要加测小脑横径、足底长度重新评估孕周。

▶知识拓展

超声检查新技术——三维和四维超声技术

高分辨力的二维超声和彩色多普勒超声技术是超声诊断学发展的重要里程碑。三维和四维超声技术是现代医学影像学中的另一重要进展，近年来它们在妇产科学、心血管病学等领域有着广泛的应用。

三维超声通过探头在多个角度扫描目标区域，收集大量的二维图像数据，计算机将这些图像数据进行处理和重建，生成立体图像。 三维超声可以清晰显示胎儿的面部、肢体等解剖结构，有助于早期发现胎儿的先天性畸形，如唇腭裂、心脏缺陷等；可以直观显示子宫和卵巢的形态和结构，可评估输卵管的通畅情况，辅助不孕症的诊断和治疗；三维超声还可以提供心脏的立体视图，帮助评估心脏的结构和功能，如室壁运动、瓣膜功能等。

四维超声在三维超声的基础上增加了时间维度，即动态的三维图像。 四维超声可以实时观察胎儿的动作和表情，如打哈欠、吸吮手指等；可以动态观察子宫和卵巢的血流情况；可以动态评估心脏的收缩和舒张功能。

考试知识点总结

本章小结

协和云课堂…… 拓展练习及参考答案

（朱丽娜）

教学课件

第十二章　胃肠道超声检查

学习目标

素质目标

（1）具备客观公正、保护患者隐私的职业素养。

（2）具备团队合作意识。

（3）具备良好沟通和关爱尊重患者的人文关怀。

知识目标

（1）掌握：胃肠道大体解剖、胃十二指肠局部解剖；胃肠道正常声像图表现。

（2）熟悉：胃肠道检查前准备；胃炎、阑尾炎、胃癌、大肠癌、肠梗阻的超声表现。

（3）了解：肠套叠、肠系膜淋巴结肿大、胃肠道肿瘤的超声表现。

能力目标

（1）能了解检查前准备操作的工作流程，具备规范胃肠超声操作的能力。

（2）能精准识别正常与异常胃肠超声图像，具备初步判断疾病类型和病变准确测量的能力。

案例导入

【案例】

患者，男性，61 岁。健康体检，既往无明显不适。胃肠道超声检查图像见图 12-0-1。

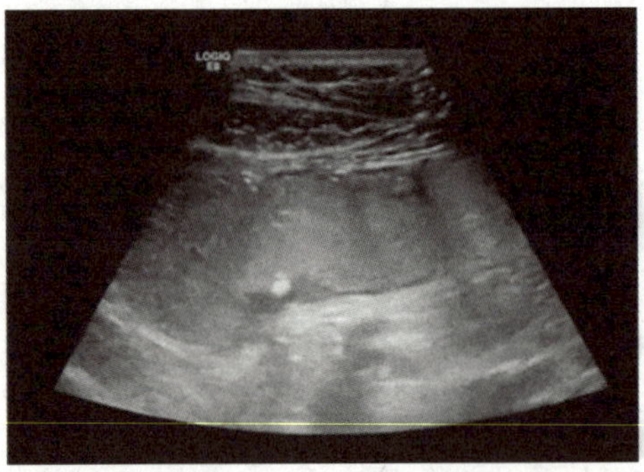

图 12-0-1　胃肠道超声

超声所见：胃角小弯侧呈低回声增厚，范围约 27mm×7mm，胃壁层次不清，其黏膜面可见大小约 8mm×5mm 凹陷，表面附着少量不规则强回声斑。

【问题】

1. 针对此受检者，作为超声技师的你，在检查过程中发现超声图像有以上异常改变，推测该受检者可能患有什么疾病？

2. 作出诊断的主要依据有哪些？

·核心知识拆解·

胃肠道超声检查是一种利用超声技术对胃肠道进行检查的方法。原理即利用超声波的反射原理，超声探头发出超声波，遇到胃肠壁及其内部结构等不同组织界面时会产生反射，仪器接收反射波后形成图像，从而帮助医生观察胃肠的形态、结构等情况。检查时需要口服胃肠超声对比剂，以增强胃肠腔与周围组织的对比度，更好地显示胃肠壁及病变。

通过胃肠道超声，可观察胃肠壁的层次结构，并对其厚度等进行测量，用于判断是否有胃肠壁增厚等异常；查看胃肠腔内是否存在异常回声，如肿瘤、息肉等占位性病变呈现的异常团块回声，以及是否有液体潴留等情况。胃肠道超声是一种无创、无辐射的检查方法，相对安全。可以实时动态观察胃肠道蠕动情况，对于胃肠动力障碍性疾病的诊断有帮助。但对较小的病变，特别是早期病变的发现能力有限，因为胃肠腔内气体等因素可能会干扰超声图像，导致部分病变显示不清。定性诊断准确性不如胃肠镜检查，如对于肿瘤的病理类型判断比较困难；所以胃肠道超声虽不能完全替代胃镜检查，但在早期诊断和治疗方面仍具有较重要的临床意义，有益补充了胃肠镜检查的不足。

第一节　胃肠道超声检查基础

一、胃肠超声检查技术沿革

我国胃肠超声检查技术在早期主要是借鉴国外经验。20 世纪 60 年代，我国上海的超声前辈用 A 超在受检者饮水充盈胃腔的状态下诊断胃部肿瘤，开创胃充盈检查法的先河。饮水充盈法，事实上就是人为地制造一个成像稳定的超声声窗，减少甚至消除胃肠道内环境干扰，增强胃肠腔与胃肠壁的显示对比度，使得胃肠壁层次结构显像更加清晰（图 12-1-1，图 12-1-2）。

20 世纪 70 年代，我国超声专家开始尝试运用 B 超诊断仪灰阶成像进行胃肠道疾病的检查，当时超声仪器的性能有限，对于胃肠道这类含气脏器的检查面临诸多挑战。因为胃肠道内气体对超声有很强的干扰作用，所以超声检查效果不理想，主要用于一些胃肠道肿物等病变的初步探索性检查，而且在临床诊断中的应用范围较窄。

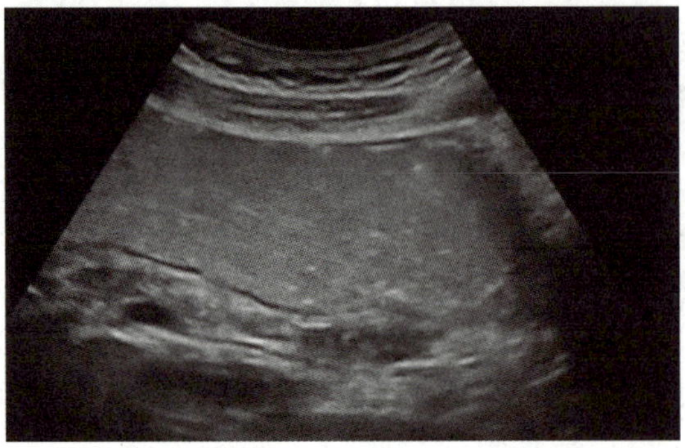

图 12-1-1　充盈胃肠（胃底）

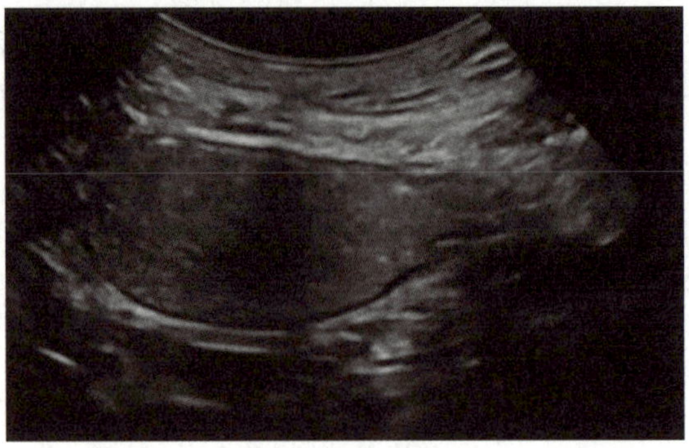

图 12-1-2　充盈胃肠（胃体-胃大弯）

20 世纪 80 年代开始，国内出现胃肠超声对比显像检查，利用不同种类的助显剂充盈胃肠腔，改善腔内超声内环境，以达到清晰显示胃肠结构和病变特征的目的。不同类型的胃肠超声助显剂（口服/灌肠）的广泛应用，显著提高了病变组织结构显示的效果，推动了胃肠超声检查技术在临床的广泛应用。

21 世纪以来，超声内镜技术的出现是胃肠超声检查的一个重要里程碑。超声内镜将内镜和超声技术相结合，可以直接接触胃肠道黏膜进行超声检查，能够获取更高分辨率的图像，对胃肠道黏膜下病变、早期肿瘤等的诊断更加准确。

二、胃肠道的解剖概要

（一）胃肠道的位置、构造

胃肠道是腹部最大的器官，占腹部器官的 3/4。从范围上看，胃肠道包括食管、胃、小肠（十二指肠、空肠、回肠）和大肠（盲肠、结肠、直肠和肛管）。

1. 胃　是消化道中最膨大的部分，大部分位于左季肋区，小部分位于腹上区，其位置、形态因体型、充盈程度等而有所差异。

（1）胃的解剖：胃腔可分为贲门部、胃底部、胃体部和幽门部（图 12-1-3）。有两口、两缘和两壁。上口为贲门，接食管，下口是幽门，通十二指肠。胃前壁朝向前上方，后壁朝向后下方。上缘较短，凹向右上方，称胃小弯，其最低处有一切迹叫角切迹；下缘较长，凸向左下方，是胃大弯。胃壁由内至外分为：黏膜层、黏膜下层、肌层、浆膜层。黏膜层形成大量皱襞，分布有一定规律性，一旦其走行规律发生改变，提示相应处出现疾病。

空腹状态下，胃的容积较小，充盈时呈袋状，具有容纳食物、搅拌食物、分泌胃液、消化等功能，正常成人胃腔容积为 1000～3000ml，这种强大的容纳能力可以让人在进食时摄取足够的营养物质。

（2）胃的功能：胃除了容纳、分泌功能外，另一个重要功能是运动，其运动形式分三种：容受性扩张（容积扩大、压力升高不大的现象）、紧张性收缩、蠕动，目的是容纳、搅拌食物，并将食糜推向幽门、十二指肠方向。胃蠕动波是胃肠道超声检查中需要观察的一个必不可少的内容，食物进入胃部约 5 分钟，胃即开始蠕动，胃蠕动波从胃体部开始，以 3 次/分的频率往幽门方向传播。

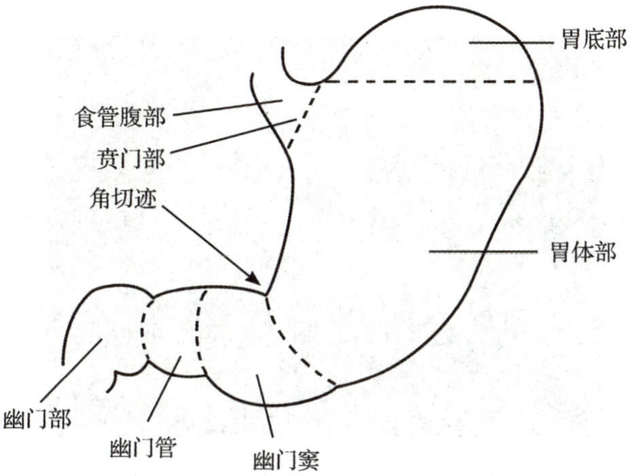

图 12-1-3　胃的结构

2. 肠道　主要由小肠和大肠组成。

（1）小肠：位于腹中，上端接幽门与胃相通，下端与大肠相连，是食物消化吸收的主要场所。小肠全长 4~6m，可分为十二指肠、空肠和回肠。

1）十二指肠：呈“C”形，包绕胰头，分为上部、降部、水平部和升部，降部后内侧壁有十二指肠乳头，是胆总管和胰管的共同开口。十二指肠球部走行方向略向后、与胆囊相邻，球壁薄、血供差，是十二指肠炎症和溃疡的好发部位；十二指肠降部在腰椎体右侧沿胰头右缘下行；降部向内侧横行，形成十二指肠水平部，位于下腔静脉前方，穿过腹主动脉与肠系膜上动脉后向上移行为十二指肠升部。升部短，紧接空肠。

2）空肠与回肠：由肠系膜连于腹后壁，盘曲于腹腔中下部，连接处无明显界限，约上 2/5 为空肠、位于脐区和左腰区，管径较粗，管壁较厚，血管较多，颜色较红；约下 3/5 为回肠、位于脐区和右腹股沟区，管径较细，管壁较薄，血管较少，颜色较淡。

（2）大肠：主要围绕在空肠、回肠的周围，回肠向下外通过回盲瓣与大肠的盲肠相通。大肠全长约 1.5m，分为盲肠、结肠、直肠、肛管。大肠具有运动、分泌、吸收、储存、排便功能。除直肠和肛管是处于盆腔之中外，其余部分都分布在腹腔内。

1）盲肠：盲肠的后内侧壁有一个开口，与阑尾相连接，阑尾处于右髂窝内，它是一个如同小蚯蚓形状的管状器官，其末端是盲端。

2）结肠：可细分为升结肠、横结肠、降结肠和乙状结肠，它们分别处于右侧腹部、上腹部及左侧腹部，整体排列成一个向下开放的“门”形方框的形状。乙状结肠处于左髂窝内，向下延伸连接直肠。

3）直肠：位于盆腔的后部，一般长度在 12~15cm，直肠向下穿过盆膈进入会阴部，然后转变成为肛管。

4）肛管：是消化道的末端，终于肛门。

（二）胃肠的毗邻关系

1. 胃的毗邻　胃的毗邻关系较为复杂（图 12-1-4）。胃前壁右侧部与肝左叶相邻，左侧部上部紧邻膈，下部接触腹前壁。胃后壁与胰、横结肠、左肾和左肾上腺相邻，这些器官共同构成胃床。胃窦右侧邻胆囊、肝门，左侧后下邻胰腺、腹腔大血管、横结肠。

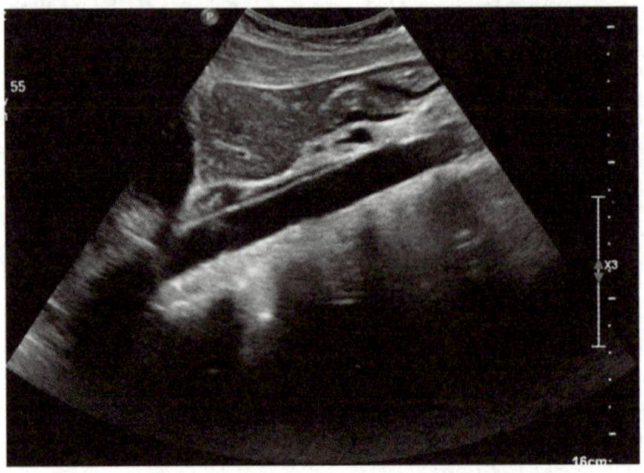

图 12-1-4　贲门周围解剖灰阶显像

2. 肠道的毗邻

（1）十二指肠：十二指肠上部的前上方与肝方叶、胆囊相邻，下方紧邻胰头和胰颈。其中十二指肠降部前方有横结肠及其系膜跨过，左内侧解剖位置尤其重要，此处是胆总管末端和肝胰壶腹汇合、潜行后进入十二指肠乳头部的地方，为壶腹部肿瘤高发区。降部后方与右肾门、右输尿管起始部相邻。水平部上方是胰头和胰体，后方有右输尿管、下腔静脉和腹主动脉；升部前面是腹前壁，后面与左肾静脉等相邻。

（2）盲肠：位于右髂窝内，其内侧与回肠末端相连，上方为升结肠，后方有髂肌和腰大肌。盲肠后内侧壁有小开口接阑尾，阑尾体表投影点为右髂前上棘与脐连线的中外 1/3 交点，称 McBurney 点（麦氏点）。阑尾炎时，超声探头加压按压此处，出现压痛、反跳痛，可辅助我们对阑尾炎作出判断。

（3）结肠：升结肠右侧为腹壁，后方与右肾相邻；横结肠上方是肝和胃，下方为小肠，后方邻接胰和十二指肠；降结肠左侧为腹壁，后方与左肾相邻；乙状结肠位于左下腹，周围与膀胱、子宫（女性）或直肠等相邻。

（4）直肠：前方男性中主要有膀胱、前列腺，女性中主要有子宫和阴道；后方是骶骨和尾骨。

（三）胃肠血供、淋巴引流

胃肠血供丰富，主要来自腹腔干，所有胃壁动脉相互吻合，在黏膜下层形成广泛分布的血管网。胃左动脉是腹腔干的分支之一，它沿胃小弯走行，为胃小弯侧的胃壁提供血液；胃右动脉通常起自肝固有动脉，也供应胃小弯部分区域。胃网膜左动脉从脾动脉分出，与胃网膜右动脉（来自胃十二指肠动脉）在胃大弯侧相互吻合，为胃大弯及大网膜提供血液；还有胃短动脉，起自脾动脉，供应胃底。

胃的静脉与同名动脉伴行，分别汇入门静脉、脾静脉、肠系膜上静脉。

胃的淋巴引流区域大致和动脉血供范围相对应。胃小弯侧淋巴液主要引流向胃左、右淋巴结，之后可汇入腹腔淋巴结。胃大弯侧淋巴主要引流至胃网膜左、右淋巴结，再引流入幽门下淋巴结等，最终也会汇入腹腔淋巴结。胃底的淋巴液部分流向脾门淋巴结。

十二指肠动脉血供，主要源自胃十二指肠动脉、肠系膜上动脉，静脉与动脉伴行，回流至门静脉。十二指肠淋巴引流至腹腔淋巴结、肠系膜上淋巴结、肝门淋巴结。

空、回肠动脉主要来自肠系膜上动脉发出的小肠动脉多个分支。小肠静脉与同名动脉伴行，回流至门静脉。小肠淋巴回流至肠系膜淋巴结。

阑尾的血供仅来自于阑尾动脉，阑尾动脉为一条终末动脉，源于肠系膜上动脉所属的回结肠动脉分支，无侧支，血供单一。一旦肠系膜上动脉血流动力学发生改变，血液循环障碍，阑尾就很容易因缺血而发生坏死。阑尾静脉回流入门静脉，门静脉入肝，引发阑尾化脓性感染，逆行至门静脉，导致门静脉炎，肝脓肿。

结肠血供主要由肠系膜上、下动脉分支供给，静脉与动脉伴行、回流至门静脉。结肠淋巴引流最终注入肠系膜上、下淋巴结。

直肠上、下动脉负责直肠血供，直肠内、外静脉丛分别回流入门静脉、下腔静脉。直肠淋巴引流分别汇入肠系膜下淋巴结、骼内淋巴结、骶淋巴结、腹股沟浅淋巴结。

三、胃肠超声扫查方法

（一）检查前准备

对于普通的胃肠超声检查，在检查的前一天晚上，需保持清淡饮食，避免食用会产生气体和难以消化的食物，而在检查当天，要严格做到空腹 8~12 小时。检查安排于上午空腹状态下进行，然后口服助显剂。准备好一次性杯子、速溶胃肠助显剂、温开水。取速溶胃肠助显剂一包，规范操作，按照助显剂产品说明冲调后备用。

经腹壁超声对比显像检查，需空腹饮水 500~800ml。若为肠道检查者，不仅要做到空腹，而且需要提前对肠道进行清洁（肠道准备），具体做法是在检查前一天晚餐之后开始禁食，同时服用缓泻剂；到第二天早晨要进行清洁灌肠。若幽门梗阻患者要做胃超声对比显像检查，在检查前则必须先完成洗胃，抽尽胃内潴留物。

如受检者同时须行胃肠超声检查、X 线钡餐检查，原则上先行胃肠超声检查。若受检者已做 X 线钡餐检查，胃肠超声检查可顺延至次日以后进行。

（二）扫查仪器

1. 仪器　高分辨率的实时超声诊断仪。

2. 探头

（1）胃十二指肠超声检查：使用腹部凸阵探头，其探头频率根据检查需求有所不同。对于成人胃肠检查探头频率 3.5~5.0MHz。对于肥胖、体型较为粗壮及腹壁较厚的患者，可适当下调探头频率（范围在 2.5~3.0MHz，甚至可以更低）。而对于儿童及体型瘦小的患者，则可以适当提高探头频率（范围在 5.0~7.5MHz，甚至更高）。

（2）结直肠超声检查：除按以上原则选取探头外，还可选用经直肠腔内高频探头，能更近距离地观察肠壁各层结构，频率相对较高，成像更加清晰，而且不受肠腔气体等因素的干扰，在检查肠道局部病变方面非常有效。

（三）扫查体位与方法

1. 扫查体位　分为胃十二指肠检查，肠道检查，采用不同检查体位。

（1）胃十二指肠检查：最为常用的基本体位是仰卧位，其次是右侧卧位和左侧卧位。为排除气体干扰，必要时辅以半坐位、胸膝卧位、站立位检查。

（2）肠道检查：通常采取仰卧位，同时辅以左右侧卧位，在必要的情况下，垫高臀部有助于肠管的显示。

2. 扫查方法 胃肠超声检查方法分为：经腹壁直接检查法、胃肠助显剂充盈检查法、灌肠检查法、超声内镜检查法四种方法。

（1）经腹壁直接检查法：检查时一般取仰卧位，必要时可采用左侧卧位、右侧卧位或半卧位，探头置于前腹壁直接进行系列切面扫查。主要用于大体了解胃肠道有无病变及病变部位和范围等。

（2）胃肠助显剂充盈检查法：依照运用的助显剂所致的成像效果，可分为均匀无回声型、均匀有回声型、混合回声型。目前应用推广效果最好的是使用均匀有回声型助显剂的胃肠充盈检查方法（图 12-1-5）。

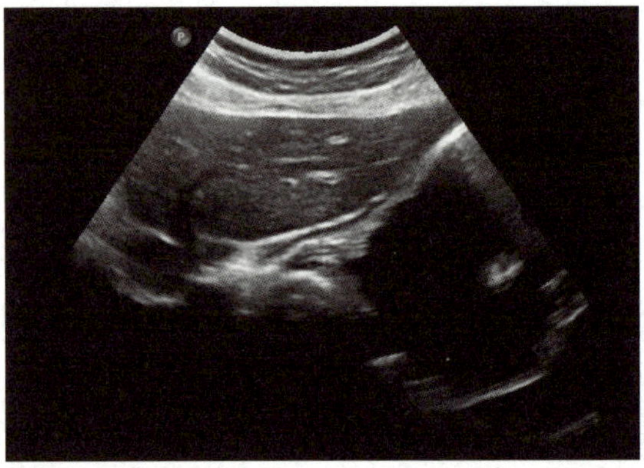

图 12-1-5　贲门-胃腔图像

受检者饮水或口服胃肠超声助显剂后，依次取左侧卧位、仰卧位、右侧卧位，连续缓慢移动探头，进行纵、横、斜切面多切面扫查，分别观察胃底、胃体，以及胃窦幽门和十二指肠。对胃、十二指肠的观察，顺序依据胃、十二指肠解剖顺位，分别为：食管下段、贲门、胃底、胃体、胃大弯、胃小弯、胃角、胃窦、十二指肠球部。扫查胃大小弯时，注意胃前后壁的观察，可同时进行胃壁厚度测量。

（3）灌肠检查法：检查前要进行肠道清洁，一般通过口服泻药或清洁灌肠来清除肠道内的粪便，适度充盈膀胱。受检者取左侧卧位，将消毒后的直肠双腔管缓慢插入肛门，深度为 7~10cm。气囊位于肛门括约肌上，向气囊注水 20ml，夹紧通气管，灌注生理盐水 800~1000m，充盈直肠、结肠。在灌肠过程中，通过超声探头在腹部进行扫查，主要用于检查直肠和结肠。可以观察肠壁的厚度、有无息肉、肿瘤等病变。

（4）超声内镜检查法：是一种将内镜和超声相结合的检查技术，即将微型高频超声探头置于内镜顶端，插入人体体腔，进行实时超声扫查的方法，属腔内超声。此种检查方法，有一定创伤性，且仪器购置较为品贵，对操作者技术要求较高，故此法目前多限于部分医院，尚未能普及。

（五）标准切面及观察内容

1. 食管下段-贲门切面 平卧位，将探头垂直放置于受检者剑突下稍偏左的位置，然后适当调整角度向头侧倾斜，获取食管下段-贲门长轴切面，在此基础上探头转 90°垂直于上一切面方向，获取食管下段-贲门短轴切面（图 12-1-6）。

此切面可以观察食管下段和贲门部的长度、管径，以及它们的蠕动情况。同时，切面可清晰观察到相邻的肝、腹主动脉声像。

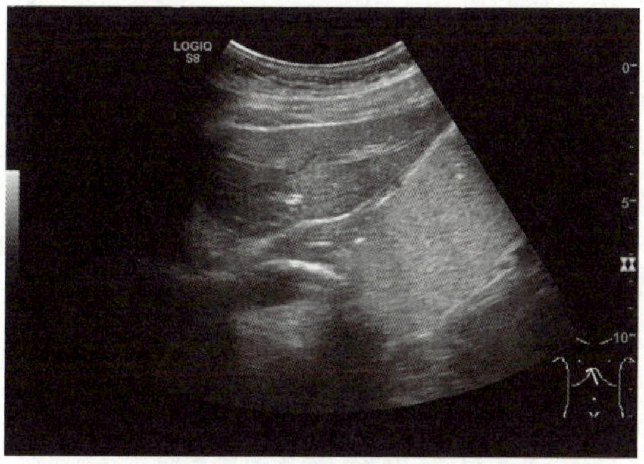

图 12-1-6　食管下段、贲门部切面

2. 胃底部切面　患者取左侧卧位，这是观察胃底部较为理想的体位。探头置于左肋弓下，朝向左肩部方向倾斜扫查（图 12-1-7）。

观察胃底与贲门关系、胃底囊壁情况、腔内情况，以及其与周边膈肌、脾、胰尾等的毗邻关系（图 12-1-8）

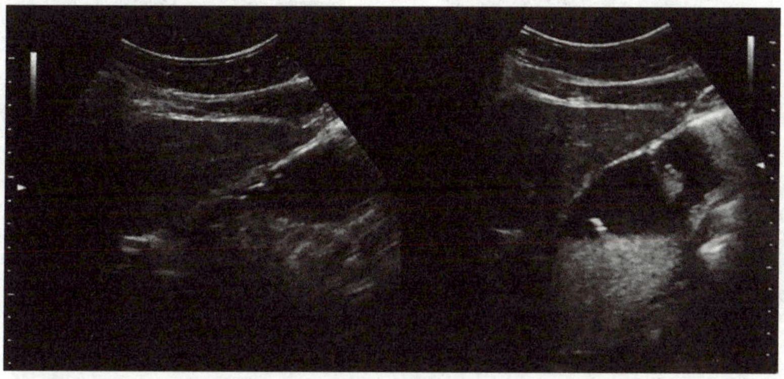

图 12-1-7　胃底部切面

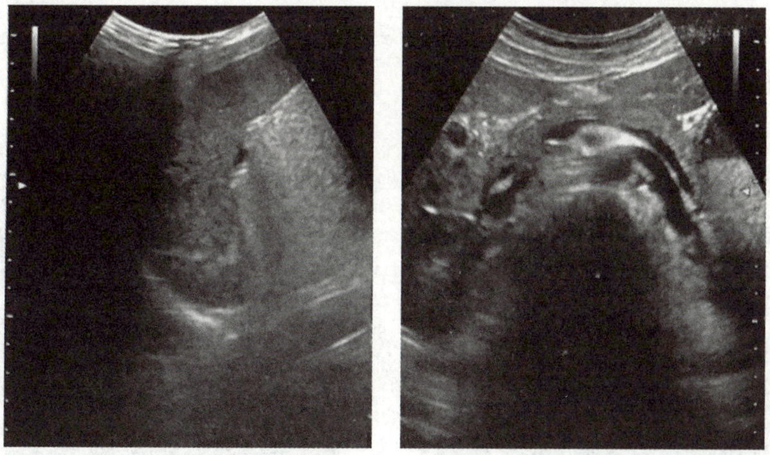

（a）　（b）

图 12-1-8　胃底毗邻

（a）胃底内前上方与脾相邻；（b）胃底右侧与胰尾相邻。

3. 胃体部切面 右侧卧位，探头置于上腹部纵、横向扫查，分别获取胃体长轴、短轴切面。可清晰地显示胃体的前后壁，胃大、小弯，胃腔等情况，以及其后方胰腺、腹膜后大血管等情况（图 12-1-9）。

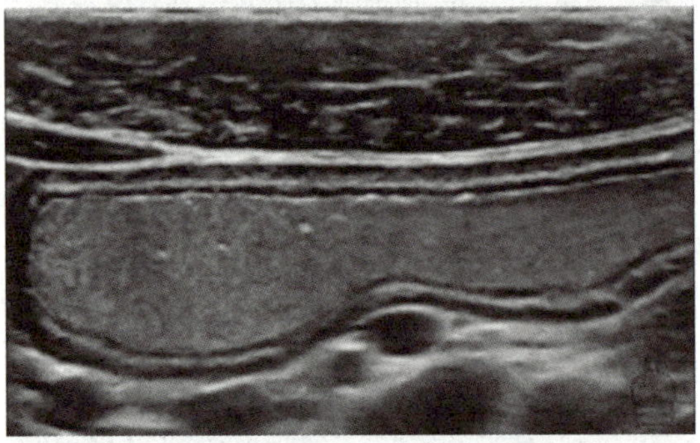

图 12-1-9 充盈胃肠胃壁

4. 胃角横切面 仰卧位，探头置于剑突下横切面，由上而下连续移动、获取倒“8”形胃角横切面（图 12-1-10）。在看到胃体和胃窦的横切面后，将探头向下方和右侧轻轻转动，使胃角部分出现在图像中心（图 12-1-11）。胃角左侧为胃窦、右侧为胃体。

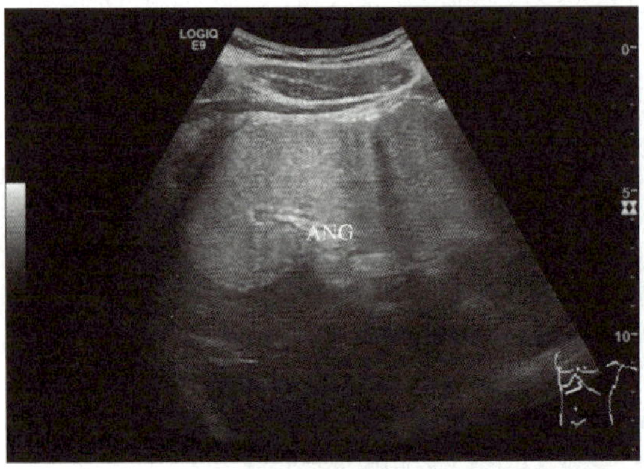

图 12-1-10 胃角显像

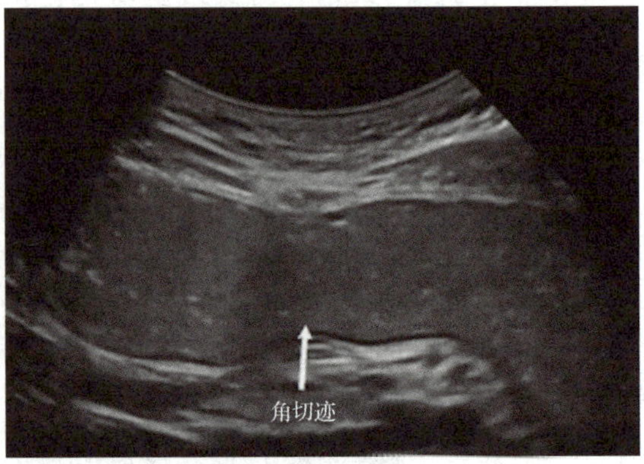

图 12-1-11 胃角切迹

5. 胃窦部切面 将探头放在右上腹部右肋弓和脐之间，声束方向向左上方倾斜，以获取胃窦长轴切面（图 12-1-12、图 12-1-13）。在此基础上，把探头旋转 90°，使其垂直于之前的切面方向，这样就能获取胃窦短轴切面。

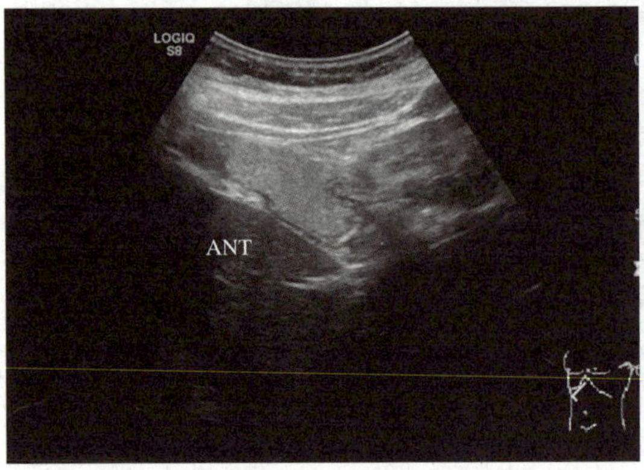

图 12-1-12 胃窦长轴

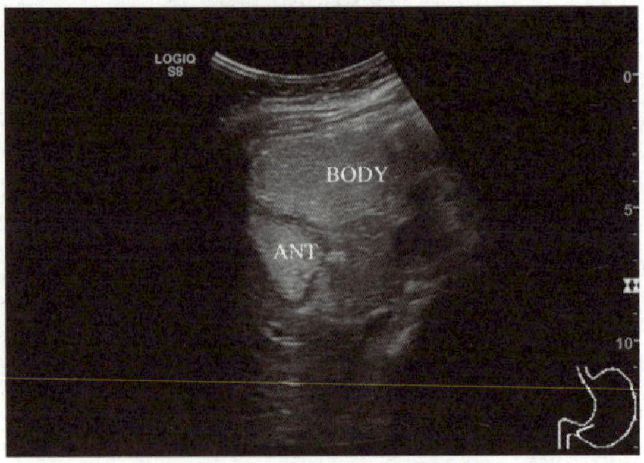

图 12-1-13 胃体–胃窦部

这个切面有助于观察胃窦部及其与幽门的连接情况，也可以看到胃窦部在腹腔内的空间位置和周围器官的毗邻情况即显示右侧毗邻胆囊、肝关系。

6. 胃冠状斜切面 右侧卧位，探头放置于左上腹部，声束方向45°斜向右上方。这个切面主要用于观察胃的整体轮廓和部分胃壁的结构，从胃底、胃体到胃窦都能在这个切面上有所显示。尤其是显示胃小弯和胃角的较为理想的切面，在超声定位方面具有重要的意义。(图12-1-14)。

7. 十二指肠切面 仰卧位，探头置于右上腹部，缓慢左右移动和倾斜探头扫查。依次显示十二指肠球部、降部、水平部图像，其中十二指肠升部不易显示（图12-1-15)。

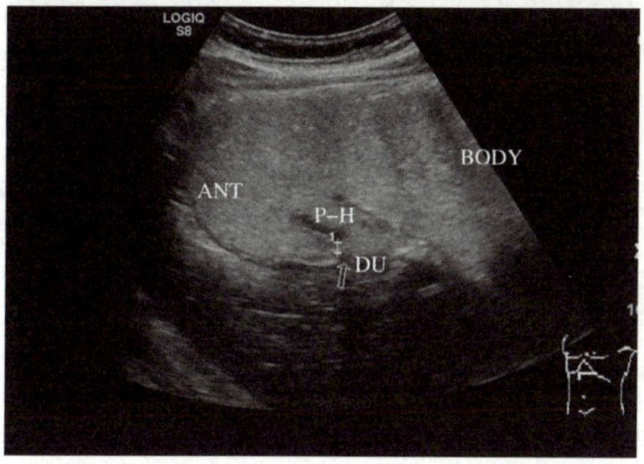

图12-1-14　胃体、胃窦部–十二指肠球部

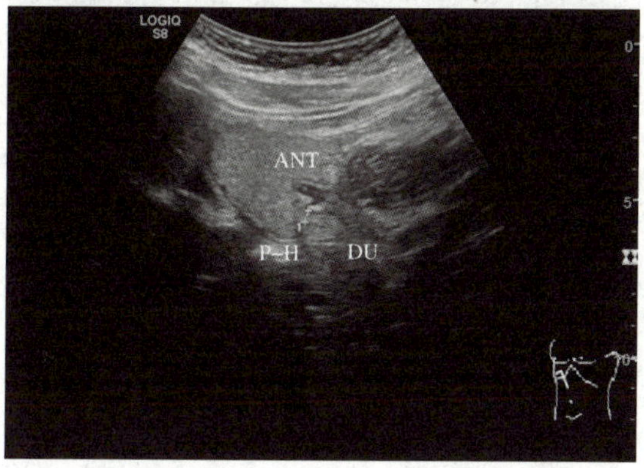

图12-1-15　胃幽门–十二指肠球部

8. 空回肠切面 以脐部为中心，向上下左右腹部连续缓慢移动扫查。空回肠迂曲走行、分布范围广泛，一般按照其解剖分布特点进行排查。

9. 结直肠切面 适度充盈膀胱，并在灌肠充盈后，依照解剖位置及结构特点，由下往上，分别观察直肠、结肠、回盲部结构。

四、正常胃肠声像图表现和超声测值

（一）正常声像图表现

空腹状态胃内含有少量气体和黏液，在超声图像上，胃底可见少量气体回声，呈强回声带，其后伴有声影，影响胃底深部结构观察。胃体和胃窦部黏膜皱襞稍增厚，可呈高低不平的回声表现。现在多运用助显剂充盈法，尤其是服用均匀有回声型助显剂充盈检查法来扫查胃肠道，以下描述图文均基于此方法获得。

1. 食管下段–贲门 于肝左外叶后方、腹主动脉前方显示，纵切面呈现为倒置漏斗状或者管状结构（图12-1-16)，其中心部分是较为规则的强回声带，而横切面呈现出椭圆形或者扁圆形的“靶环征”。在动态观察时，可嘱咐受检者胃肠助显剂饮下后，可保留一两口，让受检者最后含在口腔内，待探头置于食管下段与贲门交界处时，嘱受检者吞咽，动态观察食管下段–贲门交界处助显剂通过情况、有无滞留。正常贲门纵切面成像呈漏斗样。

2. 胃底部 在贲门水平左上方呈椭圆形或半月形囊袋状隆起，上端与贲门连续完整，胃壁连续完整。

3. 正常胃壁 在超声下可显示出五层结构，从内到外依次是高回声的胃腔内液体与胃黏膜表面、低回声的黏膜层、高回声的黏膜下层、低回声的固有肌层和高回声的浆膜层之“三高二低”五条线状回声反射。各层平滑、柔软，结构清晰，厚度相对均匀，胃壁厚度一般在 3~5mm 正常状态下（图 12-1-17）。

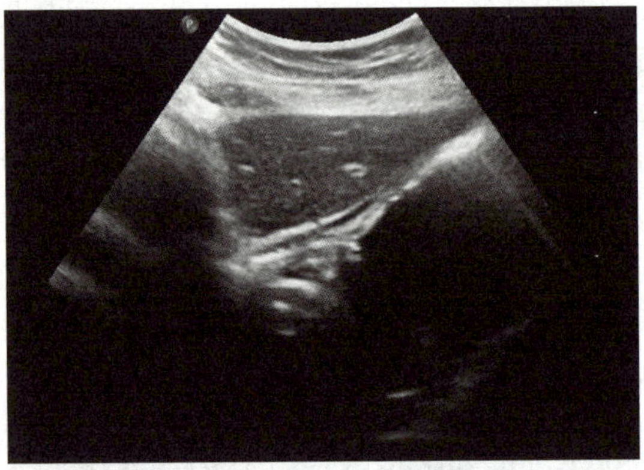

图 12-1-16　正常贲门纵切面成像

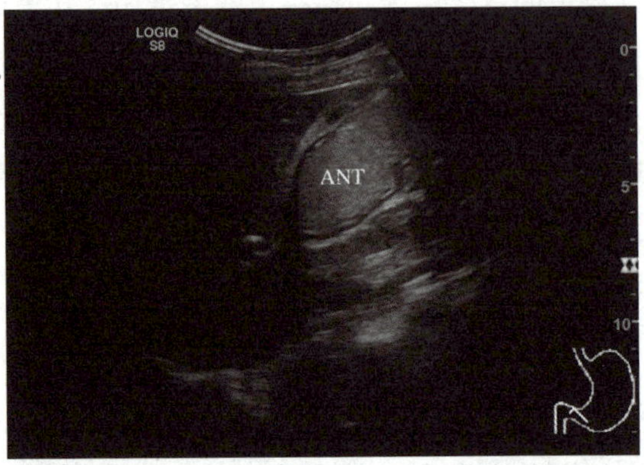

图 12-1-17　胃窦部胃壁显像

4. 胃蠕动　进入胃腔内的助显剂显示为均匀分布，胃壁连续、平整，胃腔形态随胃蠕动波而发生改变。正常胃蠕动从胃体上部开始，向幽门方向有节律地推进，通常一个胃长轴切面上可同时见到 1~3 个蠕动波。蠕动过程中，胃壁柔软，收缩和舒张有序，推动胃腔内的液体和食物混合并向十二指肠方向移动。

5. 十二指肠　十二指肠球部充盈时呈三角形或椭圆形，位于胆囊内侧，边界清晰。球部肠壁较薄，黏膜面光滑，可见少量皱襞，呈线状高回声。降部和水平部肠壁回声类似，在肠腔内有液体充盈时，可看到肠壁的层次结构，与胃壁类似，但相对较薄。

6. 空、回肠　因其解剖分布特点及肠腔气体干扰明显，通常显示欠佳。有时候临床需要排除患儿肠道病变时，高频探头有助于肠管显像（图 12-1-18）。

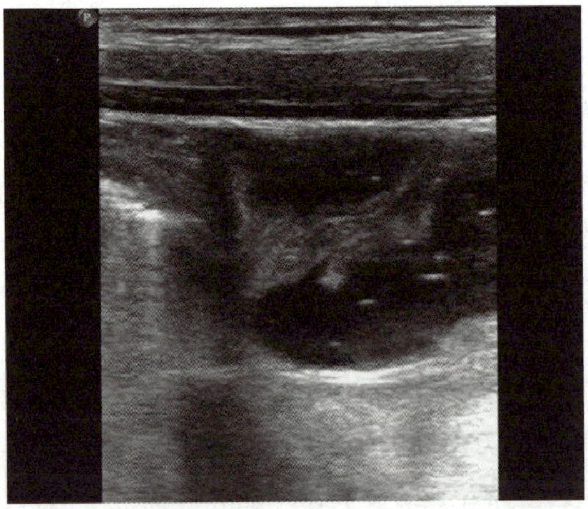

图 12-1-18　高频探头显示下的肠管声像

7. 结肠　空腹状态下扫查结直肠，常常是根据结直肠的解剖位置特点、体表投影等作大致扫查，观察内容也仅为大体状况，肠壁层次结构、形态等细致结构须经灌肠充盈后方能显示清楚，直肠壁相对较厚。灌肠检查法扫查结肠时，充盈的结肠袋呈对称性串珠样结构。

8. 阑尾　以往使用经腹壁探头进行扫查时，由于受到分辨率的限制，阑尾一般不容易显示出来，而且阑尾能否显像，与操作者的操作手法和经验有着很大的关系。近年来，随着超声诊断仪器分辨率的不断提升，以及高低频探头联合使用这种方式的推广，阑尾的显示率有了显著的提高。高频探头能够探测出阑尾壁从内到外呈现出的“高—低—高”三层结构，它们分别代表着黏膜层、肌层和浆膜层。

9. 直肠　膀胱适度充盈后，依常规经腹部盆腔超声检查方法，于女性子宫颈、男性前列腺后方观察直肠声像。

（二）超声测值

1. 贲门　管径 5~12mm。

2. 胃壁　体壁厚度 3~5mm，胃窦壁厚度 4~6mm。

3. 胃体部　横径在 8~12cm。

4. 幽门　开放内径 4~6mm。

5. 十二指肠　壁厚度 2~3mm，球部面积 3~5cm^2。

6. （充盈后）小肠　管径小于 30mm，壁厚小于 2mm。

7. （充盈后）结肠　管径 30~50mm，壁厚 3~5mm。

8. 阑尾　长 5~10mm，直径 5~7mm。

需注意的是，这些数值会因肠内容物的多少、肠道的收缩和舒张状态而有所变化。

第二节　胃肠常见疾病超声诊断

胃肠道疾病，主要分为胃肠道炎症性疾病、胃肠道肿瘤、胃肠道先天性疾病、胃肠道其他疾病四大类疾病。

一、胃肠道炎症性疾病

（一）急性胃炎

急性胃炎是由多种病因引起的胃黏膜急性炎症。常见的病因包括药物（如非甾体抗炎药）、乙醇、应激（如严重创伤、大手术等）、感染（如幽门螺杆菌感染）等。这些因素可导致胃黏膜屏障受损，引起炎症反应。病理变化分三型：急性单纯性胃炎、急性糜烂性胃炎、急性腐蚀性胃炎，以急性单纯性胃炎最多见，起病急，临床主要表现为上腹部疼痛不适、恶心、呕吐、食欲缺乏，以及其他消化系统症状。

1. 超声表现　三种病理分型在超声声像图表现上无特征性区别。

（1）胃壁：胃壁增厚及回声改变。胃壁出现弥漫或局限性增厚，以胃窦部改变为主，厚度为 8~15mm，胃壁回声减低，胃壁五层结构尚清晰、可辨认，表面略欠光滑，严重者可附着少量散碎强回声斑点。

（2）胃蠕动：表现为蠕动波减少、幅度变小；胃腔内可能有较多液体潴留，呈无回声区，同时可见点状或絮状回声，这是胃液、食物残渣和炎性渗出物混合的结果。

（3）幽门：炎症如累及幽门管，幽门孔启闭受影响，在动态状态下可观察到助显剂于胃窦-十二指肠球部间往返流动表现。

（4）短期抗炎抗酸治疗后复查：声像图表现可趋向正常。

2. 鉴别诊断 以与消化性溃疡、浸润型胃癌鉴别为例。

（1）与消化性溃疡鉴别：消化性溃疡也有上腹部疼痛，但疼痛具有一定的规律性，如胃溃疡多在进食后一段时间出现疼痛，十二指肠溃疡空腹时疼痛明显，进食后缓解。疼痛程度和性质也有所不同，且呕血、黑便的发生率相对较高。超声显示胃或十二指肠壁的局限性缺损，周围组织可有水肿、增厚，与急性胃炎的弥漫性改变不同。

（2）与浸润型胃癌鉴别：急性胃炎声像图表现结合病史，诊断一般无困难。后者胃壁不均匀、不对称性增厚，胃壁层次结构破坏严重，表面呈粗糙不平“菜花样”改变，胃壁僵硬，蠕动波消失。两者声像图对照，一般可作出鉴别。检查过程中，病史询问、探头加压等有助临床判断。

（二）慢性胃炎

胃部最常见的疾病。幽门螺杆菌感染是最主要的病因，此外长期慢性刺激（如急性胃炎反复发作、烫食习惯、吸烟、饮酒等）、免疫因素、遗传因素等，均可引起胃黏膜慢性非特异性炎症。主要分为慢性浅表性胃炎、萎缩性胃炎两种，前者常见。

主要发病部位为胃窦部、胃角及胃体小弯侧，病变累及浅表黏膜。临床主要表现为上腹部不适或疼痛，餐后加重，伴反酸、嗳气、恶心、呕吐、食欲缺乏等消化不良症状。

1. 超声表现 慢性浅表性胃炎、萎缩性胃炎具备不同超声改变。

（1）慢性浅表性胃炎：①胃壁厚度变化不大或轻度增厚，层次结构清晰可辨，胃壁回声不均匀，局部回声减低或增强，黏膜面欠规整（图 12-2-1、图 12-2-2）。②胃黏膜皱襞增粗，厚度小于 6mm。③胃蠕动波减弱或基本正常，蠕动减弱表现为蠕动波减少、蠕动幅度变小，这是因为长期的炎症影响了胃平滑肌的正常功能。

（2）萎缩性胃炎：①胃壁不厚、甚或变薄，厚度小于 5mm，层次清晰，表面平直。②胃黏膜皱襞变小、变少，甚至消失，厚度小于 3mm。③胃蠕动稍减弱，胃张力低。

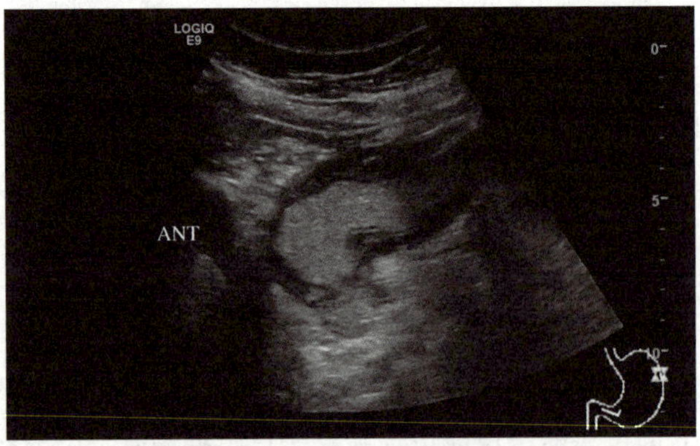

图 12-2-1　慢性浅表性胃炎

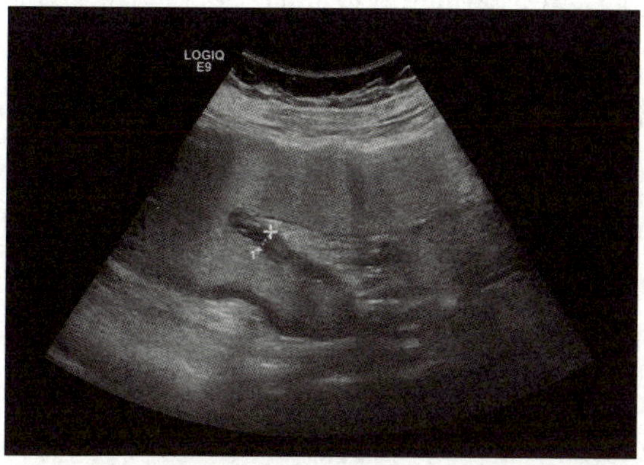

图 12-2-2　胃窦炎（胃窦壁增厚）

2. 鉴别诊断　以与早期胃癌、胃溃疡鉴别为例。

（1）与早期胃癌鉴别：早期胃癌胃壁黏膜层改变较慢性胃炎明显，仔细观察可分辨。但部分早期胃癌患者声像图表现与慢性胃炎比较接近，超声难以明确区分，最终诊断还以胃镜下胃黏膜病理活检为准。

（2）与胃溃疡鉴别：胃溃疡在超声下可发现胃壁的局限性缺损，缺损底部多为强回声，周围胃壁可有增厚、水肿，呈“靶环征”或“龛影征”，这与慢性胃炎的胃壁弥漫性改变或轻度局部改变不同。

（三）消化性溃疡

消化性溃疡主要指发生在胃和十二指肠的慢性溃疡，即胃溃疡和十二指肠溃疡。其形成主要是由于胃酸和胃蛋白酶对黏膜自身消化作用所致。幽门螺杆菌感染、胃酸分泌过多、胃黏膜保护作用减弱等是常见的病因。胃溃疡好发部位与慢性胃炎类似，胃角、胃小弯、胃窦部多见，单发或多发，直径多为 5~15mm，直径 3mm 以下者容易出现漏诊。局限于黏膜层、黏膜下层，部分深达肌层、浆膜层。溃疡可合并穿孔、幽门梗阻，部分胃溃疡可癌变。

微课：胃溃疡的超声表现

1. 胃溃疡　主要临床表现为进食后上腹部胀痛，疼痛多在餐后 1~2 小时出现，经 1~2 小时后逐渐缓解，疼痛部位多在剑突下正中或偏左，伴反酸、嗳气。

（1）超声表现：①病灶处胃壁局限性增厚、回声反射减低，厚度常不超过 15mm。相应处黏膜层连续中断、出现凹陷，矢状切面陷坑状、口大于底、底部较平整，坑内充填相对固定之强回声斑，冠状切面呈圆环状。溃疡周围的胃壁常有增厚，呈“靶环征”或“晕圈征”。②较小的病灶，胃蠕动波正常，至病灶区，胃壁局部凹陷不消失。③较大的病灶，凹陷口周边黏膜皱襞增多，呈放射状排列的“黏膜纠集征”。④若出现幽门梗阻，胃腔内可见大量液体和食物潴留，液体呈无回声区，食物残渣呈杂乱的低回声，并且胃蠕动增强，试图将内容物排出，但幽门不通畅导致内容物潴留。⑤有的患者胃周围可伴有肿大淋巴结。

（2）鉴别诊断：与慢性胃炎鉴别，慢性胃炎的疼痛没有明显的规律性，多为上腹部隐痛、胀痛等，可伴有消化不良症状，但一般不会出现像胃溃疡那样典型的餐后痛。呕血、黑便等症状相对少见。慢性胃炎胃壁增厚多为弥漫性或轻度局部增厚，层次结构一般仍可分辨，胃壁回声不均匀，但不会出现像胃溃疡那样明显的局限性缺损和典型的“靶环征”或“晕圈征”。

2. 十二指肠溃疡　临床表现为有规律性的上腹部疼痛，疼痛特点是空腹痛，即空腹时疼痛明显，进食后缓解。疼痛多在两餐之间发作，还可出现夜间痛。疼痛部位多在剑突下正中或偏右。溃疡常见于十二指肠球部。

（1）超声表现：①病变部位肠壁局部增厚、回声反射降低，黏膜面连续中断、呈口大底小之陷凹，直径1cm左右，冠状切面呈小“靶环征”。②强回声斑附着于陷凹处。③十二指肠球部形态失常，面积减小（一般小于3cm^2，正常3~5cm^2）。④幽门孔启闭失常，助显剂反流征象，为十二指肠球部激惹征。

（2）鉴别诊断：与十二指肠球炎鉴别，后者球壁轻度增厚，无凹陷形成，球部形态较规整。

（四）急性阑尾炎

急性阑尾炎是外科最常见的急腹症，青年多见。是由于阑尾管腔阻塞和细菌入侵等因素引起的阑尾急性炎症。阑尾是一个细长的盲管，管腔狭小，易被粪石、淋巴组织增生等堵塞，使阑尾黏膜受损，细菌趁机侵入管壁，引发炎症。典型临床表现为转移性右下腹部疼痛，伴恶心、呕吐、发热，右下腹压痛、反跳痛及脐周牵涉痛，患者还会出现食欲缺乏、腹泻或便秘等。

1. 超声表现 按照病理过程分为单纯性阑尾炎、化脓性阑尾炎、坏疽性阑尾炎、阑尾周围脓肿，超声表现不同。

（1）单纯性阑尾炎：阑尾直径稍微增大，7~8mm，层次结构清晰；周围肠腔中的气体有所增多；彩色多普勒血流成像：血流通常较为丰富；当对探头进行加压时，可能出现麦氏点压痛、反跳痛（+）。

（2）化脓性阑尾炎：阑尾的直径会明显增大，超过10mm，管壁变厚，层次结构不清晰，横切面呈现出“双圆环征”（图12-2-3）；可观察到扩大的阑尾管腔，腔内可见液体、粪石或气体强回声；周边伴窄带无回声区；彩色多普勒血流成像：血流较丰富；加压探头，可出现麦氏点压痛、反跳痛（++）。

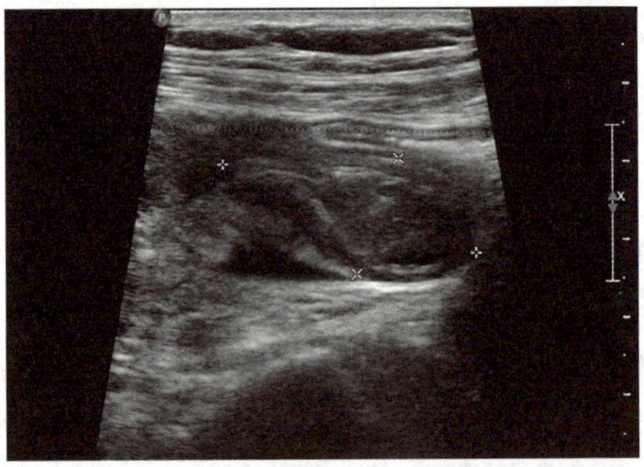

图12-2-3 化脓性阑尾炎二维超声声像图

（3）坏疽性阑尾炎：阑尾明显肿大，正常形态消失，轮廓不清，边缘不整，可见不规则混合回声区，以低回声为主，内部回声强弱不等、杂乱；周边见带状液性无回声区；CDFI：血流贫乏；加压探头，可出现麦氏点压痛、反跳痛（++）。

（4）阑尾周围脓肿：阑尾的结构难以清晰分辨，其正常形态已经完全丧失，可以扫查到形态不规则的混合回声包块；当使用探头推动该包块时，发现其活动度较差；周围肠管的管壁增厚，蠕动能力减弱，肠管显得僵硬，肠道内的气体增多；CDFI：包块周围具有丰富的血流。

2. 扫查要点 正常状态下，经腹部超声难以清晰显示阑尾形态结构（图12-2-4）。阑尾炎状态下，肿大阑尾显示较明显，加压探头可辅助阑尾炎的诊断。

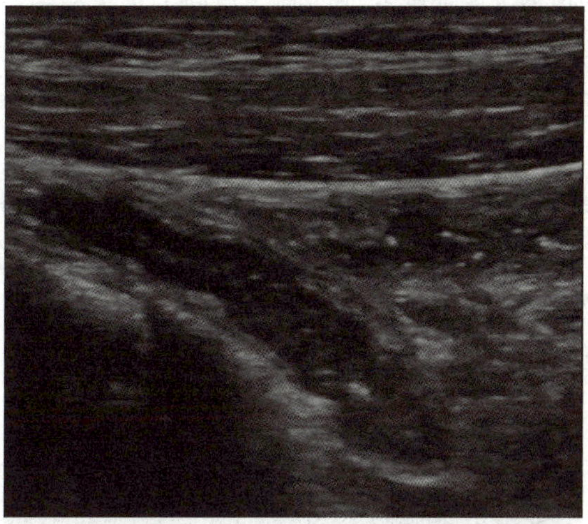

图 12-2-4 正常状态下阑尾区显像

3. 鉴别诊断 与回盲部肠结核鉴别，后者患者常有低热、盗汗、乏力、消瘦等全身结核中毒症状，腹痛多为慢性隐痛或钝痛，位于右下腹，可伴有腹泻与便秘交替等肠道症状。超声下可发现回盲部肠壁增厚，肠腔狭窄，周围淋巴结肿大等，但一般没有急性阑尾炎那样典型的阑尾形态改变和急性炎症表现。

二、胃肠道肿瘤

胃肠道肿瘤分良性和恶性。恶性胃肠道肿瘤中，胃癌最为常见，大肠癌（含结肠癌、直肠癌）次之，且大多数均为腺癌。胃息肉为胃肠道常见的良性肿瘤。

（一）胃癌

胃癌是源自胃黏膜上皮细胞的恶性肿瘤，是最常见的消化道恶性肿瘤之一。所有癌肿中排名第三，严重影响人体生活质量，威胁人体寿命。其病因与幽门螺杆菌感染、不良饮食习惯（如长期食用高盐、烟熏、腌制食物）、遗传因素，以及胃部慢性疾病（如慢性萎缩性胃炎、胃溃疡等）的长期刺激有关。病理类型主要包括腺癌、黏液腺癌、印戒细胞癌等，其中腺癌最为常见。胃癌可发生于胃内任何部位，胃窦部最为高发。早期胃癌仅限于黏膜层和黏膜下层，进展期（中、晚期）胃癌，病变组织向肌层、浆膜层浸润。

主要临床表现：早期症状多不明显，部分患者可能仅有上腹部不适、消化不良等非特异性症状，如饱胀感、隐痛，容易被忽视。随着病程进展，患者出现无规律的上腹部饱胀、持续性上腹部疼痛，进食后加重，伴厌食、消瘦、贫血、呕血、黑便等症状。晚期可出现贫血、乏力、恶病质等全身衰竭症状。

1. 超声表现

（1）胃壁增厚、层次结构紊乱：胃壁出现局限性或弥漫性增厚，且增厚不均匀，形态不规则。多为局部隆突，凸向胃腔，相应处胃壁层次结构分界不清，出现连续中断。

（2）形态异常：可分为三种类型：隆起型（息肉型）、平坦型（胃炎型）、凹陷型（溃疡型）。无论哪种类型，基底均宽。隆起型呈“菜花”状，表面欠平滑，多呈低回声改变；凹陷型溃疡面呈

“火山口征”（图 12-2-5）。平坦型无明显隆起或凹陷，与周围正常黏膜高度接近，形态隐匿。

（3）胃蠕动减弱或消失：当肿瘤侵犯胃壁的肌层，影响平滑肌功能时，蠕动波减弱甚至消失。

（4）假肾征：增厚的胃壁形成低回声层，环绕高回声胃腔气体内容物等，形成周边回声低、中间回声高的类似于肾的回声，称之为“假肾征”。

（5）转移：淋巴结肿大表现为胃周淋巴结肿大，表现为圆形或椭圆形的低回声结节，可单个或多个融合。如果转移至肝脏，可在肝脏内看到转移性结节，呈低回声或等回声，边界欠清；转移至腹膜可出现腹水，超声下表现为腹腔内的无回声区。

（6）彩色多普勒血流成像：病灶区域血流信号增多、紊乱。

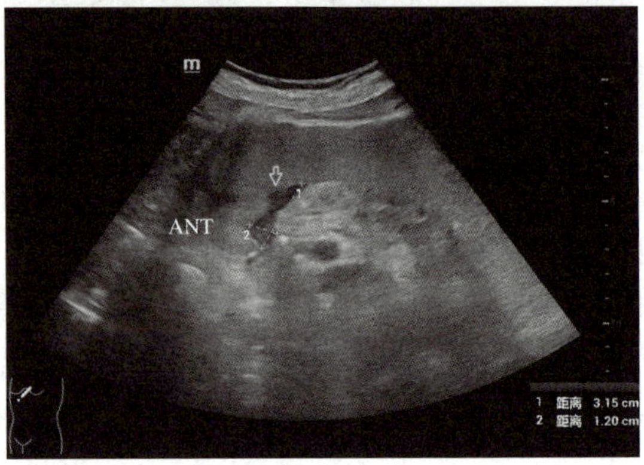

图 12-2-5　胃癌（溃疡型）二维声像图

2. 鉴别诊断　以与慢性胃溃疡、慢性胃炎鉴别为例。

（1）早期胃癌与慢性胃溃疡鉴别：胃溃疡病灶局限，周边影响较胃癌轻，胃壁僵硬感不明显。胃壁层次结构相对完整，与胃癌的胃壁不规则增厚和层次破坏不同。

（2）早期胃癌与慢性胃炎鉴别：慢性胃炎胃黏膜层连续、完整，多呈轻度弥漫均匀性增厚。层次结构一般仍可分辨，胃壁回声不均匀，但不会出现像胃癌那样明显的胃壁不规则增厚和肿物，以及转移的征象。

平坦型胃癌容易遗漏，与胃炎容易混淆，鉴别诊断较困难，必要时需靠胃镜活检确诊。

（二）结直肠癌

结直肠癌是胃肠道中常见的恶性肿瘤，包括结肠癌和直肠癌。其发病与多种因素有关，如高脂肪、高蛋白、低纤维素饮食，遗传因素（如家族性腺瘤性息肉病等），肠道慢性炎症（如溃疡性结肠炎、克罗恩病）等。

临床表现：慢性腹痛、黏液血便、便秘腹泻交替、里急后重，晚期可出现贫血、消瘦、乏力等恶病质表现。

1. 超声表现

（1）特殊征象：病变处可见“假肾征”或“靶环征”。肠管壁增厚僵硬，蠕动消失。

（2）肿物形成：肠腔内可见实质性肿物，肿物回声多不均匀，内部可能有低回声、等回声或高回声区域，后方回声衰减，彩色多普勒血流成像：血流紊乱等。

（3）肠腔狭窄：肿瘤生长可导致肠腔狭窄，狭窄近端肠腔可出现扩张，肠腔内有液体和气体潴留，液体呈无回声区，气体为强回声。

（4）转移：腹腔淋巴结肿大、肝脾转移、腹水等。

2. 鉴别诊断 以与结肠平滑肌肉瘤、结肠恶性淋巴瘤鉴别为例。

（1）与结肠平滑肌肉瘤鉴别：结肠平滑肌肉瘤形态规整（圆形或椭圆形），边界清晰，包膜完整。

（2）与结肠恶性淋巴瘤鉴别：结肠恶性淋巴瘤肠壁均匀增厚，呈低回声或无回声，肠腔无狭窄。

（三）胃息肉

胃息肉是最常见的胃部良性肿瘤，发生于胃黏膜表面的局限性增生性病变。分炎性息肉和腺瘤性息肉两种。炎性食肉尤为常见，直径小于5mm；腺瘤性息肉直径可达10~20mm，带蒂，有一定的癌变倾向。

临床表现多数无症状，通常是在做胃镜或其他检查时偶然发现。部分患者会出现上腹部不适、恶心、呕吐等症状。

1. 超声表现

（1）胃壁局部隆起：自胃壁黏膜层向胃腔内凸起的圆形或椭圆形小隆起，10mm左右多见，形态规整，境界清晰，基底窄，内呈均质的低回声或等回声。

（2）胃壁层次完整：虽然有息肉隆起，但胃壁的层次结构通常仍可分辨。

（3）位置：肿物随胃蠕动波而移动，位置固定。

（4）强回声斑块：较大病灶表面或欠平整，有强回声斑块附着。

2. 鉴别诊断 与胃平滑肌瘤鉴别，胃平滑肌瘤也可出现上腹部不适、疼痛等症状，部分患者可能会出现消化道出血。胃平滑肌瘤多呈圆形或椭圆形的实质性肿物，回声较均匀，边界清楚，一般向胃腔内或腔外生长，有时可见“桥形征”（肿物两端与胃壁相连，中间突入胃腔或腔外），与胃息肉在形态和生长方式上存在差异。

三、胃肠道先天性疾病

胃肠道先天性疾病中，先天性肥厚性幽门狭窄相对多见，此处重点介绍先天性肥厚性幽门狭窄。

先天性肥厚性幽门狭窄常见于婴儿，男婴多见，病因不明。先天性肥厚性幽门狭窄是由于幽门肌层肥厚、增生，使幽门管腔狭窄而引起的机械性幽门梗阻，是新生儿期常见的消化道畸形。临床表现为婴儿出生后1~3周出现无胆汁的喷射性呕吐，呈进行性加重，临床触诊患儿右上腹可扪及有一定活动度的硬块。

（一）超声表现

1. 胃壁 胃窦、幽门部位胃壁弥漫、均匀性增厚，厚度大于5mm，长度可达2cm，致使胃窦幽门部位纵切面呈“宫颈征”，横切面呈“靶环征”。

2. 幽门管 明显狭窄，动态观察可见胃内容物流通受阻、流通不畅。

3. 胃腔 扩大，内有较多液体和食物潴留，液体呈无回声区。

4. 胃蠕动 增强且频繁，表现为胃壁有规律的强烈收缩，试图将胃内容物通过狭窄的幽门推向十二指肠。

（二）鉴别诊断

与先天性十二指肠梗阻鉴别。先天性肥厚性幽门狭窄具有“宫颈征”这一特征性超声声像图表现，结合临床病史，诊断并不困难；而先天性十二指肠梗阻无胃窦幽门壁增厚、幽门管狭窄表现，鉴别也较为容易。超声检查胃幽门部简便、安全、快捷，为首选鉴别方法。

四、胃肠道其他疾病

（一）胃、十二指肠穿孔

胃、十二指肠穿孔是外科常见的急腹症。胃肠道急腹症包括胃肠道穿孔、急性阑尾炎、肠梗阻等，具有起病急、进展快、死亡率高的特点，往往要求临床尽快响应，迅速作出诊断，及时进行治疗。目前临床上多依赖于辅助科室检查来诊断这些疾病，超声检查因其简便快速、安全无创、直观准确、可反复使用等优点，成为急腹症首选检查方法。

本病好发于青壮年，最常见病因为消化性溃疡，尤其是十二指肠球部溃疡；少见病因为胃十二指肠肿瘤、外伤、吞服利物等。

临床最主要的症状为突发上腹部刀割样剧烈疼痛，迅速蔓延至全腹，全腹部压痛、反跳痛，触诊呈“板样”腹。伴恶心、呕吐。当病情进展时，可出现发热、脉率增快、血压下降等全身感染和休克的表现。

1. 超声表现

（1）腹腔游离气体：是胃、十二指肠穿孔的重要超声征象，表现为上腹部肝左叶前方，以及肝-膈、脾-膈间可探及大量气体强回声反射，气体多积聚在膈下，改变患者体位时，气体位置也会随之改变。

（2）腹腔游离积液：穿孔后会有胃、十二指肠的液体流入腹腔，即腹腔游离积液。在超声下表现为腹腔内的无回声区或低回声区，积液可分布在肝肾间隙、脾肾间隙、盆腔等部位。

（3）直接征象：十二指肠球壁连续中断可作为确诊的关键依据，该直接征象于十二指肠球部前壁的检出率相对较高。当十二指肠发生穿孔且被周边组织包裹、局限后，在胃、十二指肠周围存在一混合回声包块，该包块呈现出位置相对固定、境界模糊，以及形态不规则的特点。

2. 鉴别诊断 须与胆囊穿孔、阑尾穿孔鉴别。

（1）与胆囊穿孔鉴别：胆囊穿孔通常有慢性胆囊炎病史。

（2）与阑尾穿孔鉴别：阑尾穿孔常伴炎症感染全身症状，结合病史、解剖位置、积液量广泛程度、腹腔游离气体等，一般不难作出区别。

（二）消化道梗阻

消化道梗阻指任何原因引起的消化道内容物通过障碍，常见的有幽门梗阻、急性胃扩张、肠梗阻、肠套叠。具体内容阐述如下。

1. 幽门梗阻 幽门梗阻是一种特定的病理现象，其定义为：因诸多原因导致胃内容物通过胃幽门时受阻，从而造成胃内容物潴留，无法正常进入十二指肠球部。其致病原因可从内因和外因两方面进行剖析。①内因：主要包含先天性与后天性胃部病变。其中，先天性胃部病变的代表性病变为先天性肥厚性幽门狭窄；后天性胃部病变则包括胃窦炎、十二指肠球部炎症、溃疡，以及肿瘤等，且后天性胃部病变是幽门梗阻最为常见的病因来源。②外因：主要是周围脏器病变对胃幽门管产生浸润所致。幽门梗阻患者典型症状为呕吐。

（1）超声表现

1）胃腔：胃腔明显增大，内有大量液体和气体潴留，液体呈无回声区，气体为强回声。

2）胃幽门管：胃幽门管壁增厚，管腔狭窄，幽门孔开放度差，胃部内容物通过受限。

3）十二指肠：充盈慢。

4）胃蠕动：机械性梗阻时，梗阻部位上方的胃肠蠕动初期增强，表现为蠕动波频繁、幅度增大，试图克服梗阻；后期可因长时间梗阻、肠管缺血等因素导致蠕动减弱。动力性梗阻时，胃蠕动减弱或消失，整个胃肠道的蠕动波明显减少或几乎看不到。

（2）鉴别诊断：幽门梗阻与急性胃扩张鉴别时，最为突出鉴别点在于急性胃扩张时幽门管呈现持续开放的状态。

2. 急性胃扩张　急性胃扩张指胃及十二指肠内由于大量气体、液体或食物潴留而引起的胃和十二指肠上段的高度扩张。通常是由于暴饮暴食、腹部手术、外伤、疾病（如胃扭转、幽门梗阻等）等因素导致胃的正常排空功能受阻，使胃内压急剧升高而引起。

临床表现随病程进展依次出现上腹部腹胀腹痛、食欲缺乏、恶心、呕吐棕绿色咖啡样混浊液体，还可能出现脱水、电解质紊乱等其他表现。

（1）超声表现

1）胃腔：极度扩张，空腹状态下经腹部检查，即可见胃十二指肠腔高度扩张、胃的横径和纵径都远超正常范围，胃腔内充斥大量液体，液体内见多量点片状物悬浮闪烁。

2）胃壁：胃壁可因过度扩张而变薄。

3）胃蠕动：胃蠕动通常减弱或消失。由于胃内压力过高，胃平滑肌受到过度牵拉，其正常的蠕动功能受到抑制，在超声下很难观察到正常的蠕动波。

（2）鉴别诊断：与幽门梗阻鉴别，急性胃扩张与幽门梗阻胃潴留，两者共性均为胃腔扩大。前者幽门孔开放，十二指肠球部肠腔扩张，胃蠕动消失；后者胃幽门开放困难，十二指肠无扩张，且胃蠕动初期会增强。

3. 肠梗阻　肠梗阻多因腹腔术后粘连、感染、肠道肿瘤等，致肠腔狭窄，肠道运动功能减弱或丧失，肠内容物通过受阻，是外科常见急腹症之一。肠梗阻分类很多，依据病因可分为三种：机械性肠梗阻、动力性肠梗阻、血运性肠梗阻，其中，机械性肠梗阻最多见。

典型临床表现：腹痛、腹胀、呕吐，停止排气、排便，常见体征是腹部鼓胀，梗阻初期肠鸣音亢进。

（1）超声表现

1）肠管不同程度扩张：肠管内积液、积气。内径增宽，通常小肠内径大于3cm，结直肠内径大于5cm。

2）气-液平面形成：肠腔内充满液体和气体，液体呈无回声区，气体为强回声，形成气-液平面。不同体位下，气-液平面可发生变化，动态观察可看到其移动。

3）肠壁增厚、回声减低：黏膜皱襞增厚水肿呈“琴键征”“鱼刺征”（小肠部位），或“竹笋节征”“阶梯征”（结直肠部位）。

4）肠蠕动：先活跃或见逆蠕动，后减弱，甚至消失。

5）腹腔积液：表现为腹腔低位游离液性无回声区，超声引导下腹腔穿刺，可抽出血性液体。

（2）鉴别诊断：肠梗阻声像表现较具特征性：会出现肠管扩张，肠腔积液、积气，肠蠕动改变。声像图结合临床典型症状表现，不难与其他急腹症作出甄别。

4. 肠套叠 肠套叠指一段肠管套入与其相连的肠腔内，导致肠内容物通过障碍。肠套叠属于肠梗阻，分原发性和继发性两种，前者更多见。多发生于婴幼儿，是婴幼儿肠梗阻的常见原因；成人肠套叠多属于继发性肠套叠，通常由肠道器质性病变如肿瘤等引起。阵发性腹痛、呕吐、果酱样黏液血便、腹部肿块为其典型临床表现，突然发作的剧烈阵发性哭闹，是婴儿肠套叠最主要的症状。

（1）超声表现

1）“同心圆”或“靶环”征：这是肠套叠最典型的超声表现。在横切面上，可见多层同心圆样结构，外层为鞘部肠管的浆膜层和肌层，呈高回声；内层为套入部肠管的黏膜层，呈低回声，二者交替排列，形成类似“同心圆”或“靶环”的图像。

2）“套筒”征：在纵切面上表现为套筒样改变，即两条平行的高回声带（代表肠管的浆膜层），中间夹着低回声区（代表套入的肠管和肠腔内的液体等）。

3）病变近段肠管肠梗阻：表现为肠管扩张，肠腔积液积气，肠蠕动改变。

4）彩色多普勒血流成像：早期病灶血流较常态丰富，肠管坏死时病变区缺乏血流信号。

（2）鉴别诊断：与肠道肿瘤鉴别，注意病史采集。肠道肿瘤起病慢、病程长，病灶部位呈“假肾征”，结合临床表现，可鉴别。

（三）胃底静脉曲张

胃底静脉曲张是门静脉高压症的主要并发症之一。主要是由各种原因导致门静脉系统压力升高，使胃底静脉回流受阻，引起胃底静脉迂曲、扩张。常见病因包括肝硬化、布-加综合征等，其中肝硬化是最主要的原因。临床表现同门静脉高压，可有脾大、腹水、呕血、黑便等。

1. 超声表现

（1）胃壁：胃底部胃壁增厚，胃底静脉明显迂曲、扩张，呈蜂窝状或团块状的无回声区，病变黏膜层与周边胃壁连续、完整。

（2）形态：加压探头可见无回声区变形。

（3）彩色多普勒血流成像：无回声区内呈低速静脉血流信号显像；脉冲多普勒：无回声区内探及低速连续静脉血流频谱。

2. 鉴别诊断 与胃底部癌肿鉴别。胃底静脉曲张患者多伴有肝硬化、门静脉高压病史。加压探头，病变区柔软可变形，结合彩色多普勒血流成像/脉冲多普勒静脉性血流显像，可作出明确诊断；胃底部癌肿呈浸润生长、硬度高。加压探头，病灶不变形，彩色多普勒血流成像通常为动脉性血流或动静脉混合性血流显像。

（四）胃石症

胃石症是由于摄入某些不能消化的物质，在胃内积聚形成固体团块。这些物质包括植物性（如柿子、山楂等）、动物性（如毛发）、药物性成分等。胃石在胃内可刺激胃黏膜，引起一系列的病理变化，并且可能导致胃排空障碍等情况。临床上最常见的症状为上腹部不适和疼痛，还可出现恶心和呕吐、食欲缺乏、黑便或便潜血阳性等。

1. 超声表现

（1）胃腔内异常回声团块：可见弧形、带状强回声团，异常回声团块可随着胃的蠕动而移动。

（2）后方声影或“彗星尾”征：如果胃石质地较硬、密度较大，在超声下其后方可能会出现类似结石的声影；部分胃石因内部成分的关系，可出现“彗星尾”征。

2. 鉴别诊断　与胃肿瘤鉴别，前者具有典型声像图表现，结合进食史一般不难诊断。后者位置固定、后方无声影，容易作出鉴别。超声检查技术诊断胃石症，敏感性、准确率高，有较高临床价值。

（五）胃下垂

胃下垂指站立位时，胃的下缘达盆腔，胃小弯弧线最低点降至髂嵴连线以下。常见于瘦长体型、经产妇、多次腹部手术等人群，女性多于男性。一般无明显临床表现，通常于检查过程中发现，坐位或站立位，胃腔适度充盈，患者胃下缘低于髂嵴连线。

1. 超声表现

（1）胃位置改变：胃内容物较集中于胃体、窦部，胃蠕动减弱。按照胃下缘与髂嵴连线的距离，分为轻度、中度、重度：轻度胃下垂，胃下缘低于髂嵴连线小于 3cm；中度胃下垂，胃下缘在髂嵴连线下方 3~5cm；重度胃下垂，胃下缘低于髂嵴连线大于 5cm。

（2）胃形态改变：胃的形态可能会因为位置的改变而发生变化，通常呈狭长形。

（3）蠕动功能观察：胃的蠕动功能可能减弱，蠕动波的幅度变小、频率减慢。

2. 鉴别诊断　与急性胃扩张鉴别，两者均有胃腔扩张。后者胃潴留物多，有幽门排空受阻表现。

（六）肠系膜淋巴结肿大

肠系膜淋巴结肿大指肠系膜淋巴结因各种原因出现体积增大的现象。儿童较为常见，好发于 7 岁以下儿童。临床表现：腹痛是最主要的症状，尤以右下腹部疼痛为多见，可伴发热、恶心、呕吐、腹泻、便秘等症状。

1. 超声表现

（1）淋巴结形态和大小改变：脐周、右下腹部淋巴结肿大，呈椭圆形或圆形。

（2）淋巴结边缘改变：肿大淋巴结分界清楚、无融合，直径 1~5cm。

（3）肿大淋巴结结构：无改变，呈低回声，皮质、髓质分界清楚。

（4）彩色多普勒血流成像：淋巴结血流信号常增多。

2. 扫查要点　可用经腹壁超声探头作患儿腹部全貌扫查，然后针对可疑位置，改换高频超声探头作进一步精细检查。

▶知识拓展

胃肠超声造影进展

胃与外界相通，因胃内存在大量气体及胃内容物等因素的干扰，使常规胃超声检查的临床应用受到较多限制。临床上通常选择胃镜、上消化道钡餐造影和 CT 等手段检查胃肠道。虽然胃镜对胃黏膜层表面的观察效果较好，但是其存在有创性、部分患者不能耐受、依从性较差等缺点；

上消化道钡餐造影和 CT 也存在辐射暴露风险、患者的接受度较低等不足。

因早期胃肠超声助显剂通常以水为主要成分，在胃内排空较快，故其往往不能充分观察胃部结构。随着有回声型胃肠超声助显剂在临床中的应用，胃部疾病的检出率越来越高。有回声型胃肠超声对比剂在胃内停留时间较长，消除胃肠道超声伪像的效果较好，在诊断胃部器质性疾病的同时，也使得胃动力及胃排空的观察可视化。

近年来随着超声操作技术、仪器更新换代特别是超声造影技术的快速进展，逐渐改变了超声诊断胃肠器官疾病的效果，其中胃肠充盈超声造影就是借助了有回声型胃超声助显剂使胃腔充盈，消除其内容物与气体干扰，使声像图显示为类似于实质性组织的回声，有助于清晰地显示胃肠壁层次结构，以便观察和评估其病变。

考试知识点总结

本章小结

协和云课堂…… 拓展练习及参考答案

（张　影　李文波）

第十三章　腹膜后间隙与肾上腺超声检查

教学课件

学习目标

素质目标

具备严谨的科学精神和认真负责的工作态度。

知识目标

（1）掌握：腹膜后间隙与肾上腺的超声扫查途径，正常的超声表现。

（2）熟悉：肾上腺常见疾病的超声表现与鉴别诊断。

（3）了解：腹膜后间隙常见疾病的超声表现和鉴别诊断。

能力目标

能对腹膜后间隙及肾上腺进行常规超声检查。

案例导入

【案例】

患者，男性，45岁。近期频繁出现阵发性头痛、心悸、大汗淋漓，以及面色苍白等症状。每次发作持续时间10~20分钟，发作时血压急剧升高，可达220/130mmHg，症状缓解后血压有所回落，但仍高于正常水平，维持在150~160/90~100mmHg。患者既往无高血压病史，家族中也无类似疾病患者。超声检查见右侧肾上腺区有一圆形占位性病变，大小约4.5cm×3.5cm，边界清晰，内部回声不均匀，可见低回声及无回声区。

【问题】

1. 该患者疾病可能的诊断是什么？
2. 检查操作过程中应注意什么？

第一节　腹膜后间隙与肾上腺超声检查基础

一、腹膜后间隙与肾上腺的解剖概要

（一）腹膜后间隙解剖概要

腹膜后间隙是腹膜外间隙的一部分，以髂嵴为界分为髂窝部和腰部。①髂窝部腹膜后间隙：位于壁腹膜后部和髂筋膜之间；②腰部腹膜后间隙：位于壁腹膜的后部和腹内筋膜的后部之间，上自膈，下至骨盆上口，续延于髂窝部腹膜后间隙，两侧连于腹前外侧壁的腹膜外组织。

腹膜后间隙内主要有肾上腺、肾、输尿管、胰腺、腹部大血管、神经、淋巴等重要结构，其间填充有大量疏松结缔组织。

腹膜后间隙借助肾被膜中最致密的部分肾筋膜分为三部分：肾旁前间隙、肾周间隙及肾旁后间隙（图 13-1-1）。①肾旁前间隙：位于壁腹膜后部与肾前筋膜之间。该间隙内主要有胰腺、十二指肠的降部和水平部、升结肠、降结肠、腹腔动脉及其分支近段，肠系膜上动脉近段等。②肾周间隙：位于肾前后筋膜间，该间隙主要有肾上腺、肾、输尿管、出入肾的血管、脂肪组织，以及由独立结缔组织鞘所包绕的下腔静脉、腹主动脉等。③肾旁后间隙：位于肾后筋膜和腹内筋膜后部之间，其间有少量脂肪组织。

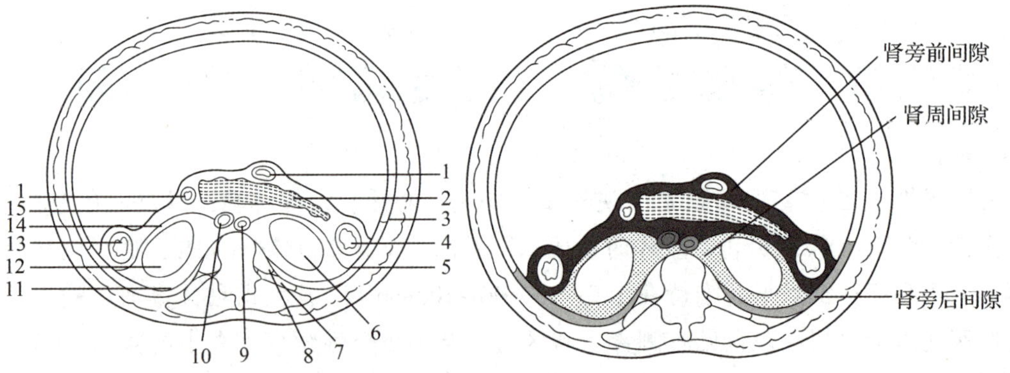

图 13-1-1　腹膜后间隙横切面（经胰腺）

1. 十二指肠；2. 胰腺；3. 腹横筋膜；4. 降结肠；5. 侧椎筋膜；6. 左肾；7. 腰方肌；8. 腰大肌；9. 腹主动脉；10. 下腔静脉；11. 肾后筋膜；12. 右肾；13. 升结肠；14. 肾前筋膜；15. 壁腹膜。

（二）肾上腺解剖概要

肾上腺左右各一，在肾周间隙内，位于肾上极的内上方，与肾之间有疏松的纤维结缔组织。左肾上腺近似半月形，在胰尾的后上方，腹主动脉外侧；右肾上腺多呈三角形，位于下腔静脉的后方，膈肌脚前方，肝右叶内后侧（图 13-1-2）。正常肾上腺长 30~50mm，宽 20~30mm，厚 2~8mm。肾上腺包括外周的皮质和中间的髓质两部分，通常有丰富的动脉血供，即肾上腺上动脉、肾上腺中动脉、肾上腺下动脉，而静脉回流只有肾上腺静脉一条。

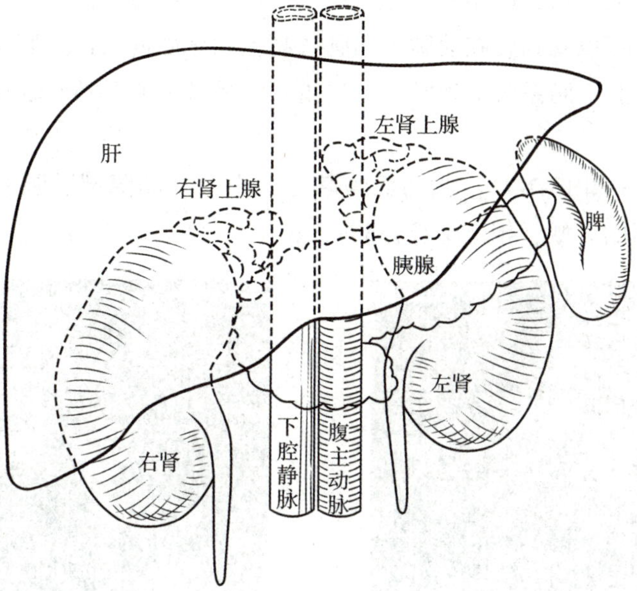

图 13-1-2　肾上腺的位置与毗邻

二、腹膜后间隙与肾上腺的扫查方法

（一）扫查前准备

患者一般需要空腹 8~12 小时。扫查时适当加压探头，以排除胃肠道内容物，减少胃肠内容物尤其是气体的干扰，同时能缩短腹膜后结构与探头间的距离，使图像更清晰。若进行肠道准备（如排便、清洁灌肠或适量饮水）后检查，效果更佳。

（二）扫查仪器

1. 仪器　超声诊断仪。

2. 探头　首选凸阵探头，频率 3.5~5.0MHz；体型较瘦的成人和儿童可选用线阵探头，频率 5.0~7.5MHz。

3. 仪器调节　根据患者的体型、病变情况适时调节动态范围、时间增益补偿、帧频率、发射聚焦数及聚焦深度等，以获得满意声像图。彩色多普勒和频谱多普勒，应根据腹膜后间隙大血管或局部病变血流充盈情况进行相应调节，包括聚焦、取样框大小、θ 夹角、多普勒增益、脉冲重复频率等。

（三）扫查体位与常用方法

1. 腹膜后间隙

（1）扫查体位：仰卧位是最常用的体位，有需要可以选用侧卧位、半卧位、俯卧位、立位或胸膝卧位等。

（2）常用方法：腹膜后间隙属于潜在腔隙，超声没办法直接将其呈现出来，只能依靠腹膜后脏器及血管来进行间接定位。一般有以下三个常用切面。

1）经腹主动脉长轴切面（图 13-1-3）：这个切面能够呈现出肝左叶及它后方腹主动脉的长轴情况。在腹主动脉的腹侧，可以看到腹腔动脉干和肠系膜上动脉由此发出。腹主动脉所处位置和肾周间隙的位置相当。而腹腔动脉、肠系膜上动脉、十二指肠水平部还有胰体，这些结构都处于肾旁前间隙之中。

2）经胰腺长轴切面（图 13-1-4）：此切面为胰腺、十二指肠降部、胆总管下段、门静脉、脾静脉和肠系膜上动脉所占据的区域，相当于肾旁前间隙。

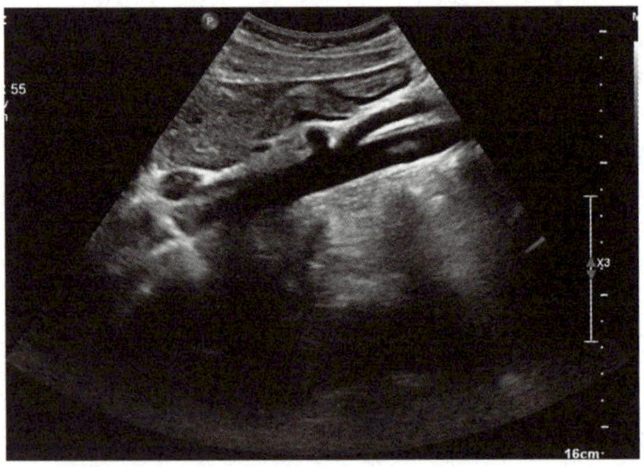

图 13-1-3　经腹主动脉长轴切面

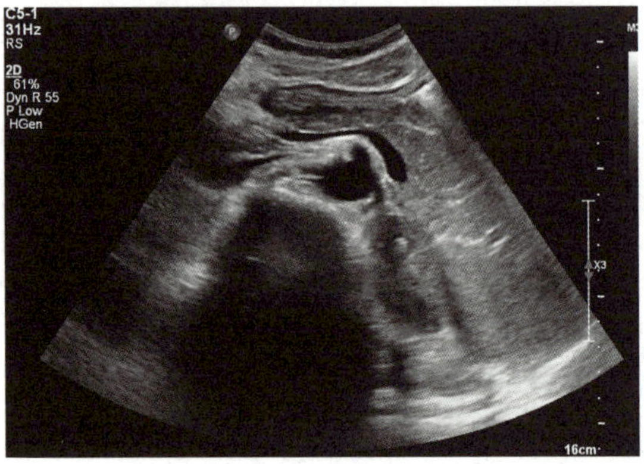

图 13-1-4　经胰腺长轴切面

3）经肾门横切面（图 13-1-5，图 13-1-6）：该切面主要显示肾、肾门部结构及下腔静脉等，它们均位于肾周间隙。

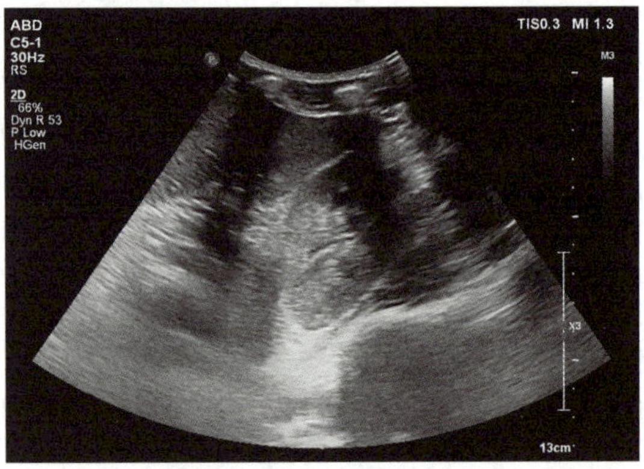

图 13-1-5　经左肾门横切面

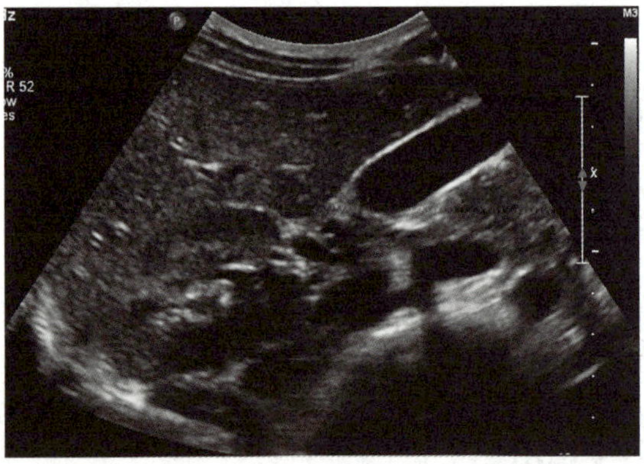

图 13-1-6　经右肾门横切面

2. 肾上腺

（1）扫查体位：常规取仰卧位或侧卧位，必要时取俯卧位或立位等。检查时可嘱患者上肢上举，以增加肋间隙宽度，配合深吸气使肝和脾下移以增加透声窗。

（2）常用方法：胎儿及婴幼儿肾上腺易于显示，皮质、髓质分界清楚；多数情况下，成人正常的肾上腺难以通过超声清晰显示，一般需要依靠其相邻的结构来确定肾上腺所在区域，并据此判断是否存在肾上腺病变。

1）右肾上腺扫查法：受检者可采取仰卧位或者左侧卧位，将探头放置在右腋前线或腋后线与腋中线之间的第 9~11 肋间。以肝和右肾作为声窗，进行斜冠状切面扫查。在右肾上极的内上方、下腔静脉的后方、膈肌脚的前方，以及肝右叶的内后侧之间的区域，寻找右肾上腺或者确定右肾上腺所在的位置。在显示右肾上腺及其病变方面，这个切面是最佳的扫查位置。

2）左肾上腺扫查法：受检者可选择仰卧位或右侧卧位，将探头放在左腋中线与腋后线之间的第8~10肋间。以脾和左肾作为声窗，进行斜冠状切面扫查。在左肾上极的内上方、胰尾的后上方、腹主动脉的外侧处，寻找左肾上腺或确定其所在区域。

三、正常腹膜后间隙与肾上腺声像图表现和超声测值

（一）腹膜后间隙

腹膜后间隙是一个潜在的腔隙，位置比较深。在正常情况下，超声难以直接显示该间隙。在超声声像图中，只能借助腹膜后脏器、大血管等解剖结构作为标志，来推断相应的间隙，以及病变的来源。

（二）肾上腺

1. 形态　在超声图像中，胎儿和婴幼儿正常的肾上腺能够清晰显示，其皮质、髓质界限清晰可辨。髓质呈现出均匀的条带状高回声，而周围则由均匀的条带状低回声皮质环绕（图 13-1-7）。因为切面不同，声像图形状也多种多样。与胎儿和婴幼儿相比，成人的肾上腺体积较小，回声偏高，皮质、髓质的界限也不明显。而且，由于肾周围脂肪组织回声的干扰，成人肾上腺在超声图像上很难清晰地呈现出来。所以，需要借助肾上极、下腔静脉、腹主动脉、胰尾等解剖结构作为界标，来确定肾上腺所在的区域。此外，正常肾上腺不易显示血流信号。

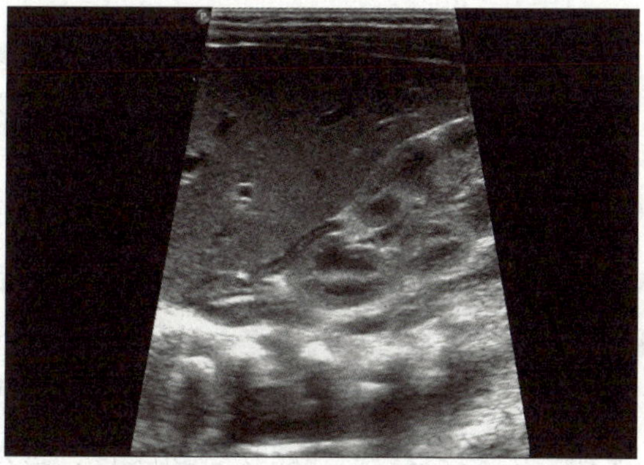

图 13-1-7　新生儿右肾上腺

2. 超声测值　在斜冠状切面和横切面显示肾上腺的最大长径与厚径，并进行测量。正常肾上腺的长径<30mm，厚径<10mm。

四、扫查要点

（一）扫查内容

1. 鉴于腹膜后间隙为位置深在、范围宽广的潜在腔隙，正常情况下应对腹膜后血管及其主要分

支的位置、走行等进行扫查，观察是否发生改变，间接判断是否存在占位性病变。针对临床上已经发现的腹膜后肿物，超声检查主要聚焦于明确肿物的性质，查看其累及的范围，判断它与周围血管、脏器之间的关系，同时检查血管及其主要分支附近是否存在肿大的淋巴结。

2. 肾上腺因位置深、体积小、外形多样，成人正常大小的肾上腺多不能在超声声像图上显示，因此要熟练应用肾上腺界标去确定相应的肾上腺区域。

（二）注意事项

由于腹膜后间隙和肾上腺的解剖位置特殊，从各个部位扫查，都易受肠气、肌肉、骨骼等干扰，因此须根据解剖位置确定肾上腺区后采用多体位、多切面、多角度扫查，以提高病变的显示率。然而，即便超声检查无阳性发现也并不能完全排除病变的存在。

第二节　腹膜后常见疾病超声诊断

腹膜后肿瘤来源复杂，种类多样，可以分为原发性肿瘤和继发性肿瘤两类，其中以继发性肿瘤多见。

一、原发性腹膜后肿瘤

（一）临床表现

因原发性腹膜后肿瘤种类多，早期无明显的临床表现，因此依靠影像技术较难准确提示疾病类型。

（二）超声表现

原发性腹膜后肿瘤多体积较大，位置深在，边界不规则，内部回声不均匀，且不随呼吸及体位改变而移动，易造成局部脏器和血管的受压、移位等。

1. 淋巴瘤　多数为恶性。在腹膜后大血管周边，常能看到一些圆形或者卵圆形的低回声结节，这些结节大小不一，边界清晰，内部回声均匀，其后方回声既无衰减，也无增强。当多个结节融合在一起时，会呈现出分叶状或者团块状，并且融合后的界限也较为清晰。局部的腹主动脉、下腔静脉及其分支常受压移位或被包绕（图 13-2-1）。

2. 脂肪肉瘤　脂肪肉瘤在原发性腹膜后肿瘤中居第二位，仅次于淋巴瘤。其表现大多呈现为形态不规则的高回声区域。一旦出现出血或坏死的情况，内部便会出现低回声区或者无回声区，严重时为不规则的杂乱回声团。

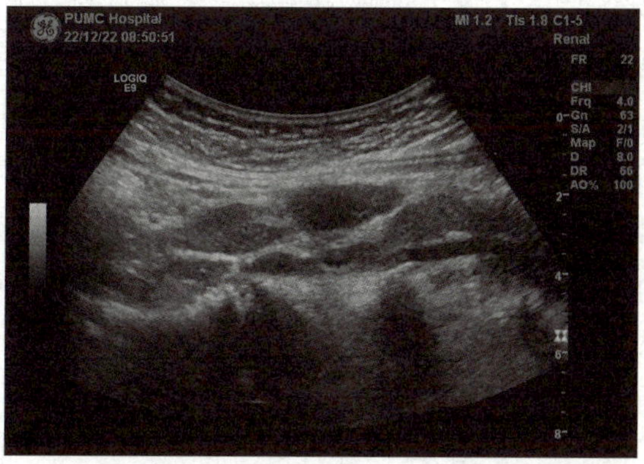

图 13-2-1　腹膜后间隙恶性淋巴瘤

二、继发性腹膜后肿瘤

（一）临床表现

继发性腹膜后肿瘤也叫腹膜后转移瘤，病程多已晚期，患者全身症状严重。

（二）超声表现

继发性腹膜后肿瘤中，腹膜后转移性肿大淋巴结是最为常见的类型。这类淋巴结通常表现为聚集在一起的低回声结节，分布在脊柱前方、腹膜后大血管的前方或者周围，结节大小不尽相同，内部回声相对均匀。多个肿大的淋巴结容易相互融合，融合后呈分叶状，且融合的界限不清晰。通过彩色多普勒超声检查，可以看到血流信号从周边伸入淋巴结内，且呈现杂乱状态。

腹膜后转移性肿大淋巴结很容易致使腹膜后血管出现移位、绕行等变化。例如，当腹主动脉与肠系膜上动脉的夹角处存在转移灶时，这两者之间的夹角就会变大。彩色多普勒呈现出大血管被包绕、挤压、移位或者扩张等情况。相互融合形成较大肿块的淋巴结，还有可能压迫肠管，进而引发肠梗阻；如胰头周围发生淋巴结转移，会压迫胆总管，造成胆总管近段扩张。

三、鉴别诊断

（一）与肾肿瘤的鉴别

肾肿瘤位于肾实质内，致肾外形失常，肾结构破坏，呼吸时肿块与肾同步移动。而肾外肿块可将肾推向腹侧、盆腔或外侧，呼吸时肿块与肾运动不同步，肾形态结构正常或有受压表现。肿瘤压迫输尿管可导致同侧肾积水。如腹膜后肿瘤侵及肾并与之粘连，与肾肿瘤不易鉴别，必要时需行超声引导下穿刺活检。

（二）与肾上腺肿瘤的鉴别

非异位肾上腺肿瘤一般位于肾上腺解剖区，可根据肾上腺区的解剖标志做出定位推断。如肿瘤位于肾上腺的内上方、下腔静脉的后方、腹主动脉的侧方，多来源于肾上腺。如肿瘤位于肾上腺的后方、后侧方或内后方，则肾上腺肿瘤的可能性很小。

（三）与胰腺肿瘤的鉴别

胰腺肿瘤发生在胰腺，多呈低回声肿块，致脾静脉、下腔静脉、肠系膜上动静脉移位，胰头部病变还可见胆管扩张、胰管扩张，而腹膜后肿块常将胰腺向前推移或挤向一侧，使胰腺与脊柱之间的距离增宽，且胰腺大小、形态及内部回声无异常。

（四）转移性肿大淋巴结与恶性淋巴瘤、炎性肿大淋巴结、淋巴结结核的鉴别

1. 恶性淋巴瘤 在声像图中，有些情况和转移性肿大淋巴结较难区分。典型的恶性淋巴瘤所导致的淋巴结肿大更为显著，直径能够超过4cm。多个肿大淋巴结相互融合时，界限大多比较清晰。其淋巴结实质回声较弱且偏低。到了疾病晚期，淋巴结病变常常会扩散至腹部的多个区域。

2. 炎性肿大淋巴结 大多淋巴结呈椭圆形，纵横比为2∶1，实质多为均匀的低回声，有清晰淋巴门结构，血管仍由淋巴门呈树枝状伸入淋巴结内，但血流信号常较正常增多。

3. 淋巴结结核 受累而肿大的淋巴结通常是多发性的，大小各不相同，每个淋巴结的回声也存在较大差异。在发生坏死液化的部位，会出现不规则的无回声或者低回声区域；要是合并了钙化，就会呈现出强回声，并且后方伴有声影。一般来说，淋巴结周边可能会显示有血流信号，然而其内部常常没有血流信号。

四、扫查要点

（一）扫查内容

超声检查要对腹膜后肿瘤进行定位诊断并非易事，不过以下特征对定位能起到一定的辅助作用。

1. 脾静脉 可当作区分胰腺肿物和腹膜后肿物的标志。一般情况下，腹膜后肿物会让脾静脉向前移位，而胰腺肿物则会致使脾静脉向后移位。

2. 腹膜后器官或结构发生移位 腹膜后肿物能够使胰腺和肾向前移位，还会让腹主动脉、下腔静脉及髂血管向前和向侧方移位，同时会使升结肠、降结肠向前或前内侧移位。

3. 肿瘤位置 若肿瘤位于腹膜后大血管的后方或者周围，基本可判定为腹膜后肿瘤。

4. 肿瘤“悬吊征” 适用于中等大小肿瘤的定位。让受检者保持肘膝卧位，从腹侧进行扫查。腹腔肿瘤往往会因重力作用向腹壁方向挤压，而腹膜后肿瘤由于受到后腹膜的限制，无法向腹侧移动，这种情况就是肿瘤“悬吊征”呈阳性。

5. 包绕现象 当腹主动脉、下腔静脉、肾，以及胰腺等腹膜后结构或脏器部分甚至全部被肿瘤包绕，这就表明肿物源于腹膜后。

（二）注意事项

1. 腹膜后肿瘤来源广泛，病理结构繁杂，在声像图上没有典型特征，所以超声检查一般难以判断肿瘤的组织来源。

2. 腹膜后肿瘤位置较固定，可通过呼吸运动和体位变化与腹腔内肿瘤进行鉴别。

第三节　肾上腺常见疾病超声诊断

微课：肾上腺常见疾病超声诊断

一、肾上腺皮质增生

（一）临床表现

肾上腺皮质增生会导致库欣综合征，即皮质醇增多症，临床表现为向心性肥胖、满月脸、水牛背、多毛、皮肤紫纹、痤疮等。

（二）超声表现

因肾上腺皮质增生程度不同，超声表现不一。多为双侧性，表现为肾上腺体积弥漫性、均匀性增大，少部分病例可表现为双侧肾上腺增厚，其形状多为圆形、椭圆形或者圆钝的三角形，外观较为饱满，与周围组织的界限清晰。在出现结节性增生的情况下，增大的肾上腺内能够发现一些小的低回声结节。这些结节大多直径仅有几毫米，极少会超过 15mm。而且，较小的结节边界不太清晰，没有明显的球体形状。

二、肾上腺皮质腺瘤

（一）临床表现

肾上腺皮质腺瘤可分为功能性和无功能性两类。功能性肾上腺皮质腺瘤会引发醛固酮增多症、皮质醇增多症，以及性征异常等症状。与之相比，无功能性肾上腺皮质腺瘤更为常见，通常不会有明显症状，多数是在体检过程中偶然被发现的。

（二）超声表现

肾上腺皮质腺瘤通常体积不大，大多为单侧生长，表现为圆形或椭圆形的低回声或弱回声肿物。其直径一般在 1~2cm，内部回声均匀，具有完整的包膜，边界清晰（图 13-3-1）。若为功能性皮质腺瘤，患者对侧的肾上腺会出现萎缩，超声检查时不易显示；若为无功能性皮质腺瘤，对侧肾上腺则保持正常状态。不过，在超声声像图上，有时很难区分这两种类型的皮质腺瘤。

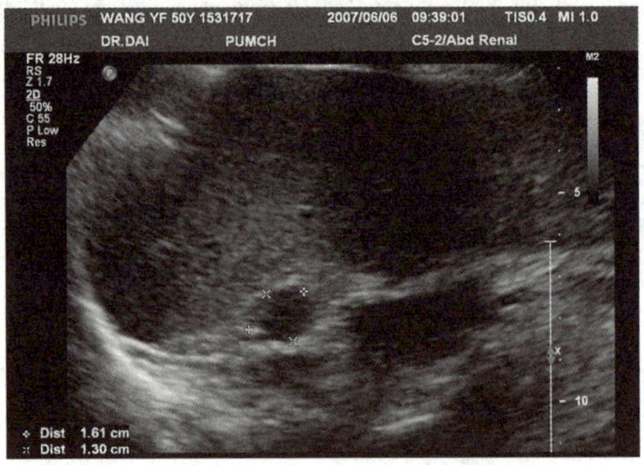

图 13-3-1　右肾上腺腺瘤

三、嗜铬细胞瘤

（一）临床表现

肾上腺嗜铬细胞瘤90%为单侧，且多见于右侧。临床表现为阵发性高血压、头痛、心悸、多汗和皮肤苍白。肾上腺外的嗜铬细胞瘤，多见于脊柱的两侧，尤其腹主动脉旁和肾门处，也可见于髂窝血管、卵巢和膀胱等处。

（二）超声表现

1. 肿瘤呈现为圆形或者椭圆形，瘤体直径大多为3~5cm，内部显示为中等回声，边界清晰。如肿瘤内部发生出血、坏死或者液化，内部回声就会变得不均匀（图13-3-2）。

2. 恶性嗜铬细胞瘤的体积相对较大，肿瘤内部常能看到不规则的囊性回声区域，这是由于肿瘤供血不足进而发生坏死所导致的；当出现肝内转移时，通过检查可以发现肝内存在圆形或者椭圆形的低回声肿块，其边界清晰。

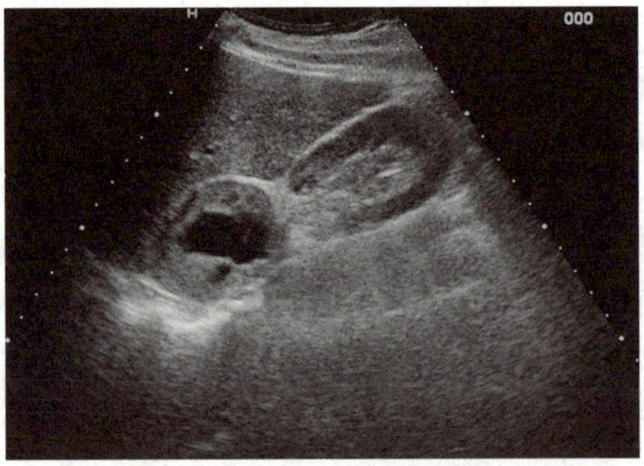

图 13-3-2　嗜铬细胞瘤

四、鉴别诊断

（一）与皮质腺瘤的鉴别

嗜铬细胞瘤瘤体稍大，回声偏高，内部可伴有出血、坏死等相应表现；而皮质腺瘤常呈低回声，内部回声多均匀。但多数仍须结合临床才能提示可能的病理类型。

（二）与肾上腺肿瘤的鉴别

肾上腺肿瘤时，肿瘤与肾之间界限清楚，或许局部肾被膜有受压表现，但肾实质无异常；而肾上腺肿瘤与肾密切相连，局部肾实质失去正常结构。

（三）与胰尾部占位鉴别

可行左上腹横切追踪显示脾静脉借以鉴别，在脾静脉浅面的为胰尾部病变，在脾静脉深部的为左肾上腺病变。

（四）与肝右后叶肿瘤鉴别

较大的右肾上腺肿瘤易被误诊为肝右后叶肿瘤，尤其无临床症状者。通过下腔静脉纵切面观察肿瘤与下腔静脉之间的关系：右肾上腺肿瘤位于下腔静脉的侧后方，向前压迫下腔静脉，肝右后叶肿瘤则位于下腔静脉的前方；还可通过滑行征进行鉴别：呼吸运动时与肝移动一致的是肝右后叶肿瘤，与肝移动不一致的则为肾上腺肿瘤。

五、扫查要点

（一）扫查内容

肾上腺病变诊断的要点在于定位，在检查过程中要充分利用肾上腺区的界标，以判断局部病变是否来自肾上腺。

1. **左肾上腺** 左肾上极、腹主动脉和胰腺是识别的重要界标。
2. **右肾上腺** 肝、右肾上极、下腔静脉是识别的重要界标。

（二）注意事项

1. 对体积大的嗜铬细胞瘤进行检查时，注意不可反复加压扫查，以免诱发高血压危象。

2. 临床症状及实验室检查对肾上腺疾病的诊断意义重大，超声检查时必须结合临床资料，所以有时超声检查结果即使阴性，也不能完全除外肾上腺疾病，应建议行 CT 或其他检查。

▶知识拓展

超声造影在肾上腺肿瘤良、恶性鉴别的应用

超声造影增强可用于鉴别肾上腺肿瘤的良、恶性。良性与恶性肿瘤在增强时相、增强顺序、增强模式、增强程度等方面有明显差异。如恶性肿瘤多表现为快进型、向心性、区域性等或高增强；良性肿瘤多表现为慢进型、无特征性、整体性、低增强。

诊断准确性：结合增强程度和血管分布情况，超声造影可以较好地区分肾上腺皮质腺瘤、腺癌和嗜铬细胞瘤等不同类型的肾上腺肿瘤，准确率可达 91.7%。在鉴别恶性与良性肾上腺病变时，其敏感性为 100.0%，特异性为 80.0%，准确性为 91.7%。

—• 考试知识点总结 •—

—• 本章小结 •—

—• 协和云课堂……　拓展练习及参考答案 •—

（陈俊钢　刘　克）

第十四章　心脏超声检查

教学课件

学习目标

素质目标

（1）具备不畏困难、自强不息、信念坚定、勇于创新、无私奉献的精神。

（2）具备团队合作意识，严谨求实、认真负责的工作态度。

知识目标

（1）掌握：二维超声心动图基本图像；1～4 区 M 型超声心动图基本图像；各瓣膜区的彩色多普勒血流图像特点及频谱多普勒图像特点；风湿性二尖瓣狭窄、房间隔缺损及室间隔缺损超声诊断及鉴别诊断。

（2）熟悉：心脏的解剖及大血管的正常血流动力学知识，各瓣膜的彩色多普勒血流图像特点、频谱多普勒的正常波形及心脏功能的测定方法；风湿性主动脉瓣关闭不全、法洛四联症的超声诊断及鉴别诊断。

（3）了解：心肌病、冠状动脉粥样硬化性心脏病、高血压性心脏病、动脉导管未闭的超声表现。

能力目标

（1）能具备二维超声心动图基本切面、M 型超声心动图基本图像、各瓣膜彩色多普勒血流图像及频谱多普勒基本图像获取的能力。

（2）能具备对风湿性二尖瓣狭窄、房间隔缺损及室间隔缺损常见疾病作出正确诊断的能力。

案例导入

【案例】

患者，女性，79 岁。因胸闷、气短、阵发性呼吸困难两年余加重十余天来院就诊。患者两年前进行轻、中度体力活动后出现胸闷，心悸，气急不适，休息片刻后可缓解。平素有咳嗽，咳白色、黏稠样痰，下午出现双下肢水肿，夜间阵发性呼吸困难，未到医院治疗。体格检查：T 36.7℃，P 98 次/分，BP 138/70mmHg。心搏冲动正常，未触及震颤，心界向左下扩大，胸骨左缘三、四肋间可闻及 3/6 级收缩期杂音。

【问题】

1. 为明确诊断，应做哪种影像检查呢？
2. 该疾病的超声表现有哪些？

·核心知识拆解·

由国家心血管病中心组织，中国心血管健康与疾病报告编写组编写的《中国心血管健康与疾病报告2023概要》指出，目前我国心血管病患病人数3.3亿。报告显示，心血管病仍是我国居民健康的最大威胁之一，其危害性不容忽视。在我国城乡居民疾病死亡构成比中，心血管病占首位，2021年分别占农村、城市死因的48.98%和47.35%；每5例死亡中就有2例死于心血管病。心脏超声检查作为一种无创、无辐射的影像学检查手段，能够动态、实时地观察心脏内部结构，心肌活动的幅度、瓣膜启闭及血液流动情况，对于研究心血管系统的结构、功能，以及疾病的诊断具有极其重要的临床价值，其无创性和实时性的特点，使其在临床实践中发挥着至关重要的作用。为便于了解心脏的形态和功能，首先要学习正常人各瓣膜及大血管的M型超声心动图、二维超声心动图、彩色多普勒与频谱多普勒基本表现，这些内容是掌握正常超声心动图的关键。在我国心脏瓣膜病仍是临床最为常见的心血管疾病之一，随着平均寿命的延长和人口老龄化，心脏瓣膜病发病率在逐年增加，由于心脏超声检查新技术的广泛应用，使心脏瓣膜、瓣环、腱索的观察非常清晰，为临床治疗的决策起到至关重要的作用，希望通过相关章节的深入学习，能够全面掌握正常心脏超声心动图的基本图像，具备正确诊断常见心脏病的基本能力，并能迅速适应岗位要求，从而在诊疗服务中提升专业能力，更好地为患者提供高质量的医疗服务。

第一节　心脏超声心动图检查基础

一、心脏的解剖概要

（一）心脏的位置和毗邻

心脏位于胸腔中纵隔内，约1/3在身体中线右侧，2/3在身体中线左侧。心的前方对向胸骨体和第2~6肋软骨，前方大部分被左、右肺的前缘及胸膜遮掩；后方平第5~8胸椎，与食管、支气管、迷走神经及主动脉等为邻；两侧与左、右肺及胸膜腔为邻；心脏和出入心脏的大血管根部被心包所包裹，可分为纤维性心包和浆膜性心包，正常心包腔内含10~30ml液体，起润滑作用（图14-1-1）。

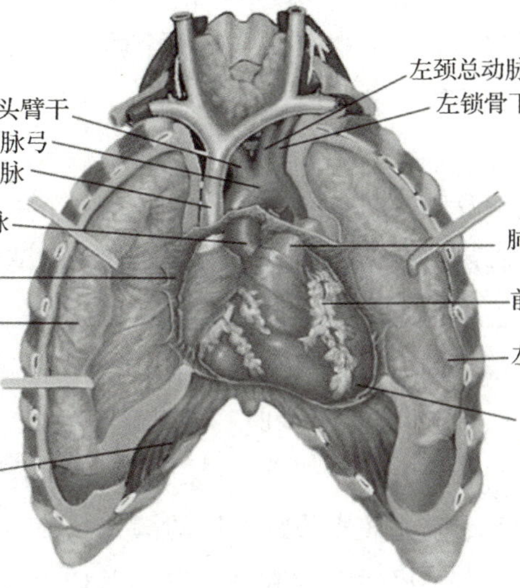

图 14-1-1 心脏的位置和毗邻

（二）心脏的外形结构

心脏是一个中空的肌性纤维器官，形似倒置的前后略扁的圆锥体，心底朝向右后上方，小部分由右心房及出入心脏的大血管组成，大部分由左心房构成；心尖朝向左前下方，主要由左心室构成。心脏的长轴与人体正中线约成45°。

心脏有胸肋面、膈面两个表面。胸肋面（亦称前壁），小部分为右心耳，右上侧大部分为右心房，左下侧1/3为左心室前壁，2/3为右心室前壁；膈面（亦称下壁）主要由左心室后壁构成，右心室后壁只占一小部分。

心脏有下缘、左缘和右缘三条边缘。下缘（亦称锐缘），介于心脏胸肋面与膈面之间，由右心室和左心尖构成；左缘圆钝，介于胸肋面与左侧壁之间，大部分为左心室，小部分为左心耳；右缘近似垂直，由右心房构成。

心脏表面有冠状沟、前室间沟、后室间沟，以及后房间沟，是心腔的表面分界。冠状沟亦称房室沟，环绕心脏并分隔心房和心室；前室间沟、后室间沟在心脏胸肋面和膈面自冠状沟斜向下达心尖右侧的心尖切迹，是左、右心室的表面分界标志，也是室间隔在心表面的定位标志；在心底，右心房与右上、下肺静脉交界处的浅沟称后房间沟，与房间隔后缘一致，是左右心房在心表面的分界。

（三）心脏的内部结构

1. 左心系统

（1）左心房：呈卵圆形，位置较高，靠近中线，构成心底的大部分，是四个心腔最靠后的一个心腔，后面邻接食管、胸主动脉。左心耳为左心房向前突出部，壁较薄，有交织成网状的梳状肌，血流缓慢时易形成血栓。左心房后壁有4个肺静脉开口，左心房前下方有左心房室口与左心室相通。

（2）左心室：位于右心室的左后方和左心房的左前下方，呈圆锥形，尖部即心尖处，锥底被左房室口和主动脉口所占据，横切呈圆形。左心室壁厚9~12mm，是右心室壁的2~3倍。左心室以二尖瓣前瓣为界，分为流入道和流出道［图14-1-2（a）］。左心室流出道位于室间隔上部和二尖瓣前叶之间，前叶之后的左心室为流入道，亦称左心室窦部。

（3）左心房室口及二尖瓣复合装置：左心房室口位于左心房和左心室之间，左心房室口周围的结缔组织形成房室环，亦称二尖瓣环。二尖瓣有前、后两个瓣叶，其基底附着于二尖瓣环。腱索和乳头肌与二尖瓣叶相对应，有前、后两组。乳头肌位于室壁上，腱索一端附着于二尖瓣相对缘，一端附着于乳头肌。

二尖瓣环、二尖瓣瓣叶、腱索及乳头肌在结构和功能上是一个整体，统称二尖瓣复合体，其功能是心脏收缩时防止血液逆流入左心房，其中任何一个结构异常，均能造成血流动力学改变。

（4）主动脉口和主动脉瓣：主动脉口是左心室的出口。主动脉口处有 3 个半月形瓣膜，称主动脉瓣，分别为左冠状动脉瓣（位于左前方）、右冠状动脉瓣（位于右前方）和无冠状动脉瓣（位于右后方）。主动脉瓣开口朝向主动脉，当左心室舒张时，主动脉瓣关闭，可阻止血液逆流回左心室。

2. 右心系统

（1）右心房：构成心的右上部，是心腔中最靠右侧的部分，壁薄腔大，前部为固有心房，其内面有许多平行的肌隆起，称梳状肌。右心房后部为腔静脉窦，其内壁光滑。腔静脉窦部有上腔静脉口、下腔静脉口和冠状窦口。上、下腔静脉口和冠状窦口是右心房的入口，右房室口是右心房的出口，下通右心室。

（2）右心室：右心室位于右心房的左前下方，位于胸骨体下半部和左侧第 4~5 肋软骨的后方，右心室的入口即右心房室口，出口为肺动脉口。室腔整体呈三角形，底部即右心房室口，尖部朝向左前下方，横切面呈新月形。在右心房室口与肺动脉口之间有一肌性隆起称室上嵴，右心室腔以室上嵴为界分为流入道和流出道两部分。流入道指从右心房室口起向左前下至右心室尖部。流出道指肺动脉圆锥，起自室上嵴的游离缘，止于肺动脉瓣，与流入道近于垂直［图 14-1-2（b）］。

（3）右心房室口和三尖瓣复合装置：右心房室口位于右心房与右心室之间，右心房室口周围的结缔组织形成房室环，也称三尖瓣环。三尖瓣呈帆状膜性结构，分为前瓣、后瓣和隔瓣，基底部附着于三尖瓣环。腱索和乳头肌与三尖瓣瓣叶相对应，有前、后和隔侧，共三组。乳头肌位于室壁，腱索一端附着于三尖瓣相对缘，一端附着于乳头肌。

三尖瓣环、三尖瓣、腱索及乳头肌构成三尖瓣复合体，功能与二尖瓣复合体相似。

（4）肺动脉口和肺动脉瓣：肺动脉口是右心室的出口，位于动脉圆锥之顶端，肺动脉口处有三个半月形的瓣膜，即左、右肺动脉瓣和前瓣。肺动脉瓣开口朝向肺动脉，当右心室舒张时，肺动脉瓣关闭可防止血液逆流回右心室。

3. 房间隔　房间隔位于左、右心房之间，由两层心内膜中间夹肌纤维和结缔组织构成。房间隔右侧面中下部有卵圆窝，卵圆窝是右心房的形态学标志，为胎儿时期卵圆孔闭锁后的遗迹，也是房间隔最薄处，房间隔缺损好发部位。

4. 室间隔　位于左、右心室之间，由膜部、肌部两部分构成。室间隔膜部邻近主动脉右冠瓣和无冠瓣之间的下方，呈卵圆形或圆形的膜状，是室间隔缺损的多发部位。三尖瓣隔瓣附着于室间隔膜部右侧面，将其分为后上和前下两部分。后上部分分隔右心房与左心室，即房室隔；前下部分分隔左、右心室，即膜部室间隔。室间隔肌部较厚、宽大，由心肌构成。

（四）心脏的血管

1. 主动脉　为体循环的动脉主干，主动脉起自于主动脉瓣环水平，终止于腹主动脉分叉处，可分为四段：即升主动脉、主动脉弓、降主动脉和腹主动脉。

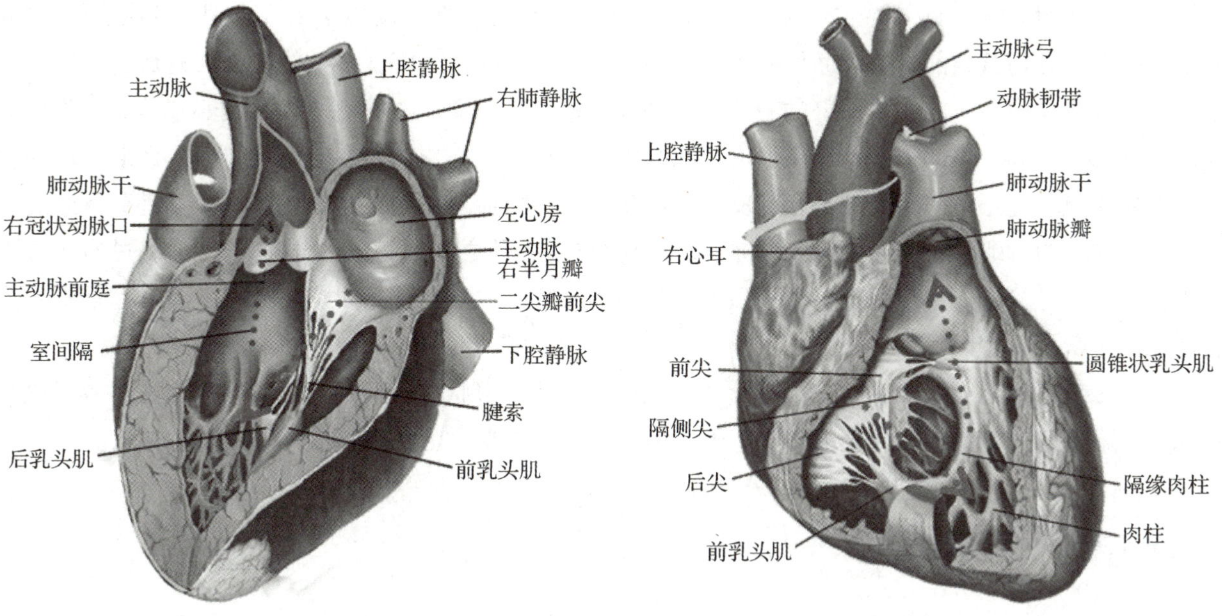

（a）　　（b）

图 14-1-2　心脏内部结构

（a）左心室流入道和流出道；（b）右心室流入道和流出道。

（1）升主动脉：起始部为主动脉根部，与左心室相连，其间由主动脉瓣分隔使血液只能单向流动。左、右冠状动脉分别从左、右冠状动脉窦发出。

（2）主动脉弓：主动脉于第二胸肋关节高度弯向左后方至第 4 胸椎下缘左侧。主动脉弓向上方发出三条动脉，即头臂干、左颈总动脉和左锁骨下动脉。

2. 肺动脉　位于主动脉左前方，是肺循环的主干，起自右心室，在第 5 胸椎水平分成左、右肺动脉。胚胎时在主动脉下壁和肺动脉之间有动脉导管，将肺动脉的血液引向主动脉。出生后，由于肺扩张，肺动脉血液流向肺，故动脉导管血流中断，管腔闭锁成为动脉韧带。一般出生后 3~6 个月动脉导管即完全闭锁。

3. 冠状动脉　冠状动脉是升主动脉最先发出的分支，分为左、右冠状动脉两支，分别起始于左、右冠状动脉窦（图 14-1-3）。

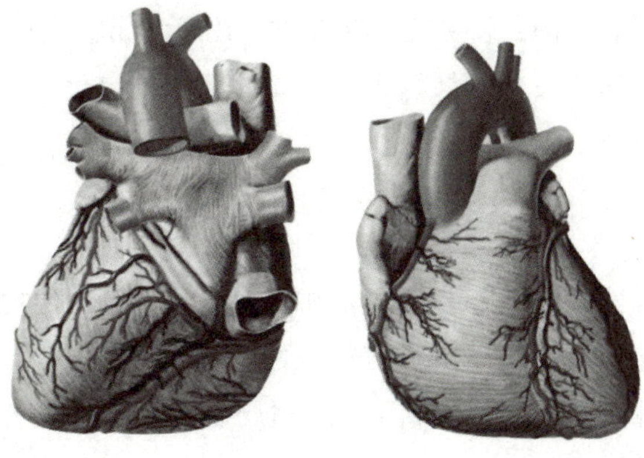

（a）　　（b）

图 14-1-3　冠状动脉

（a）前面；（b）后面。

（1）左冠状动脉：起自左主动脉窦，主干长 0.5~1.0cm，在肺动脉干和左心耳之间沿冠状沟向左前方走行，随即分成前降支和回旋支。①前降支：沿前室间沟下降，多数绕过心切迹后达后室间沟下部。前降支供应左、右心室前壁的一部分，并发出前室间隔支、左心室前支和右心室前支等供应室间隔前上 2/3 处和心尖部。②回旋支：沿冠状沟内向左行，绕心左缘至左心室的膈面。回旋支的主要分支有左缘支、左心室前支、左心室后支及左心房支等，供应左心房、左心室外侧壁和部分下壁。

（2）右冠状动脉：起自右主动脉窦，经肺动脉与右心耳之间入冠状沟向右下行，绕过右心缘至心脏膈面，向左到达房室交点处，再沿后室间沟走向心尖。右冠状动脉供应右心房、右心室前壁、心室膈面的大部分和室间隔后下 1/3。

4. 冠状静脉窦 冠状静脉窦是心静脉的膨大部分，位于冠状沟的后部，开口于右心房，容易被超声探查。冠状静脉窦的分支主要有四支：心大静脉、心中静脉、心小静脉及左心房斜静脉。

二、心脏的扫查方法和途径

超声心动图检查是将超声探头放置于胸骨旁、心尖、剑突下及胸骨上窝或食管内等透声窗区对心脏进行无数切面的剖切扫查过程，在此基础上获取切面图像和各种波群，综合分析心脏的位置、结构、形态、活动与血流特点，从而获得心血管疾病的解剖、生理、病理及血流动力学资料，为临床提供有价值的影像资料。

（一）仪器条件

1. 仪器 高分辨力彩色超声诊断仪。

2. 探头 相控阵探头，成人多选 2.5~3.5MHz 探头，儿童多选 3.5~5.0MHz 探头。

3. 调节 在二维超声清晰显示心脏结构的基础上，二维增益调节合适后，打开彩色多普勒血流成像，调节其彩色增益及速度，增益设置一般在 60%~70%，速度通常高于 60cm/s，以出现较纯的蓝、红色彩且彩色信号不外溢为原则。

（二）体位与呼吸

1. 体位 经胸探查心脏受检者多采取左侧卧位或者是平卧位；行胸骨上窝检查时，头部稍偏转左侧或者是右侧，可适当垫高患者肩部；行剑突下探查时，让患者屈膝使腹壁保持松弛状态。

2. 呼吸 患者一般平静呼吸，少数肺气较多者可嘱患者在呼气末屏气；在剑突下探查时，可嘱患者吸气，可使心脏更靠近探头。

（三）扫查部位

1. 胸骨旁 主要指胸骨左缘 3~5 肋间隙，是心脏超声检查最常用的检查部位。

2. 心尖部 指心脏搏动最强处，是仅次于胸骨旁的常用超声检查部位。

3. 剑突下 指身体前正中线剑突下，剑突下检查适用于婴幼儿、慢性阻塞性肺气肿及胸廓畸形的患者。

4. 胸骨上窝 指胸骨上切迹处，胸骨上窝检查适用于观察心底结构及大血管。

5. 经食管 食管超声是将食道探头插入食道内探查，食管超声心动图适用于术中、肥胖、肺气肿、胸廓畸形和肋骨阻碍患者。

（四）检查前的准备工作

患者一般无须特殊准备，检查中患者保持平稳呼吸和安稳体位，婴幼儿及儿童不合作者可给予镇静或在熟睡后检查，检查时需充分暴露左胸部，但需注意保暖。

（五）检查模式和方法

1. M 型超声模式　选择 M 型取样线，对感兴趣局部进行检查、观察、记录分析。

2. 二维超声模式　是最重要、最基本的检查模式，可反映心脏某特定区域的整体形态、毗邻关系、活动情况，又称切面超声。

3. 彩色多普勒超声模式　可观察整个切面上的血流情况，大致了解病变范围所在。

4. 频谱多普勒模式　可分脉冲多普勒和连续多普勒，脉冲多普勒具有分辨距离的能力，可测量任意部位的血流；连续多普勒适用于高速湍流的探查分析。

5. 经食管超声模式　不受胸腔和肺气的干扰，更多应用于术中评估的一种超声心动图检查方法。

第二节　二维超声心动图基本图像

微课：二维超声心动图基本图像

二维超声心动图又称切面超声心动图，可以通过对声束不同角度切割，显示心脏和大血管断面的解剖结构、空间方位和相互之间的毗邻关系，还可显示其功能状态；二维超声心动图是其他检查模式的基础。如 M 型超声心动图的运动曲线测量、多普勒超声频谱取样容积的放置、彩色多普勒显像彩色取样框的设置及三维图像的立体重建，都是在二维切面图像基础上完成的。因此二维超声心动图对临床超声心动图学的发展和诊断水平的提高，发挥了极为重要的作用。

一、胸骨旁左心室长轴切面

（一）扫查方法

探头放置于胸骨左缘第 3、4 肋间，声束指向后背方向，标示点指向 9～10 点钟方向，扫查平面基本上与右胸锁关节至左乳头连线平行，与左心长轴平行。

（二）观察内容

本切面可显示右心室、室间隔、左心室、主动脉根部及主动脉瓣、左心房与二尖瓣等结构（图 14-2-1）。

（三）主要用途

观察主动脉、心腔、室间隔及左心室后壁和瓣膜的结构和活动情况。

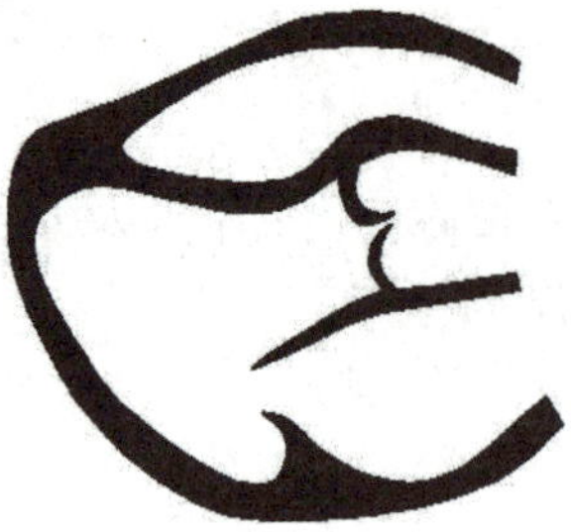

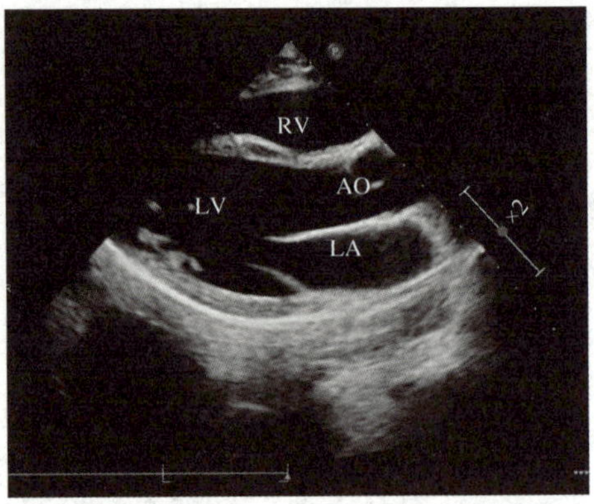

(a) (b)

图 14-2-1 胸骨旁左心室长轴切面

(a) 示意图；(b) 超声图。

RV. 右心室；LV. 左心室；LA. 左心房；AO. 主动脉。

二、胸骨旁心底短轴切面

(一) 扫查方法

探头置于胸骨左缘第 2、3 肋间，在左心室长轴切面基础上顺时针旋转探头 90°，即和左肩与右肋弓的连线基本平行，声束通过主动脉根部及其瓣膜。

(二) 观察内容

本切面可显示右心室流出道、主肺动脉及其分支、主动脉根及主动脉瓣、左心房、房间隔、右心房、三尖瓣、左冠状动脉主干（图 14-2-2）。

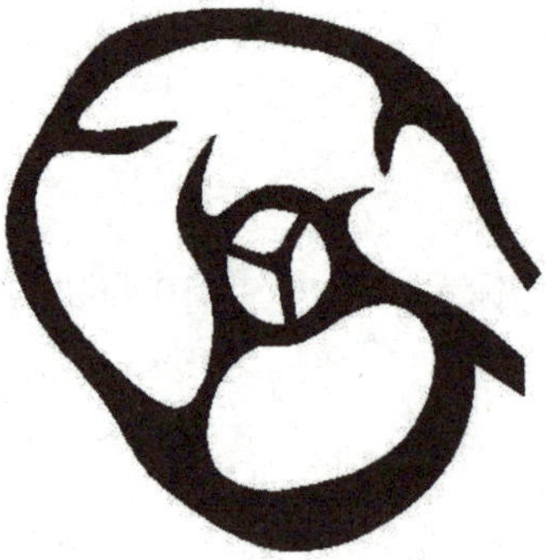

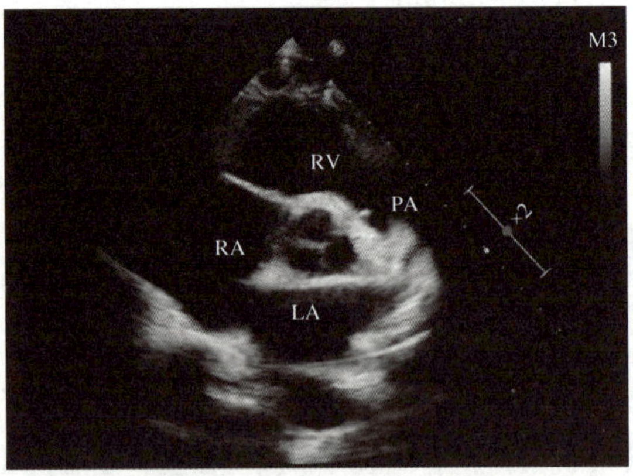

(a) (b)

图 14-2-2 胸骨旁心底短轴切面

(a) 示意图；(b) 超声图。

RV. 右心室；RA. 右心房；LA. 左心房；PA. 肺动脉。

（三）主要用途

本切面最适于观察主动脉根的形态、位置、前后径、腔内结构，主动脉瓣数量、位置、结构、活动状况及瓣口大小等，是观察分析主动脉根的最佳断面之一。

三、胸骨旁二尖瓣水平短轴切面

（一）扫查方法

探头置于胸骨左缘第 3、4 肋间，标示点朝向受检者下颌，扫查方向与上切面相似，但将探头向足侧倾斜通过二尖瓣前后叶。

（二）观察内容

本切面可显示右心室、室间隔、圆形左心室与二尖瓣口等（图 14-2-3）。

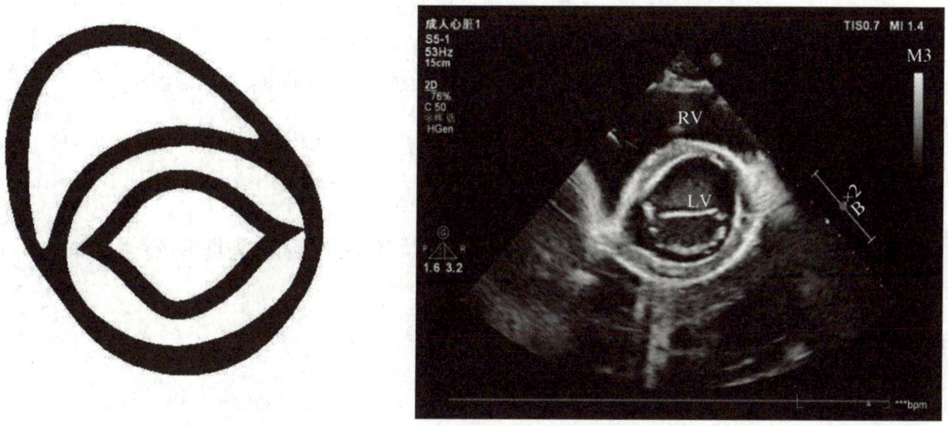

（a）　　　　　　　　（b）

图 14-2-3　胸骨旁二尖瓣水平短轴切面

（a）示意图；（b）超声图。

RV. 右心室；LV. 左心室。

（三）主要用途

该切面是观察左心室腔形状、内径、腔内结构和功能，以及观察室间隔和左心室壁的厚度、整体结构、节段性运动状况，是测量左心室壁厚度及其增厚率、心功能测定指标等的常用断面，也是评价二尖瓣及其腱索的位置、结构、活动状况和瓣口大小最重要的断面之一。

四、胸骨旁乳头肌水平短轴切面

（一）扫查方法

在二尖瓣水平短轴切面基础上探头继续向足侧倾斜通过乳头肌水平。

（二）观察内容

该切面可显示左、右心室，室间隔及前外侧和后内侧乳头肌，前外侧乳头肌位于4~5点钟方向，后内侧乳头肌位于7~8点钟方向（图14-2-4）。

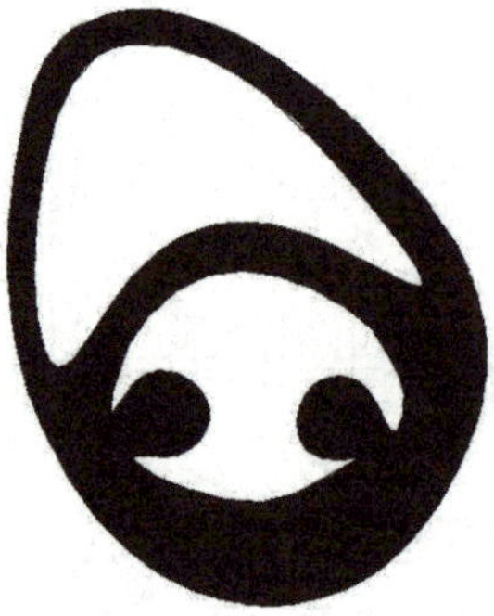

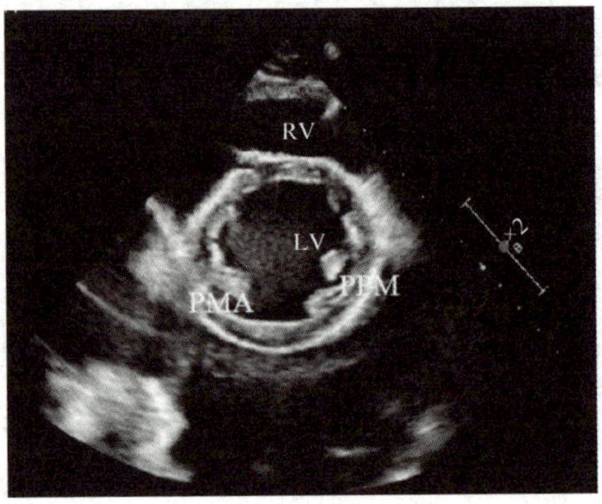

（a）　　　　（b）

图14-2-4　胸骨旁乳头肌水平短轴切面

（a）示意图；（b）超声图。

APM. 前外侧乳头肌；PPM. 后内侧乳头肌；LV. 左心室；RV. 右心室。

（三）主要用途

可观察左、右心室腔大小及比例，局部心肌运动状态及评价乳头肌功能等。

五、胸骨旁心尖水平短轴切面

（一）扫查方法

在乳头肌水平短轴切面基础上探头继续向足侧倾斜通过心尖水平。

（二）观察内容

可见左心室心尖部分的心室壁。

（三）主要用途

可观察左心室心尖部分的心壁厚度及活动情况（图14-2-5）。

六、心尖位

（一）心尖四腔切面

1. 扫查方法　探头放置于心尖搏动处，声束指向右侧胸锁关节，标示点指向3点钟方向。

2. 观察内容　该切面可显示室间隔、房间隔连线与二尖瓣、三尖瓣连线呈十字交叉，十字交叉位于图像中央，二尖瓣及三尖瓣处于左右排列方向，向两侧伸出二尖瓣前叶和三尖瓣隔叶，将左、右心室，左、右心房清晰地划分成四个腔室，故称心尖四腔观（图 14-2-6）。

（a）

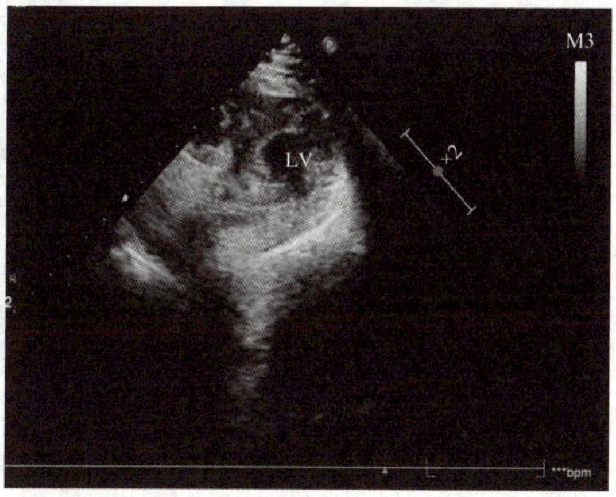

（b）

图 14-2-5 胸骨旁心尖水平短轴切面

（a）示意图；（b）超声图。

LV. 左心室。

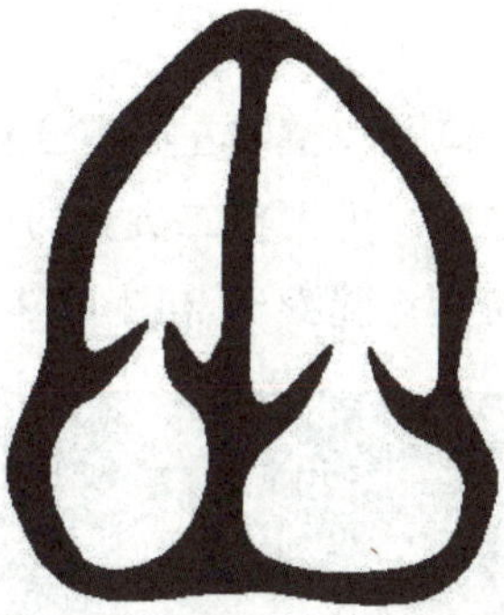

（a）

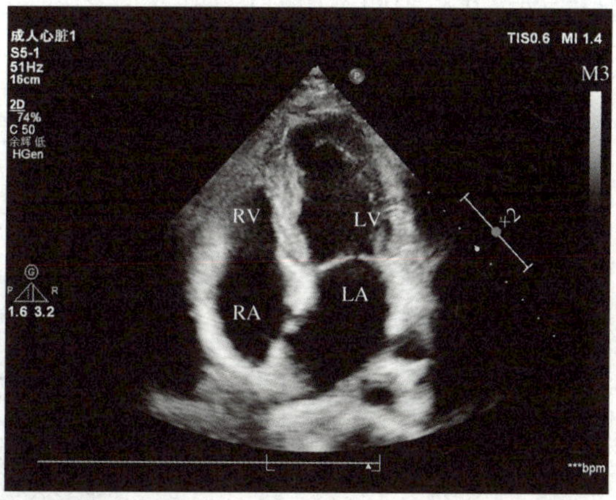

（b）

图 14-2-6 心尖四腔切面

（a）示意图；（b）超声图。

LV. 左心室；RV. 右心室；LA. 左心房；RA 右心房。

3. 主要用途 该切面观察左、右心房及心室大小，房室瓣形态与活动，房、室间隔连续状况等。

（二）心尖五腔切面

1. 扫查方法 在心尖四腔切面基础上，探测平面经过主动脉根部，在四腔之间又出现一半环形的主动脉腔。

2. 观察内容 扫查平面经过主动脉根部，使四心腔之间又出现一半环形的主动脉腔，位于两侧心房之间，即心尖五腔切面。

3. 主要用途 是评价左心室流出道、主动脉瓣口流速和室间隔膜部的理想切面（图 14-2-7）。

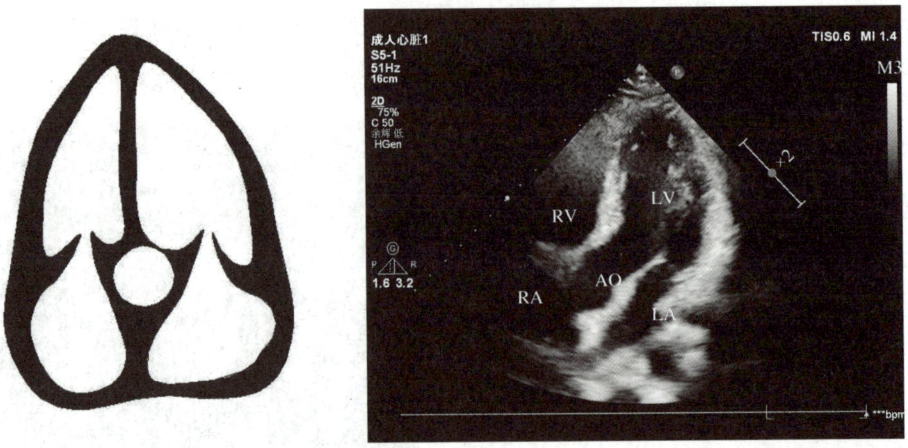

（a）　　　　　　　　　　（b）

图 14-2-7　心尖五腔切面

（a）示意图；（b）超声图。

LV. 左心室；RV. 右心室；LA. 左心房；RA 右心房；AO. 主动脉。

（三）心尖二腔切面

1. 扫查方法　在心尖四腔切面基础上，逆时针旋转探头 60°左右，沿左心长轴取纵切面，使其与室间隔平行，但不经过室间隔和房间隔，仅显示左心室与左心房。

2. 观察内容　能清晰观察心尖、左心室前壁和下壁、二尖瓣口及完整的左心室全貌。

3. 主要用途　该切面是显示左侧心腔解剖结构的标准断面之一，可观察二尖瓣的位置、结构、活动状况，以及观察左心室壁活动并判断有无节段性运动异常及局部室壁膨出（图 14-2-8）。

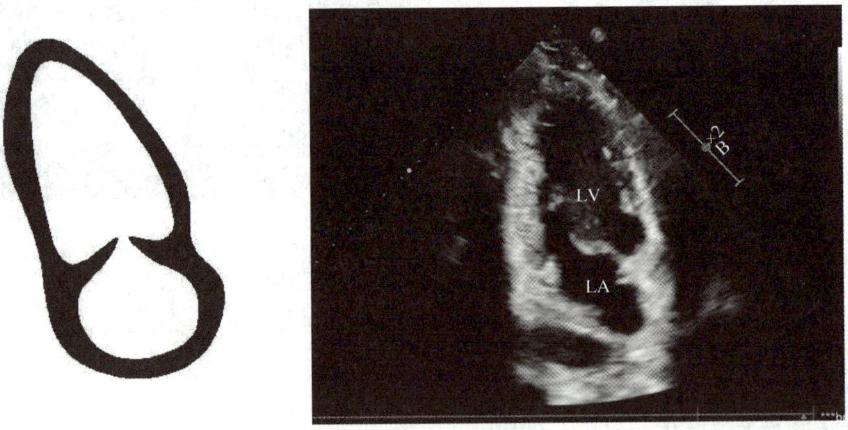

（a）　　　　　　　　　　（b）

图 14-2-8　心尖二腔切面

（a）示意图；（b）超声图。

LV. 左心室；LA. 左心房。

七、剑突下四腔切面

（一）扫查方法

探头放置于剑突下，探头方向指向左肩，声束向上倾斜，与胸骨旁左心长轴切面基本垂直，取冠状面的扫查图像，可获剑突下四腔切面。

（二）观察内容

四个心腔、房间隔、室间隔、二尖瓣、三尖瓣。

（三）主要用途

此切面所显示声束方向与房间隔近乎垂直，故回声失落效应少，房间隔假性连续中断出现率低，最适合观察分析房间隔，故对显示和观察房间隔缺损有重要价值（图 14-2-9）。

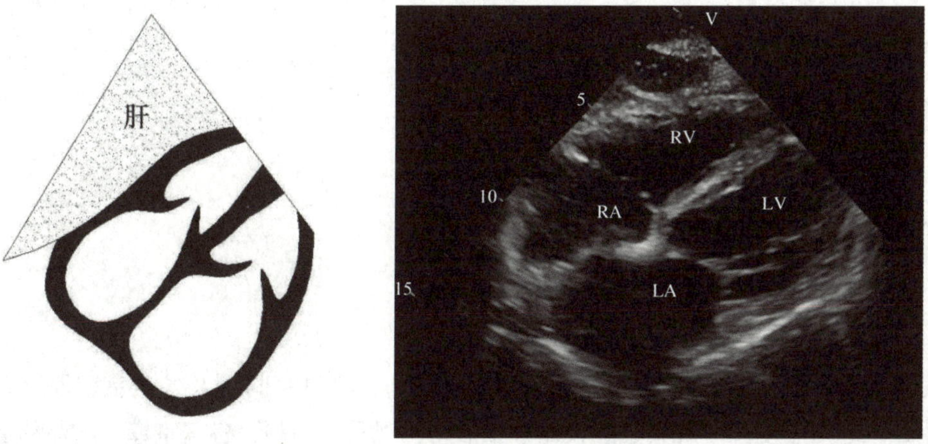

（a）　　（b）

图 14-2-9　剑突下四腔切面

（a）示意图；（b）超声图。

LV. 左心室；RV. 右心室；LA. 左心房；RA 右心房。

八、主动脉弓长轴切面

（一）扫查方法

探头置于胸骨上窝，声束指向心脏，扫查平面通过主动脉弓长轴，可显示主动脉弓及其主要分支和右肺动脉。

（二）观察内容

升主动脉、主动脉弓及其主要分支和降主动脉起始段（图 14-2-10）。

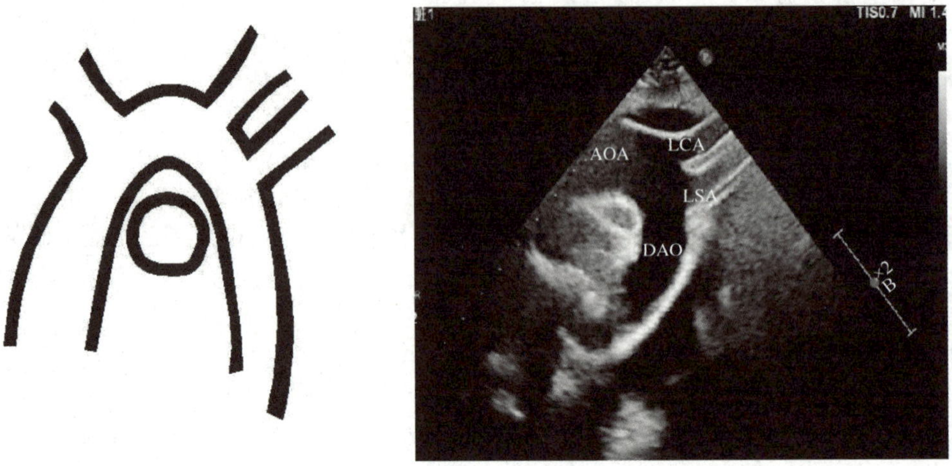

（a）　　　　　　　　（b）

图 14-2-10　主动脉弓长轴切面

（a）示意图；（b）超声图。

AOA. 主动脉弓；DAO. 降主动脉；LCA. 左颈总动脉；LSA. 左锁骨下动脉。

（三）主要用途

观察主动脉弓、降主动脉起始段病变。

九、扫查要点

（一）扫查内容

1. 常用二维超声心动图观察各房室形态、大小比例，测量室间隔及各房室壁厚度。
2. 运用二维超声心动图可观察心脏收缩舒张活动，观察室间隔、各房室壁及瓣膜的运动情况。

（二）注意事项

1. 心脏大血管的结构形态变化较大，在获取标准切面的同时，注意观察非标准切面，有时可提供重要信息。

2. 对于心血管疾病患者，心血管结构形态更是变化多端，检查中尤其需要灵活应用，切忌生搬硬套标准断面。

3. 心尖四腔切面观察房间隔缺损可出现假性回声失落，而剑突下四腔切面可大大降低这种假阳性率，必要时可辅助经食管超声心动图确诊有无房间隔缺损。

第三节　M 型超声心动图基本图像

M 型超声心动图以曲线形式显示声束传播途径上各组织结构随时间变化的移动轨迹，能清晰显示局部组织结构细微快速的活动变化，准确分析测定局部活动幅度，可对结构的径线、距离及运动时间进行精确测量。

在二维超声心动图基础上，M 型超声心动图可获得不同部位的标准曲线，在胸骨旁左心室长轴切面图之上，扫查声束由心尖向心底扫描，依次出现心尖波群（1 区）、心室波群（2a 区）、二尖瓣后叶波群（2b 区）、二尖瓣前叶波群（3 区）和心底波群（4 区）（图 14-3-1）。二尖瓣波群是 M 型检查最重要的基本波群，是探查其他部位波群的标志之一。

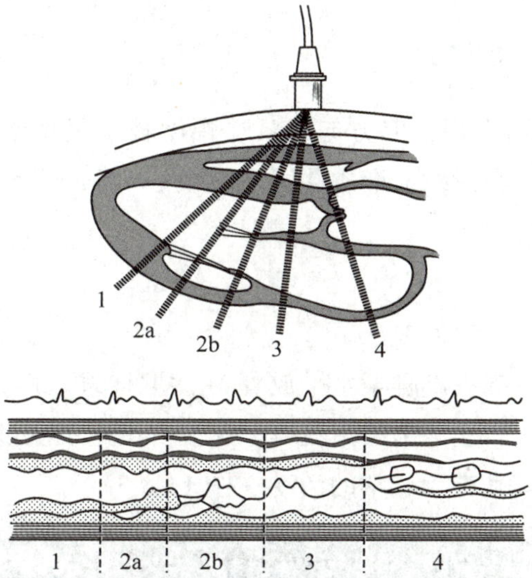

图 14-3-1　1~4 区 M 型超声心动图模式图

一、二尖瓣波群（3 区及 2b 区）

（一）二尖瓣前叶波群（3 区）

左室长轴切面之上，经二尖瓣前叶瓣尖水平放置 M 型取样线，声束顺序通过胸壁、右心室前壁、右心室、室间隔、左心室流出道，二尖瓣前叶、左心房后壁。显示二尖瓣前叶曲线呈“M”形。二尖瓣前叶曲线表现为舒张早期 E 峰和舒张晚期 A 峰，呈特征性双峰曲线。舒张早期左心室快速充盈期，二尖瓣开放至最大，形成前叶活动曲线 E 峰。心房收缩，血液再次推动二尖瓣开放，形成 A 峰（图 14-3-2）。

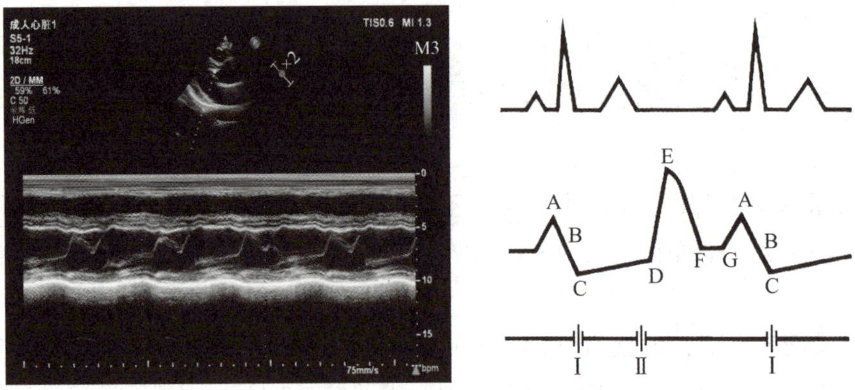

（a）　　　　　　　　（b）

图 14-3-2　二尖瓣波群

（a）二尖瓣前叶曲线；（b）二尖瓣前叶曲线。

（二）二尖瓣后叶波群（2b 区）

二尖瓣后叶在左心室舒张期出现，但方向相反，幅度较小呈倒影样镜像回声曲线，略似“W”形，收缩期二尖瓣前后叶合拢，在曲线上形成共同之 CD 段。舒张期瓣口开放，后叶与前叶分开。

二、心室波群（2a 区）

左心室长轴切面上，一般在二尖瓣腱索水平放置 M 型取样线。声束顺序通过胸壁、右心室前壁、室间隔、左心室腔与左心室后壁，显示出心室波群。此波群可用于测量左心室内径、左心室后壁和室间隔的厚度与活动幅度，并观察其有无异常的活动（图 14-3-3）。

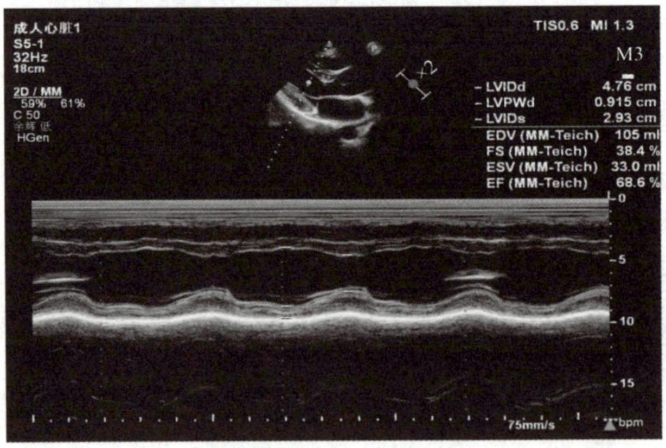

图 14-3-3　心室波群

（一）室间隔曲线

二尖瓣前叶之前可见室间隔运动曲线，活动幅度较小，正常情况下其收缩期向后运动，舒张期向前运动，与左心室后壁呈逆向运动。右心容量负荷增加时，室间隔与左心室后壁可呈同向运动。

（二）左心室后壁曲线

正常人左心室后壁呈收缩期向前与舒张期向后的运动，与室间隔运动相反。

三、心底波群（4 区）

在左心室长轴切面之上，经主动脉瓣水平放置 M 型取样线显示心底波群，自前至后依次显示为胸壁、右心室流出道、主动脉根部及左心房（图 14-3-4）。

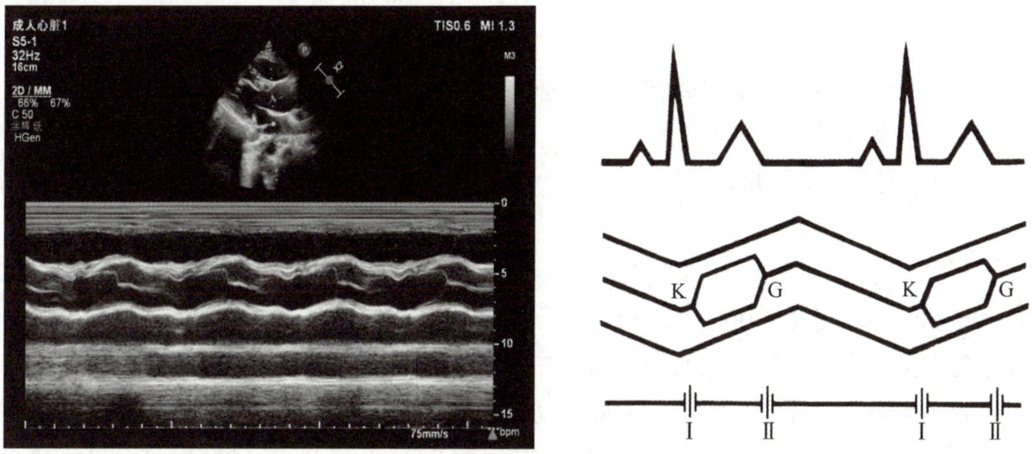

（a）　　　　　　（b）

图 14-3-4　心底波群

（a）主动脉根部波群；（b）主动脉瓣曲线示意图。

（一）主动脉根部波群

心底波群中，主动脉根部前、后壁结构显示为两条回声较强的平行曲线。上线代表右心室流出道后壁与主动脉前壁，下线代表主动脉后壁与左心房前壁。两线在收缩期向前，舒张期向后。

（二）主动脉瓣曲线

主动脉根部前后两线之间，有时可见一六边形盒样结构的主动脉瓣运动曲线。收缩期两线分开，分别靠近主动脉前后壁。舒张期则迅速闭合成一条直线，前方曲线代表主动脉瓣右冠瓣，后方曲线代表无冠瓣。

四、三尖瓣波群

胸骨旁四腔心切面上，经三尖瓣前叶放置 M 型取样线，可见三尖瓣波群，呈双峰曲线。其形态与波型形成机制与二尖瓣相似。依次见胸壁、右心室前壁、三尖瓣、右心房。

五、肺动脉瓣波群

心底短轴切面上，经肺动脉后瓣放置 M 型取样线，可显示此波群。收缩期肺动脉瓣开放，曲线向后。舒张期瓣膜关闭，曲线向前。

六、扫查要点

（一）扫查内容

1. 利用 M 型超声心动图可测量各腔室的大小和室壁的厚度。
2. 可测量室壁运动幅度。
3. 可以计算出左心室收缩功能。

（二）注意事项

1. 患者取左侧卧位或者是平卧位，平稳呼吸，尽量减少心脏位移。
2. 测量心脏大小时，尽量使声束的方向与被扫查的结构相垂直。
3. 探头位置及声束方向固定，以了解不同心动周期中心脏界面活动有无变化。

第四节　各瓣膜彩色多普勒血流图像

彩色多普勒血流成像是一种附加在二维超声图像基础之上，用彩色编码标记血流方向和相对速度的成像技术，通常以红色代表迎向探头方向的血流，蓝色代表背离探头方向的血流，所谓正红负蓝彩色编码方式。一般情况下，以色彩的亮度反映血流速度，即流速与亮度成正比，流速越高色彩越鲜亮，反之则色彩越暗淡，能够相对直观和实时地展示心脏内血流的方向、速度、范围，以及是否存在血流紊乱或异常通路等情况。是目前临床检测心脏血管血流变化的最主要方法。

一、二尖瓣彩色多普勒血流图像

心尖四腔或心尖两腔切面，舒张期二尖瓣开放，彩色多普勒成像可清晰显示一条宽阔明亮的红色带状血流束，自二尖瓣口流入左心室。血流束的中心部分，尤其是靠近瓣尖的位置，由于流速最快，因此在超声图像上呈现为鲜艳的红色，有时甚至可能出现频率失真，表现为彩色镶嵌的血流信号。而在血流束的边缘部分，由于流速相对较慢，在其声像图上显示的红色则较为暗淡。收缩期二尖瓣口关闭，无血流通过［图 14-4-1（a），彩图 23］［图 14-4-1（b），彩图 24］。

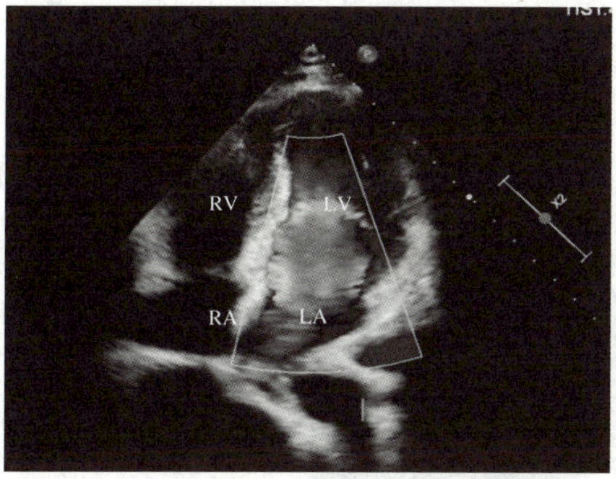

(a)

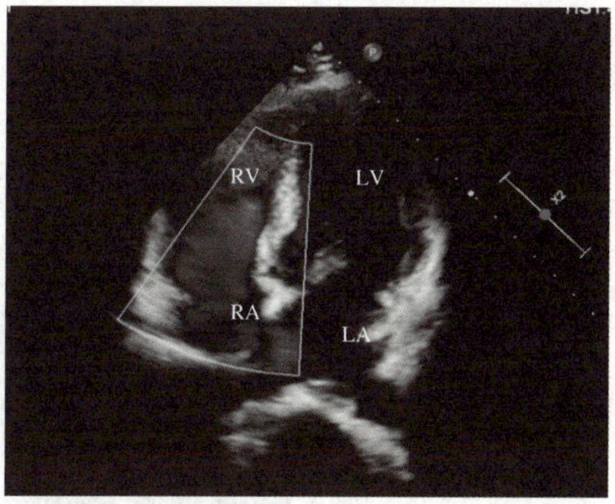

(b)

图 14-4-1　二尖瓣、三尖瓣彩色多普勒血流图像

(a) 二尖瓣彩色多普勒血流图像；(b) 三尖瓣彩色多普勒血流图像。

LA. 左心房；LV. 左心室；RA. 右心房；RV. 右心室。

二、三尖瓣彩色多普勒血流图像

三尖瓣口呈现与二尖瓣相似的有规律的色彩血流变化。舒张期三尖瓣口开放，可见红色血流由右心房经瓣口进入右心室；收缩期瓣口关闭，无血流通过。

三、主动脉瓣彩色多普勒血流图像

心尖五腔切面，收缩期见左心室流出道血流呈蓝色经主动脉瓣口流向主动脉。中心区最鲜艳，近动脉壁处逐渐变暗；舒张期瓣口关闭，无血流通过（图 14-4-2，彩图 25）。

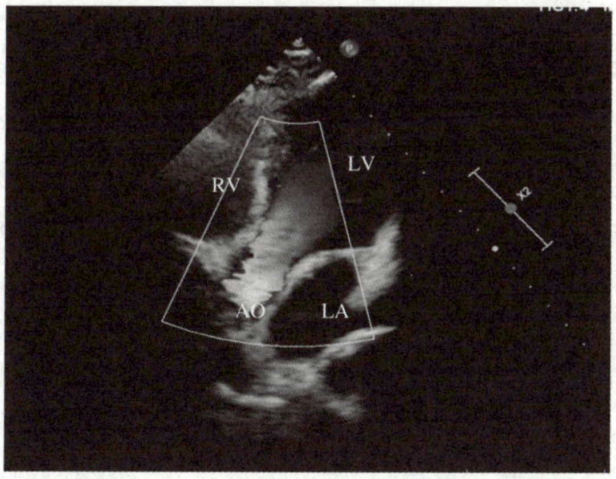

图 14-4-2　主动脉瓣彩色多普勒血流图像

AO. 主动脉；LA. 左心房；LV. 左心室；RV. 右心室。

四、肺动脉瓣彩色多普勒血流图像

胸骨旁心底短轴切面，收缩期见右心室流出道血流呈蓝色经肺动脉瓣口流向肺动脉；舒张期瓣口关闭，无血流通过。(图 14-4-3，彩图 26)。

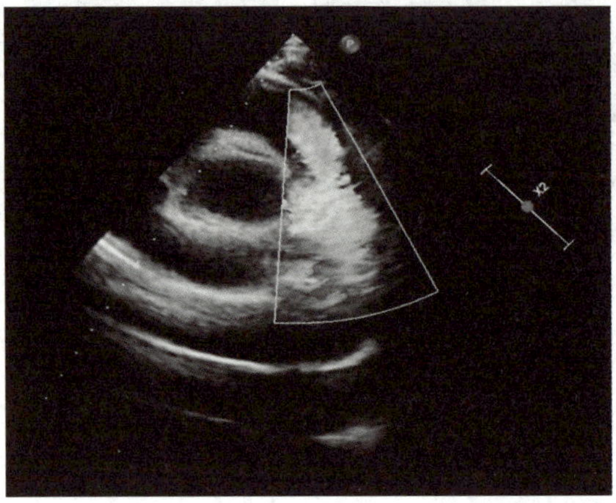

图 14-4-3　肺动脉瓣彩色多普勒血流图像

第五节　各瓣膜频谱多普勒波型图像

多普勒超声技术基于多普勒原理，通过扫查血流中红细胞反射的超声波产生的频移（多普勒频移）来获取人体内血流的运动信息。这些信息可以通过频谱曲线和音频信号的形式显示出来，为诊断提供血流速度和方向等定量分析参数。就其发射方式，可分为脉冲多普勒和连续多普勒。

一、二尖瓣频谱多普勒正常波型

心尖四腔或心尖两腔切面，将取样容积置于二尖瓣上 1.0~2.0cm 内，声束与室间隔平行，可以获取到舒张期出现的正向、窄频带、双峰波型的多普勒频谱，频谱第一峰（E 峰）较高，为舒张早期血流快速充盈所致；第二峰（A 峰）较低，为舒张末期心房收缩，血流再度加速所致（图 14-5-1）。由于正常二尖瓣舒张期血流为层流，因此 E、A 两峰的上升支与下降支均较为陡直，形成类似三角形的尖峰，且频谱较窄，与基线之间存在空窗。成人最大流速平均为 0.90m/s（0.60~1.30m/s），儿童为 1.0m/s（0.80~1.30m/s）。

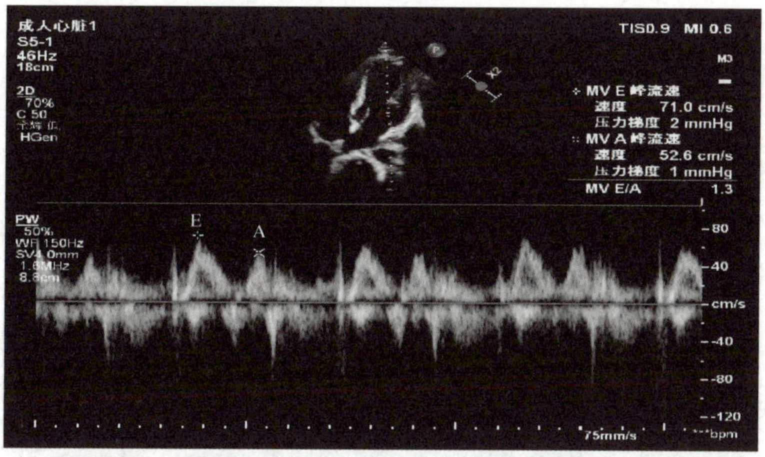

图 14-5-1　二尖瓣频谱多普勒正常波型

二、三尖瓣频谱多普勒正常波型

心尖四腔或者胸骨旁大动脉短轴切面，将取样容积放置于三尖瓣上 1.0~2.0cm 内，声束与室间隔平行，可获得类似二尖瓣口的血流频谱，为舒张期正向双峰频谱，E 峰>A 峰。因血流速度较低，频谱幅度较二尖瓣口血流频谱低。成人最大流速平均为 0.50m/s（0.30~0.70m/s），儿童为 0.60m/s（0.50~0.80m/s）（图 14-5-2）。

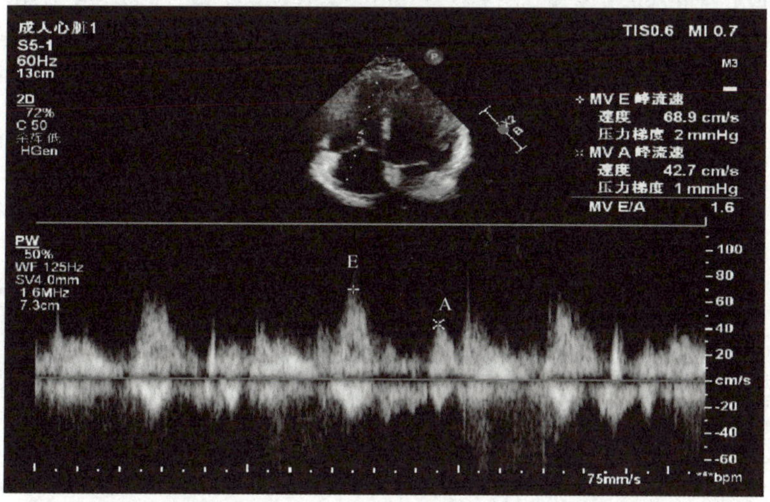

图 14-5-2　三尖瓣频谱多普勒正常波型

三、主动脉瓣频谱多普勒正常波型

心尖五腔，将取样容积放置于主动脉瓣上，可获得出现于收缩期负向的窄频带单峰波（图 14-5-3）。成人最大流速平均为 1.30m/s（1.0~1.70m/s），儿童为 1.50m/s（1.20~1.80m/s）。

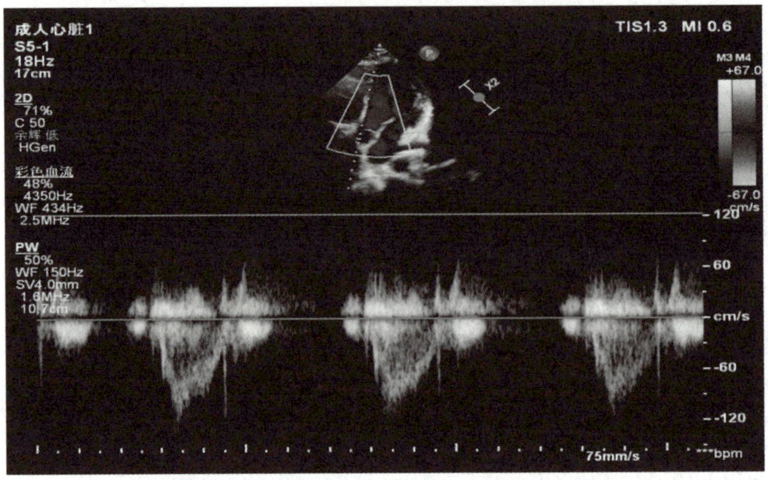

图 14-5-3　主动脉瓣频谱多普勒正常波型

四、肺动脉瓣频谱多普勒正常波型

胸骨旁心底短轴切面，将取样容积放置于肺动脉瓣上，可获得出现于收缩期的负向的窄频带单峰波，成人最大流速平均为 0.75m/s（0.6~0.9m/s），儿童为 0.7m/s（0.5~1.0m/s）（图 14-5-4）。

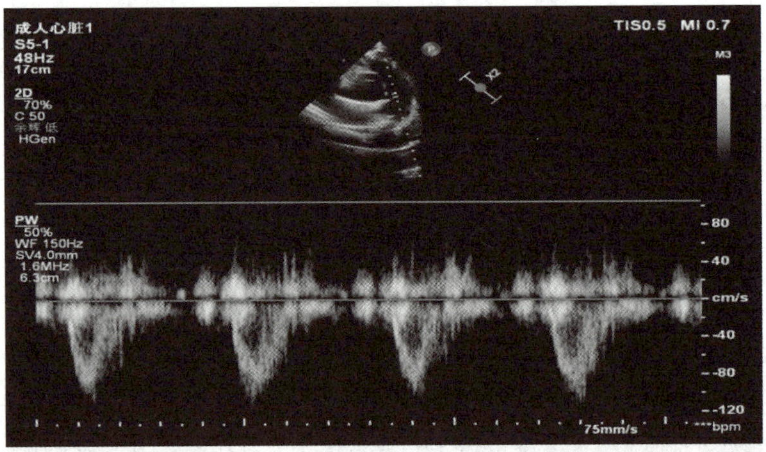

图 14-5-4　肺动脉瓣频谱多普勒正常波型

第六节　心脏功能超声测量

心脏作为血液循环的核心动力器官，通过其持续的收缩与舒张活动，确保了血液能够在体内循环流动。在心脏舒张阶段，它主要负责接纳来自静脉系统的血液回流；而在心脏收缩阶段，则将血液有力地泵入全身动脉系统，从而满足身体各组织器官的代谢需求和氧气供应。心脏功能的变化是决定患者预后及某些治疗方案选择的重要因素。超声心动图能反映心脏的结构状态、心腔大小、心肌的运动情况（幅度、方向和速率），以及心脏的整体功能状态，包括左、右心室的收缩功能和舒张功能，是目前临床上用于评价心脏功能使用最广泛的无创性检查手段。

一、左心室收缩功能

左心室射血分数是临床最常用、最重要的左心室收缩功能指标，一般从左心室收缩末期和舒张末期容积测算。

（一）M 型超声心动图

在心室波群（2a 区），显示室间隔及左心室后壁的运动曲线，测量左心室舒张末期内径（LVEDd）和收缩末期内径（LVEDs）。若无节段性室壁运动异常存在时，根据 Teichholtz 校正公式仪器自动计算并显示左心室射血分数（图 14-6-1）。

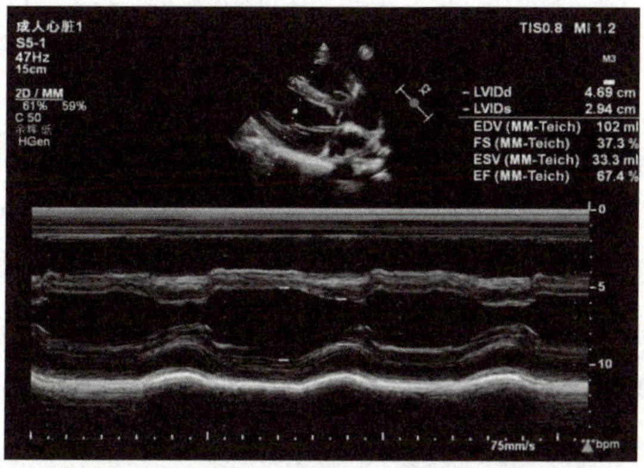

图 14-6-1　M 型超声心动图测定左室收缩功能

射血分数 LVEF =（LVEDV-LVESV）/ LVEDV；EF 的正常值为 50%~75%，<50%表示左心室收缩功能减退。

左心室短轴缩短率：心室收缩活动由短轴和长轴方向的收缩活动组成，短轴缩短率通过测定左心室前后径收缩期和舒张期之间的变化，可部分反映左心室收缩功能，在没有左心室节段性室壁运动异常时与左心室射血分数相关性较好。

左心室短轴缩短率 LVFS =（LVEDd-LVEDs）/ LVEDd；FS 的正常值为 27%~50%。<25%表示左心室收缩功能减退。

（二）二维 Simpson 法

Simpson 规则是一种用于计算左心室容积的方法，它基于假设左心室由多个形状相似的圆柱形几何体组成。通过分别测量这些圆柱体的容积并将它们相加，可以得到左心室的总体积。这种方法的优势在于它不依赖于固定的几何模型，因此特别适用于那些存在室壁节段运动异常的患者，能够更准确地反映实际的心脏形态和功能。但测定和计算方法复杂，一般需通过计算机分析处理。分单平面法和双平面法。双平面法：首先在心尖标准四腔切面上，于心脏舒张末期（此时左心室腔扩张到最大）沿左心室内膜勾画出心室腔的形态。随后，在心脏收缩末期（此时左心室收缩到最小）再次沿左心室内膜勾画出心室的形态。同样的操作也在心尖两腔切面上进行。通过这些操作，仪器将自动计算出左心室射血分数等数值。单平面法只要在心尖四腔切面测量即可（图 14-6-2）。

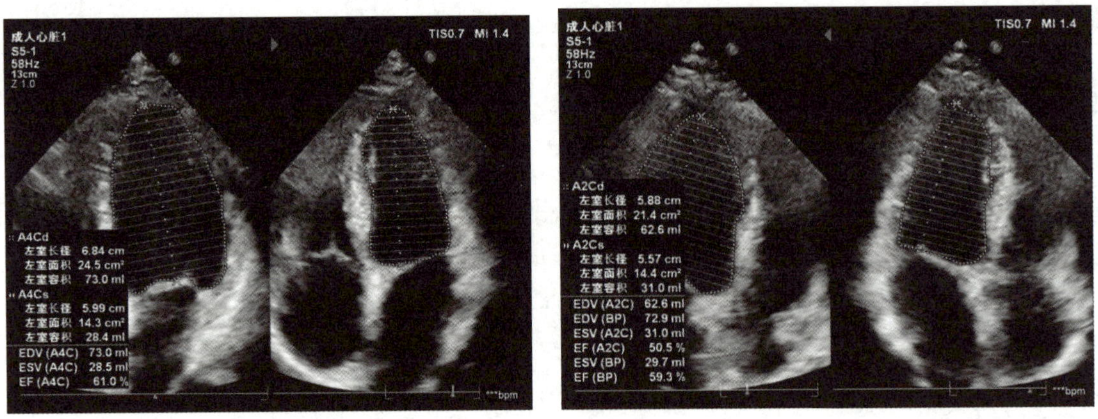

（a）　　（b）

图 14-6-2　Simpson 法测定左室收缩功能

（三）新技术的应用

目前，临床上除传统的超声心动图技术外，还广泛采用了多种先进的超声技术来评估心脏功能，这些技术包括组织多普勒成像、声学定量技术、斑点追踪及应变率成像技术，以及三维超声心动图等。这些新技术的应用不仅提高了心脏功能评估的准确性，还扩展了超声心动图在心脏病诊断和治疗监测中的应用范围。它们能够提供关于心脏局部收缩功能的详细信息，这对早期诊断心脏病、评估治疗效果，以及预测患者预后等方面具有重要的临床价值。

二、左心室舒张功能

左心室舒张功能的评估是心脏功能检查的重要组成部分，它包括主动松弛功能和被动充盈功能两个方面。主动松弛功能主要影响舒张早期的心室舒张，而被动充盈功能则与舒张中晚期的心室舒张密切相关。被动充盈功能取决于心室的顺应性和负荷状态。心室顺应性，即心室的柔韧性和扩张能力，是评估左心室舒张功能的重要指标。当左心室顺应性降低（左心室僵硬度增加）时，即使少量的血液充盈也可能导致左心室舒张压的显著上升。如果左心室柔顺性良好，心室充盈时左心室舒张压不会显著升高。目前常用的评价左心室舒张功能的方法如下。

（一）二尖瓣口舒张期血流频谱

取心尖四腔心切面，声束与血流方向平行，取样容积放置于舒张期二尖瓣尖处，即获得二尖瓣口舒张期血流频谱。二尖瓣口舒张期血流频谱由舒张早期血流快速充盈产生的 E 峰和舒张晚期左心房收缩血流充盈产生的 A 峰组成，常用参数如下。舒张早期最大血流速度（E）：正常平均值约 73cm/s；舒张晚期最大血流速度（A）：正常平均值约 40cm/s；舒张早期与舒张晚期最大速度之比（E/A），正常值：$1<E/A<2$。$E/A<1$，提示左心室松弛功能受损，但此时左心室充盈压基本正常；$E/A>2$，提示左心室限制性充盈异常，心肌顺应性减低，此时左心室舒张末压及左房压增高。在有些心脏病患者中，其左心室舒张功能减退，但 E/A 比值正常，称为假性正常化。假性正常化是左心室松弛功能异常和限制充盈异常之间的过渡形式。应结合其他评价指标，排除假性正常化。

（二）二尖瓣环组织多普勒

采用组织多普勒成像技术，可以详细观察二尖瓣环的运动状态。在检查时，通常选择心尖四腔心切面，将取样容积精确放置于二尖瓣环的位置。通过这种方式记录二尖瓣环运动的多普勒频谱。其频谱由收缩期S′峰、舒张早期e′峰及舒张晚期a′峰组成。左心室舒张功能正常时，e′峰> a′峰；当舒张功能减退时，e′峰<a′峰，随着舒张功能减退的不断加重，e′峰进一步减低，a′峰增大。室间隔 e′<7cm/s 或侧壁 e′<10cm/s 提示有左心室舒张功能减低可能；二尖瓣血流 E 峰速度与二尖瓣环处室间隔舒张早期速度的平均值 e′的比值，即平均 E/e′，常规用于评估左心室充盈压，具有良好的可重复性，平均 E/e′>14 与左心室充盈压升高具有高度特异性。采用组织多普勒成像技术可以鉴别假性正常化（图 14-6-3）。

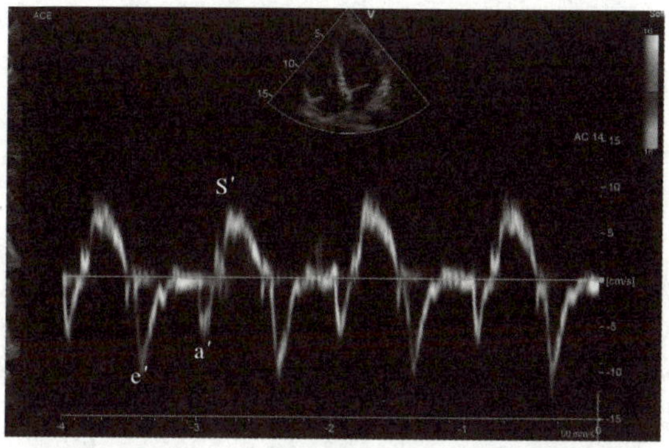

图 14-6-3　二尖瓣环组织多普勒频谱图

三、右心室功能

右心室功能与许多疾病预后密切相关，随着临床对右心室功能认识和研究的深入，右心室功能评价受到越来越多的重视。超声心动图是目前评估右心室结构和功能的主要方法，但由于右心室复杂的解剖形态，准确评估右心室功能充满挑战，三尖瓣环收缩期位移和右心室面积变化分数是临床常用的较简便的右心整体功能测定方法。

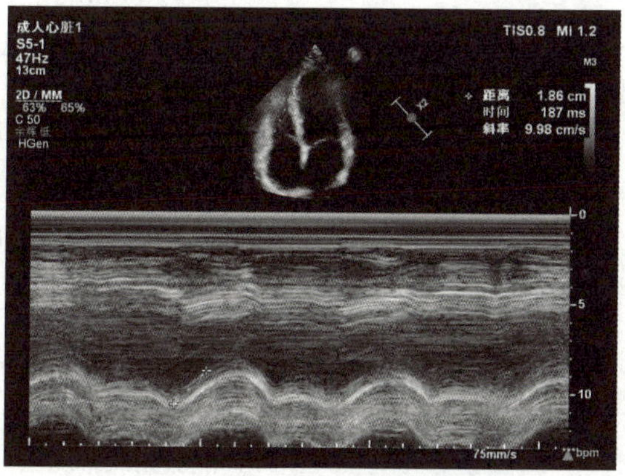

图 14-6-4　右心室部分纵向功能

1. 三尖瓣环收缩期位移　于心尖四腔心断面将 M 型取样线放置于三尖瓣侧瓣环，测量瓣环在收缩达峰时的纵向位移，三尖瓣环收缩期位移<17mm 提示右心室收缩功能减低。三尖瓣环收缩期位移易于获取，测量简单，可重复性好，但仅代表右心室部分纵向功能（图 14-6-4）。

2. 右心室面积变化分数　于心尖四腔心断面通过勾勒右心室心内膜下面积，分别测量右心室收缩末期和舒张期末期面积，计算右心室面积变化分数。右心室面积变化分数% =（舒张末期面积−收缩末期面积）÷ 舒张末期面积 ×100%。右心室面积变化分数< 35% 为右心室收缩功能减低。

第七节　心脏瓣膜病超声诊断

凡是病变累及心脏瓣膜，引起瓣叶及其瓣环、腱索、乳头肌等形态结构异常和功能障碍者，一般统称为心脏瓣膜病。

引起心脏瓣膜病的病因有风湿热、先天性、感染性、老年退行性、瓣环特发钙化性、肿瘤性、结缔组织疾病性、创伤性和瓣膜脱垂等。心脏瓣膜病主要包括瓣膜狭窄、瓣膜关闭不全及瓣膜赘生物。

一、二尖瓣狭窄

慢性风湿性心瓣膜病是二尖瓣狭窄最常见的病因，尤以女性多见，少数为先天性和老年退行性改变。风湿性二尖瓣狭窄是由于反复发生的风湿热并随反复、长期发展而进一步出现慢性炎症和纤维化等病变，随着时间的推移，这些病变逐渐导致瓣膜变厚、僵硬，瓣膜口面积减小，最终形成二尖瓣狭窄。

风湿性二尖瓣狭窄根据病变程度，可分为两种类型。

1. 隔膜型 瓣叶的前后交界部发生粘连，导致瓣口面积减小。虽然二尖瓣瓣体可能有不同程度的增厚，但其活动度通常不会受到严重影响，只是略微受限。

2. 漏斗型 前瓣及后瓣严重增厚和纤维化，瓣体部活动消失，腱索及乳头肌显著缩短、粘连，整个瓣膜呈漏斗状，瓣叶活动明显受限。

正常的二尖瓣叶质地柔软，瓣口面积为 4 ~ 6cm^2。二尖瓣口随风湿病变进展而逐渐缩小，当二尖瓣狭窄发生时，左心房的血液在舒张期流入左心室的过程中受到阻碍。这导致左心房内的血液不能有效地排空，从而引起血液在左心房内积聚，进而使左心房压力升高。长期的血液积聚和压力升高促使左心房扩张，以容纳更多的血液。由于左心房与肺静脉之间没有瓣膜等结构来调节压力，肺静脉和肺毛细血管的压力会随着左心房压力的升高而升高，进而引起肺淤血、肺静脉扩张和肺水肿，肺部长期淤血水肿、肺小动脉收缩痉挛可导致肺动脉压升高，出现肺动脉高压和肺动脉扩张，右心负荷的增加可使右心室和右心房扩张、肥厚，最终导致右心衰竭。

临床症状主要表现为呼吸困难、咳嗽及咯血。心尖区第一心音增强，舒张期心前区可闻及隆隆样杂音和开放拍击音，常触及舒张期震颤。

（一）超声检查

1. 检查方法 检查时患者左侧卧或平卧位，在左心室长轴切面、心尖四腔切面、二尖瓣水平短轴切面全面观察二尖瓣的形态、结构、功能改变，以及心房和心室的大小。采用多普勒超声技术可以观测二尖瓣狭窄引起的血流动力学改变，计算通过二尖瓣口的血流速度、压差及二尖瓣口面积等。M 型超声心动图主要观察二尖瓣前后叶、心室壁的运动情况。

2. 超声心动图诊断要点

（1）二尖瓣瓣尖增厚、回声增强，瓣叶活动受限，瓣口明显减小，舒张期二尖瓣前叶呈圆顶状突向左心室流出道，呈现出“气球样”改变［图 14-7-1（a）］。通常二尖瓣面积<2.0cm^2 有血流动力学意义。表 14-7-1 二尖瓣狭窄的定量评估数据可供参考。

表 14-7-1 二尖瓣狭窄的定量评估

	二尖瓣瓣口面积 MVA（cm^2）	平均跨瓣压差 MG（mmHg）	峰值跨瓣压差 PG（mmHg）
轻度	>1.5	<5	<10

续　表

	二尖瓣瓣口面积 MVA（cm^2）	平均跨瓣压差 MG（mmHg）	峰值跨瓣压差 PG（mmHg）
中度	1.0~1.5	5~10	10~20
重度	<1.0	>10	>20

（2）左心房增大，左心房内血流自发显影出现云雾状回声，后期血栓形成。

（3）右心室、右心房增大，肺动脉增宽。

（4）M 型超声心动图：舒张期二尖瓣口开放时，A 峰与 E 峰消失，EF 斜率减低，曲线呈“城墙样”改变，二尖瓣后叶由于与前叶交界处粘连，呈同向运动［图 14-7-1（b）］。

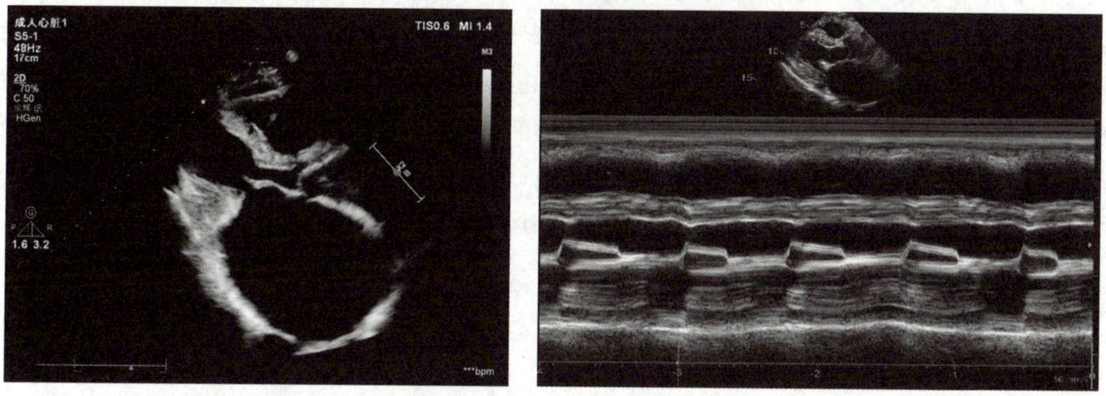

（a）　（b）

图 14-7-1　二尖瓣狭窄

（a）二维超声心动图；（b）M 型超声心动图。

（5）彩色多普勒：舒张期通过狭窄的二尖瓣口时速度逐渐加快，色彩的亮度逐渐增加，见以红色为主的五彩镶嵌血流信号。

（6）频谱多普勒：在心尖二腔或四腔切面将取样门置于二尖瓣口的心室侧，舒张期可探及位于零线上的高速血流频谱，频谱的 A 峰和 E 峰消失，呈方形波，舒张早期血流速度峰值>1.5m/s，舒张期平均血流速度>0.9m/s（图 14-7-2）［图 14-7-2（a），彩图 27］。

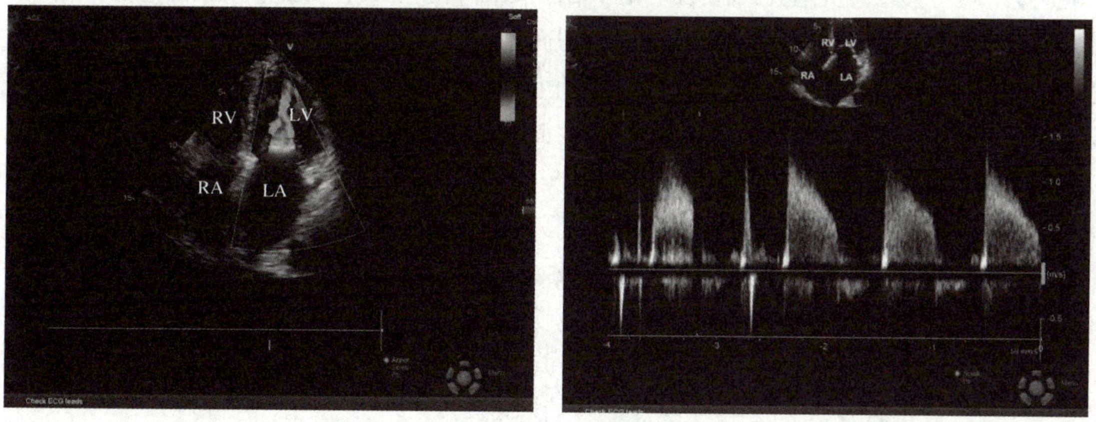

（a）　（b）

图 14-7-2　二尖瓣狭窄

（a）彩色多普勒；（b）频谱多普勒。

RA. 右心房；LA. 左心房；LV. 左心室。

（二）鉴别诊断

综合运用超声检查的各种技术，如 M 型超声、二维超声、多普勒超声等，对于诊断二尖瓣狭窄具有较高的特异性。还可以与其他可能导致左心房增大的疾病进行鉴别诊断。在鉴别诊断过程中，特别需要注意左心房黏液瘤与左心房活动性血栓的区分，鉴别要点有黏液瘤多数窄基底附着在房间隔上，左心房血栓基底部宽，附在左心房其他壁上居多。对左心耳的血栓，用经食管超声更易检出。

（三）扫查要点

通过多个常用切面综合评估二尖瓣的形态、回声改变及活动幅度是诊断二尖瓣狭窄的关键步骤。在左心室长轴切面及二尖瓣水平短轴切面观察二尖瓣的前后叶形态、回声强度、瓣叶厚度和活动幅度，测量二尖瓣开放幅度及二尖瓣口面积；在心尖四腔切面测量二尖瓣口舒张早期血流峰值速度、舒张期平均血流速度及平均压差。对于二尖瓣狭窄的诊断，不仅需要通过超声心动图等影像学检查进行定性诊断，明确瓣膜是否存在狭窄，还需要进行定量诊断，评估狭窄的严重程度。此外，结合患者的病史和其他辅助检查方法，尽可能地确定病因，为临床的进一步治疗提供依据。

二、二尖瓣关闭不全

二尖瓣关闭不全是一种常见的心脏瓣膜疾病，指的是二尖瓣在心脏收缩期无法完全闭合，导致血液从左心室反流回左心房。可由多种原因引起，其中风湿性心脏瓣膜病是最为常见的病因，约占所有风湿性瓣膜疾病的 34%，且常与二尖瓣狭窄合并存在。除了风湿性心脏病，其他常见病因有二尖瓣脱垂、腱索断裂、冠心病乳头肌功能不全、二尖瓣钙化等。轻度二尖瓣关闭不全左心房、左心室大小在正常范围内，重度二尖瓣关闭不全，增加了左心房的容量负荷，长期的反流会使左心房和左心室扩大，最终导致左心衰竭。二尖瓣关闭不全的重要体征是心尖部可闻及收缩期吹风样杂音。

（一）超声检查

1. 检查方法 主要在左心室长轴切面、心尖四腔切面和心尖二腔切面，观察房室腔大小、二尖瓣叶、腱索、乳头肌情况，胸骨旁二尖瓣水平短轴切面可观察二尖瓣关闭时对合是否良好。利用彩色多普勒超声可观察左心房内异常反流束，连续多普勒可测量二尖瓣反流速度，计算反流的压差。经食管超声检查由于不受肺气干扰，可精确测量反流束的面积、起源和分布，评估反流的严重程度。

2. 超声心动图诊断要点

（1）风湿性二尖瓣关闭不全者，二尖瓣叶增厚，回声增强，收缩期二尖瓣前后叶对合欠佳。二尖瓣脱垂时可见收缩期瓣叶脱入左心房，左心房及左心室增大，代偿期左心室壁搏动增强。

（2）M 型超声心动图：CD 段呈“吊床样”改变（图 14-7-3）。严重二尖瓣病变所致关闭不全时，CD 段可呈水平状双线结构。

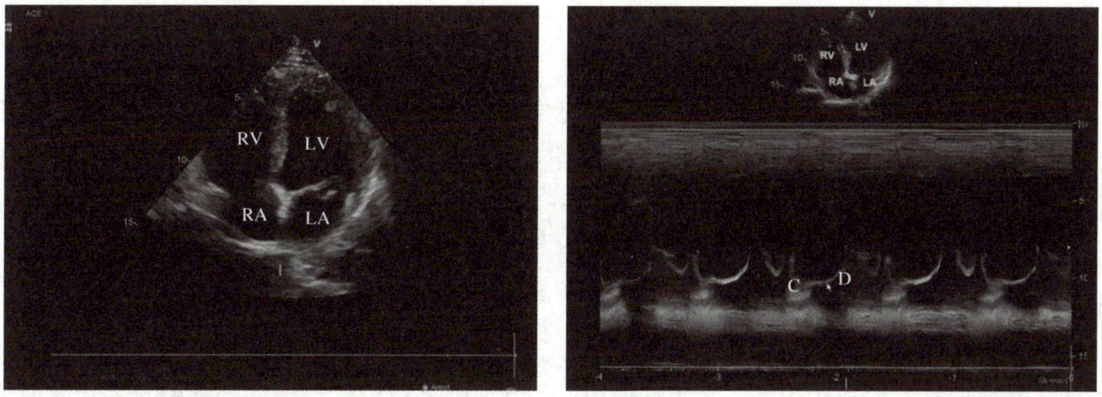

（a）（b）

图 14-7-3 二尖瓣脱垂

（a）二维超声心动图；（b）M 型超声心动图。

注：↓示“吊床样”改变。

（3）彩色多普勒：收缩期左心房内见源于二尖瓣口的以蓝色为主的五彩镶嵌的反流束。二尖瓣口收缩期反流信号是诊断二尖瓣关闭不全的可靠依据（图 14-7-4，彩图 28）。

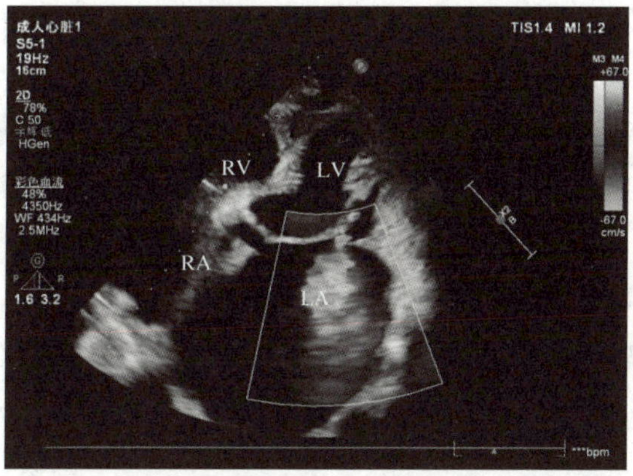

图 14-7-4 二尖瓣关闭不全彩色多普勒图像

RA. 右心房；LA 左心房；LV. 左心室。

（4）频谱多普勒：于心尖四腔观将取样门放置于二尖瓣口左心房侧，可显示收缩期的反流频谱，其特征为：负向，单峰，频带增宽，内部充填，多数持续整个收缩期，最大反流速度常超过 4m/s。

（5）反流量的估测：目前临床常用的、较简便的半定量方法是反流束面积法。反流束面积是通过心尖四腔切面，将收缩期左心房内蓝色为主的彩色血流信号的周边描记一周得出的数值。通过描记这些反流信号的周边，可以得出反流束的面积。轻度关闭不全，反流束面积<4.0cm^2；中度关闭不全，反流束面积 4.0~8.0cm^2；重度关闭不全，反流束面积>8.0cm^2。

（二）鉴别诊断

二尖瓣关闭不全需和二尖瓣生理性反流进行鉴别。生理性反流一般反流束细小多局限于二尖瓣环附近，并且血流峰值速度<2.0m/s，很少引起左心房、左心室扩大。

（三）扫查要点

二尖瓣关闭不全的重要诊断依据是彩色血流显像和频谱多普勒检查，于左心房内扫查到源于二尖瓣口的反流束是最重要的定性诊断依据，定性诊断不难，但结合病史和其他检查手段进行病因诊断同样至关重要。

三、主动脉瓣狭窄

引起主动脉瓣狭窄的病因很多。老年性瓣膜退行性改变和风湿性瓣膜病变是引起主动脉瓣狭窄的两个常见原因。主动脉瓣狭窄指主动脉瓣在心脏收缩期开放受限，导致左心室血液射入主动脉受阻。这种情况会引起左心室与主动脉之间的压力差增大，增加左心室的后负荷，进而导致左心室肥厚。临床上，患者可会出现呼吸困难、心绞痛、晕厥等症状。胸骨右缘第 2 肋间可闻及收缩期喷射性杂音，常伴有震颤。

（一）超声检查

1. 检查方法 二维超声心动图主要检查胸骨旁左心室长轴切面，心底短轴切面和心尖五腔切面观察主动脉瓣及左心室壁情况。M 型超声心动图可观察主动脉瓣运动曲线，以及左心室壁运动情况。多普勒超声心动图检查主要扫查左心室长轴切面、心尖五腔切面观察主动脉瓣狭窄的彩色多普勒血流改变，连续多普勒可测量血流速度及压差。

2. 超声心动图诊断要点

（1）主动脉瓣增厚，回声增强，瓣叶数目及活动情况。

（2）主动脉瓣开放幅度减低及瓣口面积减小，在胸骨旁左心室长轴切面，可测量主动脉右冠瓣与无冠瓣之间开放幅度<16mm。在胸骨旁心底短轴切面收缩期测量主动脉瓣口面积<2. 0cm^2。

（3）左心室壁肥厚。

（4）彩色多普勒：心尖五腔切面及心尖左心室长轴切面显示收缩期五彩血流束从主动脉瓣口射向升主动脉。

（5）频谱多普勒：在心尖五腔切面取样门置于主动脉瓣上，可扫查到收缩期的射流束，其特征为：负向，频带增宽，峰值速度>2. 0m/s，峰值时间后移（图 14-7-5）。主动脉瓣狭窄程度分级见表 14-7-2。

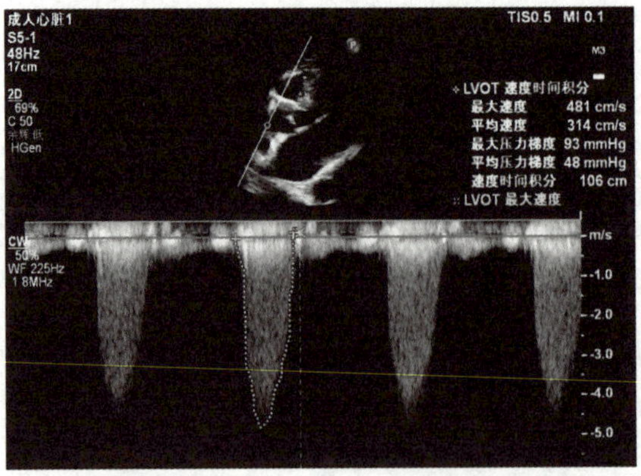

图 14-7-5 主动脉瓣狭窄频谱多普勒

表 14-7-2　主动脉瓣狭窄程度的分级标准

	轻度	中度	重度
峰值流速（m/s）	2.6~2.9	3.0~4.0	≥4.0
平均压差（mmHg）	<20	20~40	40
主动脉瓣口面积（cm^2）	>1.5	1.0~1.5	<1.0

（二）鉴别诊断

主动脉瓣狭窄与先天性主动脉瓣上或瓣下狭窄的鉴别诊断是心血管疾病评估中的一个重要方面。这两种情况都可导致左心室射血受阻，但它们的解剖位置和病理特征有所不同，主动脉瓣上、瓣下狭窄是主动脉瓣上或瓣下出现膜状回声或瓣下有较厚的纤维环回声，彩色多普勒血流成像可显示射流束的起源位置为主动脉瓣上或瓣下。

（三）扫查要点

主动脉瓣狭窄时，须在左心室长轴切面与心底短轴切面观察主动脉瓣的数目、形态、回声改变、开放幅度及瓣口面积，使用彩色多普勒血流成像在主动脉瓣口及升主动脉内观察是否存在五彩镶嵌的高速射流信号，是诊断主动脉瓣狭窄的重要手段。同时，利用连续多普勒检测可以进一步确认高速射流束的存在，并能够测量血流速度和计算跨瓣压差。主动脉瓣狭窄的病因诊断对于临床治疗方案的选择和预后评估具有极其重要的价值，需要尽可能作出完整诊断。

四、主动脉瓣关闭不全

主动脉瓣关闭不全继发于各种病变所致的主动脉瓣和/或主动脉根部病变。在主动脉病变中，风湿性主动脉瓣病变、主动脉瓣老年性退行性改变是较常见的病因。一般轻者无症状，重者可出现左心衰竭和低血压。胸骨左缘第 3、4 肋间可闻及舒张期叹气样杂音。

（一）超声检查

1. 检查方法　二维超声心动图主要检查胸骨旁左心室长轴切面、心底短轴切面和心尖五腔切面，可从不同角度观察主动脉瓣结构及反流情况。M 型超声心动图主要检查主动脉瓣、二尖瓣运动曲线，以及左心室壁运动情况。彩色多普勒检查左心室流出道内舒张期主动脉瓣反流情况。连续多普勒检查常在心尖五腔切面测量主动脉瓣反流速度及压差。

2. 超声心动图诊断要点

（1）主动脉瓣叶增厚、回声增强，舒张期不能良好的对合，严重关闭不全时，舒张期主动脉瓣口可见明显裂隙。

（2）左心室增大，左心室流出道增宽，代偿期左心室壁活动增强，失代偿期时左心室壁活动减弱，心功能减低。

（3）二尖瓣舒张期开放时可呈半月形，M 型超声心动图可见舒张期扑动，对主动脉瓣关闭不全有辅助诊断意义。

（4）彩色及频谱多普勒：左心室流出道内探及舒张期源自主动脉瓣口的五彩镶嵌状反流束。（图14-7-6，彩图29）连续多普勒可见正向、高速反流频谱。

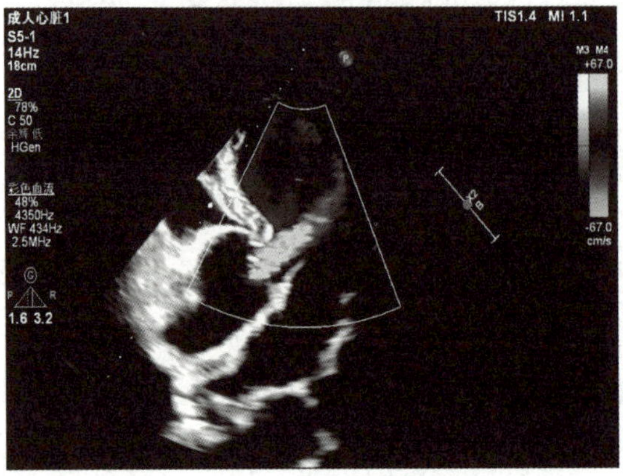

图 14-7-6　主动脉瓣关闭不全彩色多普勒

主动脉瓣关闭不全的定量或半定量诊断方法较多，其中反流束宽度/左心室流出道宽度比值法是一种较为常用且简便的方法。该方法通过比较彩色多普勒超声心动图中显示的反流束的最大宽度与左心室流出道的最大宽度，来评估反流的严重程度。反流束宽度/左心室流出道宽度<25%为轻度，≥65%为重度，介于两者之间为中度。

（二）扫查要点

主动脉瓣扫查最常用的切面是胸骨旁心底短轴切面，观察主动脉瓣的数目、形态、回声、运动情况，确定主动脉瓣病变的性质，分析病变的原因，同时结合心尖五腔切面及左心室长轴切面，应用彩色多普勒血流成像和频谱多普勒能准确定性诊断主动脉瓣关闭不全，同时可进行半定量评估反流程度。

五、三尖瓣关闭不全

三尖瓣的功能性改变或器质性病变均可以导致三尖瓣关闭不全。功能性三尖瓣关闭不全常见，由于右心室扩张致三尖瓣环扩大引起收缩时瓣叶不能合拢，可继发于右心室收缩压增高或肺动脉高压的心脏病，如二尖瓣狭窄、左向右分流型先天性心脏病和肺心病等。三尖瓣关闭不全合并肺动脉高压时，胸骨右缘或剑突下闻及全收缩期的高调吹风样杂音，杂音随吸气增强。颈静脉扩张伴明显的收缩期波动，吸气时增强。

（一）超声检查

1. 检查方法　三尖瓣关闭不全时主要在四腔切面、右心室流入道长轴切面及下腔静脉长轴切面观察三尖瓣有无畸形、瓣叶有无增厚、瓣环有无扩张，房室大小及上下腔静脉的宽度。彩色多普勒观察三尖瓣反流束的起源、走行等情况，连续多普勒测量三尖瓣最大反流速度。

2. 超声心动图诊断要点

（1）彩色多普勒显示右心房内起源于三尖瓣口的收缩期蓝色为主反流束。反流束自三尖瓣口至右心房长径的 1/2 为轻度，反流束超过右心房长径 1/2，占据右心房腔大部分为中度，反流束到达右心房顶部，腔静脉与肝静脉可见反流信号为重度（图 14-7-7，彩图 30）。

（2）右心房、右心室增大，三尖瓣反流程度较重者下腔静脉及肝静脉增宽。

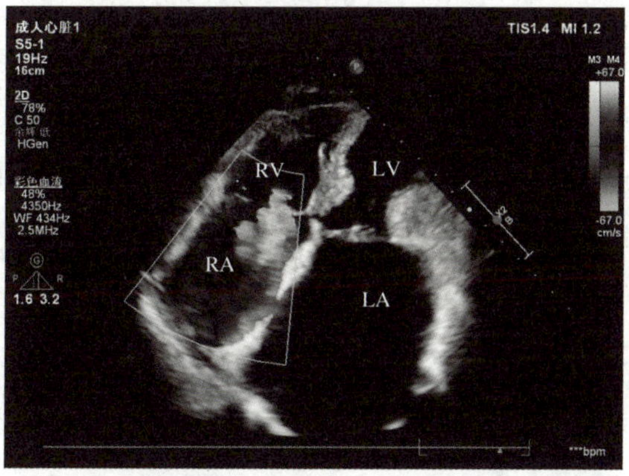

图 14-7-7　彩色多普勒血流成像：三尖瓣关闭不全蓝色血流反流信号

RV. 右心室；RA. 右心房；LV. 左心室；LA. 左心房。

（二）扫查要点

诊断三尖瓣关闭不全，主要依据彩色多普勒超声在右心房内探及起源于三尖瓣口的收缩期反流信号，其敏感性与特异性较高。二维超声心动图显示三尖瓣关闭时对合不良及右心房室扩大等形态改变可作为诊断参考。通过三尖瓣反流信号测量其跨瓣压差估测右心室收缩压，已在临床上广泛应用。

六、肺动脉瓣狭窄

肺动脉瓣狭窄最常见的病因为先天性畸形，正常肺动脉瓣口面积约 3.0cm²，当瓣口面积减小到正常瓣口面积的 1/2 左右时，右心室血液排出受阻，压力负荷过重，收缩压升高，狭窄部位远端的肺动脉压力正常或降低，右心室和肺动脉之间才出现明显压力阶差。肺动脉与右心室之间收缩期跨瓣压差≥ 20mmHg，即可诊断为肺动脉瓣狭窄，压差≥ 40mmHg 者具有临床意义。一般右心室收缩压 <75mmHg 时为轻度狭窄，右心室收缩压 > 75mmHg 但 < 100mmHg 时为中度狭窄，右心室收缩压 >100mmHg 为重度狭窄。重度肺动脉瓣狭窄可出现胸闷、气喘、心悸、乏力。胸骨左缘第 2 肋间可闻及响亮的收缩期粗糙喷射性杂音，第二心音减弱，可有收缩期震颤。

（一）超声检查

1. 检查方法　主要检查心底短轴切面，该切面清晰显示右心室流出道、肺动脉瓣、主肺动脉及左右肺动脉的解剖结构。彩色多普勒显示肺动脉瓣口的五彩镶嵌射流束的起源、走行及分布。连续多普勒测量最大速度及压差。

2. 超声心动图诊断要点

（1）二维超声：肺动脉瓣增厚，开放时瓣口变小，呈圆顶样改变。瓣下狭窄时，右心室流出道增厚、变窄，肺动脉瓣无明显改变。右心室前壁增厚，肺动脉增宽。肺动脉瓣瓣下狭窄则肺动脉正常。

（2）多普勒超声：可显示收缩期起源于肺动脉瓣口的呈五彩镶嵌色高速射流束，利用连续多普勒，取样点位于肺动脉瓣上时，可探及负向填充样高速血流频谱。

（二）扫查要点

二维超声心动图能够显示具体的狭窄部位及确定狭窄类型，彩色多普勒超声心动图能够对肺动脉狭窄作出可靠的定性诊断，可以显示高速血流的起自部位，频谱多普勒可以定量评估狭窄程度及评估心脏功能。

第八节　先天性心脏病超声诊断

先天性心脏病指出生时就已经存在的先天性心血管畸形。超声检查可以观测心脏方位、各房室腔有无增大、房室间隔有无中断、房室连接及大动脉与心室连接有无异常，房室结构有无异常、心脏内部血流有无异常等，因此超声检查是明确诊断最重要的手段。先天性心脏病根据血流动力学、病理解剖学和病理生理学，可分为无分流、左向右分流、右向左分流。根据临床表现可分为发绀型和非发绀型。

一、房间隔缺损

房间隔缺损是最常见的先天性心脏病之一，其发病率占先天性心脏病的16%～22%。女性多见，男女比例约为1∶2。房间隔任何部位出现缺损，均可造成左、右心房之间的直接交通和血液分流，根据缺损部位不同，房间隔缺损可分为五型。

1. 继发孔型　最为常见，占70%～80%，缺损位于房间隔中部卵圆窝及其周围，大小不等。

2. 原发孔型　较少见，占15%～20%，缺损位于卵圆窝的下前方与室间隔相连的部位，可伴有房室瓣叶裂，又称部分型房室间隔缺损。

3. 静脉窦型　少见，又分为上腔静脉型和下腔静脉型两种，占5%～10%，缺损位于上腔静脉或下腔静脉开口处，可伴有肺静脉异位引流。

4. 冠状窦型　极少见，约占1%，缺损位于冠状静脉窦顶部及左心房后壁，又称无顶冠状静脉窦或冠状静脉窦顶部缺如。

5. 混合型　具有上述两种分型以上的巨大缺损。

房间隔缺损患者，由于左心房压力通常高于右心房压力，血液会从左心房通过缺损分流到右心房，故产生心房水平的左向右分流，右心室不仅要接受来自上下腔静脉的正常回流血液，还要接受通过房间隔缺损分流过来的额外血液，长期的容量负荷增加会导致右心房和右心室扩大。随着右心室的扩大，肺循环的血流量也会增加，导致肺血增多，后期肺动脉压力升高，右心压力大于左心压力时，则可出现心房水平的右向左分流。单纯房间隔缺损时，在胸骨左缘第2、3肋间可闻及吹风样收缩期杂音，肺动脉瓣区第二心音固定性分裂。

（一）超声检查

1. 检查方法　胸骨旁心底短轴切面、胸骨旁四腔切面、剑突下四腔切面及剑突下腔静脉长轴切面是诊断房间隔缺损的常用切面。

2. 超声心动图诊断要点

（1）直接征象：房间隔局部回声中断。缺损部位不同，回声中断的部位也不同（图 14-8-1）。回声中断常在心尖四腔切面，胸骨旁心底短轴切面，剑突下四腔切面出现，在所有的观察切面中剑突下四腔切面对观察和判断房间隔回声中断最具可靠性。

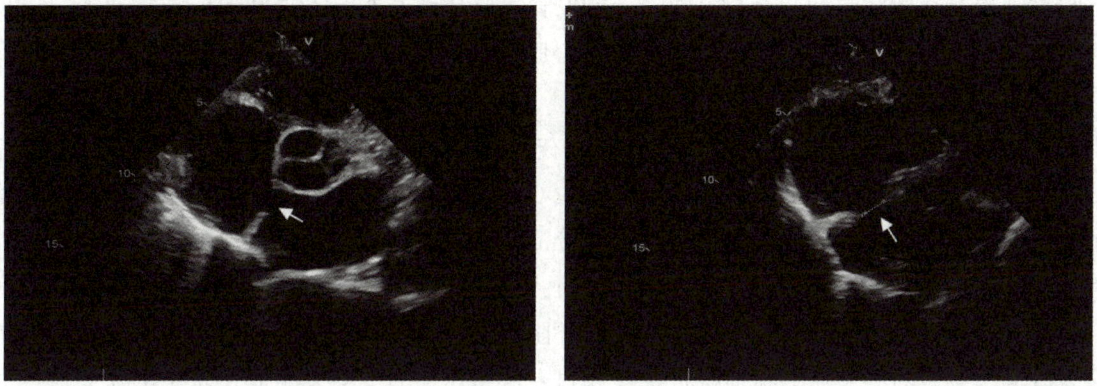

（a）　　　　　　　　（b）

图 14-8-1　房间隔缺损

（a）胸骨旁心底短轴切面；（b）剑突下四腔切面。

→示缺损处。

（2）间接征象：右心房、右心室扩大，右心室流出道增宽，肺动脉及其分支扩张，室间隔与左心室后壁呈同向运动。

（3）彩色多普勒：房间隔缺损处显示以红色为主的中央鲜亮的穿隔分流束（图 14-8-2，彩图 31）。

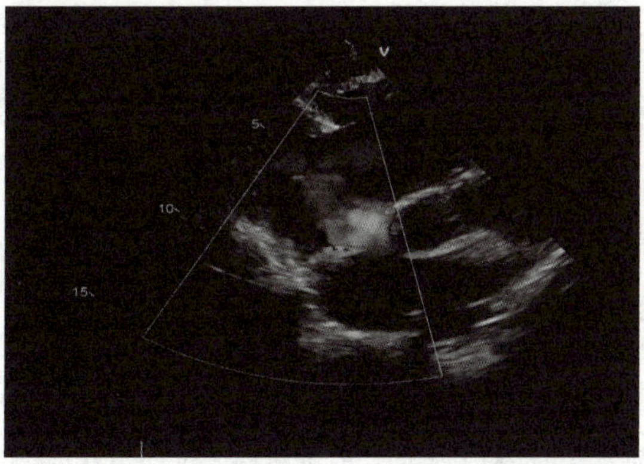

图 14-8-2　房间隔缺损彩色多普勒血流显像

（4）频谱多普勒：于房间隔缺损处右心房侧显示全心动周期的正向分流频谱，频谱呈典型的双峰或三峰波形。此外声学造影和经食管超声检测对房间隔缺损诊断有重要意义。

（二）扫查要点

二维超声心动图显示房间隔回声连续中断；彩色多普勒显示缺损处穿隔分流信号；右心房、右心室扩大，此外房间隔缺损超声图像上常常出现假阳性。可多切面扫查，回声中断与分流都出现时才能确定房间隔缺损。

二、室间隔缺损

室间隔缺损是在胚胎时期左右心室间隔未能发育完整导致左右心室之间形成异常通道，出现异常分流。为最常见的先天性心脏病，占全部先天性心脏病患者的 20% ～ 30%。可属于单纯性病变，也可作为复杂性心脏畸形的一部分。

正常左心室收缩压一般为 120mmHg 左右，而右心室收缩压仅 30mmHg ，室间隔缺损时，左心室的部分血液可在收缩期由缺损处进入右心室，产生心室水平的左向右分流。分流量的大小取决于缺损的大小和两心室间的压力差。通常，缺损越小，分流量越少，但分流性血流速度越高，对血流动力学的影响较小。缺损越大，分流量越大，但分流性血流速度越低，分流量越大，肺循环血流量增加越多，右心室、肺循环压力越逐渐升高，随着肺循环阻力、肺动脉和右侧心腔压力逐渐上升，当肺动脉压力显著升高，导致右心室压力负荷接近甚至超过左心室压力时，会发生心室水平的无分流或右向左分流，出现右向左分流时患者将出现发绀，形成艾森门格综合征。单纯室间隔缺损，在胸骨左缘第 3、4 肋间可闻及粗糙响亮全收缩期杂音并伴有震颤，肺动脉瓣区第二心音亢进。

室间隔缺损分型方法很多，从超声解剖和临床实用的角度，一般分为以下三大类。

1. 膜周部室间隔缺损　此型最常见，占 75% ～ 80%。

2. 肌部室间隔缺损　占 15% ～ 20%，缺损部位在室间隔肌部。

3. 双动脉干下型室间隔缺损　较少见，位于主动脉及肺动脉根部下方。

（一）超声检查

1. 检查方法　室间隔缺损的常用切面有左心室长轴切面、胸骨旁心底短轴切面、心尖四腔切面、右心室流出道长轴切面、左心室短轴切面及心尖五腔切面等。

2. 超声心动图诊断要点

（1）直接征象：室间隔回声中断，断端回声增强（图 14-8-3）。

（2）间接征象：左心室、左心房增大，右心室流出道增宽及肺动脉增宽。

（3）彩色多普勒：于室间隔缺损处显示以红色为主的五彩镶嵌的左向右穿隔分流束，随着肺动脉压力的增高，可出现双向分流甚至是右向左分流（图 14-8-4，彩图 32）。

（4）频谱多普勒：在分流处可探及收缩期、左向右高速单峰分流频谱，分流速常超过 4m/s。肺动脉高压时，左向右分流速度减低，甚至出现右向左低速分流频谱。（图 14-8-5）

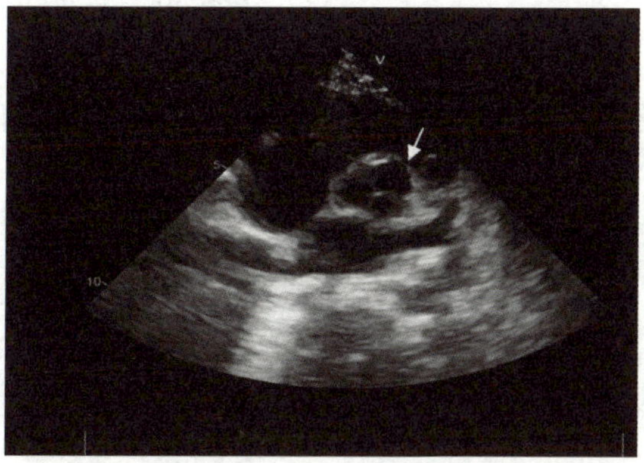

图 14-8-3　室间隔缺损

←示室间隔缺损。

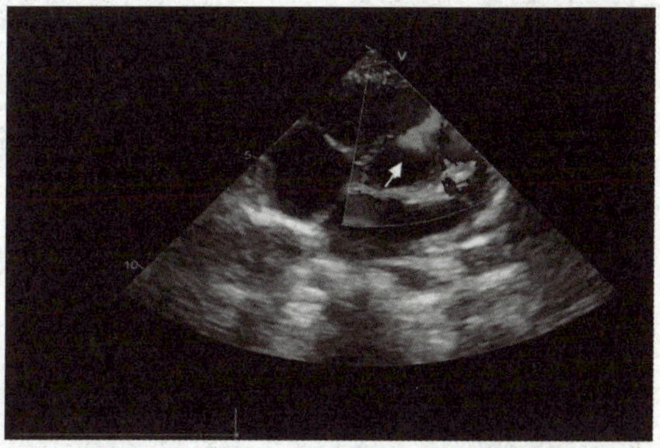

图 14-8-4　室间隔缺损彩色多普勒

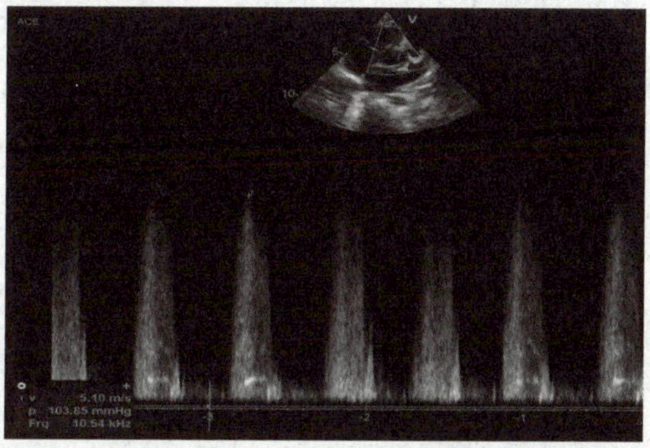

图 14-8-5　室间隔缺损频谱多普勒

（二）鉴别诊断

主动脉窦瘤破入右心室流出道：容易与膜周部室间隔缺损相混淆，在二维超声心动图上，若主动脉瓣显示不太理想时，有可能将窦瘤破裂误以为是室间隔缺损，检查时应注意改变探头声束方向。

（三）扫查要点

二维超声显示室间隔回声中断，但较小的室间隔缺损二维超声不易发现；彩色多普勒血流显示缺损处的过隔分流信号；频谱多普勒显示典型的分流频谱。

三、动脉导管未闭

动脉导管未闭是常见的先天性心脏病之一，其发病率占 10%～21%。男女比例占 1∶2～1∶3。动脉导管是胎儿期连接主动脉与肺动脉的正常生理通道。正常情况下，胎儿出生后动脉导管会在数小时至数天内功能性闭合，并在数周内完全闭合形成动脉韧带。如果出生后一年动脉导管仍未闭合，则诊断为动脉导管未闭。未闭的动脉导管在形态学可分为管型、漏斗型、窗型及主动脉瘤型四种类型。患者胸骨左缘第 2、3 肋间可闻及收缩期和舒张期连续性机器样响亮、粗糙的杂音，杂音通常非常响亮，向颈部和心前区等广泛传导，通常伴有震颤。

（一）超声检查

1. 检查方法　胸骨旁心底短轴切面及胸骨上窝主动脉长轴切面是动脉导管未闭探查常用切面。

2. 超声心动图诊断要点

（1）直接征象：胸骨旁心底短轴切面显示肺动脉分叉处或左肺动脉根部与降主动脉之间探及异常管状结构。

（2）间接征象：左心房、左心室增大，肺动脉增宽。

（3）彩色多普勒：降主动脉与肺动脉间异常分流束是诊断动脉导管未闭的重要依据（图 14-8-6，彩图 33）。

（4）频谱多普勒：在动脉导管两端开口处可扫查到持续于整个心动周期的连续性，充填性高速分流频谱，最大流速常超过 4m/s（图 14-8-7）。

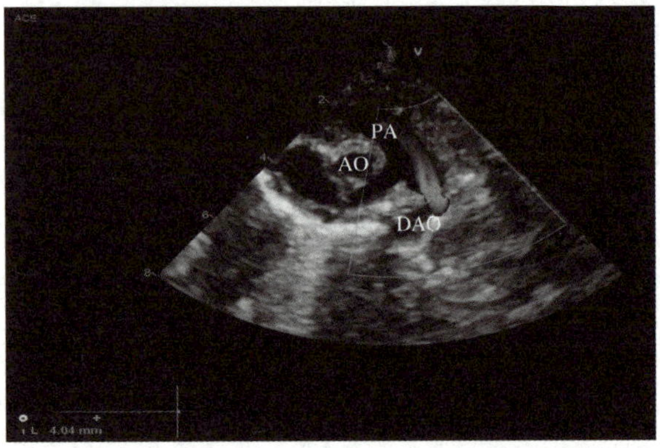

图 14-8-6　动脉导管未闭彩色多普勒图

AO. 主动脉；PA. 肺动脉；DAO. 降主动脉。

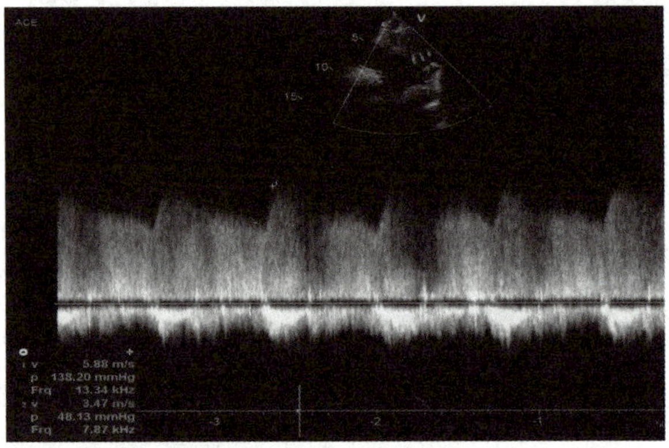

14-8-7　动脉导管未闭频谱多普勒

（二）扫查要点

1. 管状回声　在胸骨旁心底短轴切面和胸骨上窝切面，清晰显示降主动脉与肺动脉分叉处或左肺动脉之间动脉导管的管状回声。

2. 五彩异常分流血流信号　彩色多普勒显示从降主动脉至肺动脉的五彩异常分流血流信号是确诊的重要步骤。

3. 双期分流频谱　频谱多普勒显示收缩期和舒张期均有双期分流频谱是确诊的必要依据。

四、法洛四联症

法洛四联症是一组复合性先天性心脏畸形，约占发绀型先心病的 50%。女性多见，女男比例约 3∶1。法洛四联症包括肺动脉狭窄、室间隔缺损、主动脉骑跨、右心室肥厚。

法洛四联症的血流动力学改变主要取决于肺动脉狭窄和室间隔缺损两种畸形相互影响的结果。肺动脉狭窄程度越重，通过肺动脉口的血流阻力越大，当阻力大于通过主动脉口的血流阻力时，则可通过室间隔缺损形成右向左分流，动脉血含氧量明显下降，患者出现明显发绀；肺动脉狭窄越重，肺循环阻力越大，参与肺循环气体交换的肺血量越少，患者缺氧越重，患者出现杵状指、呼吸困难及蹲踞现象。因此，患者的预后好坏是由肺动脉狭窄的程度决定的。患者胸骨左缘可闻及响亮的收缩期杂音，伴有震颤及传导。

（一）超声检查

1. 检查方法　左心室长轴切面、胸骨旁心底短轴切面、右心室流出道长轴切面及心尖四腔切面是法洛四联症常用切面。

2. 超声心动图诊断要点

（1）肺动脉狭窄：胸骨旁心底短轴切面可显示不同部位及不同类型的肺动脉口狭窄征象。

（2）室间隔缺损：多个切面均可显示主动脉根部前壁与室间隔连续中断。

（3）主动脉骑跨：左心室长轴切面可显示主动脉明显增宽，主动脉前壁前移，与室间隔之间见连续中断，断端室间隔位于主动脉前后壁之间，形成特有的骑跨征象，后壁与二尖瓣前叶仍以纤维连接（图 14-8-8）。

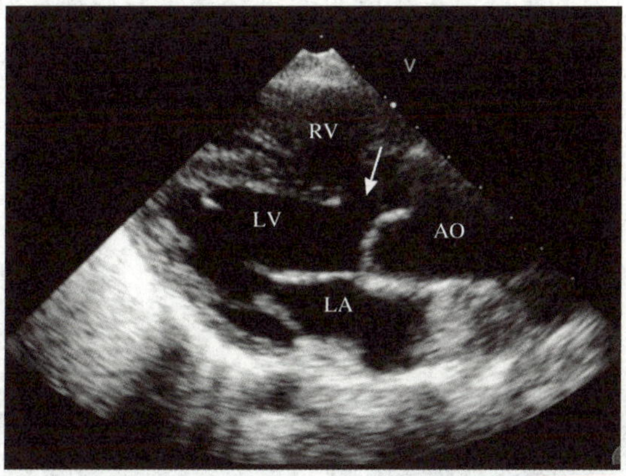

图 14-8-8　法洛四联症

RV. 右心室；LA. 左心房；LV. 左心室；AO. 主动脉。
箭头示主动脉骑跨及室间隔缺损。

（4）右心房、右心室增大，右心室室壁增厚。

（5）彩色多普勒：左心室长轴切面显示收缩期见一束红色血流束从左心室流出道进入主动脉，同时右心室侧见一束蓝色分流束经室间隔缺损处进入左心室及主动脉；舒张期见一束红色分流束经室间隔缺损处从左心室进入右心室。

（二）扫查要点

不同类型的肺动脉狭窄在右心室流出道长轴切面或胸骨旁心底短轴切面显示；右心室壁增厚情况、主动脉骑跨程度在左心室长轴切面显示相对容易。右心室内血液可流入主动脉，也是通过左心室长轴切面显示的；彩色多普勒显示心室水平双向分流束及双心室同时向主动脉射血。

第九节　心肌和心包疾病超声诊断

心肌病通常指没有明确的病因，单纯由于心肌组织发生原发性病变，导致心脏功能异常为特征的一组心脏病，多数临床和血流动力学表现有一定的特征性，诊断时须排除冠心病、高血压性心脏病、先天性心脏病、瓣膜病和心包疾病等各种心脏病。1995 年 WHO 和国际心脏病学会联合会将心肌病分为：肥厚型心肌病、扩张型心肌病、限制型心肌病和致心律失常性右心室心肌病。

一、肥厚型心肌病

肥厚型心肌病指以心室壁异常肥厚为特征，病因多数未明确，有一定遗传倾向的心肌疾病。通常是左心室壁非对称性肥厚，以室间隔肥厚最为常见。部分患者有心悸、胸痛、劳力性呼吸困难，严重的有晕厥。常发生心律失常及猝死。根据左心室流出道有无梗阻，可分为非梗阻性肥厚型心肌病和梗阻性肥厚型心肌病。

梗阻性肥厚型心肌病主要是室间隔基底部肥厚形成的固定性狭窄，造成左心室流出道阻塞。此时由于心室腔变小，二尖瓣及其乳头肌和腱索等附属装置移位，腱索松弛，二尖瓣叶延长及收缩期左心室流出道相对低压，对二尖瓣前叶和腱索产生负压吸引作用，导致收缩期二尖瓣前向运动，称为 SAM 现象（图 14-9-1）。

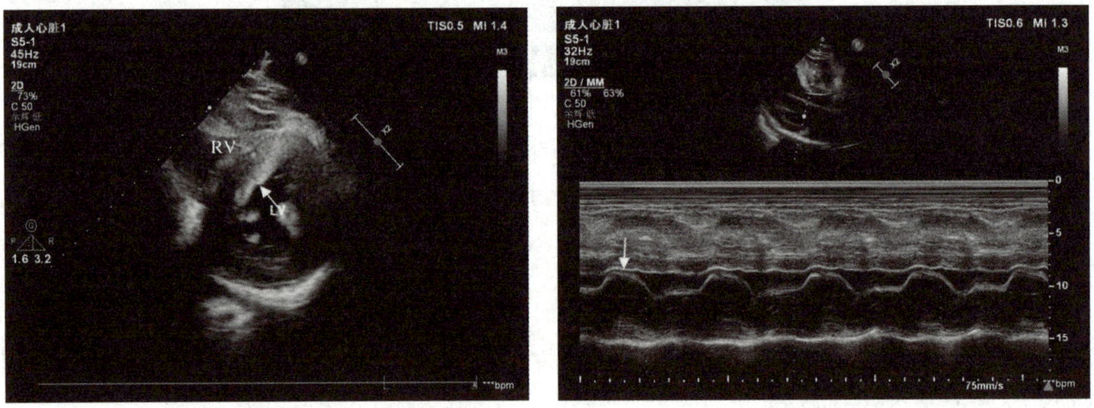

（a）　　　　　　　　（b）

图 14-9-1　肥厚型心肌病

RV. 右心室；LV. 左心室。

（a）箭头示心肌肥厚处；（b）箭头示 SAM 征。

（一）超声检查

1. 检查方法　常用扫查切面有左心室长轴切面、左心室短轴切面、心尖四腔切面及心尖五腔切面等。

2. 超声心动图诊断要点

（1）左心室壁非对称性肥厚：室间隔增厚明显，尤其是在室间隔的上段，可呈现块状或瘤样增厚，左心室后壁正常或仅有轻度增厚。室间隔厚度与左心室后壁厚度之比常> 1.3∶1。左心室流出道变窄，二尖瓣前叶出现 SAM 现象。

（2）M 型超声心动图：梗阻者收缩期二尖瓣 CD 段呈多层弓背样向前隆起，出现 SAM 现象左心室流出道狭窄小于 2mm。主动脉瓣可见收缩期扑动和收缩中期半关闭现象。

（3）彩色多普勒超声：梗阻者左心室流出道可见五彩镶嵌的射流束，非梗阻者左室流出道收缩期为蓝色血流信号。

（4）频谱多普勒超声：梗阻者左心室流出道血流速度明显加快，频谱为收缩期负向高速充填状射流，形态呈“匕首”样。

（二）鉴别诊断

主要应与高血压、主动脉瓣口狭窄所引起的室壁增厚相鉴别。高血压和主动脉瓣口狭窄多表现为对称性增厚，室间隔常<15mm。而肥厚型心肌病多为室间隔增厚为主的非对称性增厚，室间隔厚度常>15mm。利用多普勒记录的射流频谱形态亦不同，二维超声心动图显示局部狭窄的部位，可做鉴别。

（三）扫查要点

左心室短轴切面是肥厚型心肌病的重要切面，能够对比观察局部室壁增厚与正常室壁的比值；心尖五腔切面及左心室长轴切面能够清晰显示主动脉瓣及左心室流出道情况，可鉴别主动脉瓣口狭窄和肥厚型梗阻性心肌病。

二、扩张型心肌病

扩张型心肌病又称充血性心肌病，是以左心室或左、右心室扩张及收缩功能减低为特征的心肌疾病。病因不清，发病机制尚未阐明。病变以心腔扩大为主，尤以左心室扩大为重。由于心肌纤维化导致收缩无力，心腔内血液流动缓慢，导致心室舒张期和收缩末期容量增多，长期的心腔内血液淤积会导致心腔逐渐扩大，特别是左心室扩大，造成二尖瓣、三尖瓣相对关闭不全，继而发生充血性心力衰竭。早期多无明显症状，或仅有轻微的乏力和活动耐量下降，严重者可有气急、端坐呼吸、水肿、肝大。

（一）超声检查

1. 检查方法　左心室长轴切面、左心室短轴切面、心尖四腔切面为扩张型心肌病的常用切面。

2. 超声心动图诊断要点

（1）腔室大小的改变：四个房室腔均明显增大，以左心室、左心房增大为主，呈球形扩大。

（2）室壁的改变：室间隔及左心室壁厚度正常，与扩大腔室相比而呈相对变薄，室壁增厚率下降，室间隔及左心室后壁运动呈弥漫性减弱。

（3）瓣膜的改变：由于心肌收缩力减低，左心室舒张末压增高，通过二尖瓣口的血流量减少。二尖瓣开放幅度减低，开放时间缩短，瓣膜开口前后径<20mm，故与扩大心腔相比，呈大心腔小瓣口的典型超声特征（图 14-9-2）。

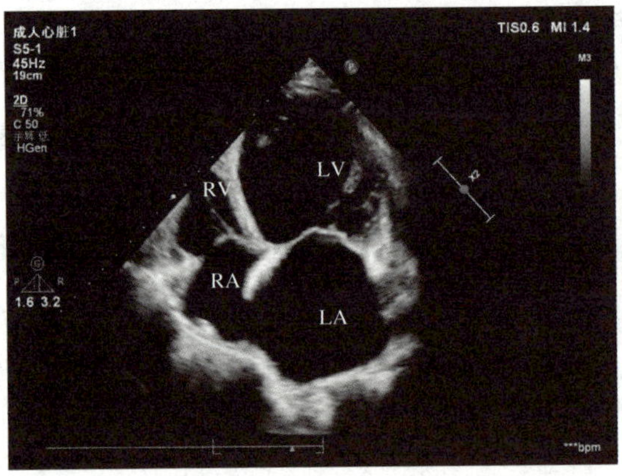

(a)

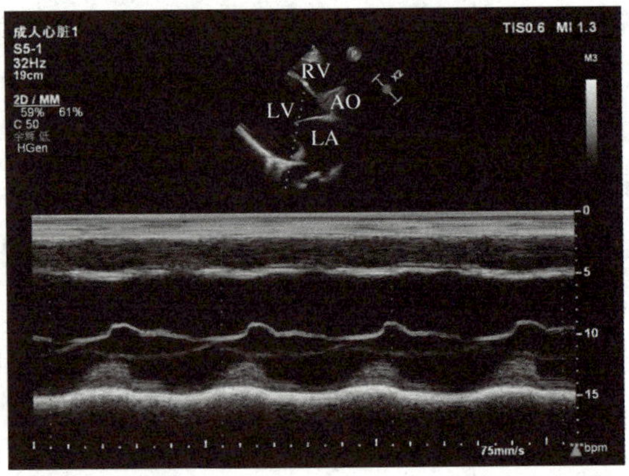

(b)

图 14-9-2　扩张型心肌病

(a) 二维超声心动图；(b) M 型超声心动图。

RV. 右心室；LA. 左心房；LV. 左心室；RA. 右心房；AO. 主动脉。

(4) 附壁血栓形成：以心尖部多见，单发或者多发的形态不同的团状回声。

(5) 多普勒超声心动图：主动脉血流峰值降低，可见二尖瓣和三尖瓣收缩期反流信号。

(二) 鉴别诊断

扩张型心肌病主要应与缺血性心肌病相鉴别。缺血性心肌病患者有明确的心绞痛或心梗病史，心腔局限性或弥漫性扩大，但一般不呈球形改变，心肌厚薄不均，可见节段性室壁运动异常。

三、心包积液

心包是包裹心脏和大血管根部的纤维浆膜囊，由两层构成：纤维性心包和浆膜性心包。这两层心包之间存在一个潜在的腔隙，称为心包腔。正常情况下，心包腔内含有少量浆液，这些浆液在心脏搏动时起到润滑作用，减少心脏运动时的摩擦。如果心包腔内液体超过 50ml，则称为心包积液。心包积液的病因很多，感染、自身免疫、代谢障碍、肿瘤、创伤等都会引起心包腔内液体增加。

(一) 超声检查

1. 检查方法　左心室长轴切面、左心室短轴切面、胸骨旁四腔切面、心尖四腔切面等为心包积液常用切面。

2. 超声心动图诊断要点

(1) 心包脏层和壁层之间可见液性暗区，且随体位改变移动。

(2) 在 M 型图像中，大量心包积液时，大片无回声区内可见随心脏搏动间断出现心尖的回声，称为“荡击波”征（图 14-9-3）。

(3) 心包积液定量：二维超声心动图根据心包积液出现的部位和厚径，可以粗略地估计心包积液量，对判断疾病程度和指导临床治疗起到重要的作用，目前心包积液的定量估测分为 5 级：具体如下。①微量心包积液（<50ml）：无回声区宽 2~3mm，局限于房室沟附近。②少量心包积液（50~100ml）：无回声区宽 3~5mm，局限于房室沟和左心室后下壁。③中等量心包积液（100~300ml）：无

回声区宽 5~10mm，主要局限于房室沟和左心室后下壁，也可出现于心尖区和右心室前壁。④大量心包积液（300~1000ml）：无回声区宽 10~20mm，包绕整个心脏。⑤极大量心包积液（1000~4000ml）：无回声区宽 15~40mm，心尖和后外侧壁无回声最宽，左心房后方无回声区宽 20~60mm，心脏受压，可见明显心脏摆动和“荡击波”征。

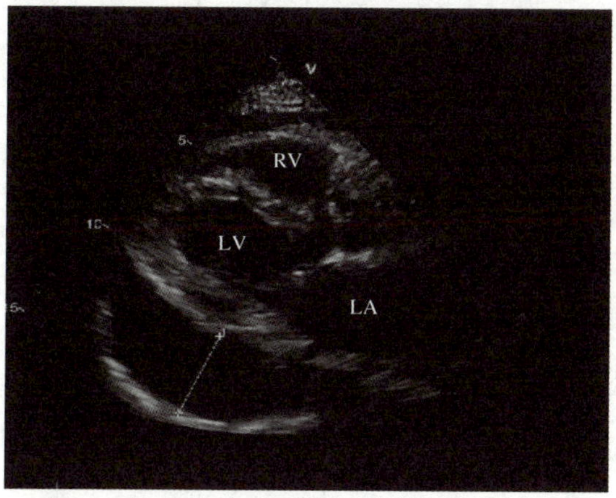

图 14-9-3　心包积液

RV. 右心室；LA. 左心房；LV. 左心室。

（二）鉴别诊断

心包积液应和心包脂肪垫和左侧胸腔积液进行鉴别。

第十节　冠状动脉粥样硬化性心脏病超声诊断

冠状动脉粥样硬化性心脏病，通常简称为冠心病，是由于冠状动脉发生粥样硬化病变，导致血管腔狭窄或闭塞，从而引起心肌缺血、缺氧或坏死的一种心脏疾病。临床上冠心病可分为五种类型：隐匿型（无症状型）、心绞痛型、心肌梗死型、缺血性心肌病型、猝死型。

一、冠状动脉及其分支与心脏各部位供血的关系

粥样硬化病变可累及单支冠状动脉，也可累及多支冠状动脉，左前降支中上段、右冠状动脉中段和左旋支近段为粥样硬化斑块最常见的部位，左冠状动脉主干通常只在晚期才出现较严重的病变，心肌组织内的较小冠状动脉一般很少出现粥样硬化病变。目前根据美国心脏病学会建议，采用标准化心肌分段法，将左心室心肌分为 17 节段，定位及命名采用左心室短轴观，将左心室基底段（二尖瓣水平）的圆形切面每隔 60°划分为一段，逆时针方向命名为 1~6 段，将左心室中部（腱索-乳头肌水平）的圆形切面每隔 60°划分为一段，逆时针方向命名为 7~12 段，再将左心室心尖部圆形切面每隔 90°划分为一段，逆时针方向命名为 13~16 段，最后是左心室心尖顶部，没有室腔部分，命名为 17 段（图 14-10-1）。

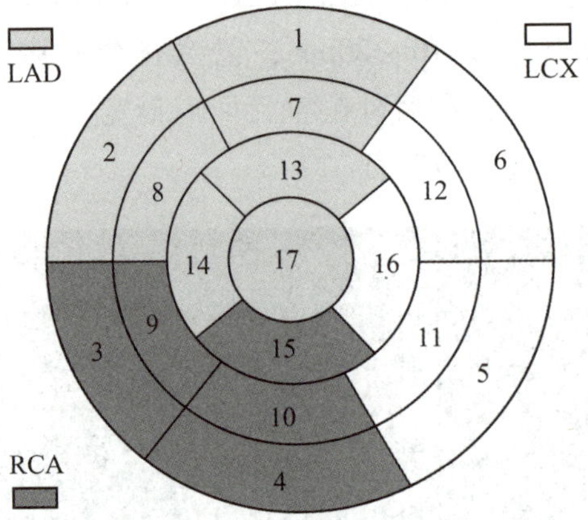

图 14-10-1　左心室的 17 段分段法

1. 基底段前壁；2. 基底段前间隔；3. 基底段下间隔；4. 基底段下壁；5. 基底段下侧壁；6. 基底段前侧壁；7. 中间段前壁；8. 中间段前间隔；9. 中间段下间隔；10. 中间段下壁；11. 中间段下侧壁；12. 中间段前侧壁；13. 心尖段前壁；14. 心尖段室间隔；15. 心尖段下壁；16. 心尖段侧壁；17. 心尖部。

冠状动脉向心肌各节段供血情况存在差异性。但是，各节段供血通常由 3 支主要冠状动脉提供。17 节段的冠状动脉分支供血分布如下。

左前降支：1、2、7、8、13、14、17 节段。

左回旋支：5、6、11、12、16 节段。

右冠状动脉：3、4、9、10、15 节段。

二、心肌梗死

心肌梗死是在粥样硬化病变基础上，出现斑块破裂或溃破、斑块下血肿形成、血栓形成和冠状动脉痉挛等使冠状动脉局部发生狭窄甚至闭塞，出现较长时间的严重心肌缺血，造成心肌组织坏死。多数患者有持续性胸骨后疼痛，血清心肌坏死标记物增高，并有心电图的进行性改变。冠状动脉造影可显示局部冠状动脉狭窄或者闭塞程度。

（一）超声检查

1. 检查方法　胸骨旁左心室长轴切面、左心室短轴切面、心尖四腔切面、心尖两腔心切面、心尖左心室长轴切面等为检查冠状动脉粥样硬化性心脏病常用切面。

2. 超声心动图诊断要点

（1）室壁运动异常：室壁运动幅度的减弱或消失，典型表现为室壁收缩期变薄及矛盾运动。

（2）腔室大小、形态改变：与梗死范围、部位、程度及有无并发症相关，左心室乳头肌功能不全时，可出现二尖瓣反流，左心室、左心房增大。

（3）左心功能减低：梗死部位心功能明显减低，射血分数和缩短分数降低。

（4）其他表现：梗死部位室壁回声改变，急性心肌梗死早期表现为心肌回声减弱，陈旧性心肌梗死表现为心肌回声增强，部分急性心肌梗死患者可出现少量心包积液。

（二）并发症

（1）室壁瘤：大面积心肌梗死后，坏死心肌组织由瘢痕组织代替，在心腔内压力作用下，局部向外膨出，呈半球形。室壁瘤处心内膜完整、室壁运动消失及反常运动，室壁瘤内血流缓慢，可形成附壁血栓（图 14-10-2）。

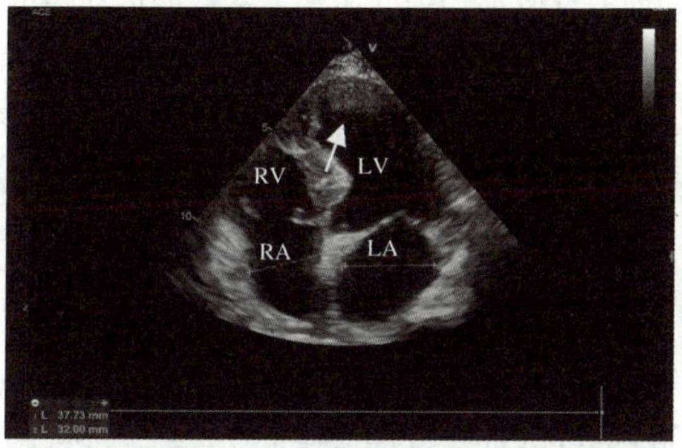

（a）

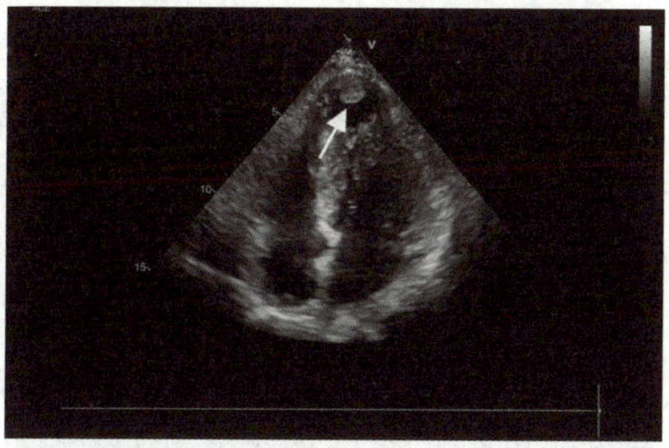

（b）

图 14-10-2　左心室室壁瘤及瘤内血栓

RV. 右心室；LV. 左心室；RA. 右心房；LA. 左心房。

（a）箭头示左心室心尖部室壁瘤；（b）箭头示室壁瘤内血栓。

（2）乳头肌功能不全：因乳头肌缺血导致收缩功能障碍，使二尖瓣对合不良，甚至脱垂，从而引起二尖瓣关闭不全。

（3）室间隔穿孔：多发生在心尖部。超声显示室间隔心尖部回声中断。彩色多普勒超声显示室间隔中断处有收缩期分流信号，通常为蓝色。

（三）扫查要点

心肌梗死后，左心室心尖部是血栓形成的好发部位，通常表现为低回声区域，形状不规则，附着在心室壁上，由于四腔心切面扫查时心尖部位于图像顶端，故小血栓易漏诊，需要适当增加前场增益，多角度扫查。

第十一节　高血压性心脏病超声诊断

高血压是一种常见的慢性疾病，其主要特征是动脉血压持续升高，可伴有心脏、肾脏和脑等器官功能或器质性改变的全身性疾病。长期未控制的高血压可损害心脏，产生左心室肥厚、左心衰竭，是高血压的主要并发症之一，称为高血压性心脏病。高血压使心脏后负荷增加，左心室肥厚，随着心壁肥厚、胶原沉积，心脏的顺应性将逐渐降低，出现舒张期功能异常，随后收缩功能也将发生异常。由于心肌肥厚、乳头肌缺血、左心室扩张，可致二尖瓣关闭不全。

（一）超声检查

1. 检查方法　左心室长轴切面、左心室短轴切面、心尖四腔切面、心尖两腔心切面是高血压性心脏病常用切面。

2. 超声心动图诊断要点

（1）左心室肥厚：高血压性心脏病主要改变为左心室肥厚。左心室长轴切面可显示室间隔与左心室壁呈向心性均匀性增厚，多以心尖部为主，左心室短轴切面可显示整个左心室壁增厚呈向心性均匀性，增厚的程度与高血压的时间长短有关。

（2）室壁运动幅度变化：心功能代偿期左心室的向心性收缩增强，表现为室壁的运动幅度增强。在失代偿期时，运动幅度减弱，心肌收缩力下降。

（3）左心室心功能变化：在心功能代偿期，心肌收缩力增强，射血分数增大，左心室短轴缩短率增大。在失代偿期，左心舒张功能及收缩功能均减低（图 14-11-1）。

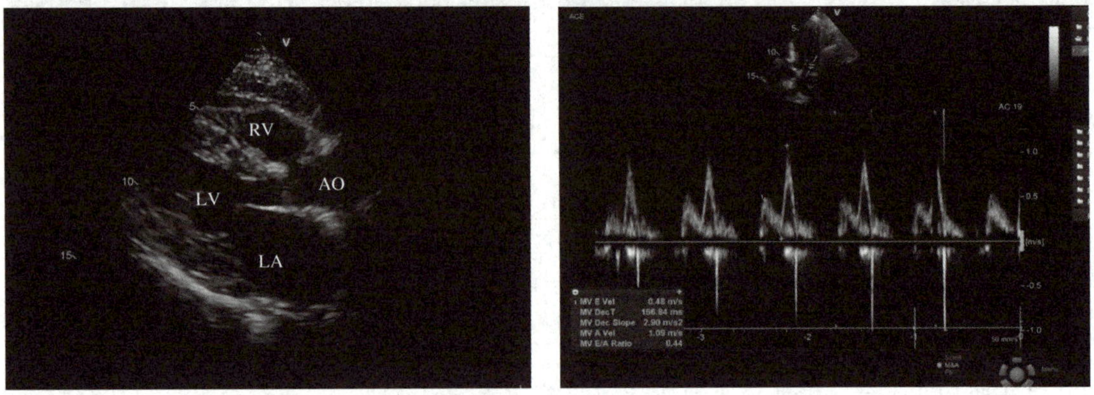

（a）　　　　　　（b）

图 14-11-1　高血压性心脏病

（a）室间隔与左心室壁肥厚；（b）二尖瓣多普勒频谱示 A 峰大于 E 峰。

RV. 右心室；LV. 左心室；LA. 左心房；AO. 主动脉。

（二）鉴别诊断

高血压性心脏病应与肥厚型心肌病相鉴别。肥厚型心肌病多表现为非对称性心肌增厚，通常血压正常，高血压心脏病心肌肥厚多表现为心肌均匀性增厚。

（三）扫查要点

高血压性心脏病中左心室舒张功能减退通常早于收缩功能减退。因此，早期检测舒张功能对于及时诊断和干预高血压性心脏病至关重要，心尖四腔切面二尖瓣血流频谱 $E/A<1$ 是较简便的左心室舒张功能的判定方法。

第十二节　心脏黏液瘤超声诊断

心脏肿瘤为少见的心脏疾病，按起源可分为原发性与继发性两大类，继发性远较原发性多见，原发性心脏肿瘤又分为良性肿瘤和恶性肿瘤。以下简要介绍良性肿瘤中的心脏黏液瘤。

心脏黏液瘤占心脏良性肿瘤的 30%～50%，好发于左、右心房，而以左心房最为常见。左心房黏液瘤多有蒂，多附着于房间隔左心房面，接近卵圆孔的边缘，离二尖瓣口较近，瘤体大小不等，随心脏舒张收缩而往复运动，当舒张期瘤体经过二尖瓣口时影响血流动力学改变，形成类似二尖瓣狭窄的临床表现与血流动力学表现。虽为良性肿瘤，但由于瘤体组织可坏死、脱落，造成体循环栓塞或阻塞二尖瓣口，会导致晕厥或猝死。二维超声可以确定黏液瘤的大小、形态、数量、位置、活动性、蒂的长短等。

一、超声检查

（一）检查方法

左心室长轴切面、胸骨旁心底短轴切面、胸骨旁四腔切面、心尖四腔切面等为左心房黏液瘤常用切面。

（二）超声心动图诊断要点

1. 部位 左心房黏液瘤多借助于蒂附着于房间隔卵圆孔边缘，蒂长 2~5mm；也可附着于左心房其他部位。

2. 形态及大小 多为圆形或椭圆形强回声团块，轮廓清晰，边缘较规整，大小一般在 5~6cm，也可小于 1cm 或大于 10cm。

3. 活动度 心动周期中规律性运动是黏液瘤的重要特征。左心房黏液瘤收缩期、舒张期瘤体活动可在二尖瓣口处，大的瘤体可脱入左心室造成二尖瓣口阻塞（图 14-12-1）。

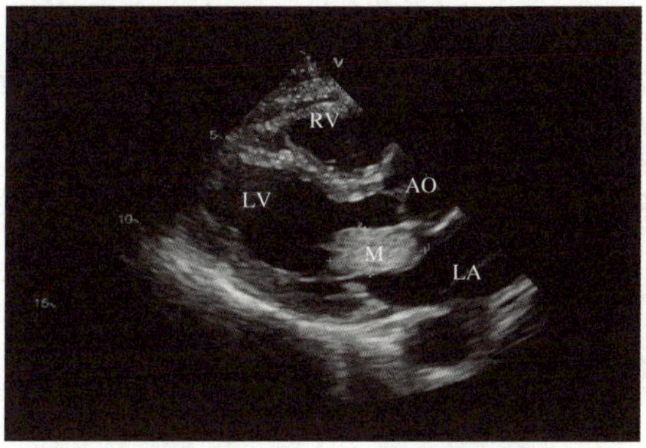

图 14-12-1 左心房黏液瘤

RV. 右心室；LV 左心室；LA. 左心房；AO. 主动脉；M. 黏液瘤。

二、鉴别诊断

左心房黏液瘤应与左心房血栓相鉴别。血栓常附着于左心房心耳部，基底宽，不活动，表面上平整。新鲜血栓呈低回声，细化的血栓回声较强，回声不均。

▶知识拓展

勇于创新、信念坚定

王新房是世界上拥有“世界超声医学历史先驱者”桂冠的第一位华人，曾 3 次获得国家科技进步奖，他被国际心血管超声协会授予“现代超声心动图之父”称号并被赞为“中国的菲更鲍姆”(菲更鲍姆：世界超声医学界领军人物)。他也是我国超声心动图医学事业的奠基者，开创了协和医院超声影像科。

1963 年王新房在国际上首先发现超声胎心反射，同年制成能和心电、心音同步显示且在当时具有先进水平的超声心动图仪。1978 年在国际上首创双氧水心脏声学造影法，且分别在国内率先开展彩色多普勒（1985 年）、双平面经食管超声（1990 年）、经食管三维超声（1992 年）和四维超声心动图研究（1995 年），经鉴定具有国际先进水平。王新房主任为了祖国的医学事业，奋斗终生。要教育学生们牢记使命，认真学习知识始终树立为祖国医学事业奋斗的坚定信念。

—• 考试知识点总结 •—

—• 本章小结 •—

—• 协和云课堂…… 拓展练习及参考答案 •—

（宋玉娟）

第十五章　血管超声检查

教学课件

学习目标

微课：
血管超声检查

素质目标

（1）具备敬佑生命，救死扶伤，甘于奉献，大爱无疆的职业精神与全心全意为人民服务的医德医风。

（2）具备良好的职业道德和职业素养，以及诚实守信、爱岗敬业、精益求精的工匠精神和质量意识。

知识目标

（1）掌握：颈部、腹部、四肢血管超声扫查方法及正常声像图表现。

（2）熟悉：颈部、腹部、四肢血管常见疾病二维及彩色多普勒超声表现。

（3）了解：颈部、腹部、四肢血管常见疾病频谱多普勒特征。

能力目标

（1）能熟练进行血管超声常用切面的获取及超声测量。

（2）能熟练进行仪器调节、患者体位选择、检查前的准备及检查模式和方法选择。

案例导入

【案例】

患者，女性，58 岁。临床诊断：一过性左手发麻无力，头晕。既往史：高血压 25 年，高血脂 25 年。颈动脉超声检查如图 5-0-1 所示。

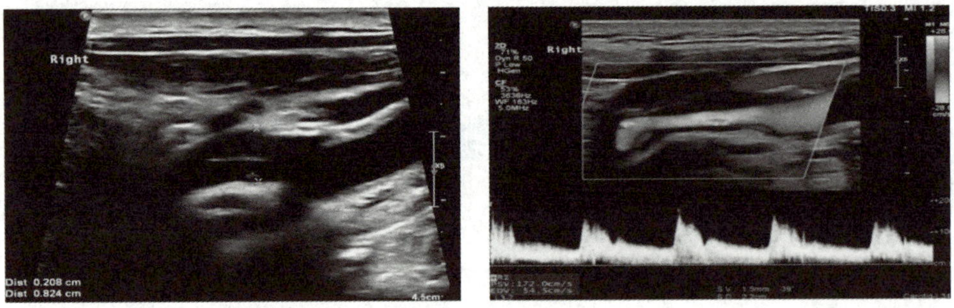

（a）　　（b）

（a）图示内径变细，残余内径 2.0mm，原始内径 8.2mm；（b）图示血流束变细呈五彩镶嵌血流信号，收缩期峰值流速：172.0cm/s，舒张末期流速：54.5cm/s。

图 15-0-1　颈动脉超声检查

【问题】

请写出超声判断及判断依据。

· 核心知识拆解 ·

随着当今社会经济的发展、国民生活方式的变化及人口老龄化与城镇化进程的推进，心血管病发病率持续增高。心血管疾病，作为威胁人类健康的头号杀手，其高发病率、高致残率和高死亡率一直备受关注。随着年龄增长，人体动脉血管会逐渐老化，血管壁不断增厚，最终形成斑块，全身的动脉血管均可“长斑”。比如颈动脉斑块尤其是不稳定的斑块与缺血性脑卒中和短暂性脑缺血发作等疾病密切相关，25%~30%的缺血性脑卒中是由颈动脉斑块引起的。如果可以尽早发现动脉硬化的问题，及早进行干预治疗，减缓动脉硬化进展，降低不良事件的发生率，就可以改善老年人的生活质量。血管超声检查，无辐射、无创、安全、便捷，作为现代医学中不可或缺的诊断工具，可以实时显示血管走行、形态结构及毗邻关系等，也可以观察是否存在解剖变异，管壁、腔内及血管周围病变等；此外，能够评价血管内血流状态，观察血流充盈情况，判断是否存在狭窄、闭塞、反流等，并测量相关血流动力学参数。为了便于了解血管的形态和功能，首先要学习正常血管超声解剖，血管的扫查方法和途径，正常血管声像图表现和多普勒血流频谱形态，这些内容是掌握正常血管超声的关键。血管健康是当代人关心的重要问题，而血管超声检查是血管疾病诊疗中的重要环节，是临床医生必不可少的参考资料，希望通过对本章的深入学习，我们能够全面掌握正常血管超声的基本声像图表现，具备正确诊断常见血管疾病的能力，并能具有医者仁心、甘于奉献的医者精神，守护好生命的每一次跳动。

第一节　颈部血管超声检查基础

一、颈部血管的解剖概要

（一）颈部动脉血管

1. 颈总动脉　右侧颈总动脉起源于无名动脉即头臂干，左侧颈总动脉直接起自主动脉弓。双侧颈总动脉走行于胸锁乳突肌内缘，在甲状软骨水平上缘或第 4 颈椎椎体水平，分出颈内动脉和颈外动脉。

正常人脑血流的 70%来源于颈总动脉，30%为椎动脉，颈总动脉血液的 70%上行向颈内动脉供血，30%分流入颈外动脉。因此，颈内动脉管径大于颈外动脉。正常颈内动脉的颅外段无分支，从颈总动脉分出后向后外侧上行经颈动脉管进入颅内。

2. 颈外动脉　颈外动脉自颈总动脉分出后，位于颈内动脉的前内侧，在颈动脉三角内上升。两侧颈外动脉之间有丰富的吻合支。颈外动脉的重要分支有甲状腺上动脉、舌动脉、面动脉、枕动脉、咽升动脉、颞浅动脉、上颌动脉、脑膜中动脉，其中上颌动脉和颞浅动脉是颈外动脉两大终支。

3. 颈内动脉　颈内动脉在甲状软骨上缘自颈总动脉分出，近段管径相对增宽，称为颈内动脉球部（颈动脉窦），远段经颈动脉管到达颅内，正常颈内动脉管径约 0. 5cm。入颅后颈内动脉沿蝶鞍外侧通过海绵窦上行，在颅底部走行弯曲可分为四段：海绵窦段、床突上段、膝段（膝部）、颅底段（终末段）。眼动脉是颈内动脉的第一大分支，颈内动脉狭窄或闭塞是造成缺血性眼病的重要原因。

4. 椎动脉　双侧椎动脉分别起源于双侧锁骨下动脉。椎动脉从锁骨下动脉分出至入颅段之前，按其解剖结构走行分为颈段或 V_1 段、椎间隙段或 V_2 段、枕段或 V_3 段、椎动脉入颅后为颅内段或 V_4 段。

5. 锁骨下动脉　正常右侧锁骨下动脉自头臂干分出，左侧锁骨下动脉直接起源于主动脉弓。双侧锁骨下动脉同样可能存在生理性起源异常。

6. 头臂干　头臂干直接发自主动脉弓，在胸锁关节水平分出右侧锁骨下动脉和颈总动脉。头臂干同样存在生理性不发育的情况，即右侧锁骨下动脉、颈总动脉直接起源于主动脉弓（图 15-1-1）。

（二）重要的旁路供血

当颈动脉或椎动脉严重狭窄或闭塞时，颅内及颅内外动脉间可产生侧支循环，主要有三种：颅内大动脉交通（Willis 环）、颅内外交通、颅内小动脉交通。正常情况下，颅外动脉不向脑部提供血液，但当颈内动脉、椎动脉发生闭塞时，颅内外动脉间可形成交通支向大脑进行供血（图 15-1-2）。

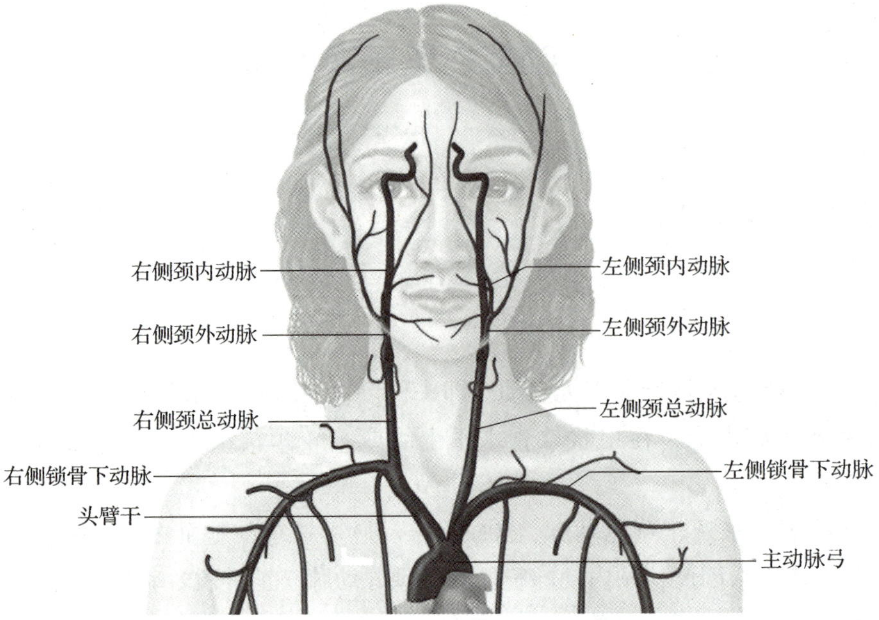

图 15-1-1　颈部动脉解剖示意图

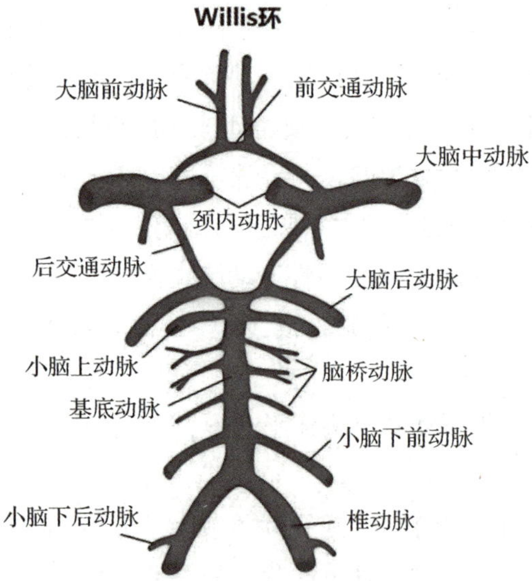

图 15-1-2　Willis 解剖示意图

（三）颈部静脉血管

颈部静脉血管分颈内静脉及颈外静脉。颈内静脉是颈部最宽的静脉血管，与颈总动脉及颈内动脉伴行，分颅内属支与颅外属支。颅内属支与乙状窦静脉相延续，收集颅内血流。颅外属支收集咽、舌、喉、甲状腺及头面部器官的血流，这些属支在舌骨大角附近注入颈内静脉。颈内静脉下行与同侧锁骨下静脉汇合组成头臂静脉，在汇合处有 1～2 对静脉瓣阻止血液逆流。颈外静脉是颈部最大浅静脉，在耳垂下，由下颌后静脉的后支、耳后静脉和枕静脉汇合而成，主要引流头皮、面部及部分深层组织的静脉血液。颈外静脉自腮腺下部直向下行，沿胸锁乳突肌表面行至其下段后方穿行颈部深筋膜，垂直注入锁骨下静脉，并在汇合处有静脉瓣阻挡血液逆流。颈内静脉与颈外静脉间有交通支相连。颈静脉血液的回流受心房压力、呼吸及体位变化的影响（图 15-1-3）。

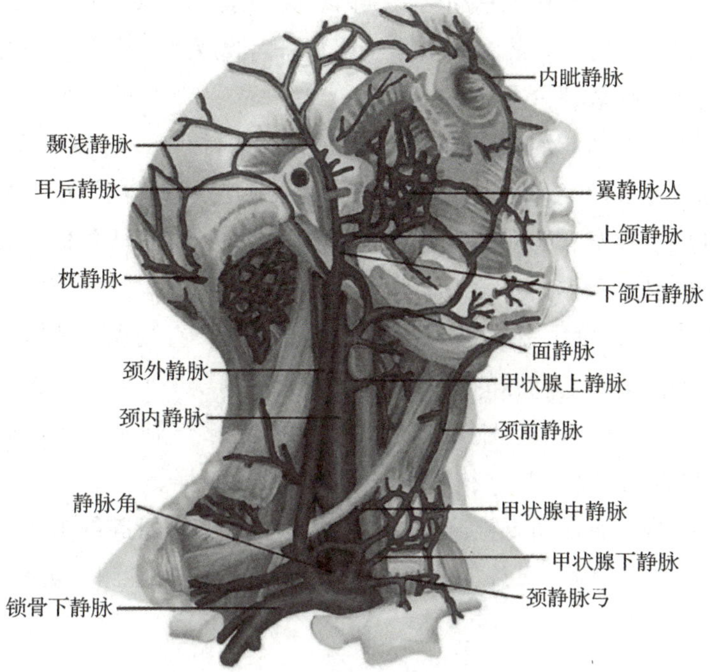

图 15-1-3　颈部静脉解剖示意图

二、颈部血管的扫查方法和途径

（一）仪器条件

1. 仪器　高分辨力彩色多普勒超声诊断仪。

2. 探头　线阵探头，多选 7.0~10.0MHz，对于肥胖、颈部较短、椎动脉或锁骨下动脉检查困难者，可采用 2.0~5.0MHz。

3. 调节　选择并调节适当的增益、动态范围、时间增益补偿（TCG）或深度增益补偿（DCG）、帧频率、聚焦数及聚焦深度等参数，以获得高分辨力、高清晰度的颈部血管二维声像图。彩色多普勒血流成像检查时，应注意调节彩色信号阈值、壁滤波范围、彩色取样框位置和大小、血流速度范围及彩色增益等，以达到没有明显的“彩色溢出”等伪像为原则。

（二）扫查体位

受检者取仰卧位，头略后仰，充分伸展颈部，头转向检查侧的对侧。

（三）常用切面

显示颈总、颈内、颈外动脉及椎动脉横断面及纵断面。

（四）扫查顺序

先从颈根部开始，依次向上检查颈总动脉、颈内动脉、颈外动脉及椎动脉，尽可能扫查到颈部最高点。检查内容包括：血管走行、管腔有无扩张或狭窄；内膜厚度、回声、是否光滑；管腔内有无异常回声；血流动力学改变及疗效评价。

1. 二维超声 探头置于颈部前侧面或后外侧，首先做横向扫查，将探头置于颈根部向头侧移动，采用二维超声显示，测量血管内径、识别壶腹部、颈内及颈外动脉所在位置，观察所检血管管壁有无斑块，确定斑块所在部位、狭窄和闭塞等形态异常；再做纵向扫查，从颈根部沿颈总动脉血管长轴作纵向扫查，越过膨大部分别显示颈内及颈外动脉长轴、测量颈动脉内-中膜厚度（intima media thickness，IMT）、测量斑块长度及厚度、观察斑块表面及内部特性。右侧颈动脉扫查，要注意追踪检测无名动脉分出右锁骨下动脉及右颈总动脉的分叉部有无斑块形成和狭窄。

2. 彩色多普勒血流显像 在二维实时图像显示下启动彩色多普勒血流，观察血流方向、性质（层流、湍流及涡流），观察有无充盈缺损、狭窄、血流中断及反流等。

3. 脉冲多普勒 将取样门置于所要检测血管中心，其大小应占管腔的1/3~2/3，超声束与血流方向夹角应<60°，调节适当的量程、增益、滤波后进行脉冲多普勒检测，观察流速曲线及血流参数测定。

（五）超声测量

1. 血管内径测量 在血管横切面上，从血管近侧壁内膜表面至远侧壁内膜表面的垂直距离。测量部位：颈总动脉分叉水平近心端1~2cm处；颈外动脉起始部远心端1cm处；颈内动脉起始部远心端1.5~2.0cm处（避开壶腹部）。

2. 颈动脉内中膜厚度测量 在颈动脉纵断面上，将观测区图像局部放大，第一层血管内膜中等回声线至第二层中层低回声线的垂直距离。

3. 血管内血流速度测量 将脉冲多普勒的取样门置于所要检测血管中心，调整好取样门、夹角及频谱的大小，观察颈总动脉、颈内动脉、颈外动脉、椎动脉等频谱形态，测量血流参数：收缩期峰值流速，舒张末期流速，计算阻力指数。

三、正常颈部血管声像图表现和多普勒血流频谱形态

（一）正常颈总动脉、颈内动脉及颈外动脉的彩色多普勒血流成像

颈内、外动脉的彩色多普勒血流成像鉴别（表15-1-1）。

表15-1-1 颈内、外动脉的鉴别

项目	颈内动脉	颈外动脉
检测位置	后外侧	前内侧
解剖特征	颅外段无分支	颅外段多个分支
内径	较粗大	较细小

续 表

项目	颈内动脉	颈外动脉
频谱形态	低阻力型	高阻力型
颞浅动脉叩击试验	无变化	震颤性血流波形

1. 二维超声 颈总动脉分叉处稍膨大，随后分为颈内动脉、颈外动脉（图 15-1-4）。颈外动脉有血管分支，而颈内动脉颅外段则无分支。三者的内径比较：颈总动脉>颈内动脉>颈外动脉。少数人可在同一切面上同时显示这三条颈动脉。颈动脉管壁分为三层：内膜、中膜、外膜；内膜层超声显示为细线样连续光滑的等回声，显示的是血管内膜及其与血管腔间的界面回声；内膜与外膜间的血管肌层呈低回声或无回声；外膜层为高回声，为外膜与周围组织形成的声学界面。内膜薄、平整，与外膜平行。成人正常颈动脉内-中膜厚度值小于 1.0mm。

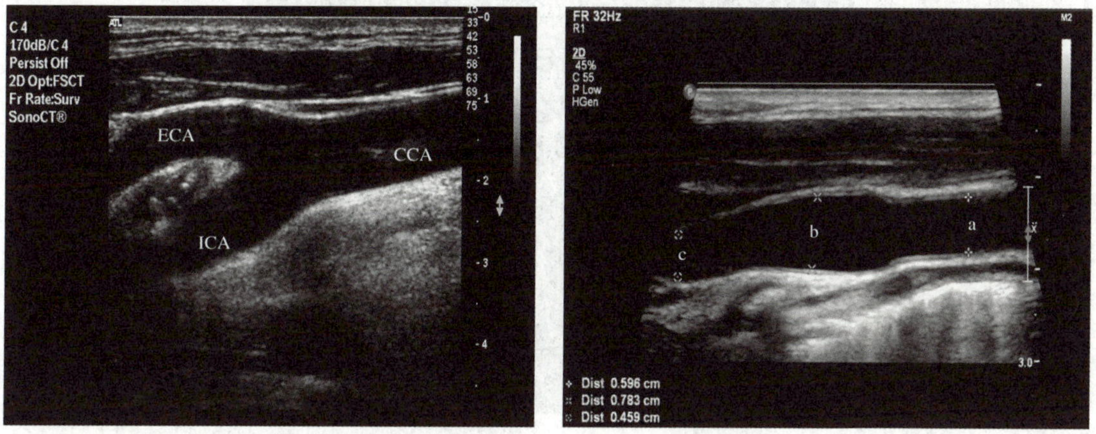

（a） （b）

图 15-1-4 正常颈动脉二维超声声像图

（a）正常颈动脉二维超声图像，CCA：颈总动脉；ECA：颈外动脉；ICA：颈内动脉。

（b）a、b、c 分别显示颈总动脉、颈内动脉球部及颈内动脉近段管径的测量。

2. 彩色多普勒及频谱多普勒血流显像 正常颈动脉血流为层流，充盈整个管腔，流向颅脑。管腔中央为色彩明亮的高速血流信号，靠近管壁为色彩暗淡的低速血流信号。颈内动脉血流供应大脑组织，循环阻力小，收缩期频谱上升较陡直，而舒张期下降较慢［图 15-1-5（a）］；颈外动脉血流供应头面部组织，循环阻力大，收缩期频谱上升较陡直，而舒张期下降也快，仅有少量低速血流信号［图 15-1-5（b）］；频谱形态呈三峰，收缩期有两个峰，第一峰大于次峰，双峰间有切迹。舒张早期增速形成第三峰，舒张期全程有持续低速血流信号［图 15-1-5（c）］。

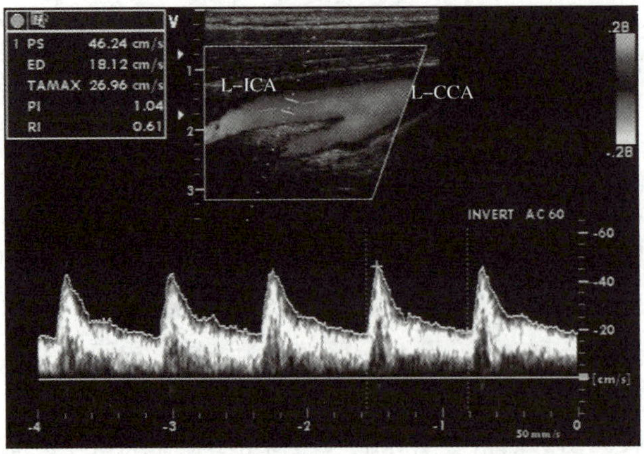

(a)

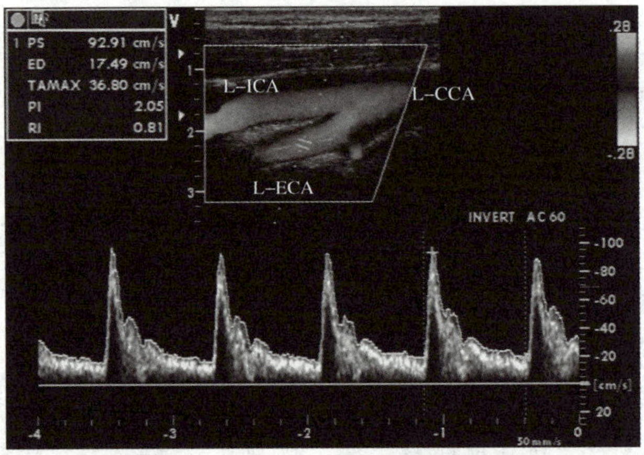

(b)

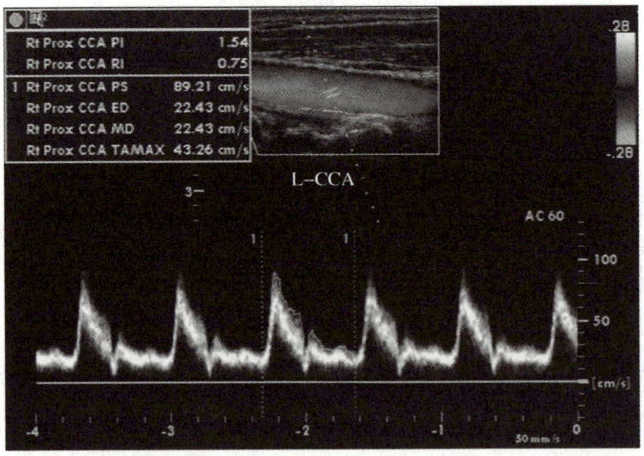

(c)

图 15-1-5 颈内动脉、颈外动脉和颈总动脉的彩色多普勒血流频谱图

(a) 颈内动脉彩色多普勒血流频谱图：图示为颈内动脉血流参数，收缩期峰值流速=46.24cm/s，舒张末期流速=18.12cm/s，计算阻力指数=0.61；(b) 颈外动脉彩色多普勒血流频谱图：图示为颈外动脉血流参数，收缩期峰值流速=92.91cm/s，舒张末期流速=17.49cm/s，计算阻力指数=0.81；(c) 颈总动脉彩色多普勒血流频谱图：图示为颈总动脉血流参数，收缩期峰值流速=89.21cm/s，舒张末期流速=22.43cm/s，计算阻力指数=0.75。

（二）正常椎动脉彩色多普勒血流成像

1. 二维超声　扫查至颈动脉分叉部时，探头向后外方移动，显示两个横突的低回声后寻找两个横突孔间的椎动脉（图 15-1-6）。高分辨率彩色多普勒超声诊断仪能够显示椎动脉壁的三层结构，椎动脉内膜光滑，管壁呈弱或等回声，腔内呈无回声，有轻微搏动。椎动脉颅外段分三段，长轴切面可以清晰显示从锁骨下动脉的起始部至第六颈椎的椎动脉近段；椎动脉入横突孔内为椎动脉中段；寰椎段为椎动脉的远段。

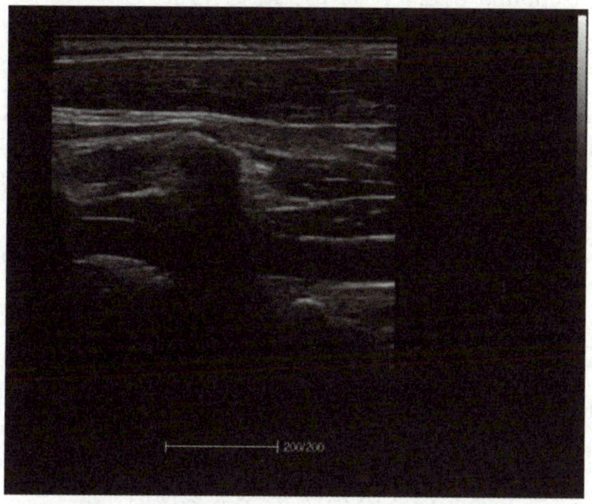

图 15-1-6　椎动脉二维超声声像图

2. 彩色多普勒及频谱多普勒血流显像　彩色血流信号充盈于管腔内，其血流方向色彩与同侧颈动脉相同［图 15-1-7（a），彩图 34］。频谱形态与颈内动脉相似，均为低阻力型，不同点在于收缩期峰值流速及平均流速比颈内动脉低［图 15-1-7（b）］。多普勒波形表现为收缩期缓慢上升的血流频谱，明显舒张期正向血流和宽频带。

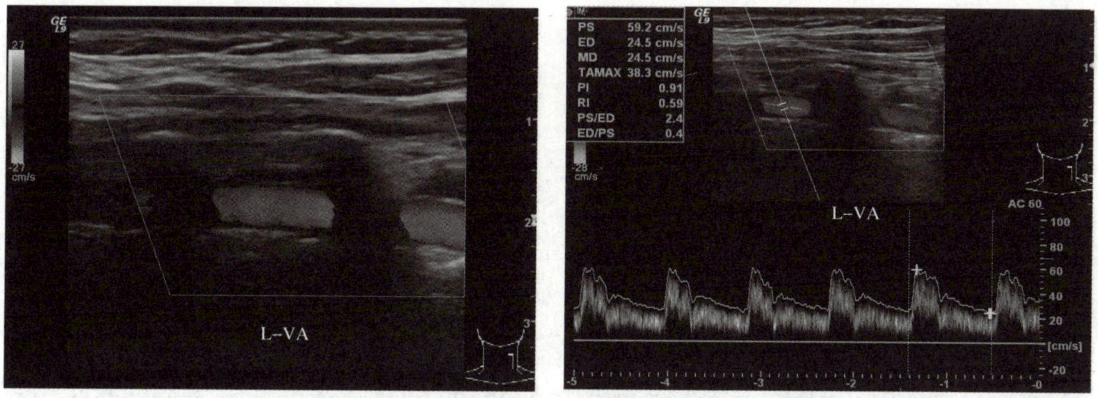

（a）　　（b）

图 15-1-7　椎动脉彩色多普勒血流图及彩色多普勒频谱图

（a）椎动脉彩色多普勒血流图：L-VA 为左侧椎动脉；（b）椎动脉彩色多普勒血流频谱图：图示为左侧椎动脉血流参数，收缩期峰值流速 = 59.2cm/s，舒张末期流速 = 24.5cm/s，计算阻力指数 = 0.59。

四、颈部血管疾病超声诊断

（一）颈动脉硬化病变

颈动脉硬化病变是颈动脉缺血性脑血管病变的重要原因之一。病理改变主要是动脉内膜类脂质的沉积，硬化斑块形成、动脉狭窄和/或闭塞，最终导致脑血流供应障碍。轻者可无临床症状，重者出现短暂性缺血发作（transient ischemia attack，TIA）或脑卒中。

1. 超声表现

（1）二维超声：颈动脉内膜连续性中断，内-中膜呈局限性或弥漫性增厚，一般≥1.0mm 或形成粥样硬化斑块。颈动脉内-中膜厚度>1.0mm 认为有动脉硬化，颈动脉内-中膜厚度>1.5mm 认为硬化斑块形成。

1）斑块位置及结构：多发生在颈总动脉分叉及颈内动脉起始处，结构包括斑块表面纤维帽、核心部、基底部和上下肩部。

2）斑块分类：根据形态学将斑块分为规则型（纤维帽完整）、不规则型（纤维帽不完整）和溃疡型斑块（纤维帽破裂，形成火山口征）；根据内部回声将斑块分为均质性（斑块内部回声均匀一致，表现为均匀的高、中、低回声）和不均质性（斑块内部高、中、低混合回声）（图 15-1-8）。不均回声斑块的定义是斑块内部有 20%以上的面积回声不一致。

3）血栓形成：急性血栓呈较低回声，随时间延长表现为管腔内增强的实性不均回声。

4）管腔狭窄或闭塞：斑块处管径变细（狭窄）或内充填不均回声，严重者管腔可闭塞。

（2）彩色及频谱多普勒血流显像

1）不规则或溃疡型斑块处血流充盈不全。

2）轻度狭窄：血流束局部变细，流速正常或轻度增快。

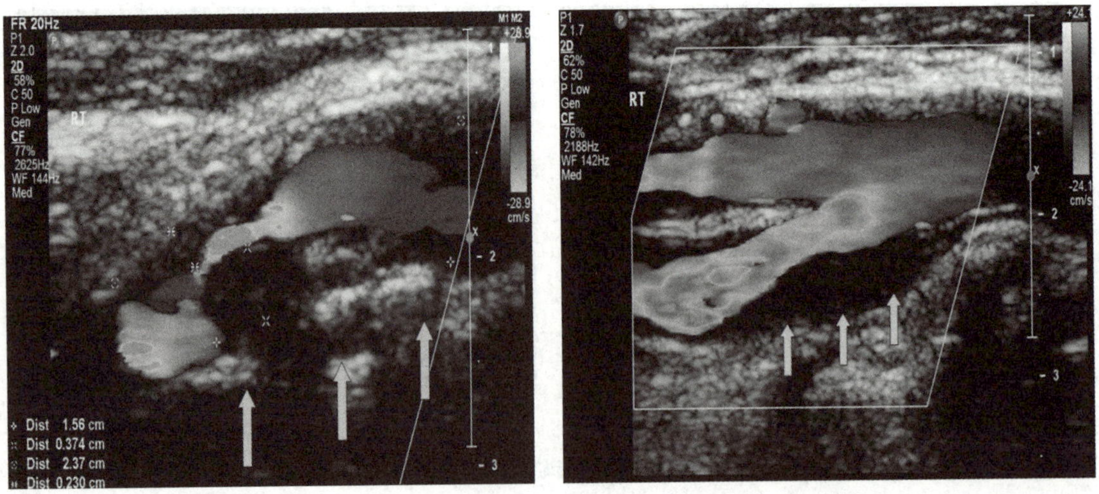

（a）　　　　（b）

图 15-1-8　斑块分类示意图

（a）颈内动脉近端扁平型低回声斑块（规则型、均质回声）；（b）颈内动脉近端斑块形态不规则，回声不均（不规则、不均质型回声斑块）。

3）中、重度狭窄：血流束呈细线状五彩镶嵌的涡流或湍流信号，血流速度增快，频谱增宽、充填。严重狭窄时远段峰值流速减低，加速时间延长，近段血流阻力增大。

4）完全闭塞：管腔内血流信号消失，不能检测到多普勒频谱，闭塞远心端血流速度减低或出现方向逆转。

（3）狭窄程度判断

1）二维超声：a. 管径测量：根据血管造影评估颈动脉狭窄采用的几种标准方法（图 15-1-9）；b. 面积测量：狭窄率=（1-狭窄处最小管腔截面积/原始截面积）×100%。

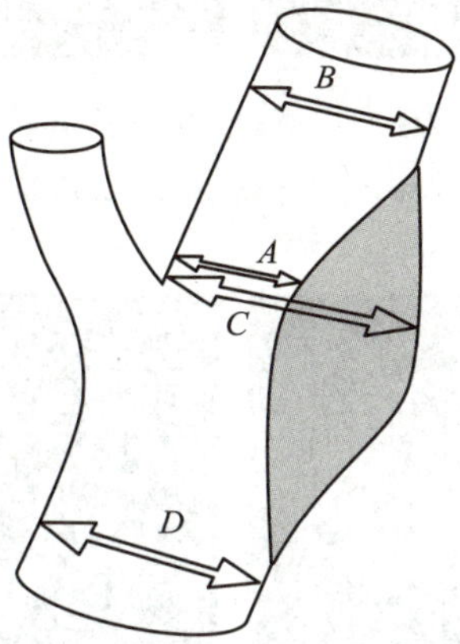

图 15-1-9 颈动脉狭窄程度形态学指标-内径狭窄（%）

NASCET：北美症状性颈动脉内膜剥脱术标准；ECST：欧洲颈动脉外科标准。NASCET 法采用颈动脉膨大部以远正常处管腔内径为基础内径（*B*），ECST 法采用颈动脉膨大处模拟内径为基础内径（*C*），两者都采用颈内动脉最窄处宽度（*A*）为测量的基准。NASCET 法狭窄度=（1-*A*/*B*）×100%（如颈内动脉分叉后全程狭窄，则取对侧颈动脉作比较）。ECST 法狭窄度 =（1-*A*/*C*）×100%；颈总动脉的狭窄程度=（*D*-*A*/*D*）×100%。

2）彩色多普勒血流成像：彩色多普勒超声可以确定斑块存在的位置、大小，明确斑块表面是否有溃疡形成；观察血流流束变细与否，证明是否存在血管狭窄，计算颈动脉狭窄程度。完全急性闭塞时，彩色血流在闭塞处突然中断，慢性闭塞时常有侧支循环建立，在狭窄或闭塞近心端可检测到增宽、明亮的高速血流。

3）频谱多普勒血流成像：颈动脉粥样硬化的频谱改变情况与斑块大小、狭窄程度及血流动力学情况有直接关系。当狭窄的残腔内径减少 50%时，会产生明显的血流动力学变化。应用频谱多普勒能够有效反映管腔狭窄程度。采用 2003 年北美放射学年会超声会议通过的血流参数诊断标准（表 15-1-2），将颈动脉狭窄程度分为轻度：0~49%（图 15-1-10）；中度：50%~69%（图 15-1-11）；重度：70%~99%及闭塞（图 15-1-12）。

表 15-1-2 2003 年北美放射学年会超声会议公布的诊断标准

狭窄程度	PSV（cm/s）	EDV/（cm/s）	PSVICA/PSVCCA
0~49%	<125	<40	<2.0
50%~69%	≥125<230	≥40<100	≥2.0<4.0
70%~99%	≥230	≥100	≥4.0
闭塞	无血流信号	无血流信号	无血流信号

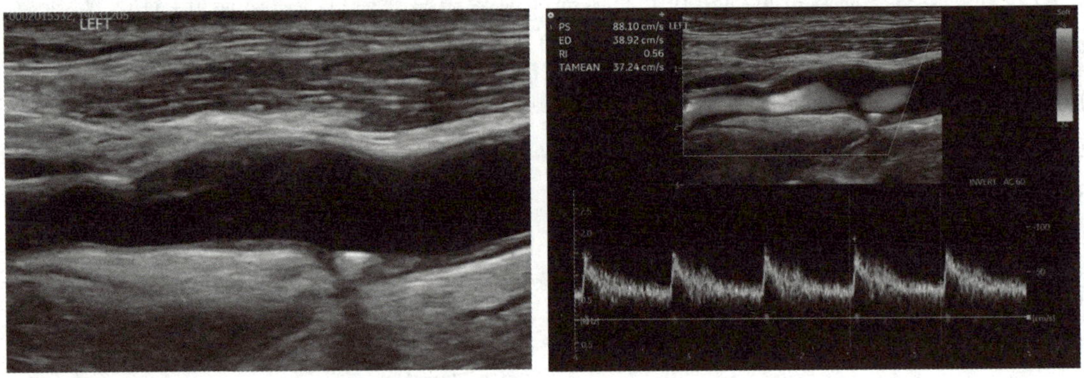

图 15-1-10　左侧颈内动脉近段轻度狭窄

狭窄程度 0～49%，PSV＝88.10cm/s，EDV＝38.92cm/s。

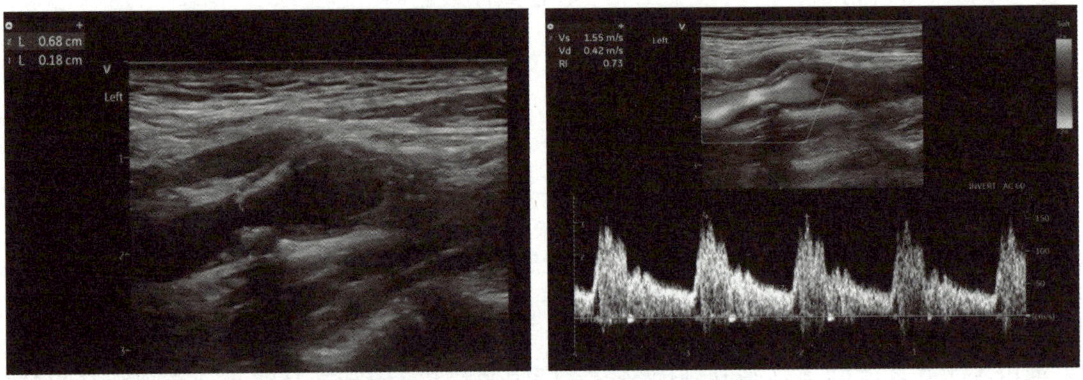

图 15-1-11　左侧颈内动脉中度狭窄

狭窄程度 50%～69%，PSV＝155cm/s，EDV＝42cm/s。

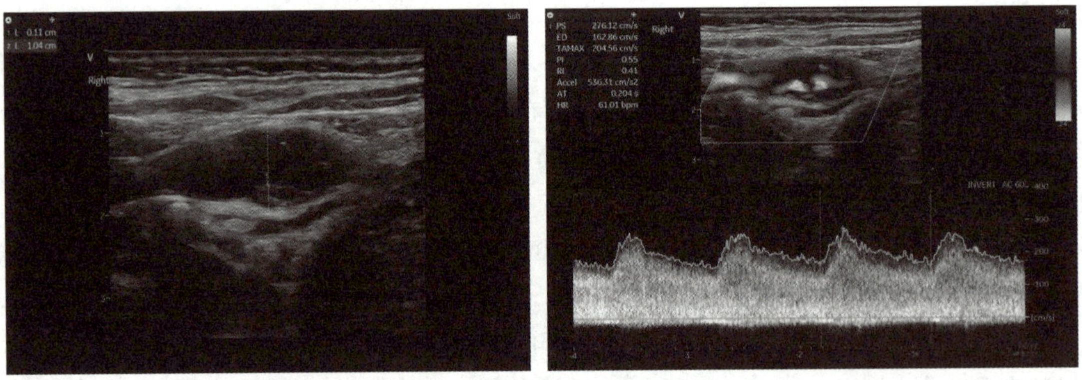

图 15-1-12　右侧颈动脉分叉处至球部重度狭窄

狭窄程度 70%～99%，PSV＝276.12cm/s，EDV＝162.86cm/s。

2. 鉴别诊断

（1）大动脉炎性血管狭窄或闭塞：病变的基本病理是由于非特异性炎性病变造成颈总动脉结构损害，但颈内、外动脉很少受到炎症病变的损害。超声表现为颈总动脉血管壁均匀性向心性增厚，管腔狭窄、血栓形成、血管闭塞等。颈内、外动脉管壁结构基本正常。

（2）颈动脉栓塞：见于心房纤颤等心源病变，导致血栓脱落造成颈动脉闭塞。超声表现为管腔内充填低或不均回声，局部血管内膜清晰，无典型动脉硬化斑块形成。

（3）颈内动脉肌纤维发育不良：病因不明，超声表现为一侧或双侧颈内动脉管径不均性缩窄，血流充盈不良，呈“串珠样”改变。多普勒频谱为低速高阻型。

3. 扫查要点

（1）采用自下而上连续横断面扫查及沿血管长轴摆动探头纵断面扫查方法，完整显示血管结构，注意内膜回声、斑块有无及狭窄的程度等，避免遗漏病变。

（2）联合应用彩色及频谱多普勒，发现异常需进一步寻找原因，如一侧颈外动脉血液逆流入颈内动脉，可能为同侧颈总动脉严重狭窄或闭塞所致；一侧颈总动脉血流为高阻甚至出现反向波时，可能为同侧颈内动脉存在严重狭窄或闭塞。

（二）椎动脉狭窄闭塞性病变

好发于椎动脉起始段，主要病因为动脉粥样硬化或多发性大动脉炎等，可产生椎-基底动脉供血不足症状。

1. 超声表现

（1）二维超声：椎动脉有效管径明显变细，内膜粗糙，斑块形成（图 15-1-13）。多见于起始段。当狭窄明显时，对侧常代偿性增宽。

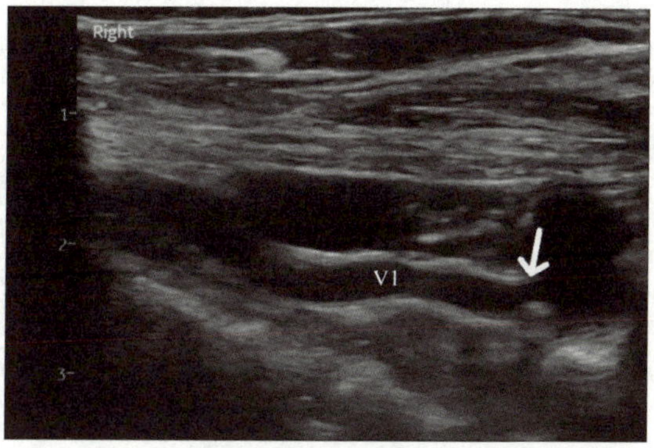

图 15-1-13　右侧椎动脉开口处狭窄二维超声声像图

V1. 椎动脉 V1 段，即椎动脉起始部分。

箭头为椎动脉狭窄处。

（2）彩色及频谱多普勒血流显像：管腔狭窄，血流束变细，彩色血流充盈缺损，椎动脉狭窄处收缩期峰值流速增快，频谱增宽、充填，狭窄远端呈低速血流频谱（图 15-1-14）。完全闭塞时管腔内无血流信号。对侧椎动脉可出现内径增宽、流速增快等代偿性改变。

2. 鉴别诊断　椎动脉生理性发育不对称：一侧椎动脉管径内径较细（<2.5mm）或双侧管径相差 >0.5mm，但血流充盈尚好，频谱形态正常。

3. 扫查要点　探查时可先显示颈内静脉的纵切面，探头向外摆动或平行移动，在颈椎横突间寻找椎动脉；注意调节最佳血流速度范围标尺和彩色扫查显示区的大小及彩色增益；椎动脉闭塞时注意观察是否存在侧支循环。

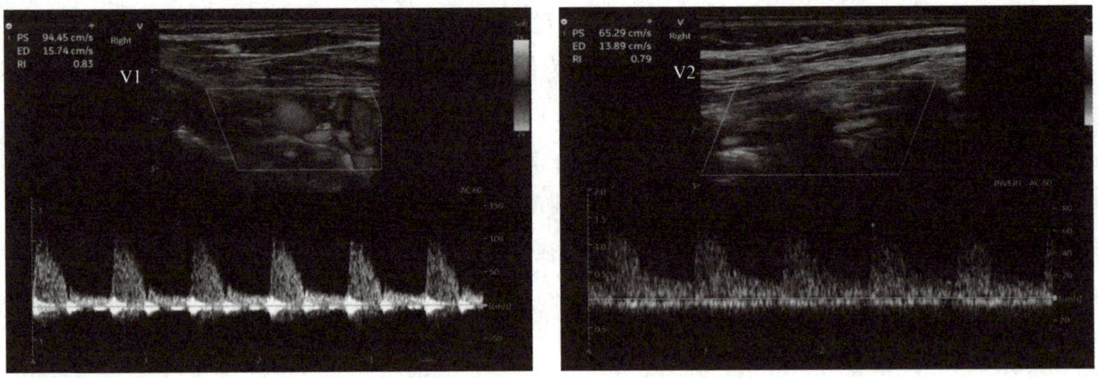

（a）　　　　（b）

图 15-1-14　右侧椎动脉开口处狭窄彩色多普勒血流图

（a）右侧椎动脉颈段（起始段，V1 段）狭窄，流速增快，收缩期峰值流速=94.45cm/s，舒张末期流速=15.74cm/s；（b）右侧椎动脉椎间隙段（V2 段）流速降低，收缩期峰值流速=65.29cm/s，舒张末期流速=13.89cm/s。

第二节　腹部血管超声检查基础

一、腹部血管的解剖概要

（一）腹主动脉

腹主动脉是腹部的主干动脉，位于膈肌以下至第 4 腰椎处（图 15-2-1），上方与降主动脉相续，向下至第 4 腰椎水平分为左、右髂总动脉。主要分支具体如下。

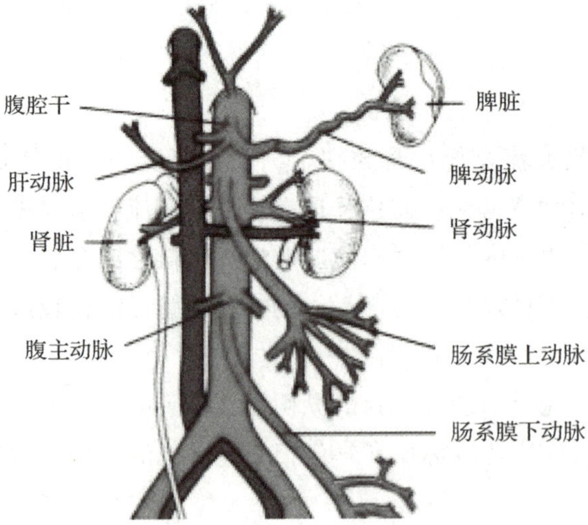

图 15-2-1　腹主动脉及其分支解剖示意图

1. 腹腔干　在平第 1 腰椎水平起自腹主动脉前壁，分为胃左动脉、肝总动脉和脾动脉。

2. 肠系膜上动脉　起自腹腔干稍下方 1～2cm 处的腹主动脉前壁，其与腹主动脉之间有左肾静脉通过。

3. 肾动脉 平第 1~2 腰椎椎间盘水平起于腹主动脉两侧，横行向外，右肾动脉起点低于左肾动脉。左肾动脉较短，右肾动脉较长，经过脊柱前方向右绕过下腔静脉后方进入右肾门。

4. 肠系膜下动脉 约平第 3 腰椎水平起于腹主动脉前壁。

（二）下腔静脉

位于脊柱右前方，由左、右髂总静脉在第 4~5 腰椎水平汇合而成，沿腹主动脉右侧上行，经肝后方的腔静脉窝，穿膈肌的腔静脉裂孔注入右心房（图 15-2-2）。下腔静脉的主要属支有：

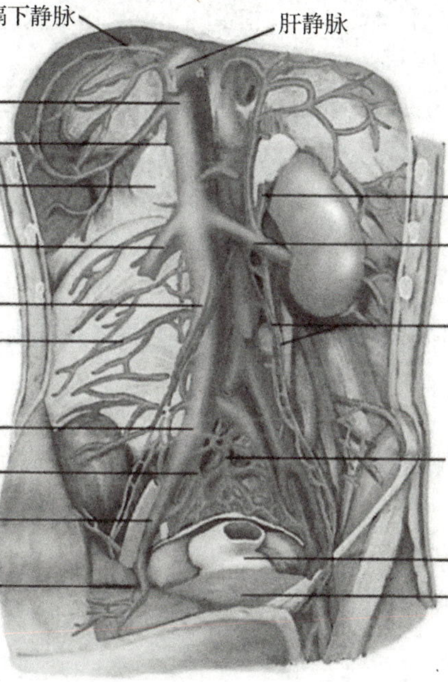

图 15-2-2 下腔静脉及其分支解剖示意图

1. 肝静脉 有肝左静脉、肝中静脉和肝右静脉三支，于第二肝门处汇入下腔静脉。

2. 肾静脉 经肾动脉前面向内行，注入下腔静脉。左肾静脉较右肾静脉长，穿行于腹主动脉和肠系膜上动脉之间。

（三）肝门静脉

多由肠系膜上静脉和脾静脉在胰颈后方汇合而成，在十二指肠球部后方，走行于肝十二指肠韧带中，位于胆总管和肝动脉之后，至肝门处分为左、右两支进入肝门（图 15-2-3）。

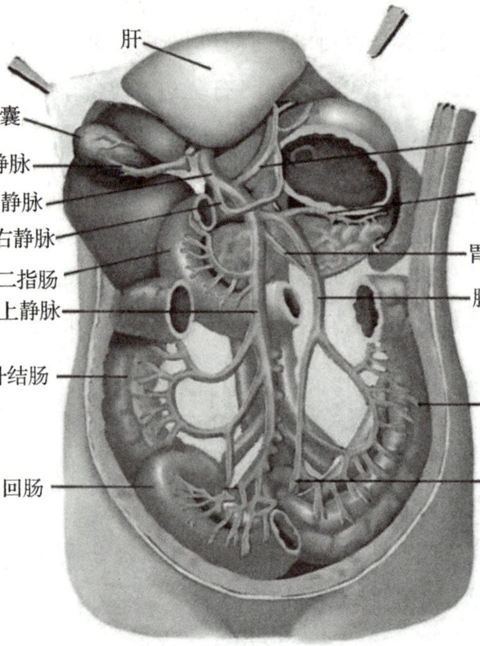

图 15-2-3　肝门静脉及其分支解剖示意图

二、腹部血管的扫查方法和途径

（一）扫查仪器

选用 2. 5~5. 0MHz 凸阵探头。

（二）扫查体位

受检者取仰卧位，必要时取侧卧位或俯卧位，检查前空腹 8~12 小时。

（三）扫查程序

1. 探头置于剑突下腹部正中线偏左 1~2cm 处，纵断和横断扫查腹主动脉及其分支。

2. 于腹部正中线偏右 1~2cm 扫查下腔静脉，下腔静脉壁比较薄，腔内压力较低，故扫查时用力应适中。

3. 探头置于脊柱右前方、中线略偏向右处，沿门静脉解剖走向斜断扫查门静脉。

三、正常腹部血管声像图和多普勒血流频谱形态

（一）二维超声

血管纵切面呈长管状无回声结构，腹主动脉随心脏节律一致膨胀性扩张（图 15-2-4），下腔静脉受右心房压力影响呈波浪式波动。

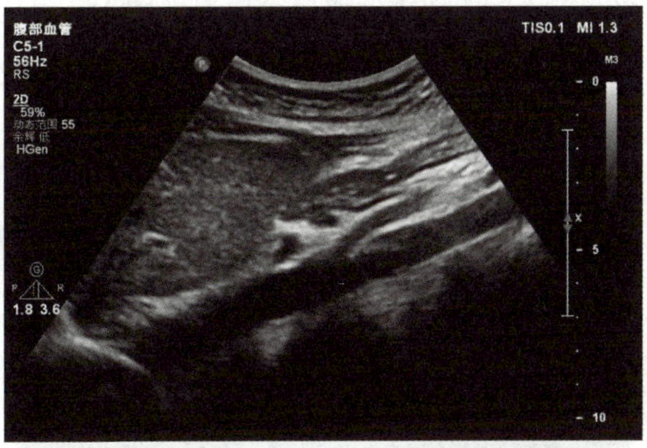

图 15-2-4　腹主动脉长轴二维超声声像图

（二）彩色多普勒及频谱多普勒血流显像

1. 腹主动脉　彩色多普勒显示离心方向血流信号；多普勒频谱形态表现为三相波，即收缩期正向单峰，舒张早期为小幅负向波，舒张中晚期正向低速血流（图 15-2-5，彩图 35）。

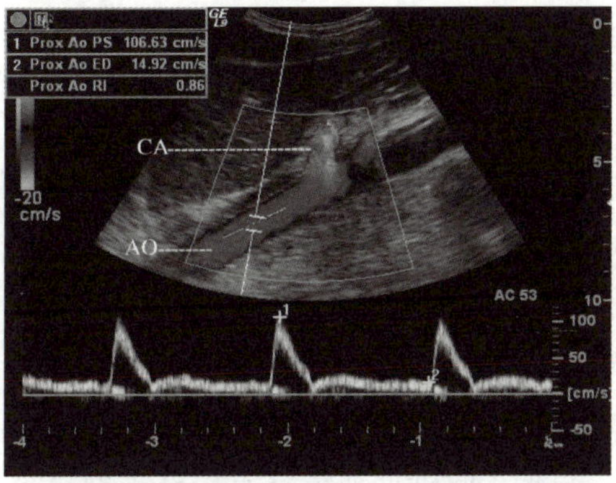

图 15-2-5　腹主动脉多普勒血流频谱图

AO. 腹主动脉；CA. 腹腔干。

2. 下腔静脉　彩色多普勒显示心室收缩早期至舒张早期呈向心方向血流信号，舒张晚期呈离心方向血流信号。多普勒频谱形态呈三峰型，收缩期和舒张早期为负向“s”波和“D”波，多数在心房收缩期有正向“a”波（图 15-2-6）。

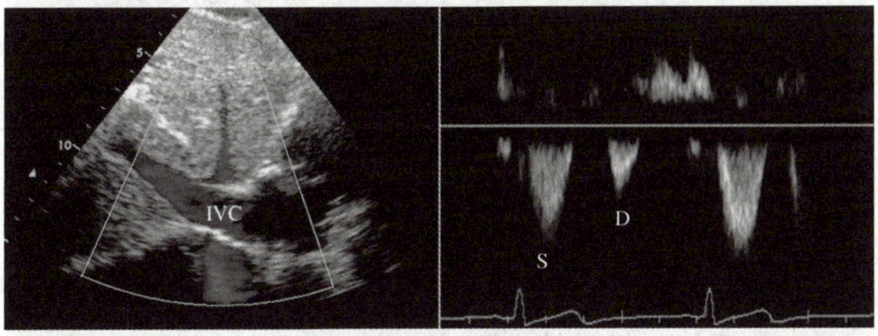

图 15-2-6　下腔静脉彩色多普勒血流频谱图

IVC. 下腔静脉。

3. 门静脉 多普勒频谱形态为入肝的连续低速血流信号（图 15-2-7）。

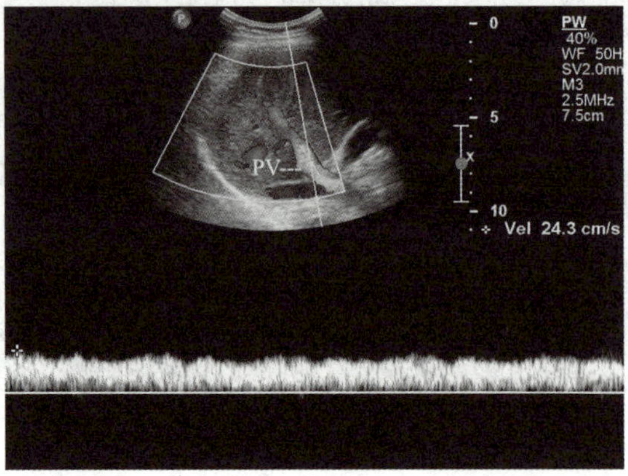

图 15-2-7 门静脉多普勒血流频谱图

PV. 门静脉。

四、腹部血管疾病超声诊断

（一）夹层动脉瘤

主动脉壁中层退行性病变，受血流冲击或滋养血管破裂导致内膜撕裂，血液从破裂口流入中层，内、中层分离，将动脉壁分离成真腔和假腔，引起相应脏器缺血性改变。临床表现为突发腹部剧痛。

1. 超声表现

（1）二维超声：动脉腔被纤细的膜样回声分成真腔和假腔两部分，横断面呈双环征，纵断面呈双层管壁。假腔内可见血栓回声。

（2）彩色及频谱多普勒血流显像：收缩期血流从真腔经破裂口流入假腔内，真腔内血流色彩明亮，血流频谱类似正常腹主动脉血流频谱；假腔内血流暗淡、无血流或血流方向相反，为不规则低速血流频谱或扫查不到血流频谱（图 15-2-8，彩图 36）。

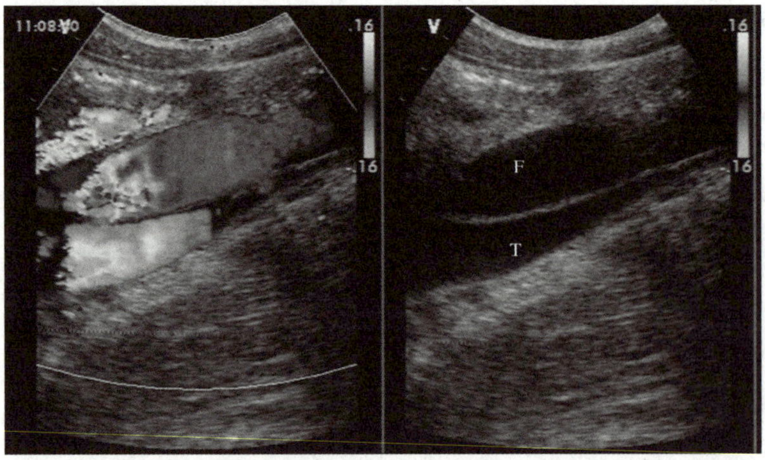

图 15-2-8 腹主动脉夹层动脉瘤二维超声声像图及彩色多普勒血流图

F. 假腔；T. 真腔。

2. 鉴别诊断　与主动脉瘤鉴别，其表现为动脉管径局部增宽，内未见撕脱内膜。

3. 扫查要点　采用横切纵切联合扫查方法，注意发现双腔结构，寻找撕脱的内膜，区分真、假腔及是否存在血栓。

（二）腹主动脉瘤

由于动脉管壁薄弱，受压力影响导致局部管腔扩张。一般多无临床症状或发现腹部搏动性包块。

超声表现

（1）二维超声：病变动脉段呈梭形或囊状扩张，瘤壁仍为三层动脉壁结构，内壁不平，瘤体内常可见附壁血栓。符合两者之一即可诊断：①最大径>30mm。②最宽处外径较相邻正常段外径增大1.5倍以上。

（2）彩色及频谱多普勒血流显像：动脉瘤腔内可见杂色涡流信号，频谱呈低速充填型（图15-2-9）[图15-2-9（a），彩图37]。

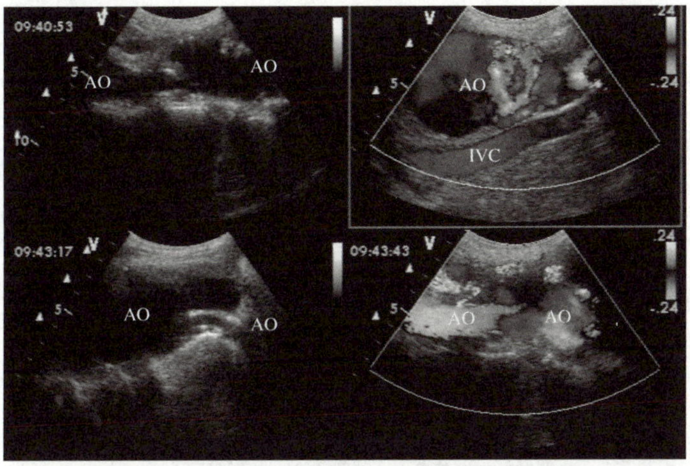

（a）

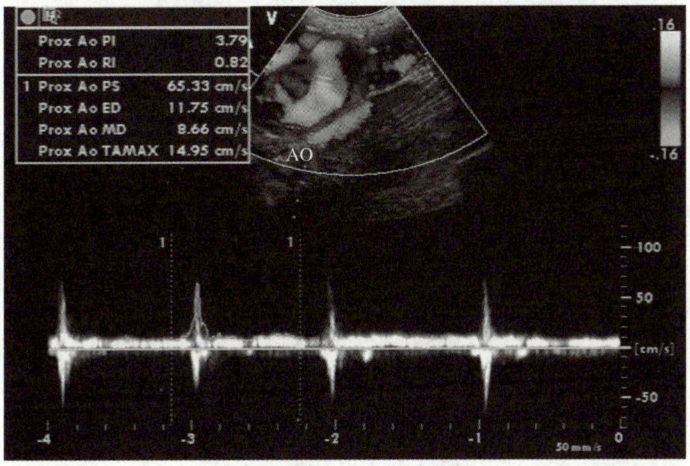

（b）

图15-2-9　腹主动脉瘤二维超声声像图及彩色多普勒血流图

AO. 腹主动脉；IVC. 下腔静脉。

注：图示腹主动脉瘤内紊乱的五彩血流信号，频谱多普勒大动脉血管的舒张期反向血流缺失。

第三节　四肢大血管超声检查基础

一、四肢大血管的解剖概要

（一）四肢动脉

1. 上肢动脉　左侧锁骨下动脉直接起于主动脉弓，右侧锁骨下动脉起自无名动脉（头臂干），锁骨下动脉穿过锁骨和第 1 肋之间的间隙成为腋动脉，腋动脉走行于腋窝深部，至大圆肌下缘移行为肱动脉，肱动脉沿肱二头肌内侧下行至肘窝，平桡骨颈高度分为桡动脉和尺动脉（图 15-3-1）。

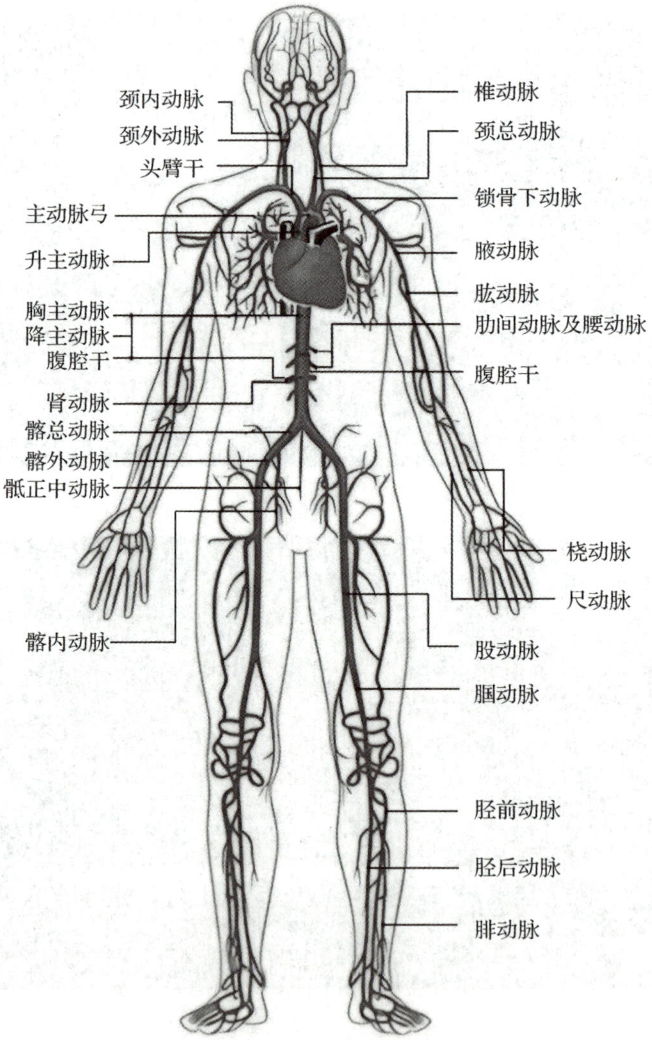

图 15-3-1　四肢动脉解剖示意图

2. 下肢动脉　髂外动脉沿腰大肌内侧缘下降，经腹股沟韧带中点深面至股前部，移行为股总动脉；股总动脉在腹股沟韧带下方分叉向下延伸为股浅动脉及股深动脉；股浅动脉在股三角内下行，经收肌管，出收肌膜裂孔至腘窝，移行为腘动脉；在腘窝深部下行，至腘肌下缘，分为胫前动脉和胫后动脉；胫前动脉穿小腿骨间膜进入小腿区，沿骨间膜下行，至踝关节前方移行为足背动脉；胫后动脉沿小腿浅、深屈肌之间下行，经内踝后方转至足底，分为足底内、外侧动脉（图 15-3-1）。

（二）四肢静脉

1. 上肢静脉　由深、浅静脉组成，上肢自手掌至腋窝均与同名动脉伴行，多为两条，成对的桡、尺静脉于前臂近端汇入肱静脉，上行于上臂二头肌的下缘移行为腋静脉，在第一肋外缘向内移行为锁骨下静脉。头静脉和贵要静脉组成上肢的浅静脉系统，头静脉走行于前臂外侧汇入腋静脉；贵要静脉走行于上臂的内侧近正中汇入肱静脉（图 15-3-2）。

2. 下肢静脉　分为深静脉与浅静脉，二者之间有交通支。自足到小腿的深静脉（胫前、后静脉）都与同名动脉伴行，向近心端依次汇入为腘静脉、股浅静脉、股总静脉。下肢浅静脉包括大隐静脉和小隐静脉，大隐静脉由下肢内侧上行注入股总静脉，小隐静脉由下肢外侧上行注入腘静脉。下肢深、浅静脉的交通支有调整下肢静脉血流的作用，交通支常以直角方向，由浅静脉至深静脉（图 15-3-2）。

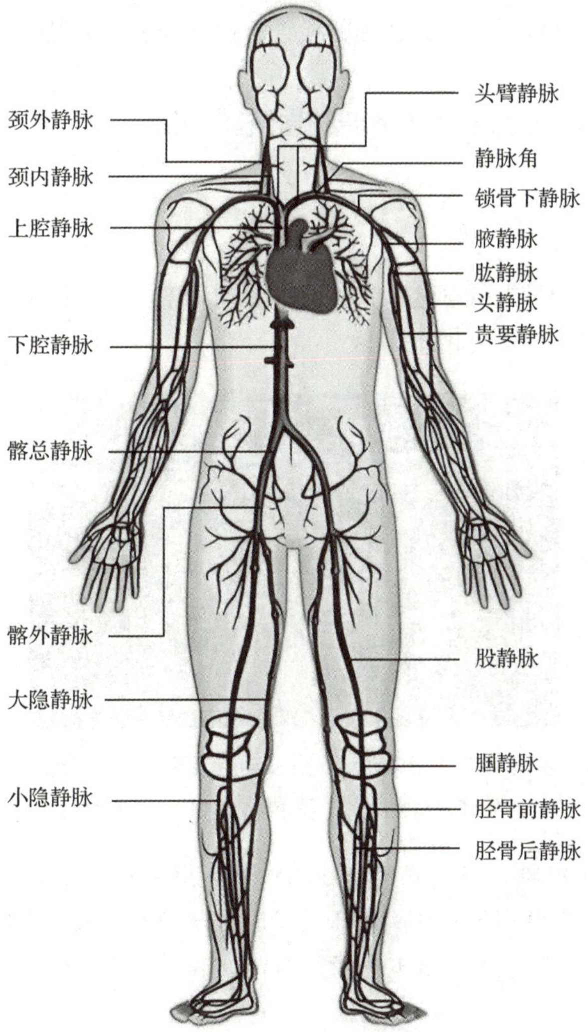

图 15-3-2　四肢静脉解剖示意图

二、四肢大血管的扫查方法和途径

（一）扫查仪器

选用高分辨力彩色多普勒仪，7～10MHz 线阵探头。

（二）扫查体位

肢体血管检查取坐位或卧位，使患处或患肢舒展松弛，保证血液回流，维持病变血管一定的充盈度。

（三）扫查程序

1. 上肢血管取仰卧位，上肢外展，从锁骨上窝开始向下行连续横向、纵向扫查。

2. 下肢血管取仰卧位，大腿外展、外旋、膝关节微屈，从腹股沟韧带上方股动、静脉开始向下行连续横向和纵向扫查。站立位适合下肢静脉的检查。检查胫前、后及足背血管也可取坐位。

三、正常四肢大血管声像图表现和多普勒血流频谱形态

（一）二维超声

1. 四肢动脉 正常肢体动脉走行自然，管腔清晰，动脉壁三层结构清晰可见，外膜呈强回声，中层呈低回声，内膜呈线状较高回声（图 15-3-3）。

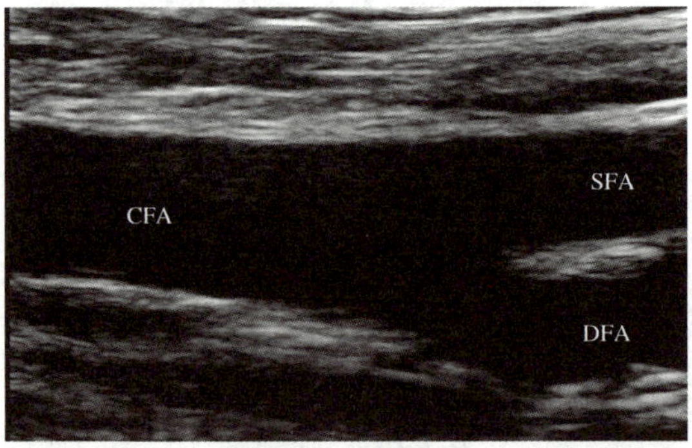

图 15-3-3 股总动脉、股浅动脉及股深动脉纵切面

CFA. 股总动脉；SFA. 股浅动脉；DFA. 股深动脉。

2. 四肢静脉 管腔显示清晰，内壁光滑，连续性好，壁薄；管腔为无回声，增大增益，可动态观察到管腔内随血液流动的雾状回声；探头加压后管腔被压瘪或消失，下肢静脉深吸气后屏气或做瓦式（Valsalva）动作后管径增大（图 15-3-4）[图 15-3-4（b），彩图 38]。

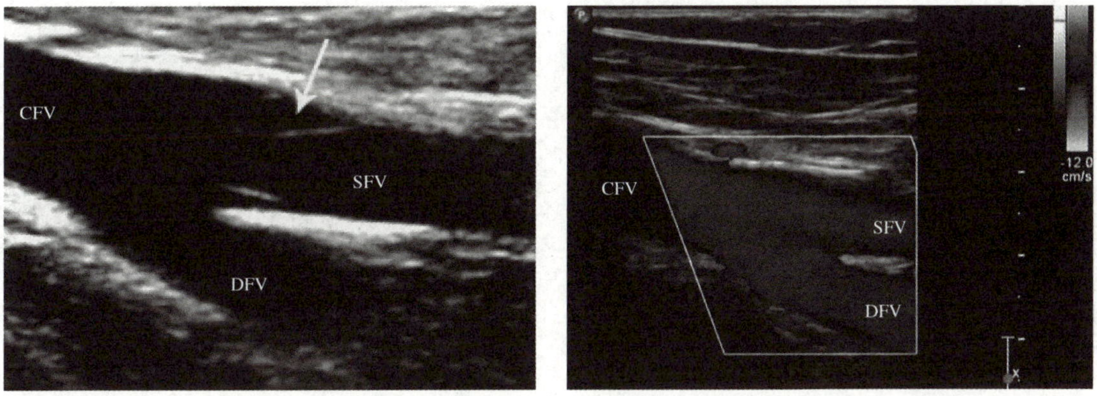

（a）　　（b）

图 15-3-4　股静脉纵切面及彩色血流显像图

CFV. 股总静脉；SFV. 股浅静脉；DFV. 股深静脉；箭头所示静脉瓣。

（二）彩色多普勒血流成像

1. 四肢动脉　正常四肢动脉的血流速度是顺血流方向递减的，管腔内充满血流信号。多普勒频谱为典型的三相波型。多普勒频谱形态开始为心脏收缩引起的高速前向血流信号，接着为舒张早期的反向血流信号，最后为舒张中晚期的前向低速血流信号［图 15-3-5（a），彩图 39］［图 15-3-5（b），彩图 40］。

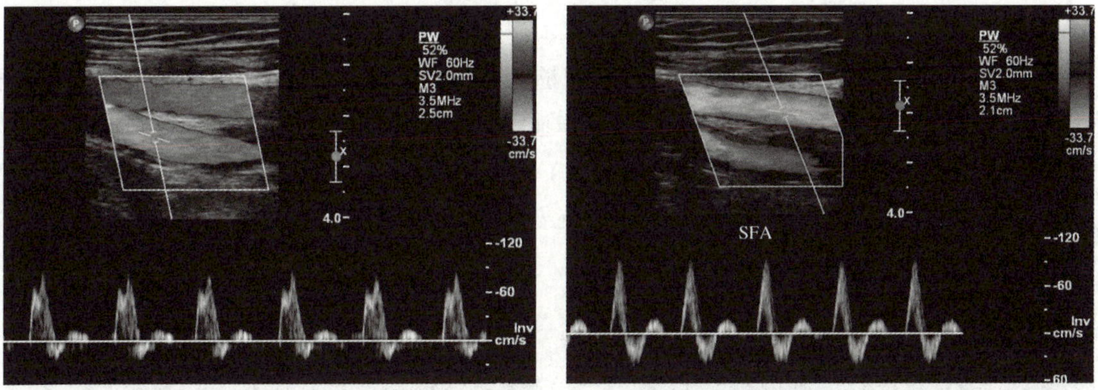

（a）　　（b）

图 15-3-5　股深动脉、股浅动脉彩色多普勒血流频谱图

SFA. 股浅动脉。

2. 四肢静脉　为单一反向回心血流，呈持续性且充盈于整个管腔。频谱多普勒特征有五点：自发性、周期性、瓦氏动作血流中断、挤压远端肢体时血流信号增强及单向回心血流信号（图 15-3-6）。

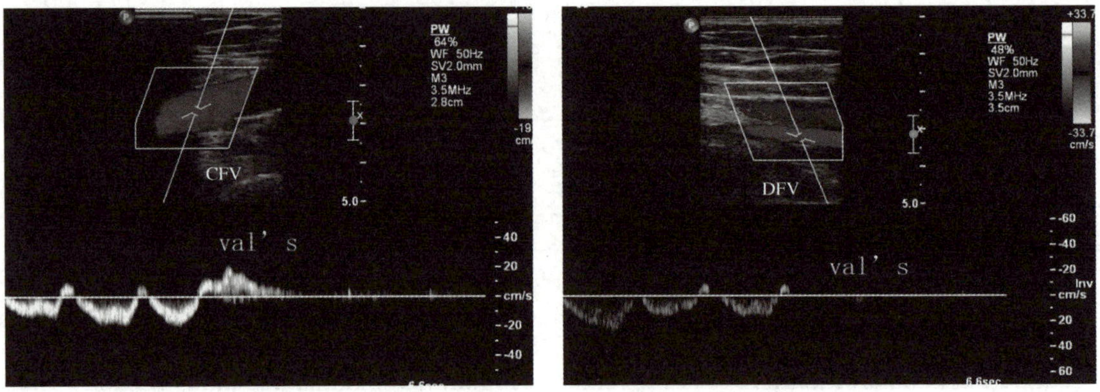

（a）（b）

图 15-3-6　股总静脉、股深静脉乏氏动作彩色多普勒血流频谱图

CFV. 股总静脉；DFV. 股深静脉。

四、四肢大血管疾病超声诊断

（一）四肢动脉硬化病变

多发生在下肢动脉，与糖尿病、高血压和高脂血症等密切相关。病理改变与颈动脉硬化病变相同。临床表现为患侧肢体远端搏动减弱或消失，肢体麻木、间歇性跛行、静息痛等。

1. 超声表现

（1）二维超声：动脉内-中膜增厚，内膜面粗糙，可见单发或多发不同形状及回声斑块，导致管腔局限性或弥漫性狭窄或闭塞。部分可伴发低回声血栓。

（2）彩色及频谱多普勒血流显像（图 15-3-7）［图 15-3-7（a），彩图 41］：动脉轻度狭窄（<49%）时，彩色血流形态不规则，狭窄处血流束变细，频谱形态可正常；中、重度狭窄（50%~99%）时彩色血流充盈明显缺损，血流速度增快，三相波消失，呈双期单向波，频带增宽充填；完全闭塞时管腔内无血流信号。

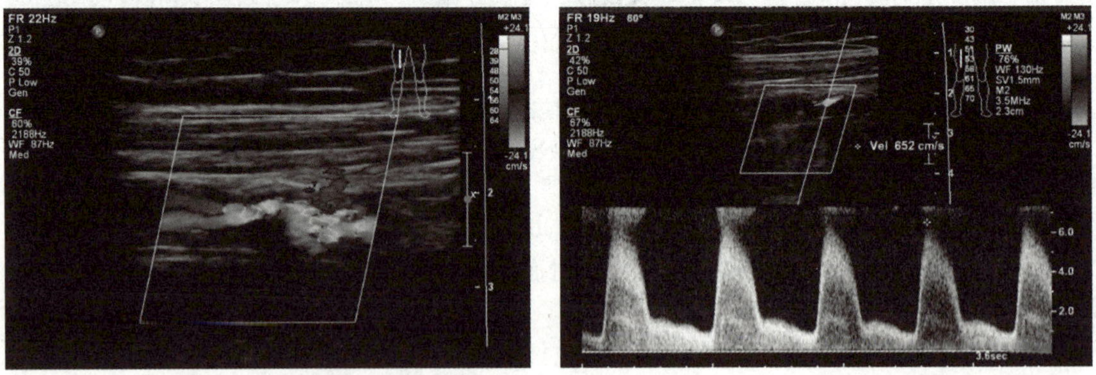

（a）（b）

图 15-3-7　下肢动脉狭窄二维超声声像图

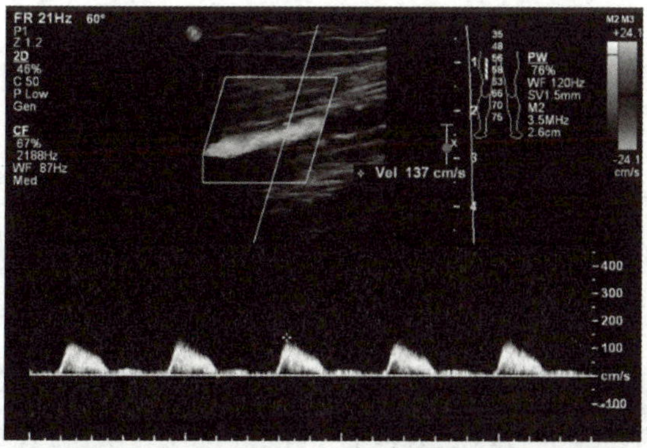

（c）

图 15-3-7 （续图）

（a）股浅动脉斑块形成，狭窄处呈窄束五彩镶嵌血流信号；（b）狭窄处血流速度增高，血流峰值达 289cm/s；（c）狭窄前血流速度 137cm/s。

2. 鉴别诊断

（1）四肢动脉栓塞：常因心脏或主动脉内栓子脱落所致，造成远端动脉管腔堵塞，产生肢体急性缺血性疼痛或坏死。

1）二维超声：显示动脉管腔内栓塞部位可见中低回声栓子，管壁可正常。

2）彩色多普勒血流成像：具体如下。①闭塞前段：彩色血流呈暗红色，彩色血流突然中断，阻断处出现小股反向血流，流速明显减慢，阻力增大。②闭塞段：血流信号消失。③闭塞后段：彩色血流减弱或消失，单向、低速/无血流频谱。

3）检查步骤及注意事项：①对于多发动脉狭窄，诊断第二个及其以远的动脉狭窄，应用血流速度比值较流速绝对值更有意义。②动脉斑块及壁严重钙化时，影响声束穿透，彩色和脉冲多普勒可能均不能显示血流，造成血流中断假阳性表现。此时，应检查明显钙化动脉段近端和远端的动脉，判断血流是否存在。

（2）血栓闭塞性脉管炎：多见于青壮年男性，病变主要累及肢体中、小动脉，动脉内膜呈节段性、不规则增厚，管腔不同程度狭窄，病变之间动脉段可相对正常。不完全闭塞时，彩色血流纤细、迂曲，血流速度减低，呈单相低速血流频谱；完全闭塞时病变部位及远端血流信号消失。

1）二维超声：①血管内膜增厚，管腔呈节段性细窄，与正常部分界限分明。②伴行静脉内膜炎症改变。

2）彩色及脉冲多普勒血流显像：①彩色多普勒血流显示阻塞部血流中断，阻塞部及其远心端无血流信号。②收缩期峰值流速减慢，舒张期反向血流消失。

3. 扫查要点 应完整地扫查肢体动脉，观察血管情况包括管壁厚度、层次及内膜改变，管径有无狭窄或扩张，管腔内有无异常回声等，详细描述斑块或栓子的部位、大小形态、性质等，并判断狭窄程度。

（二）假性动脉瘤

多与外伤、感染有关。四肢动脉管壁全层破损，血液流出被周围组织包绕，形成动脉旁血肿，内可见继发血栓形成。

1. 超声表现

（1）二维超声：动脉旁无回声或混合回声结构，呈类圆形或不规则形，为瘤腔结构，动脉壁与瘤腔间的破裂口（>2mm），为瘤颈。

（2）彩色多普勒及频谱多普勒血流显像：瘤腔内血流紊乱或呈涡流状，瘤颈处可见收缩期自动脉喷射入瘤体内，舒张期反流回动脉腔内，呈双向窄束血流。频谱多普勒可探及瘤颈处高速双向血流及瘤体内杂乱血流信号（图 15-3-8）［图 15-3-8（c），彩图 42］。

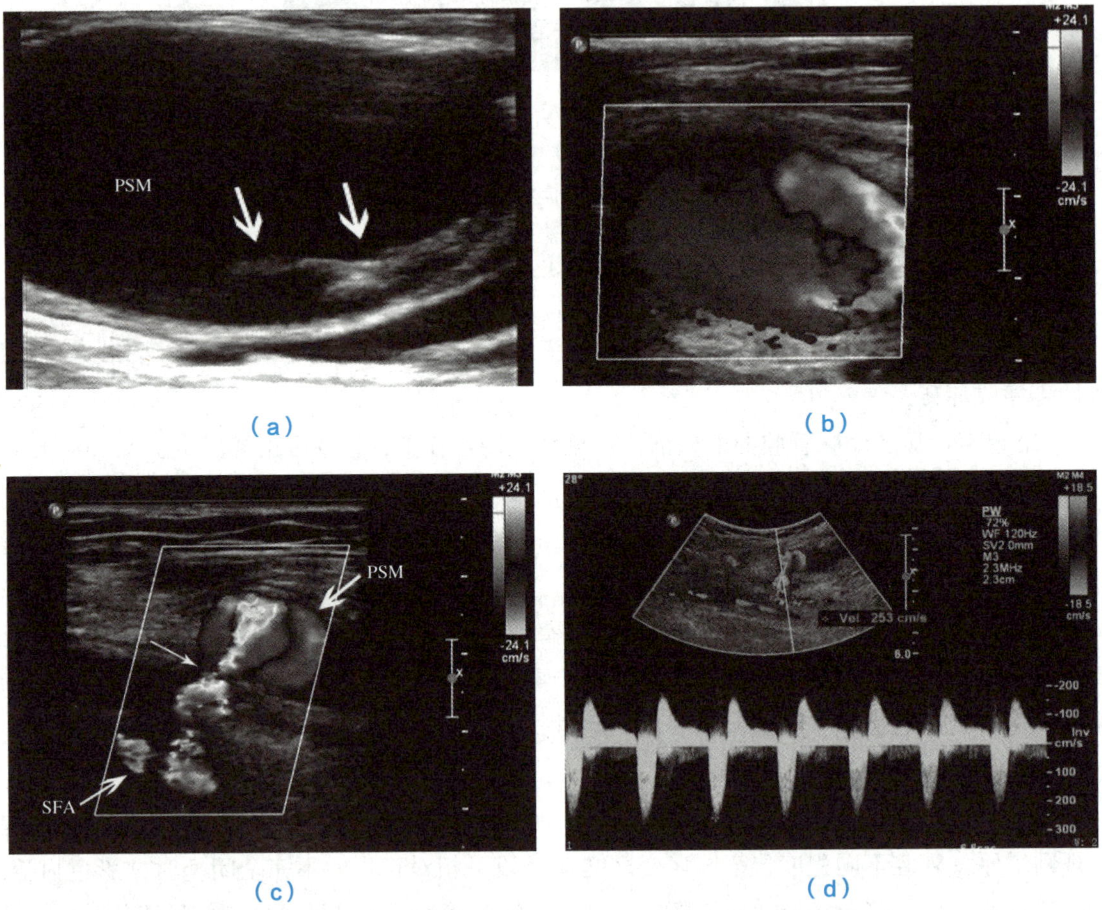

图 15-3-8 假性动脉瘤二维超声声像图及多普勒声像图

（a）右侧股浅动脉前方见一囊性肿块，其内可见附壁实质回声，为血栓（箭头所示）。PSM：假性动脉瘤；（b）彩色多普勒显示囊内漩涡状血流；（c）彩色多普勒观察到连接股浅动脉（SFA）与囊状结构（PSM）的瘤颈（细箭头所示）；（d）频谱多普勒于瘤颈处记录到双向血流频谱，峰值流速达到 253cm/s。

2. 鉴别诊断 与真性动脉瘤鉴别，后者瘤壁仍为动脉壁的三层结构，不存在瘤颈结构。

（三）深静脉血栓形成

静脉管腔内的血液发生凝固，形成凝血块。临床表现为患肢持续肿胀、站立时加重，浅静脉曲张等。血栓脱落可引起肺栓塞，是其严重的并发症。

1. 超声表现

（1）二维超声

1）急性血栓：指 2 周以内的血栓。血栓处静脉管径增宽，管腔内可见低至无回声血栓，部分呈漂浮状，加压后管腔不能被压瘪。

2）亚急性血栓：发生在2周~6个月的血栓。血栓回声逐渐增强、变小、固定，静脉管径回缩，加压后管腔不能被完全压瘪。

3）慢性血栓：发生在6个月以上的血栓。血栓呈中强杂乱回声，静脉壁不规则增厚，静脉瓣膜增厚、回声增强、对合不佳。

（2）彩色及频谱多普勒血流显像

1）完全性栓塞：管腔内无彩色血流信号。

2）部分性栓塞：管腔内彩色血流充盈缺损，测及低速连续性充填频谱，不随呼吸运动变化；慢性血栓可见侧支循环建立（图15-3-9）。

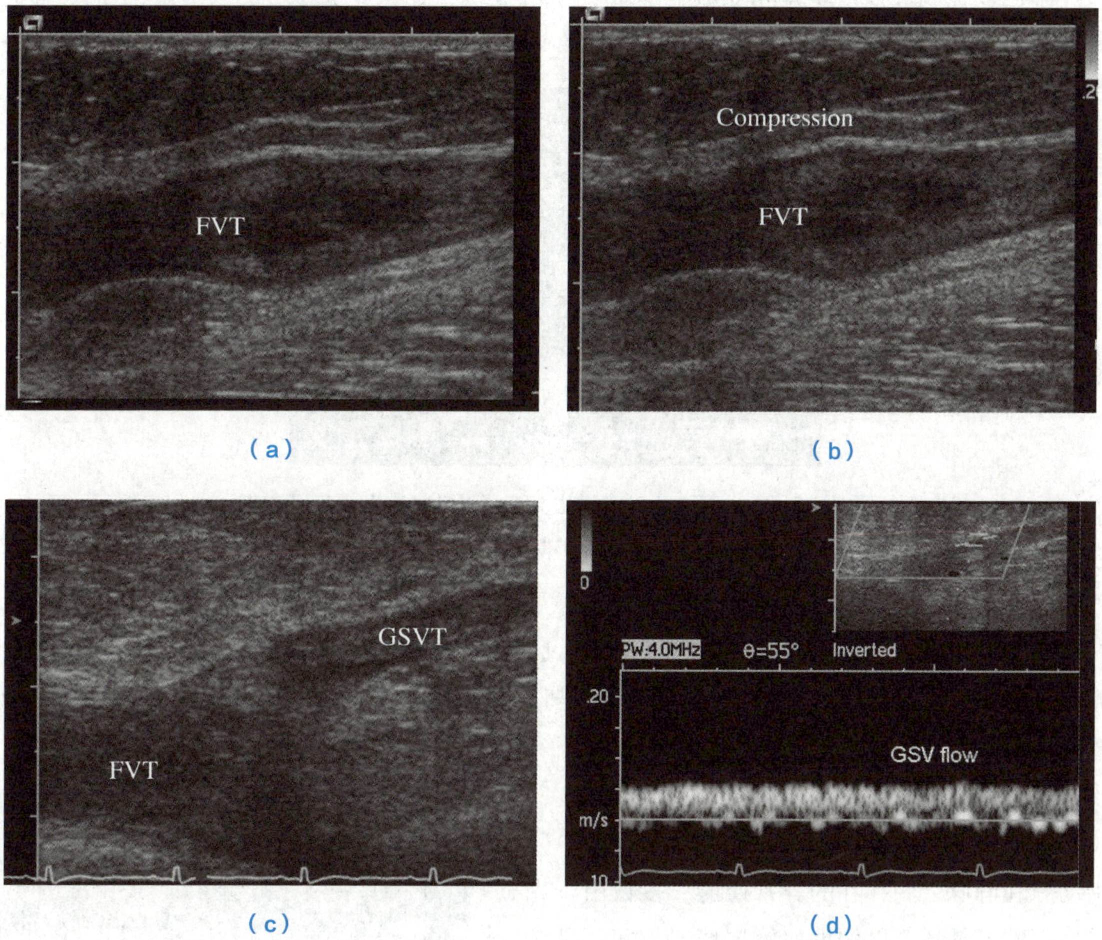

图 15-3-9　下肢静脉血栓二维超声声像图及多普勒声像图

（a）二维超声显示股静脉内血栓形成，扩张的的股静脉管腔内充满异常回声；（b）探头挤压过程中，股静脉无塌陷；（c）股静脉和大隐静脉内血栓形成；（d）脉冲及彩色多普勒显示大隐静脉内低速血流信号，不随呼吸波动。

FVT. 股静脉血栓；GSVT. 大隐静脉血栓；GSV flow. 大隐静脉血流。

2. 鉴别诊断　与四肢淋巴水肿鉴别，后者为淋巴液流通受阻或反流所致，静脉管腔内无血栓回声，血流通畅。

3. 扫查要点　扫查包括有无血栓、部位、范围、血栓的回声特点及有无侧支循环等，必要时采取站立位检查。急性血栓不能过度挤压，以免脱落。

（四）下肢静脉瓣膜功能不全

静脉瓣膜功能不全导致血液反流，静脉高压。临床表现为下肢水肿，疼痛、浅静脉曲张等。超声检查时可用以下几种方法诱发静脉反流（下行血流）。一般认为，正常静脉内无反流或反流时间小于0.5秒；静脉反流时间持续1秒以上即可诊断静脉瓣膜功能不全，有以下两种常用的检查方法：远侧肢体挤压法和乏氏试验法。

1. 超声表现

（1）二维超声：静脉管腔正常或增宽，内呈无回声，加压能被完全压瘪。部分可见瓣膜增厚，关闭不全。

（2）彩色多普勒及频谱多普勒血流显像（图15-3-10）：瓦氏试验或挤压小腿放松后，彩色多普勒可见病变段静脉瓣膜处反流血流信号。频谱多普勒可探及反向血流频谱，持续时间大于1.0秒。

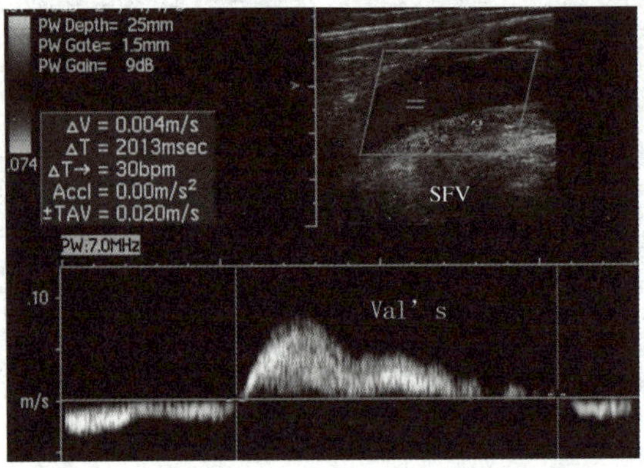

图15-3-10　下肢静脉瓣膜功能不全彩色多普勒血流频谱图

注：左侧股浅静脉频谱多普勒图像。基线下方为瓦氏试验前的股浅静脉血流频谱，基线上方为瓦氏试验时反向血流频谱，持续时间为2.013秒。SFV. 股浅静脉；Val's. 瓦氏试验 。

2. 鉴别诊断　应与静脉血栓形成及四肢淋巴水肿鉴别。

3. 扫查要点　超声判断下肢静脉瓣的功能不是直接观察静脉瓣的本身情况，而是主要通过瓦氏试验或挤压小腿放松后观察静脉瓣处的反流程度及持续时间作出诊断。

（五）动静脉瘘

指动脉和静脉之间存在的异常通道。多数由于先天性或后天性如外伤、医源性血管损伤、细菌感染等引起。

1. 二维超声　动脉主干内径增宽，瘘管近端静脉内径相对增宽或瘤样扩张；瘘管远端动脉内径正常或相对变细（图15-3-11）。

病灶呈管状、圆形无回声区，箭头所示为瘘口，瘘口的一侧为动脉，另一侧为静脉。

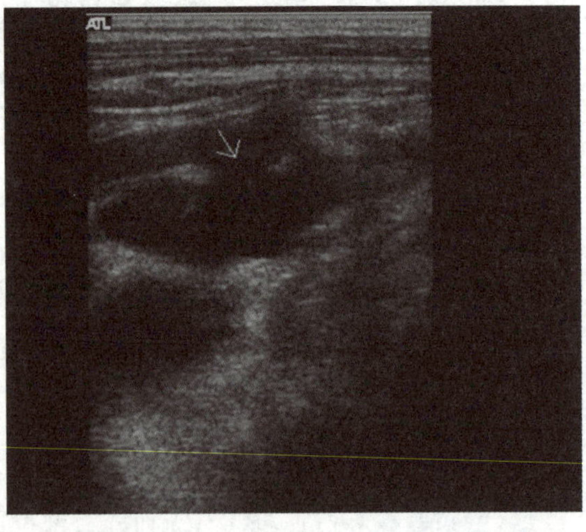

图15-3-11　动静脉瘘二维超声声像图

2. 彩色及频谱多普勒血流显像　彩色多普勒易显示各个瘘道口，瘘管处血流持续从动脉流向静脉，呈五彩镶嵌色血流，瘘管近端动脉血流色彩明亮，远端血流色彩暗淡，近端静脉血流加快，彩色血流相对增宽。

瘘管处取样为收缩期>舒张期，连续性，频窗消失，呈低阻高速单相血流频谱，瘘管近端静脉出现动脉化频谱，流速加快，近端动脉血流加速，远端减慢（图 15-3-12）[图 15-3-12（b），彩图 43]。

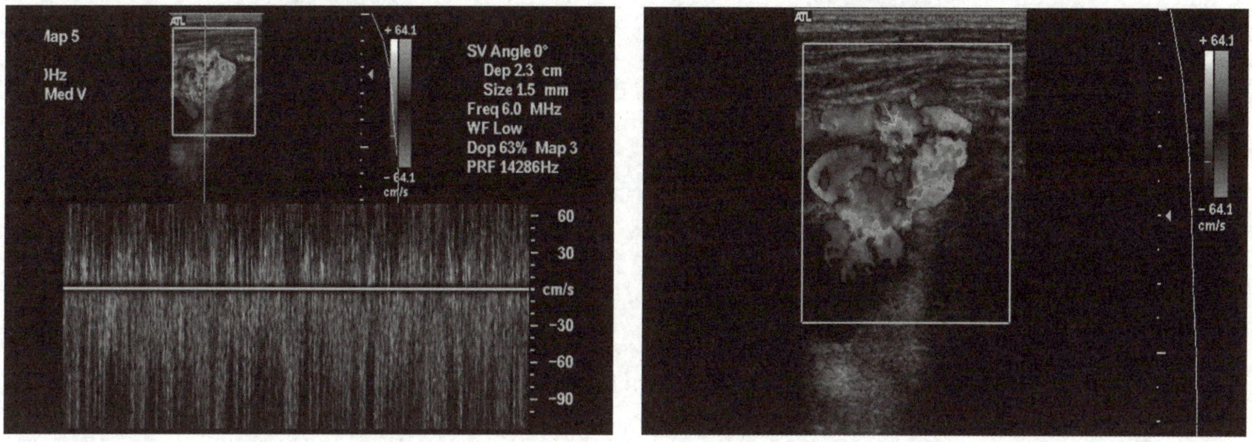

（a）　　　　（b）

图 15-3-12　动静脉瘘彩色及频谱多普勒血流图

（a）彩色多普勒显示无回声区内充满血流信号；（b）脉冲多普勒记录到杂乱高速血流信号。

▶知识拓展

3D 超声在血管检查中的应用

3D 超声图像可以通过多种技术获得，包括机械扫描、相控阵扫描和徒手扫描。机械扫描一般指将传统探头（二维传感器）固定在机械装置上，由计算机带动探头做拟定形式的移动，此种方法只能在扫描完成后实现目标血管的三维重建，并且扫描时间较长，可能会受到呼吸或运动伪影的影响。相控阵或矩阵扫描需要一个专用传感器，将二维矩阵转为 3D 图像，这种技术允许实时扫描，但需要专门的支持软件。徒手扫描方法使用传统探头，内置位置传感器（如光学或电磁场跟踪仪器），由于电磁场中的金属物体可能会干扰这些系统上的磁场传感器，因此需要额外的设备和仔细校准。需要注意的是，相控阵扫描不包括目标血管的整个长度，3D 体积仅覆盖 60mm 的中心线长度。

3D 超声的迅速发展，进一步拓宽了超声在血管检查的应用，为血管疾病的诊断带来更多有价值的信息，为患者提供更加高质量的服务。这需要同学们具有坚定的毅力和耐力，养成终身学习的良好习惯，只有坚持不懈地追求进步和成长，才能不断提升自己的能力和知识，为祖国的医疗事业添砖加瓦。

—• 考试知识点总结 •—

—• 本章小结 •—

—• 协和云课堂······ 拓展练习及参考答案 •—

（陈雪玲）

第十六章　浅表器官超声检查

教学课件

微课：甲状腺、乳腺超声检查

微课：淋巴结、眼部超声检查

学习目标

素质目标

（1）具备严谨求实、精益求精的职业观念，提高勇于创新、无私奉献的使命意识，培养追求精准成像的工匠精神和规范化操作意识。

（2）具备较好的团队协作意识，树立严谨细致的质量观念，培养对患者安全高度负责的责任意识。

知识目标

（1）掌握：甲状腺、乳腺及淋巴结的基本结构与形态特征；正常甲状腺、乳腺及淋巴结的声像图表现。

（2）熟悉：甲状腺功能亢进、桥本甲状腺炎、甲状腺癌、乳腺增生症及乳腺癌的超声特征与鉴别要点。

（3）了解：甲状腺癌及异常淋巴结超声表现，正常眼部的声像图表现、常见眼部疾病超声表现及鉴别诊断。

能力目标

（1）能熟练掌握浅表器官基本切面的获取，仪器调节、体位、声窗、检查前的准备及检查模式和方法。熟练操作超声设备，掌握浅表器官标准切面获取、参数调节、体位选择及检查流程。

（2）能准确识别甲状腺功能亢进、乳腺增生等常见疾病的超声影像特征。

案例导入

【案例】

患者，女性，45 岁。因“心悸、手抖、多汗、易饥饿、体重减轻 3 个月”就诊。患者 3 个月前无明显诱因出现心悸，自觉心跳明显加快，尤其活动后更为显著，伴有双手细颤，以双手平举时明显，同时出现多汗，活动后全身出汗增多，且食欲明显增加，每日进食主食量较前增加约 1/3，但体重却逐渐下降，3 个月来体重减轻约 5kg。近 1 个月来，患者上述症状有所加重，且出现情绪易激动、失眠、月经量减少等症状，影响日常生活和工作，遂来我院就诊。

既往体健，否认有高血压、糖尿病、心脏病等慢性病史，否认有药物过敏史，家族中无类似疾病患者。

体格检查：体温 37.2℃，脉搏 110 次/分，呼吸 18 次/分，血压 130/80mmHg。甲状腺Ⅱ度肿大，质韧，可触及震颤，听诊可闻及血管杂音。双眼无明显突出，无眼睑水肿，心肺听诊未闻及明显异常，腹部柔软，无压痛及反跳痛，肝脾肋下未触及，双下肢无水肿，神经系统检查未见明显异常。

【问题】

1. 为明确诊断，应做哪种影像检查呢？
2. 该疾病的超声表现有哪些？

· 核心知识拆解 ·

在现代医学影像学的广阔版图中，浅表器官超声检查堪称一颗璀璨的明珠，发挥着无可替代的关键作用。它主要聚焦于甲状腺、乳腺、淋巴结及眼部等浅表部位的检查，为医生洞察人体健康状况提供了有力的可视化工具。

乳腺超声检查宛如一台精密的“透视仪”，能够层层剖析乳腺的复杂结构。从最外层娇嫩的皮肤，穿越皮下脂肪的柔软区域，精准深入到乳腺腺体，直至深层的胸大肌，每一个细节都清晰可辨。借助这一技术，医生能够精准锁定乳腺增生、乳腺囊肿、乳腺纤维腺瘤及乳腺癌等常见病症。尤其是面对乳腺肿块时，超声能够像一位严谨的侦探，从肿块的大小、形态，到边界的清晰度、内部回声的特性，再到血流的分布情况，全方位进行细致分析，这些信息对于判断肿块的良恶性，无疑是至关重要的决策依据。

甲状腺超声检查能够清晰呈现甲状腺的大小、形态轮廓，以及包膜是否完整、内部回声有无细微变化。借助这一检查手段，医生不仅能够敏锐捕捉到甲状腺功能亢进症、甲状腺功能减退症、桥本甲状腺炎等甲状腺弥漫性病变的蛛丝马迹，还能精准揪出甲状腺结节。在评估甲状腺结节时，超声通过多维度的视角，如结节的大小、形态、边界特征、纵横比例、回声性质、有无钙化，以及血流信号的丰富程度等，为初步判断结节的良恶性绘制出一幅清晰的“路线图”，为后续的临床诊断和治疗策略的制定筑牢根基。

淋巴结超声检查主要针对颈部、腋窝、腹股沟等浅表淋巴结集中区域，犹如免疫系统的“预警器”。通过超声检查，医生能够准确测量淋巴结的大小，密切观察其形态变化，深入评估内部结构和血流情况，为判断淋巴结病变的性质提供关键依据，辅助临床医生制定精准有效的诊断和治疗方案。

眼部超声检查聚焦于眼球、眼眶及其附属结构的检查，宛如一位尽职尽责的“眼科卫士”。通过这一技术，医生能够全方位、细致地观察眼球的形态与大小，及时发现眼内异物，以及眶内肿瘤等各类眼部疾病。

总而言之，浅表器官超声检查凭借其操作简便、无创无痛、可重复性强等诸多显著优势，已然成为浅表器官疾病诊断、治疗过程监测，以及健康体检中不可或缺的影像学检查手段。它所提供的精准形态学和血流动力学信息，恰似一把开启健康大门的“钥匙”，助力医生打开科学、合理制定诊疗方案的大门，为患者的健康保驾护航，照亮人们追求健康生活的道路。

第一节 甲状腺超声检查基础

一、甲状腺的解剖概要

（一）甲状腺形态与结构

甲状腺是成年人体内最大的内分泌腺体，分为左右两个侧叶，中间通过峡部相连，整体呈“H”形或蝶形，横跨于气管上段（图 16-1-1）。个体间甲状腺的形态和大小差异较大，30% ~50%的人峡部上缘有锥状叶，这是常见的变异情况。甲状腺组织还可能异位生长，通常位于颈前正中，从舌根延伸至胸骨柄后或前上纵隔。甲状腺外部有两层包膜，外被膜较厚，由致密结缔组织和弹力纤维构成，与喉、气管软骨膜融合形成甲状腺悬韧带，使甲状腺能随吞咽上下移动，这是判断肿物是否来源于甲状腺的重要依据；内被膜较薄，紧贴腺体并伸入其中，将其分割成多个小叶。

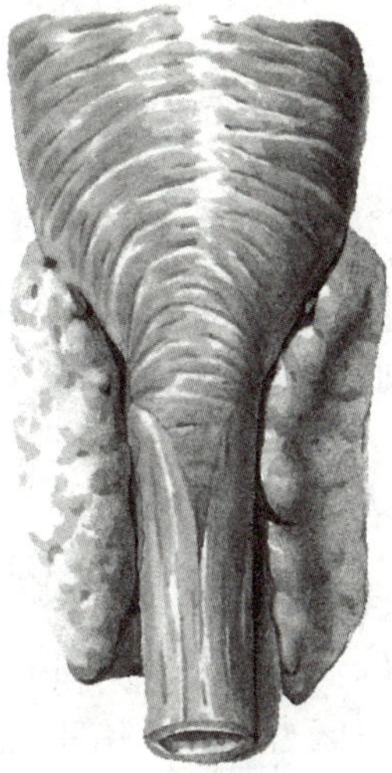

图 16-1-1　甲状腺和甲状旁腺

（二）甲状腺的位置和毗邻关系

甲状腺位于颈前下方软组织内，中心距胸骨上窝 5cm，紧贴甲状软骨和气管软骨环前方，上端达甲状软骨中点，峡部附着于第 2 ~ 4 气管软骨环前方，下端至第 6 气管软骨环。甲状腺浅面从浅到深依次为皮肤、浅筋膜、颈筋膜浅层、舌骨下肌群和气管前筋膜等，峡部前面借甲状腺前筋膜与胸骨甲状肌相隔（图 16-1-2）。两侧叶后内侧与喉、气管、咽、食管及喉返神经相邻，后外侧与颈动脉鞘及鞘内颈总动脉、颈内静脉和迷走神经相邻。两侧叶后缘圆钝，甲状旁腺常位于此，后缘下部与甲状腺下动脉相邻，左叶后下缘还与胸导管相邻。甲状腺肿大可能压迫气管及食管导致呼吸和吞咽困难，压迫交感干出现 Horner 综合征。甲状腺手术或穿刺操作不当损伤喉返神经和喉上神经会引起声音嘶哑、低钝或呛咳等症状。颈部外形不平整、甲状腺位置毗邻结构复杂及颈动脉搏动影响下，弹性成像检测宜采用纵断面检查。

（三）甲状腺的血管

甲状腺的血液供应系统包含动脉和静脉两部分，其中甲状腺上、下动脉与对应的同名静脉相伴而行。甲状腺的血供极为丰富，主要来源是双侧的甲状腺上、下动脉，此外，部分个体还存在甲状腺最下动脉。从单位体积的血流量来看，甲状腺在人体各器官中位居首位，每分钟每克甲状腺组织的血流

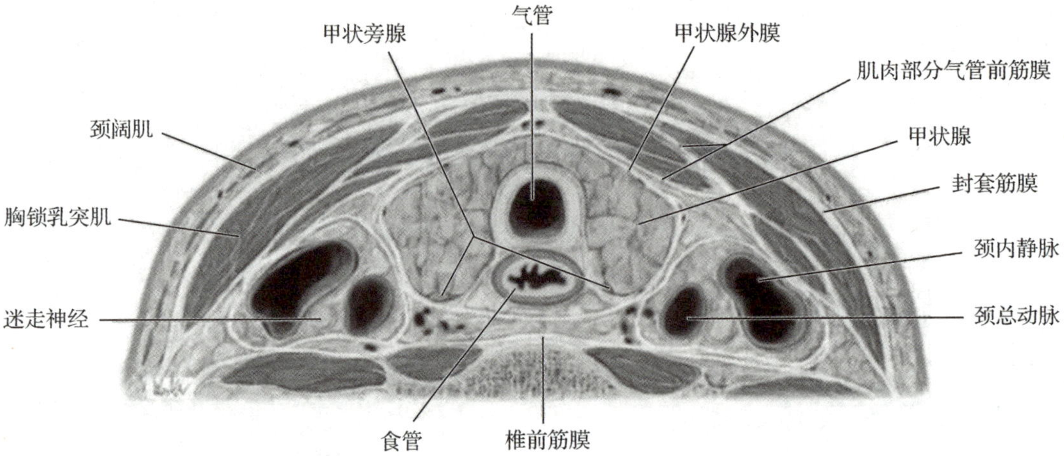

图 16-1-2　甲状腺毗邻结构

量为 4~6ml，这一数值大约是肾血流量的 3 倍。甲状腺的静脉起源于甲状腺腺体表面及气管前方的静脉丛，具体可分为上、中、下 3 对静脉。当甲状腺的动、静脉进入其被膜之后，会分支出大量管壁较薄的血管，进而形成密集的血管丛。因此，一旦甲状腺被膜遭受损伤，就极易引发广泛的出血现象。

（四）颈部淋巴结分区

1991 年，美国耳鼻咽喉头颈外科基金协会提出了颈部淋巴结分区方案，将颈部淋巴结分为以下区域：Ⅰ区为颏下和颌下淋巴结群；Ⅱ区为颈深上群；Ⅲ区为颈深中群；Ⅳ区为颈深下群；Ⅴ区为颈后枕三角群；Ⅵ区为喉前、颈部气管前和气管旁淋巴结群；Ⅶ区为前上纵隔群（图 16-1-3）。

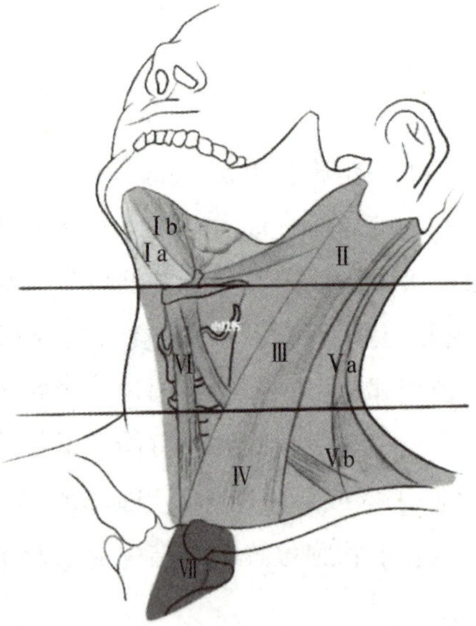

图 16-1-3　颈部淋巴结分区示意

在甲状腺乳头状癌中，淋巴结转移较为常见，其中以转移至Ⅵ、Ⅳ、Ⅲ区最为频繁，而Ⅰ区和Ⅴ区的转移相对较少。

二、甲状腺的扫查方法和途径

（一）扫查仪器

甲状腺超声检查选用中、高档彩色多普勒超声诊断仪。一般采用高频线阵探头，频率为7~12MHz。对于体积增大或位置较深的甲状腺病变，可调整为频率稍低的线阵探头或变频探头的低频模式。此外，凸阵探头因其深度覆盖广、视野开阔，适用于异常肿大甲状腺的全面检查。对于甲状腺下极或延伸至胸骨后的病变，腔内探头凭借其小巧灵活、扫查角度大的特点，能有效避开胸骨遮挡，确保检查质量。

（二）扫查前准备及体位

检查前，需充分收集受检者的病史、实验室检查及影像学资料，必要时进行体格检查，为超声检查提供背景信息。为确保检查顺畅，受检者应去除颈部障碍物，如高领衣物、项链等，同时采取仰卧位，头部适度后仰以充分显露颈前区。对于颈部较短或体型肥胖者，可通过垫枕辅助暴露检查区域；单侧甲状腺显著肿大时，可考虑侧卧位。由于线阵探头视野限制，常需分别检查左右侧甲状腺，检查一侧时，头部应向对侧轻微偏转，优化检查视角。

（三）扫查方法

1. 横切扫查　要求受检者保持平静呼吸，探头从甲状软骨下方开始，沿第5~7颈椎水平自上而下滑动，直至甲状腺下极完全显现。此过程中，确保探头与皮肤垂直，以获取清晰图像和准确测量值。若甲状腺下极位置深在，需采用扇形扫查以全面覆盖。横切面不仅用于测量甲状腺大小、计数病变数量，还能评估结节的高宽比，指导穿刺活检。

2. 纵切扫查　沿甲状腺左、右叶长轴进行，由内向外或由外向内滑动扫查。利用胸锁乳突肌作为声学窗口，减少颈部肌群干扰，提升图像质量。对结节进行多切面扫查，明确其位置、数量、大小、边缘特征、内部回声、钙化情况及后方回声等。

应沿甲状腺左、右两侧叶的长径扫查，可由外向内或由内向外作一系列的滑行纵行扫查。纵切扫查时，为了使甲状腺显示得更为清楚，可以利用胸锁乳突肌作为透声窗扫查侧叶甲状腺，这样可以减少颈部肌群（胸骨舌骨肌、肩胛舌骨肌和胸骨甲状肌等）反射回声失落或折射的影响。

结节定义为占位性病变并且应在两个不同切面观察到，如甲状腺内出现结节时，需对结节进行横切、纵切等多切面扫查，以明确结节的位置、数目、大小、边缘、内部回声、有无钙化及钙化的类型、后方回声等。

（1）结节成分：分为实性、基本实性、海绵样回声、囊实性和囊性。囊性为主的结节恶性风险较低，但需注意囊内实性部分或钙化灶的恶性潜能。

（2）回声类型：包括无回声、极低回声、低回声、等回声和高回声。低回声或极低回声结节更常见于恶性病变。

（3）形状与边缘：平行于皮肤生长的结节高宽比小于1，垂直生长（高宽比大于1）为恶性可疑特征。边缘光整多为良性，分叶、不规则、浸润性边缘提示恶性可能。

（4）钙化：微小钙化是恶性结节的标志之一，大钙化单独存在时不一定指示恶性，环形钙化不完整伴软组织边缘不光整高度怀疑恶性。

（5）其他特征：关注甲状腺包膜完整性和颈部淋巴结状态，包括形态、边缘、回声、淋巴门结构、血流情况、钙化及融合征象。

3. 特殊扫查方法

（1）探头挤压试验：此测试首先帮助我们判断肿块的物理特性。如果肿块能被探头压扁，通常意味着它是囊性的或质地较为疏松；若肿块无法被压扁，则可能质地较实或具有较高的张力。此外，探头加压还能揭示肿块与周围组织的关系。当肿块与周围组织粘连时，加压会导致肿块与周围组织同步移动，或移动幅度显著减小。对于甲状腺内部的小肿块，探头加压还能增强其图像的清晰度。值得注意的是，在进行此测试时，部分亚急性甲状腺炎患者可能会感到患侧明显疼痛。

（2）吞咽试验：为了明确外生型甲状腺肿块与颈部非甲状腺来源肿块的关系，我们采用吞咽试验。在超声纵切面下同时显示肿块与甲状腺组织，并让患者吞咽口水。观察肿块与甲状腺之间的活动情况，若存在相对运动，则肿块可能来源于甲状腺外；若同步运动，则通常考虑肿块来源于甲状腺，但也不能排除甲状腺外肿块与甲状腺粘连的可能性。

（3）鼓气试验：又称变异型乏氏动作。当怀疑甲状腺内部肿块来源于梨状隐窝脓肿时，我们让患者紧闭嘴唇做呼气动作以扩张梨状隐窝。若梨状隐窝的脓肿已侵及甲状腺，超声可直接观察到气体通过梨状隐窝进入脓腔。此外，超声还能显示瘘管存在的间接征象，即原本无气体的脓肿腔内出现气体强回声。

（4）饮水试验：有时甲状腺后方的食管憩室可能突向甲状腺内部，被误认为是甲状腺肿块。在进行超声检查前，我们让患者饮水。若超声能观察到水或气体进入肿块内部，即可证实该肿块并非来源于甲状腺，而是食管憩室。

4. 彩色多普勒血流　启用彩色多普勒血流成像模式观察甲状腺及结节内部血流分布，评估血流丰富程度，并记录甲状腺上、下动脉的血流动力学参数，为诊断提供额外信息。

三、正常甲状腺声像图表现和超声测值

（一）正常甲状腺声像图

1. 甲状腺包膜的超声表现　在超声图像上，甲状腺的轮廓线通常表现为一条环绕整个腺体的薄层、光滑且高回声的带状结构。这条高回声带在甲状腺的外周部分尤为明显，而靠近气管的一侧则相对不那么清晰。

2. 甲状腺实质的回声特征　甲状腺的实质部分在超声图像上呈现出细密且均匀的点状回声（图16-1-4）。这些回声的产生主要源于甲状腺滤泡内的甲状腺细胞和胶质所形成的声学界面。因此，当甲状腺的正常结构发生变化时，其回声状态也会随之改变。在超声扫查中，我们可以将颈前肌群的回声作为参照，甲状腺实质的回声通常高于颈前肌群，但低于轮廓线回声，呈现出一种中等回声的状态。

在实际超声扫查过程中，对于体型瘦削的受检者，由于颈部皮下组织较薄，甲状腺位置相对表浅，因此甲状腺实质的表浅部分可能会受到皮肤、肌层和包膜等结构的混响伪像影响，导致回声增

高。这种回声增高现象可能会被误认为是甲状腺实质回声增强，因此在解读超声图像时需要特别留意这一点。

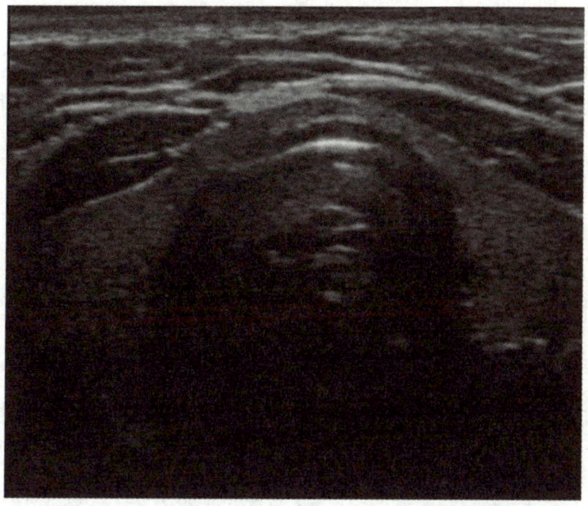

图 16-1-4　正常甲状腺二维超声声像图

（二）正常甲状腺彩色多普勒血流图

正常甲状腺在彩色多普勒超声下显示为血供丰富但流速较慢的器官，血流信号的显示受超声仪器灵敏度影响，从稀疏点状到短棒状或条状不等；动脉血流明亮闪烁，静脉则暗淡无搏动感。能量多普勒能提升血流显示清晰度，而脉冲多普勒可测量血流频谱及参数，为诊断提供关键信息。

（三）甲状腺超声测量

在进行甲状腺超声测量时，我们遵循特定的步骤和方法以确保数据的准确性。首先，通过从上至下的滑行横切扫查观察甲状腺侧叶的最大横切面，此时测量侧叶的前后径和左右径。接着，在颈前正中位置进行横切，定位峡部最大厚度的切面并冻结图像以测量峡部厚度。此外，在侧叶的纵切面上，也采用滑行扫查确定最大纵切面，通常不直接测量上下径，因为其在评估甲状腺大小中的意义相对较小。

1. 测量方法

（1）侧叶长径测量：在甲状腺侧叶纵切面上，测量甲状腺侧叶上极的上缘至下极下缘之间的距离。

（2）侧叶前后径测量：在甲状腺侧叶横切面上，测量甲状腺侧叶前缘至后缘之间的距离。

（3）侧叶左右径测量：在甲状腺侧叶横切面上，测量甲状腺侧叶外侧缘至侧叶近气管水平内侧缘之间的距离。

（4）峡部厚度测量：甲状腺峡部横切面上，测量甲状腺峡部前缘至后缘之间的距离。

2. 在评估甲状腺侧叶大小时，前后径和左右径具有最大的临床意义，因此是常规测量的重点，而上下径则通常不纳入常规测量范围。为了便于临床参考，甲状腺侧叶的前后径和左右径正常值范围为 10~20mm，上下径为 40~60mm，峡部厚度不超过 5mm。此外，甲状腺上动脉的血流参数，如收缩期峰值流速为 22~33cm/s，舒张末期流速为 12~22cm/s，以及阻力指数为 0.55~0.66，也是评估甲状腺血流状态的重要指标。

四、甲状腺功能亢进症

甲状腺功能亢进症，简称甲亢，亦被称为毒性弥漫性甲状腺肿，是一种甲状腺肿大并伴随甲状腺激素过度分泌的病理状态。此病症的临床表现多样，包括但不限于心动过速、神经兴奋性增高、体重异常减轻，以及眼球突出等症状。

（一）超声表现

在超声影像学检查中，甲亢患者的甲状腺多呈现为均匀性肿大，其体积可扩大至正常大小的 2~3 倍，严重情况下甚至可能压迫颈动脉鞘，导致血管发生移位。值得注意的是，部分老年患者可能不表现出明显的甲状腺肿大。甲状腺的外形往往呈现不规则状态，可能呈现分叶状，且包膜表面不够平滑。

甲状腺实质的回声可能保持正常或略低于正常水平，部分病例中还可观察到细线状或线状的中高回声。此外，甲状腺上动脉可出现增粗现象，其直径通常超过 2mm。

在彩色多普勒超声检查中，甲状腺周边及实质内部布满了弥漫性的点状和分支状血流信号，这种特征性的血流分布模式被称为“火海征”。若血流信号增多的分布范围相对局限，则可能呈现出“海岛征”（图 16-1-5，彩图 44）。频谱多普勒检查则显示甲状腺上、下动脉呈现出低阻的高速动脉频谱特征，其收缩期峰值流速可达到 50~120cm/s，甚至更高。同时，还可观察到速度较快的静脉宽带频谱。

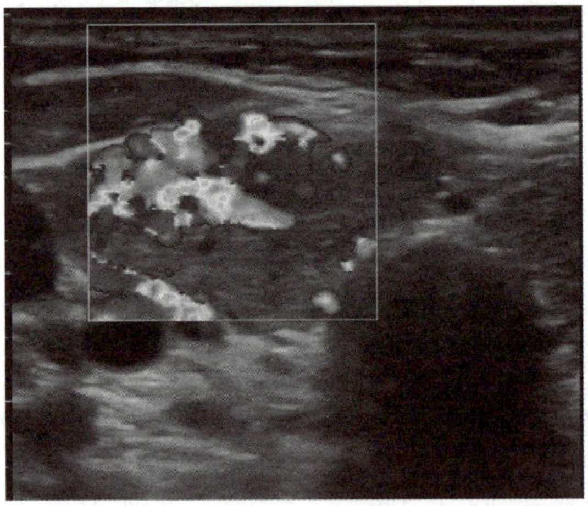

图 16-1-5　甲状腺功能亢进症“海岛征”

（二）鉴别诊断

甲状腺功能亢进症是甲状腺的一种弥漫性疾病，超声检查时要与其他甲状腺弥漫性疾病相鉴别，甲状腺功能亢进症与单纯性甲状腺肿、桥本甲状腺炎的鉴别要点见表 16-1-1。

表 16-1-1　甲状腺功能亢进症与单纯性甲状腺肿、桥本甲状腺炎的鉴别诊断要点

	临床表现或实验室检查	二维超声表现	多普勒超声表现
甲状腺功能亢进症	临床表现有心动过速、神经过敏、体重减轻、突眼，T3/T4 升高	甲状腺弥漫性对称性增大，内部回声降低且分布不均，少数病例可见条索状高回声，但通常不形成网格状结构	甲状腺实质内血流信号丰富，呈现为“火海征”，部分病例表现为“海岛征”。甲状腺上、下动脉增宽（通常大于 2mm），血流速度加快（大于 40cm/s）
单纯性甲状腺肿	无甲功异常，由缺碘等引起，无症状	早中期甲状腺弥漫性、对称性增大，回声强度相对正常且分布均匀；后期内部可见多个大小不等的结节，结节间甲状腺实质回声不均	甲状腺实质内血流信号无明显增加或减少，甲状腺上、下动脉内径正常（小于 2mm），血流速度低于 40cm/s
桥本甲状腺炎	自身免疫病，无明显临床症状，抗甲状腺球蛋白抗体和抗甲状腺过氧化物酶抗体阳性	甲状腺弥漫性增大，可能对称或不对称，峡部增大尤为明显。内部回声降低且分布不均，可见多条索状高回声形成“网格状”结构，部分病例可见小片状低回声或高回声结节	甲状腺实质血流信号表现多样，可能正常或轻度至中等程度增多。甲状腺上、下动脉血流速度可能超过 40cm/s，但内径通常保持在 2mm 左右

（三）扫查要点

1. 扫查内容　对甲状腺的侧叶及峡部进行全面详尽的横切与纵切扫查，以全面评估其形态与结构；仔细观察甲状腺内部回声水平，判断回声是否增高或减低，初步评估甲状腺功能状态；精确测量甲状腺左侧叶、右侧叶的上下径、左右径和前后径及峡部厚度，评估甲状腺肿大程度；利用彩色多普勒技术检测甲状腺实质内血流信号丰富程度，并结合脉冲多普勒技术测量甲状腺上、下动脉的血流速度和阻力指数，同时观察频谱形态特征，以深入了解甲状腺的血流状况及功能状态。

2. 注意事项

（1）彩色多普勒调节：在进行彩色多普勒检测时，务必准确调节速度标尺和增益，以避免因调节不当而导致的甲状腺血流丰富程度误判，确保数据的准确性。

（2）脉冲多普勒夹角调整：在利用脉冲多普勒测量甲状腺上、下动脉时，应仔细调节声束与血流之间的夹角，以防止因夹角不当而产生的血流速度测量误差，从而保证测量结果的可靠性。

五、桥本甲状腺炎

桥本甲状腺炎，作为一种典型的自身免疫性疾病，其发病机制在于自身抗体对特异靶器官产生损害。此疾病不仅独立存在，还常常作为病理基础，引发诸如无痛性甲状腺炎、产后无痛性甲状腺炎及干扰素诱发性甲状腺炎等多种甲状腺疾病。

（一）超声表现

桥本甲状腺炎在超声下常呈现整个甲状腺的受累，腺体显著增大，且肿大呈弥漫性非均匀性，尤其以前后径的增大为显著，部分腺体甚至呈现分叶状。疾病广泛侵及甲状腺组织，常伴随峡部的明显增厚。随着病程的进展，甲状腺可能出现萎缩性改变，表现为腺体缩小，边界清晰，并因纤维化进程而出现回声不均。内部异常回声以低回声为主，腺体实质回声显著降低，甚至低于同侧颈前肌的回声水平。此外，减低回声区域的大小与血促甲状腺激素、血游离甲状腺素及血甲状腺过氧化物酶抗体水

平密切相关。桥本甲状腺炎的特征性超声表现为腺体实质回声呈“网格”状（图 16-1-6）。在彩色多普勒超声下，腺体实质内的血流信号表现多样，多数患者呈现轻度或中等程度的增多，部分患者血供明显增多，但也可能处于正常范围。若甲状腺伴有明显纤维化，则血供可能减少。

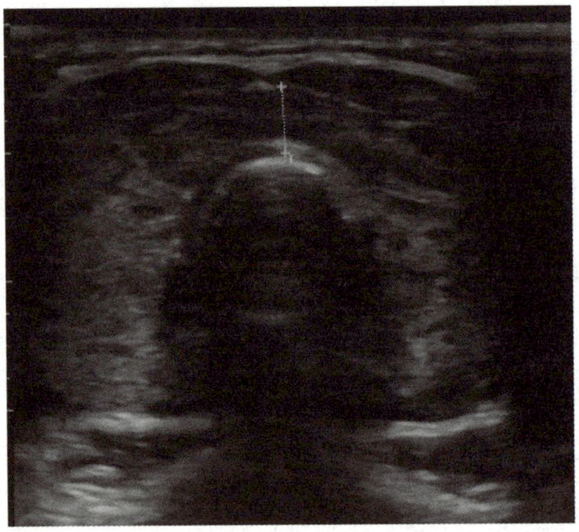

图 16-1-6　桥本甲状腺炎二维超声声像图

（二）鉴别诊断

桥本甲状腺炎作为一种弥漫性疾病，与甲状腺功能亢进症及单纯性甲状腺肿的鉴别需依据特定的超声及临床特征，具体鉴别要点见表 16-1-1。

（三）扫查要点

1. 扫查内容　在进行桥本甲状腺炎的超声扫查时，关键步骤包括：首先，利用灰阶超声精确测量甲状腺的大小，并细致观察其包膜完整性及内部回声的改变，特别注意是否有结节形成及其数量、形态、大小、边界和内部回声特征；随后，通过多普勒超声技术评估甲状腺内部的血流信号变化；最后，进行加压扫查以进一步判断甲状腺的质地及压缩性，从而全面而准确地评估桥本甲状腺炎的超声特征。

2. 注意事项

（1）颈部中央区的淋巴结可能因桥本甲状腺炎而肿大，这种淋巴结病变在超声下可能类似于转移性淋巴结肿大，需仔细鉴别。

（2）在诊断过程中，需与甲状腺淋巴瘤进行区分。弥漫型桥本甲状腺炎与甲状腺淋巴瘤的重要鉴别点在于后者可能出现后方回声增强。

（3）桥本甲状腺炎合并淋巴瘤或恶性肿瘤的情况较为常见，因此，对于结节型桥本甲状腺炎，需特别警惕其与恶性结节的鉴别。

六、结节性甲状腺肿

结节性甲状腺肿作为一种常见的甲状腺良性病变，在中年女性中尤为多见。其发病机制与体内甲状腺激素相对匮乏导致垂体促甲状腺激素分泌增加有关，进而引发甲状腺的反复增生与退行性变，最终形成结节。

（一）超声表现

结节性甲状腺肿的超声表现随疾病发展阶段而异。早期阶段，甲状腺呈现为弥漫性增生性肿大，此时滤泡上皮增生肥大，导致甲状腺体积均匀性增大，超声下仅见甲状腺体积的不同程度扩张，而无结节样结构显现。进入晚期，即结节形成期，甲状腺常表现为双侧不对称性肿大，表面凹凸不平，结节数量与大小各异。结节性甲状腺肿在超声下通常分为两型：单发型与多发型。单发型结节形态规则，多呈圆形或椭圆形，边界清晰，结节外甲状腺组织回声分布尚均匀，彩色多普勒超声可见结节周边或内部少量血流信号。多发型则表现为甲状腺不同程度的不规则非对称性肿大，内含两个及以上形态规则、边界清晰的低回声结节，这些结节可相互融合（图 16-1-7）。

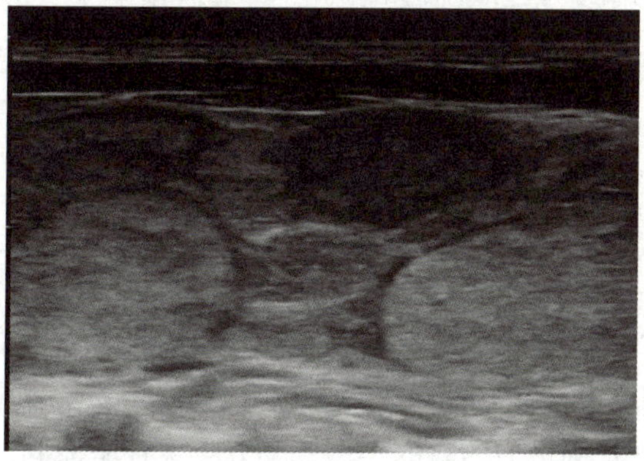

图 16-1-7　结节性甲状腺肿二维超声声像图

（二）鉴别诊断

结节性甲状腺肿作为甲状腺结节性疾病的一种，需与甲状腺腺瘤及甲状腺癌进行鉴别。其鉴别要点见表 16-1-2。

表 16-1-2　结节性甲状腺肿、甲状腺腺瘤、甲状腺癌的鉴别诊断要点

	结节性甲状腺肿	甲状腺腺瘤	甲状腺癌
临床特征	病程漫长，症状轻微或伴有颈部压迫感	症状隐匿，或可触及结节，伴或不伴甲亢	症状不明显，或伴有颈部压迫感及声音嘶哑
结节数量	多结节为主	单结节常见	单结节性为主，但可能多发
结节边缘形态	欠清晰	边缘清晰，伴有厚而光滑的声晕	边缘模糊，形态不规则
结节高宽比	小于 1	小于 1	大于 1，提示垂直生长
结节回声特征	高回声或低回声，回声不均	稍高回声多见、等回声、混合回声	低回声或极低回声，回声不均
钙化情况	胶质浓缩，呈现粗大或环状钙化	粗大或环状钙化	微小钙化灶，呈点状分布
后方回声变化	无明显变化	无明显变化	出现回声衰减现象
内部血流情况	血流无明显变化，分布相对均匀	环绕血管，内部可见点状血流	血流紊乱，血管分布异常
结节间甲状腺组织	回声增粗，分布不均匀	回声多正常，结构清晰	回声多正常，但可能受肿瘤压迫而变形
颈部淋巴结	通常不肿大	一般不肿大	早期可能出现肿大，伴淋巴结转移
包膜完整性	包膜光滑，完整	包膜光滑，完整	包膜中断或呈现侵袭性生长

（三）扫查要点

1. 扫查内容 首先，利用灰阶超声全面观察甲状腺结节的数目、位置、形态、大小、边界及内部回声特征；其次，通过彩色多普勒超声评估结节周边及内部的血流分布情况；最后，确保对双侧甲状腺及峡部进行细致扫查，以避免遗漏任何特殊部位的结节。此外，邻近颈部淋巴结也应纳入扫查范围，包括Ⅱ、Ⅲ、Ⅳ、Ⅴ、Ⅵ等区域。

2. 注意事项

（1）全面扫查的重要性：鉴于甲状腺的解剖特征，如峡部上缘的锥状叶及可能的异位甲状腺，全面彻底的超声扫查至关重要，以确保不遗漏任何潜在结节。

（2）超声评估指标的规范化：在超声评估中，应规范使用大小、形态、边缘、回声水平、内部成分、钙化及彩色多普勒等评估指标，并特别注意恶性结节的征象，以提升诊断的准确性。

七、甲状腺癌

甲状腺癌，作为一种常见的甲状腺恶性肿瘤，其分类主要包括乳头状癌、滤泡状癌、未分化癌和髓样癌四种类型。乳头状癌以其高发性、低恶性度和良好预后而著称，尤其多见于女性和特定年龄段（如20岁以下及70岁以上）。滤泡状癌则具有较高的恶性程度，易于发生转移，其病理特征在于对包膜和血管的侵犯。未分化癌，作为最为凶险的类型，其五年生存率极低，主要侵袭老年人群体。髓样癌，起源于甲状腺C细胞，中等恶性度，生长缓慢，淋巴转移为其主要扩散方式。

（一）超声表现

甲状腺癌的超声表现因肿瘤大小而异。较大肿瘤可导致患侧甲状腺肿大、形态异常；较小肿瘤则可能保持甲状腺形态与大小的正常。甲状腺实质回声通常均匀，但若合并结节性甲状腺肿，则周围实质回声可能不均。甲状腺癌多以单发为主，形态不规则，边缘不整，境界模糊，常呈蟹足样浸润周围组织。恶性结节往往缺乏包膜回声和晕环，但滤泡状癌可能具有厚而不规则的包膜。值得注意的是，多发结节并不一定意味着良性，15%~20%的甲状腺多发结节患者存在良恶性结节共存的情况。不同类型的甲状腺癌在超声下具有不同的回声特征，如乳头状癌、髓样癌和未分化癌多为实质不均质低回声，而滤泡状癌则多为均匀高回声或等回声。囊性乳头状癌可见中央无回声区，囊壁上有实性突起及点状钙化（微钙化）（图16-1-8），此特征对甲状腺乳头状癌的诊断具有高度可靠性。部分甲状腺癌的声衰减较大，后方可出现淡声影。此外，不同类型的甲状腺癌在浸润周围组织、包膜外蔓延及侵犯毗邻结构方面也存在差异。乳头状癌主要通过颈淋巴结转移扩散，因此颈部淋巴结肿大常是其早期表现。

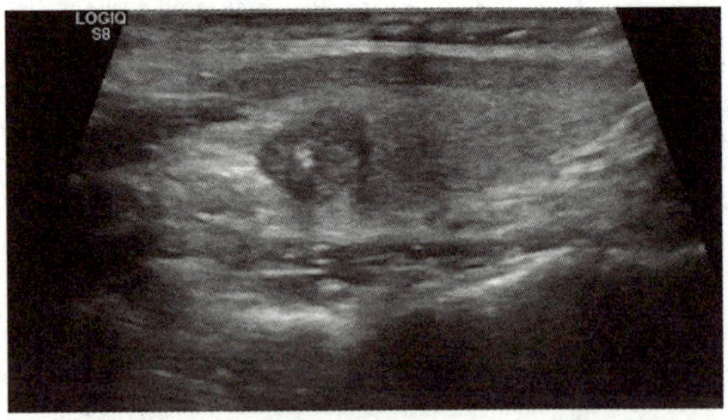

图16-1-8 甲状腺乳头状癌二维超声声像图

（二）鉴别诊断

1. 甲状腺癌与亚急性甲状腺炎鉴别　亚急性甲状腺炎由病毒感染引起，具有上呼吸道症状、低热、颈部疼痛等病史，而甲状腺癌通常无明确病史。亚急性甲状腺炎的超声表现为甲状腺大小正常或肿大，病变为片状低回声，呈“泼墨样”改变，可单侧或双侧多发，无球体感。通过随访观察，亚急性甲状腺炎的低回声可表现为双侧游走性，治疗后好转，而甲状腺癌的低回声则较为固定，但可能进一步增大并向周围组织蔓延。

2. 甲状腺癌结节性甲状腺肿鉴别　鉴别要点还包括结节的数量、边缘形态、回声特征、钙化情况、后方回声变化、内部血流情况、结节间甲状腺组织、颈部淋巴结状态及包膜完整性等方面（见表 16-1-2）。

（三）扫查要点

1. 扫查内容　首先，利用灰阶超声全面观察结节的数目、形态、大小、边界及内部回声特征，评估有无甲状腺包膜或周围颈部组织的侵犯，以及有无颈部淋巴结肿大等情况。其次，通过彩色多普勒超声观察结节内部的血流信号分布，以评估其血流丰富程度及排列规则性。

2. 注意事项

（1）重视甲状腺微小癌的检测：甲状腺微小癌的结节往往边缘模糊，内部回声极低（低于颈前肌群的回声），分布较均匀或出现数个微钙化。这些特征对甲状腺微小癌的早期诊断具有重要意义。

（2）注意颈部淋巴结的扫查：在超声扫查过程中，不仅要对两侧颈部进行扫查，更要重视颈前组淋巴结的检查。因为颈前组淋巴结是甲状腺癌转移的第一站，但由于其位置关系，超声显示率可能不高。因此，在扫查过程中应仔细寻找并评估颈前组淋巴结的状态，以辅助甲状腺癌的准确诊断。

八、甲状腺超声检查进展

国际权威组织制定的甲状腺超声影像报告和数据系统（TI-RADS）通过标准化超声征象评估体系实现甲状腺结节恶性风险分层，该体系以成分、回声、形态、边缘、强回声灶征象为评估参数并赋予对应分值，依据总分将结节分为五类。ACR TI-RADS 通过量化超声征象与恶性风险的关联，构建了从影像学评估到临床决策的标准化路径，为甲状腺结节精准诊断、减少不必要有创操作及优化医疗资源配置提供了科学依据（表 16-1-3）。

表 16-1-3　甲状腺超声影像和数据报告系统

分类	恶性风险	随访
TI-RADS1	良性	无须 FNA
TI-RADS2	非可疑恶性结节	无须 FNA
TI-RADS3	轻度可疑恶性结节	结节最大径≥2.5cm，建议 FNA；结节最大径≥1.5cm，建议第 1、3、5 年随访
TI-RADS4	中度恶性结节	结节最大径≥1.5cm，建议 FNA；结节最大径≥1.0cm，建议第 1、2、3、5 年随访

续 表

分类	恶性风险	随访
TI-RADS5	高度恶性结节	结节最大径≥1.0cm，建议 FNA；结节最大径≥0.5cm，建议随访，每年1次至满5年。

参照美国放射学会（ACR）BIRADS 修订；FNA（fine-needle aspiration）：细针穿刺活检。

▶知识拓展

不断探索，追求卓越

在医疗技术不断追求创新与卓越的背景下，超声弹性成像技术（尤其是二维剪切波弹性成像）与造影增强超声在 TI-RADS 3 类或 4a 类甲状腺结节评估中展现出独特价值，显著提高了诊断准确性；同时，超声引导下经皮细针穿刺细胞学检查以其微创、安全、经济的优势，在甲状腺结节诊疗中扮演关键角色，结合超声技术大幅提升了亚临床甲状腺乳头状微小癌的检出率；此外，消融技术，特别是射频消融的兴起，为甲状腺良性实性结节治疗提供了新选择，兼具高效、安全、经济及美容效果，为甲状腺结节患者带来了福音。

第二节　乳腺超声检查基础

超声检查在乳腺疾病诊断中具有重要的作用。乳腺组织位置表浅，适宜用高频探头进行扫查，与其他影像学检查方法相比，超声具有安全性好，简便易行且可多次重复扫查的优势，是乳腺疾病筛查的首选影像学检查方法。另外，超声检查还可对某些疾病进行动态观察，临床诊断符合率也较高，目前已成为临床上常规辅助检查方法之一。

一、乳腺的解剖概要

（一）乳腺的构造

乳腺是女性重要的腺体，成年女性乳房通常呈半球形或圆锥形，两侧基本对称。其结构主要包括乳腺组织、脂肪组织和纤维结缔组织。乳腺由 15～20 个乳腺腺叶组成，腺叶呈放射状排列，每个腺叶由多个乳腺小叶构成，小叶内含腺泡，通过导管系统相连，最终汇入乳头。

乳腺的导管系统从乳头开口起始，向深部延伸，依次包括乳窦、短管、乳管壶腹、大乳管及分支乳管，最终与腺泡相通。腺叶之间有富含脂肪的结缔组织和纤维间隔，后者形成的乳房悬韧带（Cooper 韧带）对乳房起到支撑作用。乳腺的血液供应丰富，主要由内乳动脉和胸廓内动脉分支提供（图 16-2-1）。

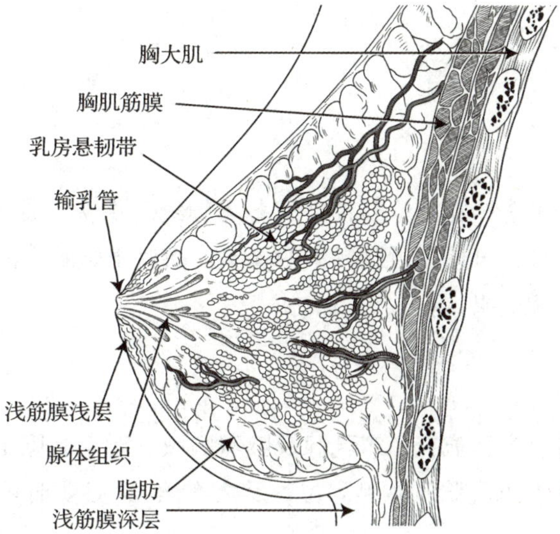

图 16-2-1　乳房纵切面

（二）乳腺的位置和毗邻关系

乳腺位于胸前壁，其范围大致为：内侧起自胸骨旁线，外侧可达腋前线或腋中线，向上至第 2 肋骨水平，向下至第 6 肋骨水平。乳腺附着于胸壁的肌肉和胸大肌筋膜上，其中内侧 2/3 部分位于胸大肌表面，而外侧 1/3 部分则超出胸大肌外缘，覆盖于前锯肌表面。此外，乳腺组织有时会向外上方延伸至腋窝区域，形成所谓的“腋尾区”，这是乳腺的常见解剖变异。

（三）乳腺血管解剖

乳腺的血管解剖包括丰富的动脉血供和静脉系统。动脉血供主要来自三个方面：胸廓内动脉的穿支（约占 60%），为乳腺提供主要血液供应；胸部外上方的腋动脉、胸肩峰动脉及肩胛下动脉分支（约占 30%），主要供应乳腺外上象限，第 3~7 肋间动脉的前支和外侧支，仅供应乳腺外下 1/4 区域。静脉系统分为浅静脉和深静脉，浅静脉位于浅筋膜浅层，分为横行和纵行两种类型，其中横行静脉向胸骨旁走行并相互吻合，纵行静脉则向锁骨上窝走行并注入颈浅静脉。

（四）乳腺的淋巴引流

乳腺的淋巴引流系统由浅层和深层淋巴管网构成，其表面皮肤的淋巴引流与其他皮肤区域相似。乳腺的淋巴引流主要分为两大区域：腋窝淋巴结区和内乳淋巴结区。在生理状态下，约 75% 的乳腺淋巴液流向腋窝淋巴结区，而约 25% 流向内乳淋巴结区。乳腺内的淋巴回流路径多样，包括向内侧汇集至胸骨旁的胸廓内淋巴结，向上汇集至锁骨上下淋巴结群，向外侧汇集至腋窝淋巴结群及肩胛下淋巴结群，以及向深部流向胸肌间淋巴结。前哨淋巴结是乳腺原发肿瘤淋巴引流区域中的关键淋巴结，是肿瘤发生淋巴结转移时最早受累的淋巴结，具有重要的诊断和临床意义。

二、乳腺的扫查方法和途径

（一）扫查仪器

通常选择中、高档彩色多普勒超声诊断仪，配备高频线阵探头，探头频率一般大于7.5MHz。对于乳腺较薄或病变较浅的患者，可使用更高频率的探头；而对于乳腺丰满或病变较深的患者，可根据需要调整探头频率以优化成像效果。

（二）扫查体位

受检者取仰卧位，双臂上举，充分暴露乳腺及腋窝区域。对于乳腺丰满、松弛或病变位于外侧的患者，可采用侧卧位（检查左侧乳腺时右侧卧位，反之亦然），必要时可用垫枕辅助支撑，以改善扫查条件。

（三）扫查方法

扫查时一般先从健侧开始，再检查患侧，注意对比双侧乳腺。检查内容应涵盖乳腺的四个象限（外上、内上、外下、内下）、乳头-乳晕复合区、腋尾区，以及附属淋巴结（图16-2-2）。扫查时采用叠瓦式方法，避免遗漏区域。从乳头向四周进行放射状扫查，可清晰显示乳腺导管结构；结合纵切、横切和斜切，可多角度观察乳腺小叶及肿块的立体形态。对于乳头后方区域，因声衰减明显，需适当采用斜切方式。扫查时可轻压探头以增加与皮肤的接触面积，减少检查区域的厚度，便于显示深部病变并消除假性声影。但在观察血流信号和频谱时，应避免过度加压，以免影响血流成像效果。

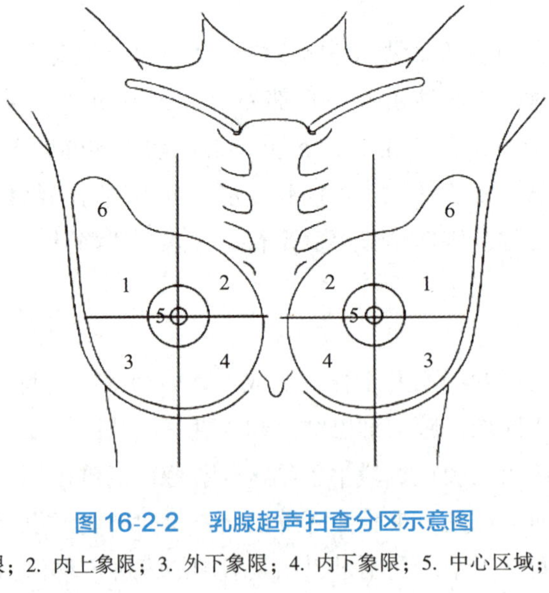

图16-2-2　乳腺超声扫查分区示意图

1. 外上象限；2. 内上象限；3. 外下象限；4. 内下象限；5. 中心区域；6. 腋尾部。

（四）乳腺超声的观察内容

在乳腺超声检查中，首先需了解乳腺组织的背景回声质地，包括均匀脂肪回声、均匀纤维腺体回声，以及不均匀回声。此外，还需重点观察以下内容：①乳腺导管系统的形态和结构，是否存在导管扩张。②乳腺腺体内是否存在局限性病变。③肿块的灰阶超声表现，包括位置、大小及特征。④肿块内部及周边的血流信号。⑤乳腺淋巴引流区是否存在肿大淋巴结。⑥Cooper 韧带的走行和结构是否发生改变。

（五）病变的定位、病变描述术语与分类

在乳腺超声检查中，准确定位和描述病变是诊断和临床决策的关键环节。常用的病变定位方法包括以下几种。

1. 解剖层次定位 多数乳腺病变源自腺体层，少数可能来自皮肤、皮下脂肪层或胸壁。通过超声解剖层次定位，可为病变性质的判断及临床治疗方案的制定提供重要依据。

2. 象限定位法 以乳头为中心，通过乳头水平线与垂直线将乳腺划分为外上、外下、内上、内下四个象限，用于描述病变的大致位置。

3. 时钟定位法 以乳头为中心，结合 12 小时制的钟点方向和病变距乳头的距离，精确描述病灶位置。

4. 径向分区法 以乳头为中心，将乳腺分为内、中、外三个区域：内带（直径<3cm）、中带（3~6cm）和外带（>6cm）。

在超声检查中发现病灶时，需从多个维度进行描述，包括形状、方位、边缘、回声模式和后方回声特征等。具体描述标准如下。

1. 形状 可描述为椭圆形、卵圆形、球形、不规则形等。

2. 方位 根据肿块长轴与皮肤的关系，分为平行（宽径大于前后径，水平位）和不平行（前后径大于宽径，垂直位，包括圆形）。

3. 边缘 分为光整（边缘明确或锐利）和不光整（边缘模糊、成角、微小分叶或针状）。

4. 回声模式 包括无回声、高回声、囊实性复合回声、低回声、等回声和不均匀回声。

5. 后方回声特征 分为无改变、增强、声影和混合性（同时存在声影和回声增强）。

目前，乳腺病变的分类通常采用美国放射学会提出的“乳腺影像报告与数据系统（BI-RADS）”，其具体分类及处理建议见表 16-2-1。

表 16-2-1 BI-RADS 分类及处理建议

评估	处理方法	恶性可能
0 类：评估未完成（需要进一步影像学检查）	更多影像学检查	N/A
1 类：阴性	常规筛查	恶性可能基本上 0
2 级：良性	常规筛查	恶性可能基本上 0
3 级：可能良性	短期随访（6 个月）或继续监控	>0 但≤2%
4 级：可疑恶性	组织病理学诊断	恶性可能 > 2% 但 < 95%
4a：低度可疑恶性		恶性可能 > 2% 但≤10%
4b：中度可疑恶性		恶性可能 > 10% 但≤50%
4c：高度可疑恶性		恶性可能 > 50% 但 < 95%
5 级：高度提示恶性	组织病理学诊断	≥95%
6 级：活检证实的恶性	当临床上合适时，手术切除	N/A

资料来源：摘自 2013ACR BI-RADS Ultrasound。

三、正常乳腺声像图表现和超声测值

（一）正常乳腺声像图

超声检查可清晰显示乳腺的各层解剖结构，包括皮肤层、皮下脂肪层、乳腺组织层（含乳腺导管和腺叶），以及乳腺后间隙。声像图表现因生理状态不同而有所差异，主要体现在皮下脂肪厚度和腺体层回声的变化（图 16-2-3）。

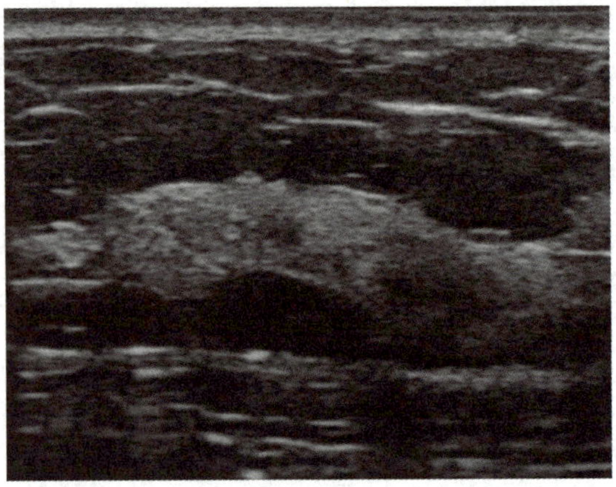

图 16-2-3　正常乳腺及其层次二维超声声像图

在正常乳腺的超声图像中，皮肤层通常呈现为光滑的高回声带，厚度均匀，为 2～3mm。乳头在超声下显示为边界清晰的外凸圆形结构，其后方常可见一条无回声带，即“乳头下声影”。乳晕区域包含输乳管窦和主乳管，整个乳腺导管系统在超声检查中容易被清晰显示，主乳管表现为无回声带，且内径逐渐增宽。输乳管窦作为主乳管的最宽部分，位于乳头后方。

脂肪组织是乳腺的正常组成部分，广泛分布于皮下、乳腺内和乳腺后区域，其回声强度低于乳腺实质，通常呈低回声。皮下脂肪中可见 Cooper 韧带，表现为细回声带，斜行连接至皮肤表面。当 Cooper 韧带后方出现声影时，需注意与恶性肿瘤进行鉴别。

乳腺组织在超声下呈三角形，尖端指向乳头，基底位于胸壁。其超声表现随年龄变化，主要取决于脂肪、纤维和腺体组织的比例。纤维组织通常呈高回声，而腺体组织则呈相对低回声。在年轻女性中，由于乳腺内脂肪含量较少，纤维组织的高回声与乳腺管的低回声相互交错，形成特征性的条纹状结构。

胸肌位于乳腺深部，超声下可清晰显示其肌肉纹理的回声。肋骨的声像图表现因扫查平面的不同而有所变化，但根据其位置和形态较易识别。肋软骨的短轴切面呈椭圆形低回声，需注意避免将其误诊为肿块。此外，乳腺内的血管在超声下表现为管状结构，浅表静脉常平行于皮肤表面，轻压探头时可变形或消失；而深部静脉有时呈现网状结构。

（二）乳腺超声测量

成年妇女的乳房大小差异较大，个体之间无可比性。但对于同一个体的乳房，生理情况下因受内分泌影响，如青春期、性成熟期、妊娠期、哺乳期及老年期，其厚度有所不同，月经期前后的乳房也有一定的变化。除上述生理因素之外的乳房异常增大时，应注意排查乳腺疾病的可能。乳腺厚度测量一般以外上象限乳腺组织为标准。

（三）扫查要点

1. 扫查内容

（1）灰阶超声：测量外上象限乳腺组织的厚度，观察乳腺整体的回声水平，腺体结构的排列是否规则或紊乱，是否存在局灶性病变等。

（2）彩色多普勒：观察乳腺内血流信号的分布情况，评估是否存在异常血流信号。

2. 注意事项

（1）全面性：超声扫查乳腺时，需全面、仔细，按顺序进行，避免遗漏病变，尤其是乳腺较大者，更需注意防止漏扫。

（2）轻柔操作：除因鉴别诊断需要对局部乳腺适当加压外，一般应轻放探头，动作轻柔，以减少受检者的不适感。更重要的是，避免因操作不当影响超声图像质量，进而影响诊断准确性。

（3）加压辅助鉴别：必要时，对局部乳腺适当加压可观察病变形态的变化，有助于鉴别病变类型。如囊性病变可被压扁，其内部回声可能呈现运动特征；而非浸润性纤维腺瘤则可能被挤压变形。

四、乳腺增生症

乳腺增生症是育龄期妇女常见的良性疾病，主要表现为周期性乳房胀痛或酸痛，症状通常在月经前加重，月经后缓解。其发病与内分泌功能紊乱、情绪焦虑等因素密切相关。根据病理特征，乳腺增生症可分为单纯性增生症、乳腺囊性增生症和腺性小叶增生三种类型。

（一）超声表现

1. 单纯性增生症　超声显示乳腺组织和纤维组织增厚、增粗，排列紊乱，边界模糊。典型表现包括乳腺组织呈“斑马纹”状或管状暗条回声（图 16-2-4），末梢导管横切时可呈小囊状扩张。

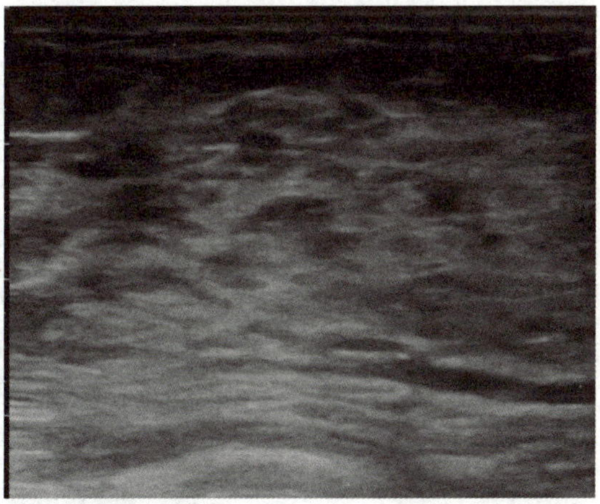

图 16-2-4　单纯性乳腺增生症二维超声声像图

2. 乳腺囊性增生症　乳腺内可见多个囊性无回声区，形态不规则，大小不等，后方回声增强。囊肿间的乳腺组织回声增强，形成“豹斑征”，同时可见多条清晰的暗带，呈“叠瓦状”排列。

3. 腺性小叶增生　乳腺腺体增厚，回声强弱不一，可出现单个或多个低回声团块，形态多样（椭圆形、类圆形或不规则形），常呈三角形或条带状，内部回声不均匀，边缘光整或不光整。彩色多普勒超声检查时，病变区域通常无明显异常血流信号。

（二）鉴别诊断

1. 与单纯性囊肿的鉴别 乳腺囊性增生症需与单纯性囊肿区分。单纯性囊肿通常无明显临床症状，超声表现为单个或数个囊性无回声，边缘锐利、光滑，形态多为圆形或椭圆形；而囊性增生症常伴有经前疼痛、酸胀，超声显示多个大小不等的囊性无回声，形态不规则。

2. 与乳腺癌的鉴别 腺性小叶增生的低回声表现有时与乳腺癌相似，但乳腺癌通常质地较硬，呈浸润性生长，彩色多普勒血流成像可探及紊乱的血流信号；而腺性小叶增生无浸润性生长表现，彩色多普勒血流成像一般无血流信号。必要时可进行超声引导下穿刺活检或密切随访。

（三）扫查要点

1. 扫查内容 灰阶超声观察乳腺内脂肪层分布、腺体结构是否紊乱、局部回声有无改变；彩色多普勒观察有无局部异常血流信号。

2. 注意事项

（1）对于囊性病变，通过加压探头可观察病变形态变化，有助于与其他病变鉴别。

（2）对于腋下疼痛明显的患者，超声检查时需注意腋尾区的扫查，观察是否存在副乳腺增生。

五、纤维腺瘤

纤维腺瘤是临床上最常见的乳腺良性肿瘤，由纤维组织和腺管成分增生形成，多见于 25～30 岁女性。肿瘤直径一般为 2～3cm，但部分可超过 10cm。肿瘤边缘光滑，与皮肤及周围组织无粘连，触诊时有滑动感。其发病可能与雌激素刺激相关，主要表现为乳腺结节，通常无明显症状，且不随月经周期变化。

（一）超声表现

灰阶超声显示纤维腺瘤为圆形或椭圆形的低回声团块，较大肿块可呈分叶状，常可见完整包膜，边缘清晰，且多伴有侧方声影（图 16-2-5）。挤压探头时，肿块可随探头移动。内部回声多为均匀低回声，也可为等回声或稍高回声；较大肿块内部回声可能不均匀，可伴有囊性变或钙化。彩色多普勒检查显示，纤维腺瘤内部血流信号通常不丰富，多为无血流或仅见点状、棒状血流信号。少数生长旺盛的肿块内血流信号较丰富，动脉血流阻力低，阻力指数多小于 0.7。

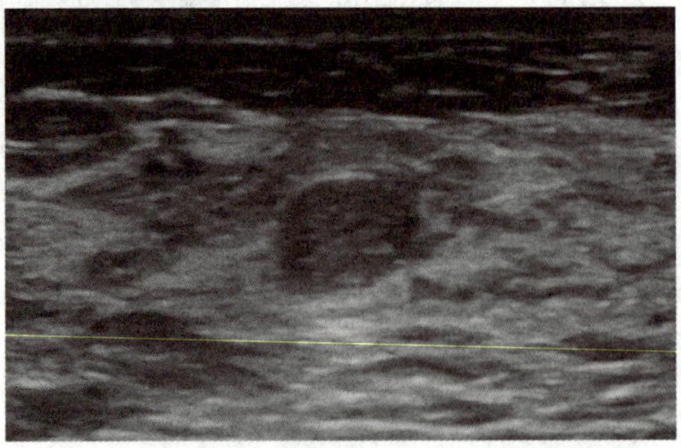

图 16-2-5　乳腺纤维腺瘤二维超声声像图

（二）鉴别诊断

1. 与乳腺内脂肪组织的鉴别 乳腺内的脂肪组织有时会向腺体层内生长，某些切面下可能呈现为腺体层内的椭圆形低回声团，形态和回声类似纤维腺瘤。通过多切面扫查，可发现其形态不规则且与乳腺内脂肪层相连，从而判断为脂肪组织而非纤维腺瘤。

2. 与乳腺癌的鉴别 乳腺癌形态不规则，边缘不光整，内部回声不均匀，通常与纤维腺瘤较易区分。

（三）扫查要点

1. 扫查内容 灰阶超声用于观察乳腺小叶结构，重点评估肿块的形态、大小、边缘特征及内部回声情况。如遇伪像干扰，可通过适当加压探头消除，确保诊断准确性。彩色多普勒则用于检测肿块内部的血流信号。

2. 注意事项 对于可触及的乳腺肿块，建议先进行触诊，初步判断其大小、质地及活动性。在超声检查中，可通过加压探头进一步观察肿块的活动性，以辅助诊断。

六、乳腺癌

乳腺癌是女性中最常见的恶性肿瘤之一，多见于40~60岁绝经期前后的女性，男性亦有少数病例。该病好发于乳腺外上象限，其次为乳头-乳晕区及内上象限。临床上，乳腺癌最初常表现为一侧乳房内单发的无痛性肿块，质地坚硬，活动度较差。随着病情进展，肿块可能侵入皮肤、筋膜或胸大肌，导致乳房皮肤出现橘皮样改变、乳头内陷，甚至与周围组织粘连固定，难以推动。此外，同侧腋窝或锁骨上下淋巴结可能出现肿大，晚期患者还可能伴有血行转移，预后较差。

乳腺癌的病理类型复杂多样，主要包括浸润性导管癌、非浸润性癌、髓样癌、黏液癌和Paget病等。其中，浸润性导管癌最为常见，约占乳腺癌病例的70%。

（一）超声表现

乳腺癌通常以单发形式出现，且多见于乳房的外上象限。肿块的大小范围广泛，介于0.5~3cm，其纵横比（A/T）往往超过1，表明肿块在垂直方向上的延伸更为显著。除小型乳腺癌可能呈现椭圆形外，多数乳腺癌的形态并不规则，缺乏清晰的包膜，边缘粗糙，常呈毛刺状或蟹足状延伸。肿块内部多为低回声，且回声分布不均匀，部分区域内可见伴随声影的簇状强回声斑点，即钙化灶，这是乳腺癌的一个典型特征（图16-2-6）。

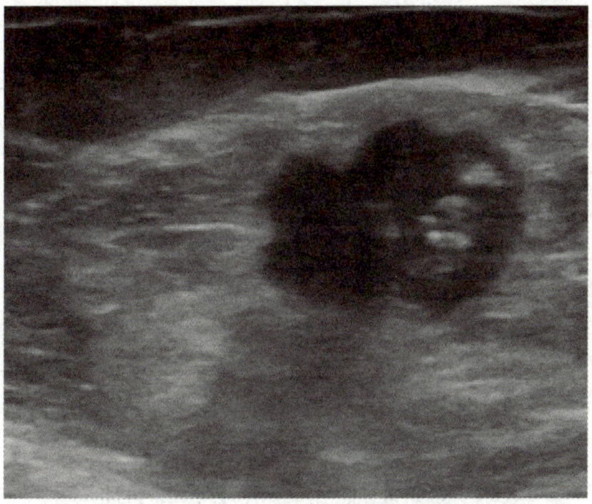

图16-2-6 乳腺癌二维超声声像图

在肿块后方的超声图像中，回声可能呈现衰减趋势，但也可能保持不变或有所增强。当乳腺癌发展至晚期，侵犯胸大肌或筋膜时，超声图像中可能出现内部坏死的无回声区域。此外，若乳腺癌发生淋巴结转移，同侧腋下或锁骨上区域可见圆形或椭圆形的低回声结节。

通过彩色多普勒超声检查，可以进一步揭示肿块内的血流情况。虽然血流信号的丰富程度不一，从丰富到少量甚至无明显血流信号均有可能，但多数情况下，肿块内的血流走行显得杂乱无章，穿入性血管尤为显著。脉冲多普勒检测则显示，这些血流信号以高速高阻为主，阻力指数通常大于 0.7，这一特征为乳腺癌的超声诊断提供了重要线索。

（二）鉴别诊断

乳腺癌病理类型虽然繁多，但是乳腺恶性肿瘤一般有共同的超声表现，借此可以与乳腺良性肿瘤进行鉴别，乳腺良恶性肿瘤的超声鉴别诊断要点见表 16-2-2。

表 16-2-2　乳腺良、恶性肿瘤的超声鉴别诊断要点

鉴别特征	乳腺良性肿瘤	乳腺恶性肿瘤
形态	形态规则，多为圆形或椭圆形	形态多样，多数不规则，少数类圆形
纵横比	小于 1，显示肿块在水平方向上延伸	大于 1，表明肿块在垂直方向上更为显著
边缘特征	边缘清晰锐利	边缘不光滑，常见毛刺状或“蟹足”样不规则延伸
内部回声	低回声为主，回声均匀性不一，偶见粗大钙化斑	低回声且分布不均，部分混合回声，常见微小钙化点
后壁回声	清晰可辨	模糊不清
后方回声	多增强，显示肿块后方组织回声增强	多衰减，表明肿块对后方组织有吸收或遮挡作用
侧壁声影	可见，反映肿块边缘的声学效应	通常无，因边缘不规则而不易形成明显声影
皮肤/乳头变化	皮肤及乳头外观无明显异常	皮肤可能呈现橘皮样改变，乳头可能内陷
活动度	肿块通常可自由活动	肿块固定不动，与周围组织粘连
淋巴结转移	无淋巴结转移征象	可有同侧腋下或锁骨上淋巴结转移，极少数转移至对侧
彩色多普勒	部分肿块内无血流信号，或见点状、短棒状血流信号	多数肿块内血流信号丰富且紊乱，穿入性血管多见
脉冲多普勒	动脉频谱呈低阻力型，阻力指数通常小于 0.7	动脉频谱呈高阻力型，阻力指数一般大于 0.7

（三）扫查要点

1. 扫查内容与观察要点

（1）灰阶超声检查：应细致观察病灶的位置、大小、形态轮廓、边缘特征、内部回声结构，以及后方回声的改变。这些观察点共同构成了对乳腺病变初步评估的基础。

（2）彩色多普勒超声检查：此步骤旨在分析病灶内部的血流分布模式，通过血流信号的丰富程度、走行方向等信息，进一步揭示病变的血管特征。

（3）脉冲多普勒测量：特别关注血流参数的测定，尤其是阻力指数，它是评估血流动力学状态及病变性质的重要指标。

2. 检查流程与注意事项

（1）对比检查：通常建议首先检查健康侧乳腺，随后再检查患侧，以便通过对比分析，更准确地识别异常改变。

（2）综合扫查技术：结合纵扫、横扫及扇扫等多种扫查手法，确保全方位覆盖乳腺组织，减少

遗漏病变的风险。

（3）有序扫查：遵循既定的扫查顺序，确保不遗漏任何区域，尤其是乳头-乳晕这一关键区域，因其往往是病变的好发部位。

（4）淋巴结检查：乳腺超声检查时，常规检查腋窝淋巴结是标准流程的一部分。对于疑似恶性的病变，应格外关注腋下及锁骨上区域，通过细致扫查，评估是否存在淋巴结转移的迹象，这对于后续的病情评估和治疗规划至关重要。

▶知识拓展

技术创新，精准医疗

乳腺肿瘤的影像学诊断主要依赖超声、乳腺 X 线摄影、CT 及 MRI 等技术，其中超声技术因其无创便捷而备受青睐。 近年来，超声技术取得显著进展，如超声弹性成像通过量化肿块硬度鉴别良恶性，静态法与动态法结合使用，减少主观判断误差；超声造影技术能动态观察微血管灌注，显著提升微小血管可视化，对乳腺癌新辅助化疗疗效评价具有独特优势；三维超声成像与全自动乳腺容积成像技术则提供立体感的三维图形与全乳影像，从任意角度观察乳腺结构，直观展示肿块特征，尤其适用于致密性乳腺筛查及特殊女性群体，这些新技术的应用极大提高了乳腺肿瘤诊断的精准度与效率。

第三节　浅表淋巴结超声检查基础

淋巴结是人体淋巴系统的重要组成部分，承担免疫功能，广泛分布于全身，其中浅表淋巴结如头颈部、腋窝及腹股沟区域的淋巴结尤为关键。这些淋巴结的肿大可能源于多种疾病，如感染、结核病、淋巴瘤及恶性肿瘤转移等，对临床诊断构成挑战。高分辨力超声仪的问世，为浅表淋巴结检查带来了革命性变化。超声技术能清晰显示淋巴结内部结构，实时监测血流动力学情况，相比传统触诊方法，具有显著优势，已成为诊断浅表淋巴结疾病的重要手段。

一、淋巴结的解剖概要

（一）淋巴结的构造

淋巴结作为淋巴系统的重要构成，其形态与结构各具特色。淋巴结的大小各异，小型者直径可能仅 1mm，而大型者的长径则可超过 30mm，整体形态宛如豆状或类似“小肾”，具备皮质、髓质及门部等核心构造。淋巴结的一侧通常较为隆起，这一侧连接着多条输入淋巴管，负责收集淋巴液。而另一侧则相对凹陷，内含有输出淋巴管、血管及神经结构，这一部分被称为淋巴结门（图 16-3-1），是淋巴结内重要功能区域之一。

淋巴结的表面覆盖着一层结缔组织的被膜，这层被膜不仅保护着淋巴结，还深入其内部形成小梁结构，为淋巴结提供支撑。淋巴结的实质部分由皮质和髓质构成，皮质位于被膜下方，紧邻淋巴结的外围，主要由淋巴小结、弥散淋巴组织及皮质淋巴窦（简称皮窦）组成，这些结构共同参与淋巴结的免疫功能。而髓质则位于淋巴结的深部，是淋巴结的中心区域，由致密的淋巴组织构成的髓索和髓质淋巴窦（简称髓窦）组成，这些结构在淋巴液的过滤与循环中发挥着关键作用。

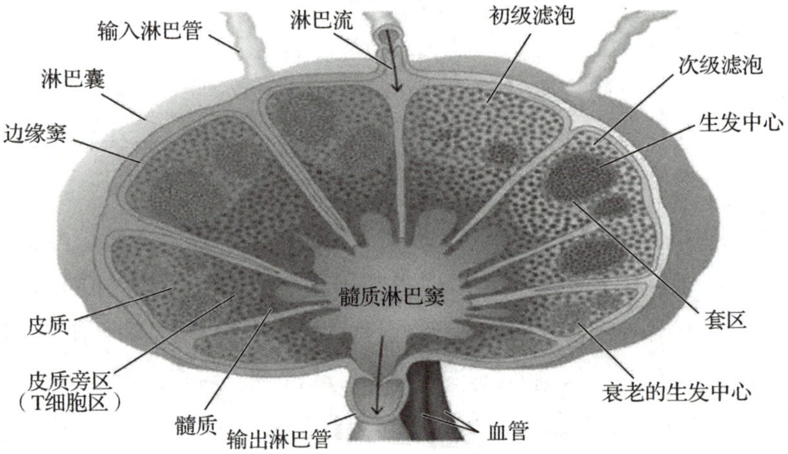

图 16-3-1　淋巴结结构模式图

（二）淋巴结的血管解剖

正常淋巴结由一至两支门动脉供血，管径约 0. 14mm。这些动脉在淋巴结门分化为微动脉，穿越髓质并分支形成髓质微动脉丛。部分分支垂直进入皮质，最终在皮质内形成毛细血管网，供应淋巴小结（B 细胞区）和副皮质区（胸腺依赖区）；另一些分支则沿小梁走行或参与形成包膜下毛细动脉弓。静脉血流始于副皮质区的后微静脉，汇聚成较大微静脉，向心汇入淋巴结门静脉主干。动脉与静脉常平行分布，确保淋巴结内高效的血流循环。

（三）不同部位淋巴结的分区或分组

人体不同部位的淋巴结，根据其位置和引流范围，可被划分为特定的区域或群组。

1. 颈部淋巴结的分区，已在本章第一节中详细阐述。

2. 在腋窝区域，淋巴结被细分为几个群组，各具特色：外侧群紧贴腋静脉排列，主要负责收集上肢的浅层和深层淋巴管；胸肌群则沿胸外侧血管分布，收纳来自胸部、脐以上腹前外侧壁，以及乳房外侧的淋巴液；肩胛下群位于腋窝后壁，沿肩胛下血管排列，负责收集项背部的淋巴管；中央群坐落于腋窝中央的脂肪组织内，作为汇聚点，接收来自上述三个群组的淋巴结输出管；腋尖群则紧邻腋静脉近端，不仅接收中央群的输出管，还收纳伴行头静脉的淋巴管和乳房上部的淋巴管。

3. 腹股沟淋巴结可分为浅组和深组。浅组进一步细分为上群与下群，上群平行排列于腹股沟韧带下方，主要收集会阴部、外生殖器、臀部及腹壁下部的淋巴液；下群沿大隐静脉末端纵行分布，负责引流足内侧缘、小腿前内侧及大腿的浅淋巴管，其输出淋巴管最终注入腹股沟深淋巴结。深组淋巴结位于股静脉根部，作为区域淋巴汇集节点，接收来自腹股沟浅淋巴结、腘淋巴结的输出淋巴管，以及大腿深部结构的淋巴引流，其输出管进一步汇入髂外淋巴结。

二、淋巴结的扫查方法和途径

（一）扫查仪器

在进行淋巴结扫查时，选择适宜的超声仪器至关重要。一般而言，中、高档彩色多普勒超声仪因其出色的成像质量与功能多样性，成为首选。这类仪器通常配备有高分辨力的高频探头，频率范围一般不低于7.5MHz，且推荐使用10~15MHz的高频探头，以获取更为精细的淋巴结图像。高频探头的使用，能够显著提升图像的分辨率，使得淋巴结的细微结构得以清晰展现，从而为准确的诊断提供有力支持。

（二）扫查体位及方法

1. 颈部 患者仰卧，颈部垫枕暴露，转头对侧。顺序扫查颏下、颌下、腮腺、颈上、颈中、颈下及锁骨上淋巴结，采用横切、斜切、纵切结合，确保全面覆盖。

2. 腋窝 仰卧，双上肢上举。沿腋部血管横切，后近锁骨下血管在胸大肌前寻找淋巴结，利用胸小肌分三平面定位扫查。

3. 腹股沟区 仰卧，双下肢伸直外展。腹股沟淋巴结扫查范围约10cm，采用与股血管垂直、平行等多切面扫查。

正确体位与扫查技巧结合高分辨率超声，能准确评估淋巴结，为临床提供关键信息。

三、正常淋巴结声像图表现和超声测量

（一）正常淋巴结声像图

正常淋巴结在超声图像上展现出特定的形态特征。纵切面观察，淋巴结通常呈现为长条形或卵圆形，其整体结构类似于肾脏，呈现出“靶样”的外观；而在横切面上，则呈现为椭圆形。淋巴结的表面光滑，其包膜在超声图像中表现为线状的中高回声结构（图16-3-2）。

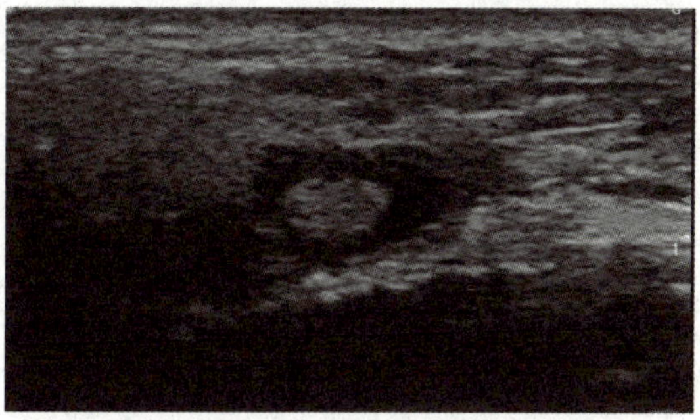

图16-3-2 淋巴结二维超声声像图

淋巴结的内部结构同样具有特征性，皮质位于淋巴结的边缘部分，通常厚度均匀，并在超声图像中呈现出低回声，它围绕在髓质的周围。髓质则位于淋巴结的中央区域，呈现为条带状的高回声结构，且往往偏于淋巴结的一侧。值得注意的是，皮质在髓质的一侧呈现不连续性，并向内凹陷，这一区域被称为淋巴结门。

然而，在超声图像上，髓质与淋巴结门的回声往往难以明确区分，因此，在超声诊断中，我们通常将这两部分统称为“门-髓强回声”结构。这一结构在腋窝、腹股沟区域的淋巴结及老年人的淋巴结中尤为明显，为超声诊断提供了重要的参考依据。

（二）正常淋巴结彩色多普勒血流图

采用彩色多普勒超声检查技术，我们可以观察到正常淋巴结内部血流信号的独特分布模式。通常情况下，淋巴结内部的血流信号呈现出稀疏的点状或条状分布，这表明淋巴结在正常生理状态下，其内部的血流灌注是相对有限的。

（三）淋巴结超声测量

淋巴结的大小具有显著的个体差异，其短径范围通常在2~5mm，而长径则可超过30mm。在超声测量中，我们主要关注淋巴结的纵切面大小，因为这一参数更能反映淋巴结的实际形态。据统计，95%的正常淋巴结短径小于0.5cm，且其纵径（L）与横径（T）之比大于等于2，这构成了正常淋巴结形态的重要特征。然而，值得注意的是，下颌下及腮腺淋巴结往往趋近于圆形，其L/T比值可能小于2，这在实际测量中需要特别留意。

在淋巴结的血流动力学评估方面，尽管收缩期峰值血流流速的测量在临床上的意义相对有限，但淋巴结增大时，其血流速度往往会相应加快，这一观察结果仍具有一定的参考价值。更为关键的是，淋巴结血流的搏动指数和阻力指数在淋巴结疾病的鉴别诊断中展现出了重要的价值。一般来说，转移性淋巴结的阻力指数值高于良性淋巴结，而正常淋巴结的搏动指数值通常小于1.6，阻力指数值小于0.8。需要注意的是，在颈部淋巴结中，颏下淋巴结的阻力指数和搏动指数值可能会稍高一些，这是颈部淋巴结特有的血流动力学特征之一。

（四）扫查要点

1. 扫查内容　在进行淋巴结扫查时，需针对拟检查的淋巴结区域（如颈部、腋下、腹股沟等）进行多切面的细致扫查。这包括使用灰阶超声观察淋巴结的形态特征，精确测量其大小，以及运用彩色多普勒超声技术观测淋巴结内部的血流分布情况。同时，还需利用脉冲多普勒技术测量淋巴结的血流参数，如收缩期峰值流速、阻力指数及搏动指数等，这些参数对淋巴结疾病的鉴别诊断具有重要意义。

2. 注意事项　在扫查过程中，应充分利用患者的生理动作，如吞咽动作，以更好地显露和识别位于甲状腺下极尾部和深面的淋巴结。此外，通过动态观察声像图的变化，有助于提升淋巴结鉴别诊断的准确性。鉴于淋巴结在体内的广泛分布，当在某一区域探及淋巴结病变时，应高度警惕其他区域淋巴结是否存在潜在病变。因此，在扫查过程中，需保持高度的警觉性，对全身多个部位进行仔细而全面的扫查，以确保不遗漏任何可能的病变区域。

四、异常淋巴结超声扫查

淋巴结作为人体免疫系统的重要哨兵，其异常状态往往预示着体内存在多种潜在疾病。通过超声诊断技术，我们能够细致观察并分析淋巴结的多种异常表现，其中最为典型的包括淋巴结反应性增生、结核性淋巴结炎、淋巴瘤及转移性淋巴结肿大。

（一）超声表现

1. 淋巴结反应性增生　超声图像通常显示淋巴结出现肿大，包膜保持完整，皮质呈现均匀性增厚并伴随低回声，而髓质的清晰度可能因个体差异而异。进一步的多普勒超声检查则揭示，急性反应性淋巴结的血流信号相对丰富（图 16-3-3），而慢性淋巴结炎的血流信号则相对减少，这一特点有助于我们对淋巴结炎的急慢性期进行初步判断。

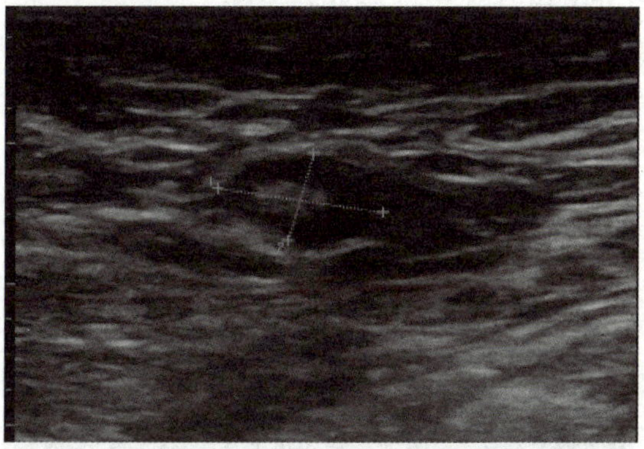

图 16-3-3　淋巴结反应性增生二维超声声像图

2. 结核性淋巴结炎　超声图像上则呈现出更为复杂的特征。多个淋巴结可能同时受累，甚至累及整个解剖区域及其相邻区域。受累的淋巴结通常肿大、边界不清晰，并可能出现融合现象。皮质的回声不均匀，以低回声为主，有时可见无回声区、团状或点状强回声。部分淋巴结的髓质可能受到破坏，导致淋巴结门消失。此外，结核性淋巴结炎淋巴结内还可能因凝固坏死而出现斑块状高回声区，并伴随囊性改变。这些特征性的超声表现，结合患者的病史和临床表现，有助于我们对结核性淋巴结炎进行准确诊断。

3. 淋巴瘤　淋巴瘤超声图像则呈现出独特的形态学特征。淋巴瘤在颈部淋巴结中多发，尤其常见于颈后三角、上颈部和下颌下三角区域。受累的淋巴结通常肿大，形态趋向于圆形，边界清晰，有时淋巴结之间可能相互融合。皮质的增厚呈现不均匀性，并伴随低回声，髓质可能出现偏心、变形或消失（图 16-3-4）。此外，淋巴瘤的淋巴结内还可能出现微小高回声结节灶，中央坏死时则导致淋巴结门回声消失。这些特征性的超声表现，结合淋巴瘤的生物学特性和临床表现，有助于我们对淋巴瘤进行初步判断。

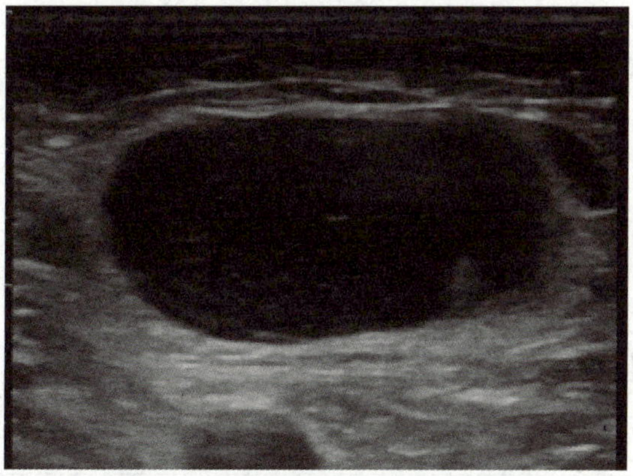

图 16-3-4　淋巴瘤二维超声声像图

注：淋巴结肿大，皮质偏心性增厚。

4. 转移性淋巴结肿大　转移性淋巴结通常首先发生于原发灶相关的淋巴结区域，且往往呈现多发状态。在超声图像上，转移性淋巴结呈现肿大、形态圆形或融合成团的特点，边界通常清晰，但如存在包膜外浸润，则与周围组织无明显分界，并可能造成软组织水肿。皮质的增厚呈现不规则局限性，髓质可能出现偏心、变形或消失（图 16-3-5）。这些特征性的超声表现，结合患者的原发肿瘤病史和临床表现，有助于我们对转移性淋巴结肿大进行准确诊断。

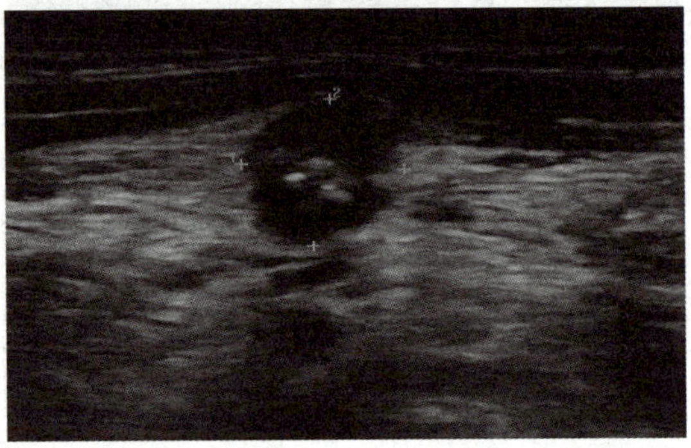

图 16-3-5　转移性淋巴结肿大二维超声声像图

（二）鉴别诊断

在淋巴结的超声诊断中，反应性淋巴结增生、结核性淋巴结炎、恶性淋巴瘤，以及转移性淋巴结肿大均会呈现淋巴结肿大的共同特征。然而，这些不同病变类型在超声图像上存在显著的差异，其超声鉴别要点见表 16-3-1。

表 16-3-1　淋巴结不同疾病的超声鉴别要点

特征	淋巴结反应性增生	结核性淋巴结炎	恶性淋巴瘤	转移性淋巴结肿大
解剖区域	通常局限于同一解剖区域	多累及整个解剖区域及相邻区域	多累及整个解剖区域及相邻区域	分布有特异性，可提示原发瘤位置
纵横比（L/T）	≤2	不定	≤2	≤2
边界	边界清晰	边界不清	边界较清晰	边界较清晰
淋巴结门	可见	多数消失	多数消失	多数消失
皮质形态	多为狭窄型皮质	向心性宽阔型为主，少数偏心性宽阔型	向心性或偏心性宽阔型	向心性或偏心性宽阔型
内部回声	低回声	低回声，混合性回声，斑块状高回声区，强回声斑	低回声，微小结节灶	通常为低回声，甲状腺乳头状癌转移可为高回声，伴微小钙化点
软组织水肿及融合	常不可见	常见	相对少见（放疗后多见）	相对少见（放疗后多见）
血流形式	淋巴结门型多见	边缘型血供多见	淋巴结门型、中央型、边缘型、混合型均可见	中央型、边缘型、混合型均可见
血管阻力	低	中等	低	高

（三）扫查要点

1. 扫查内容　灰阶超声用于观察淋巴结的分布部位、数量、大小、长宽比（L/T）、形态、边界，以及内部回声特征（如是否存在钙化或液化坏死等）。彩色多普勒用于观察淋巴结内部血流的分布模式，脉冲多普勒则用于测量血流速度、阻力指数和搏动指数。

2. 注意事项

（1）淋巴结大小的判断：仅以淋巴结的长径来判断其是否肿大是不准确的。如腋下和颌下淋巴结的长径可能超过30mm，但形态正常，仍属于正常范围；而一些短径仅3~5mm的淋巴结，若形态呈类圆形，则需警惕异常（多为恶性）可能。

（2）结合原发灶评估：颈部、锁骨上或腋下淋巴结肿大时，尤其是当淋巴结呈现转移性特征时，需结合检查其相应的原发器官（如甲状腺、乳腺等），以确定是否存在原发灶。当甲状腺、乳腺等部位发现具有恶性特征的肿块时，也需仔细检查其相应的淋巴引流区（如颈部、腋下等），以明确是否存在淋巴结转移。

▶知识拓展

创新致远，精勤不倦

近年来，超声技术在浅表淋巴结评估方面取得了显著进展，尤其是灰阶超声、彩色多普勒超声、弹性成像和超声造影等技术的结合应用，极大地提升了淋巴结病变的诊断能力。超声造影通过注射微气泡对比剂，能够实时观察淋巴结内的微循环灌注情况。研究发现，转移性淋巴结肿大在超声造影中常表现为低灌注区，而坏死组织则表现为无灌注区。灌注特征的评估包括淋巴结门灌注血管的显示、灌注模式、灌注均匀性，以及灌注缺损等情况。此外，微循环灌注动力学指标（如对比剂显影时间、达峰时间和降半时间）也为诊断提供了重要参考。超声造影技术在淋巴结转移诊断中的应用前景广阔。其优势在于无创性、低风险和高诊断准确性。未来，结合动态成像和多模态模型，有望进一步提高诊断性能，为临床决策提供更有力的支持。

第四节　眼部超声检查基础

眼部的超声检查由最初的A型超声、B型超声，到彩色多普勒血流成像，发展至今已有50余年的历史。超声检查不仅提高眼部病变的显示率，还可以通过对病变的血流特征进行分析，协助临床医师鉴别病变的物理学性质，对眼部良、恶性病变作出初步判断。

一、眼部的解剖概要

（一）眼部的构造

眼睛是重要的视觉器官，由眼球、视路和眼附属器构成（图16-4-1）。

眼球近似球形，位于眼眶前中央，周围有眶脂肪保护。其前后径约24.0mm，垂直径约23.0mm，水平径约23.5mm。眼球壁分三层，外层纤维膜前1/6是屈光的角膜，后5/6是保护的巩膜；中层葡葡膜含虹膜、睫状体和脉络膜，能调节光线、聚焦和营养眼球；内层视网膜含视锥、视杆细胞，负责感知光线转化神经冲动。眼球内容物有房水、晶状体和玻璃体，参与屈光和维持眼球形态。

视路是从视网膜光感受器到大脑枕叶视中枢的神经通路，包括视神经等，能准确传递视觉信息。

眼附属器有眼睑、结膜、泪器、眼肌和眼眶，可保护、润滑眼球，协助眼球转动。这些结构协同保障眼睛正常功能和视觉清晰。

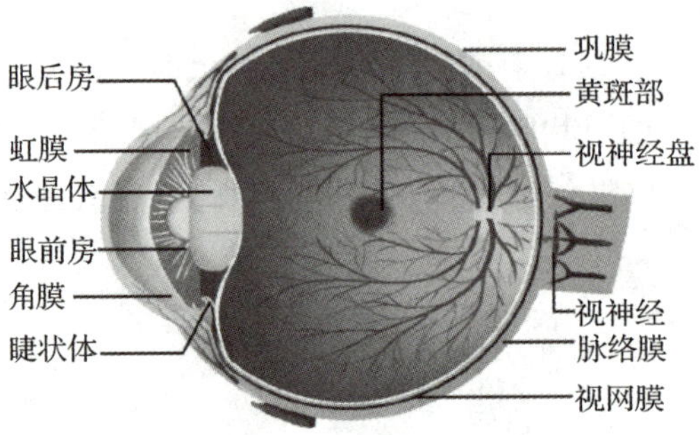

图 16-4-1　眼球结构示意图

（二）眼部的血管解剖

1. 动脉系统　眼部的血液供应主要来源于眼动脉，它是颈内动脉的一个重要分支。眼动脉通过视神经管进入眼眶，为眼部提供丰富的血液。其主要分支包括视网膜中央动脉、睫状后长动脉和睫状后短动脉。这些动脉分支在维持视网膜、脉络膜和其他眼内结构的营养供应中发挥关键作用（图 16-4-2）。

2. 静脉系统　眼部的静脉系统由眼上静脉和眼下静脉组成，主要负责引流眼部的血液。

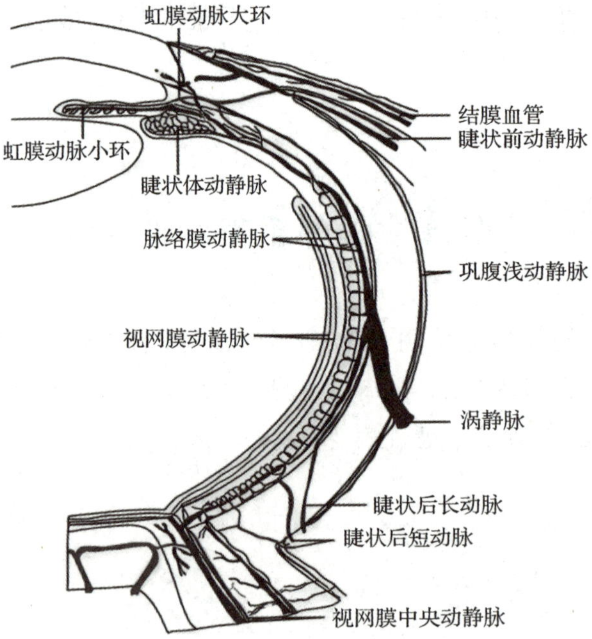

图 16-4-2　眼球血液循环示意图

二、眼部的扫查方法和途径

（一）扫查仪器

眼部超声检查主要依赖 A/B 型超声诊断仪，其中 A 型用于眼轴长度等生物测量，B 型用于眼内结构成像。高频探头（如 20MHz 和 25MHz）可提供更高分辨率，适用于视网膜和脉络膜病变的诊断。部分高端设备如眼科专用超声诊断仪（如 Quantel Medical Echograph）具备多种探头和成像模式，支持眼轴测量、人工晶体度数计算及高精度成像。此外，一些便携式设备（如索维 SW-2100、重庆上邦 SK-3000A）适合基层使用，具备自动测量和图像存储功能，部分设备还支持彩色多普勒成像以评估眼部血流。

（二）扫查前准备及体位

在进行眼部检查前，需与受检者（或其家属）进行充分沟通，了解病史并掌握其基本病情，同时缓解受检者的紧张情绪。对于不配合的患儿，可采用水合氯醛灌肠使其入睡后再进行检查。若受检者为眼部外伤患者，检查时需对探头进行消毒，并使用无菌耦合剂，以防止感染。

检查体位通常采用仰卧位，必要时也可根据具体情况改为坐位。检查过程中，需指导受检者闭合眼睑，尽量减少眨眼动作。如检查需要，可要求受检者按医生指示转动眼球，以确保检查结果的准确性。

（三）扫查方法

1. 横切扫查　横切扫查探头标记方向与角巩膜缘平行，探头自角膜中心向眼球后极部移动，依次获得对侧后极部、赤道部和周边部的子午线图像。横切扫查分为水平横切、垂直横切和斜行横切三种，分别对应不同的探头位置和方向。

2. 纵切扫查　纵切扫查探头标记方向与角巩膜缘垂直，声束沿角膜缘的垂直方向移动，主要用于显示眼球前后方向的结构。

3. 轴位扫查　探头置于角膜中央，声束穿过晶状体中央，将眼球后极部分为对称的两部分。轴位扫查常用于评估晶状体、视神经和黄斑相关疾病。

4. 球旁扫查　球旁扫查用于观察眼球周围浅层病变，如泪腺、鼻旁窦等。球旁扫查分为球旁横切和球旁纵切两种，声束不经过眼球。

5. 彩色多普勒超声检查　主要用于评估眼部血流情况。通过视神经定位，寻找眼动脉、视网膜中央动脉和静脉等血管，并测量其血流参数。

三、正常眼部声像图表现和超声测值

（一）正常眼部声像图

1. 眼球的结构　自前向后依次显示眼睑、角膜、虹膜、晶状体、玻璃体和球后视神经。角膜呈线状高回声，前房为无回声区，晶状体为短小带状强回声，玻璃体腔为大片无回声区，球后壁与脂肪垫相连，视神经呈低回声（图 16-4-3）。

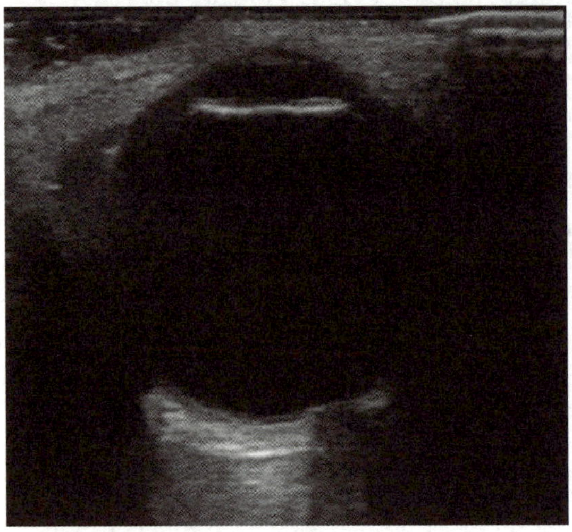

图 16-4-3　正常眼球二维超声声像图

2. 眶内的血管　彩色多普勒血流成像主要用于观察和测量眼动脉、睫状后动脉和视网膜中央动脉。这些动脉在超声图像上通常显示为单一的红色血流信号，其脉冲多普勒频谱与颈内动脉类似，呈现三峰双切迹状，与心动周期一致。

（二）眼球生物学测量的正常值

成人眼球轴长 23. 0～24. 0mm；角膜厚度 0. 5～1. 0mm；前房深度 2. 0～3. 0mm；晶体厚度 3. 5～5. 0mm；玻璃体长度 16. 0～17. 0mm；球壁厚度 2. 0～2. 2mm。

（三）扫查要点

1. 扫查内容　主要包括眼球、眼眶及眼部血管的检查，具体检查项目根据临床需求选择。

2. 注意事项

（1）检查前需与患者充分沟通，确保其配合。

（2）对于不配合的患者，可在必要时使用镇静剂。

（3）检查时应避免探头压力过大，以免影响图像质量和患者舒适度。

（4）对于眼部外伤患者，探头需消毒并使用无菌耦合剂。

四、玻璃体积血

玻璃体积血，作为一种由眼外伤或视网膜血管性疾病所引发的常见并发症，其存在对眼部健康构成了不容忽视的威胁。当出血量较少时，机体往往能够自行吸收这部分血液，对患者的视力影响相对有限。然而，若出血量较多，血液在玻璃体腔内的积聚会严重阻碍光线的正常传递，从而导致视力显著减退。在大量出血的后期阶段，血液中的成分会逐渐发生机化，形成固态的机化物。这些机化物不仅占据了玻璃体腔内的空间，还可能对视网膜产生牵拉作用，增加了视网膜脱离的风险。

（一）超声表现

玻璃体积血的超声图像表现，受出血量的多少及出血时间的长短所影响，呈现出多样化的特征。当出血量较少且新鲜时，超声检查可观察到玻璃体内散布着点状的中强回声。当出血量较大且新鲜时，超声图像则呈现出截然不同的征象，表现为玻璃体内弥漫分布着点状的强回声，这些回声仿佛夜空中繁星点点。此时，若嘱受检者轻轻转动眼球，这些弥漫的点状弱回声会随之展现出活跃的运动状态。随着时间的推移，新鲜出血逐渐转变为陈旧性出血，并在玻璃体内形成机化条。此时，超声检查可观察到中等强度的带状回声，这些回声的形态往往不规则，边界也相对模糊。彩色多普勒血流成像均无法显示出血流信号（图 16-4-4）。

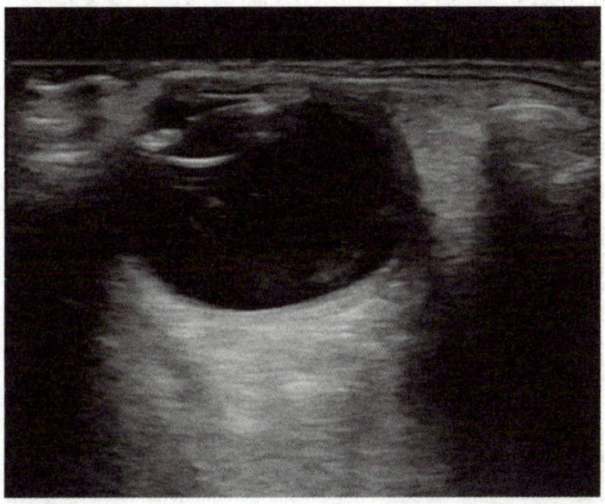

图 16-4-4　玻璃体积血二维超声声像图

（二）鉴别诊断（表 16-4-1）

表 16-4-1　玻璃体积血机化时应与视网膜脱离相鉴别

疾病名称	形状	固着点	运动	后运动	血流情况
玻璃体积血	不规则点状，回声均匀	一般不与球壁直接相连	存在活跃运动	存在	病变区域内无血流信号
视网膜脱离	带状，规则且光滑，凹面向前呈“V”形	通常与视盘相连，一端与周边球壁相连	存在运动	无	与视网膜中央动、静脉相连续，频谱特征为伴行动静脉频谱
脉络膜脱离	带状，规则且光滑，凸面向玻璃体	一般在眼赤道部之前，不与视盘相连	运动性可存在变异	存在	血流信号丰富，频谱特征为低速动脉型血流

（三）扫查要点

在玻璃体积血的超声诊断中，除了聚焦玻璃体内回声的变化，还需全面排查潜在的眼部病变。

五、视网膜脱离

视网膜脱离，是眼科临床中较为常见且严重的疾病，具体指的是视网膜的色素上皮细胞层与神经上皮层之间发生分离，在这两层细胞之间，会积聚液体，进而破坏视网膜正常的结构与功能，对视力产生严重影响。

（一）超声表现

视网膜脱离的超声检查表现因脱离的范围和类型而异。局限性视网膜脱离通常表现为与视盘回声相连的带状高回声。完全性视网膜脱离则在玻璃体内呈现类似“V”形的条带状低回声，其尖端与视盘回声相连，两端分别与周边球壁回声相接。脱离的视网膜表面光滑，弧度与球壁回声一致。

在运动试验中，视网膜脱离通常表现为弱阳性，其运动方向与眼球壁回声垂直，呈现以脱离视网膜为中心的垂直轻微摆动。彩色多普勒血流成像可显示脱离视网膜上有与视网膜中央动脉延续的点状或条带状血流信号，频谱多普勒显示与视网膜中央动脉和静脉的血流频谱一致。这些特征有助于与其他膜状病变（如玻璃体后脱离或脉络膜脱离）进行鉴别（图 16-4-5）。

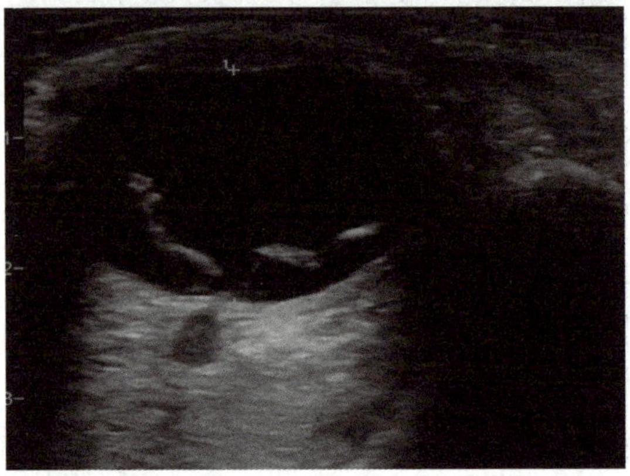

图 16-4-5　视网膜脱离二维超声声像图

（二）鉴别诊断

在临床实践中，需与视网膜脱离进行鉴别的常见疾病包括玻璃体积血和脉络膜脱离等。鉴别要点主要涉及病变的形状、固着点、运动表现、后运动情况，以及病变内部的血流特征等方面（表 16-4-1）。

（三）扫查要点

1. 观察脱离视网膜形态　判断其是局限性带状还是完全性“V”字形，关注表面光滑度、与视盘及球壁的连接，以及和球壁弧度的契合度，以此判断脱离类型、范围和严重程度。

2. 探查血流特点　用彩色多普勒血流成像查看有无血流信号及其形态，借频谱多普勒明确与视网膜中央动、静脉血流频谱的关系，了解血液供应，辅助评估视网膜功能、病情发展，为治疗方案提供依据。

六、脉络膜脱离

脉络膜脱离指的是脉络膜与巩膜之间发生分离的病理状态。在多数情况下，眼内手术或眼外伤是引发脉络膜脱离的主要原因。当眼内手术操作或眼外伤导致眼内压急剧降低时，脉络膜血管的通透性会发生改变，渗出显著增加。这些渗出的液体大量积聚在脉络膜与巩膜之间的潜在间隙内，使得原本紧密贴合的脉络膜与巩膜逐渐分离，进而引发脉络膜脱离。

（一）超声表现

1. 二维超声特征　在典型的超声图像中，玻璃体前部可观察到半环形带状高回声，其凸面朝向玻璃体，凹面则面向眼球壁。从位置上看，其后端起始于赤道部，前缘延伸至睫状体前端。由于存在多个点与眼球壁回声紧密相连，整体形态宛如花瓣，因此被称为花瓣征阳性。在横切面上，脱离的脉络膜呈现出双带状高回声的影像。

2. 血流特征　利用彩色多普勒血流成像技术，可以清晰地显示出脱落的脉络膜上存在较为丰富的血流信号。通过进一步运用频谱多普勒进行分析，能够发现其血流频谱呈现出低速动脉型血流频谱的特征，并且与睫状后短动脉的血流频谱特征高度一致。

（二）鉴别诊断

需与脉络膜脱离进行鉴别的疾病包括玻璃体积血和视网膜脱离（表 16-4-1）。

（三）扫查要点

在扫查过程中，应着重关注玻璃体内出现的特异性形态变化及其血流特性，这些关键要素对于准确评估眼部状况至关重要。

七、视网膜母细胞瘤

视网膜母细胞瘤作为儿童时期最为常见的眼内恶性肿瘤，严重威胁着患儿的生命健康与视力发育。其恶性程度颇高，在多数情况下，患儿发病后的 1～2 年内便可能面临生命危险。鉴于此，早期诊断和及时治疗显得尤为关键。

（一）超声表现

在超声检查中，视网膜母细胞瘤表现出典型的特征。眼球轴径通常正常或略有增长，视网膜局部出现增厚和隆起，形态多呈半圆形或类圆形，可为单灶或多灶，并从眼球壁向玻璃体腔突出。体积较大的肿瘤可能几乎占据整个玻璃体腔。病灶边界清晰，但边缘不规则，内部回声呈现多样性。实性病灶内实质回声强弱不等且分布不均匀；囊性病灶内可能出现一个或多个无回声区，类似含液性囊肿。值得注意的是，在 80%～97% 的病灶中可观察到伴有声影的斑块状强回声钙化斑，这是诊断该疾病的重要依据。CDFI 显示病灶呈中等丰富的彩色血流，由视网膜中央动脉供血，阻力指数较高，有助于判断肿瘤生长活性及与眼部正常血管的关系。

（二）鉴别诊断

1. 早产儿视网膜病变　发病于婴幼儿期，患儿有不足月分娩、吸氧史，以及低体重情况，通常双侧发病。在眼部表现为晶状体后呈冠状包绕形态，向后与视盘回声相连。内部回声均匀，呈现中高回声。血流信号与视网膜中央动脉相延续，频率特征也一致。

2. 永存原始玻璃体增生症　一般在婴幼儿期发病，多为单侧。超声下显示玻璃体内有倒三角形或条带状强回声，底部朝前，尖端向后。内部回声均匀，呈中强回声。病变内的血流信号源自视网膜中央动脉，呈现动脉血流频谱 。

（三）扫查要点

视网膜母细胞瘤超声扫查时，需关注眼球轴径，看其是否正常或稍增长，留意视网膜局部增厚隆起的形态，如半圆形、类圆形，单灶或多灶，以及病灶边界是否清晰，内部回声是否强弱不等、有无钙化斑，还要通过彩色多普勒血流成像查看血流情况，确认是否由视网膜中央动脉供血、阻力指数是否较高，以此为诊断提供依据。

八、脉络膜黑色素瘤

脉络膜黑色素瘤是一种由恶性黑色素性瘤细胞构成的肿瘤，其组织来源与脉络膜基质内的黑色素细胞密切相关。作为常见的眼内肿瘤，其发病率在眼内肿瘤中仅次于视网膜母细胞瘤。临床上，该肿瘤常好发于中老年人，多数情况下发生于单侧眼，极少数病例会累及双眼。

（一）超声表现

在超声影像下，脉络膜黑色素瘤形态多样，可呈现圆形、半圆形、蕈伞型或扁平形，自眼球壁向玻璃体腔方向凸出，多处于眼球后极位置，且边缘光滑整齐。肿瘤前方回声较强，随着超声声束深入，后方回声逐渐衰减，在接近眼球后壁处形成无回声区，即“挖空现象”。肿瘤所在处的眼球壁，相较于周边相邻部位，回声明显更低，此为“脉络膜凹陷”。由于该肿瘤对超声声衰减作用显著，较大的肿瘤后方常伴有声影。当肿瘤引发继发性视网膜脱离时，原本无回声的玻璃体腔内会出现异常带状高回声。利用彩色多普勒血流成像技术，能清晰看到肿瘤内部存在丰富的血流信号，经频谱分析，呈现出动脉型频谱。

（二）鉴别诊断

1. 脉络膜血管瘤 脉络膜血管瘤通常在成年人中发病，多出现于眼球后极部位。在眼底镜观察下，呈现出橙红色的扁平隆起形态。从超声表现来看，其内部回声均匀，强度处于中等水平。与脉络膜黑色素瘤不同，脉络膜血管瘤不存在脉络膜凹陷的现象，并且对超声的声衰减作用不明显，在超声图像中不会出现因声衰减导致的后方声影等特征，凭借这些差异可在诊断中加以区分。

2. 脉络膜转移瘤 脉络膜转移瘤表现为视网膜下结节状的扁平隆起。其内部回声相对较为均匀，但肿物边界不够整齐，这一特征与脉络膜黑色素瘤形成鲜明对比。在超声诊断中，肿物边界的整齐程度，以及内部回声的均匀性差异，成为鉴别脉络膜黑色素瘤与脉络膜转移瘤的主要声像图依据，有助于医生在临床诊断时准确判断病情，避免误诊。

（三）扫查要点

1. 密切观察病变内部回声的动态变化 不同时期和不同性质的病变，其内部回声会呈现出独特的表现，这有助于判断病变的发展阶段和性质。

2. 精准测量病变的大小 这一数据对于评估病情的严重程度，以及制定后续治疗方案具有重要参考价值。

3. 重点关注病变内部血流信号情况　包括血流信号的丰富程度、分布情况，以及血流动力学特征等多方面内容，这些指标能够有效反映病变的活性及生长态势。

九、眼内异物

眼内异物为眼内的异常物体，其中以金属异物最为常见，磁性的异物占 78%～90%。飞速的小异物击中眼球，可穿透眼球壁进入眼球内。冲击力大的异物可以穿过眼球进入眼眶，造成眼穿通伤和眼部异物存留。

（一）超声表现

眼内异物的超声表现与其材质、位置及周围组织反应密切相关，是临床诊断的重要依据。金属异物呈极明亮强回声并伴显著声影或“彗星尾”征，此征象由于由超声波多重反射形成的长带状高回声；玻璃、塑料等非金属异物回声强度稍弱且声影或彗星尾征可不典型；木屑等有机异物因含气结构呈现不规则强回声及后方回声杂乱。此外，异物可位于前房、晶状体等不同位置，形态多为点、斑、块状，较大异物可致眼球壁连续性中断。当异物周围伴随组织反应伴玻璃体积血时，异物周围可见点状低回声漂浮；视网膜或脉络膜损伤时可见局部增厚隆起；慢性期异物周围可形成纤维包裹的低回声晕。

动态扫查时，游离异物随眼球转动而移动，而嵌顿于球壁的异物则活动度差。彩色多普勒血流成像（CDFI）显示异物本身无血流信号，而周围纤维血管增生可探及血流，可借此与眼内血管结构鉴别。超声对 X 线不显影的非金属及有机异物显示清晰，能实时动态观察异物与眼内结构关系，为临床制定取出方案提供精准定位依据，尤其适用于急诊创伤病例的快速评估。

（二）扫查要点

1. 要精准定位异物　若异物在玻璃体内，需观察其深度和与周围结构的距离；若嵌入眼球壁，要明确嵌入巩膜、脉络膜还是视网膜。精准定位有助于医生判断异物取出难度与潜在损伤。

2. 需仔细观察异物伴随情况　眼内异物常伴其他病变，如玻璃体积血，异物穿入伤及血管，超声呈现散在点状或絮状回声；玻璃体积脓由感染引发，超声可见密集点状或斑片状回声伴声影；视网膜脱离是严重并发症，完全性呈“V”形，部分性为局部带状隆起。

▶知识拓展

创新致远，精益求进

近年来，眼部超声检查技术不断革新，多种新技术应运而生，极大地提升了眼部疾病的诊断水平。高频超声技术其核心在于采用更高频率的探头，频率高于传统超声探头。高频率使得超声的波长更短，从而显著提高了分辨率。这一特性让它在显示眼球前段细微结构及病变方面表现卓越。如在诊断角膜、虹膜、晶状体等眼前节疾病时，能够清晰呈现这些结构的细微变化，如角膜的微小损伤、虹膜的结节及晶状体的早期混浊等，为早期诊断和精准治疗提供了有力支持。

三维超声成像技术通过采集一系列二维超声图像，利用计算机算法进行数据处理和重建，生成三维立体图像。医生可以从多个角度、全方位地观察眼部结构和病变。在诊断复杂的眼部疾病，如眼内异物伴多发眼部结构损伤、眼眶肿瘤等疾病时，三维超声成像技术能够清晰展示病变的形态、位置及与周围组织的空间关系，帮助医生更全面地了解病情，制定更精准的手术方案。

弹性成像技术是依据不同组织的弹性差异进行成像。通过对组织施加一定的外力，检测组织的形变程度，从而反映组织的硬度。在眼部疾病诊断中，弹性成像技术可用于鉴别病变的性质。如对于眼部肿瘤，良性肿瘤通常质地较软，弹性成像表现为颜色较浅的区域；而恶性肿瘤质地较硬，弹性成像呈现为颜色较深的区域。这一技术有助于医生在早期判断肿瘤的良恶性，为后续的治疗决策提供重要参考。

考试知识点总结

本章小结

协和云课堂……拓展练习及参考答案

（刘骞娇）

第十七章　肌肉–骨骼系统超声检查

教学课件

微课：肌肉–骨骼系统超声检查

学习目标

素质目标

（1）具备不畏困难、自强不息、信念坚定、勇于创新、无私奉献的精神。

（2）具备团队合作意识，养成严谨、认真负责的工作态度。

知识目标

（1）掌握：肌肉–骨骼系统的基本结构与形态特征；正常肌肉–骨骼系统声像图表现。

（2）熟悉：骨折、关节腔积液、腱鞘囊肿的病因、症状及声像图表现；肌肉–骨骼系统超声检查注意事项。

（3）了解：膝关节半月板损伤的病因与声像图表现。

能力目标

（1）能熟练掌握肌肉–骨骼系统基本切面的获取，仪器调节、体位、声窗、检查前的准备及检查模式和方法。

（2）能对肌肉损伤、软组织化脓性感染常见疾病做出正确诊断。

案例导入

【案例】

男性，18 岁，于体育课打篮球时左踝内翻扭伤，出现疼痛、肿胀伴活动受限 6 小时急诊就诊。伤后当即感外踝剧烈疼痛，无法负重行走，局部迅速肿胀。既往体健，无慢性关节疾病史。

体格检查：左踝关节肿胀明显，外踝部皮肤青紫，局部温度稍高；外踝尖下方 2cm 处压痛（+），可触及骨擦感（±），踝关节主动背屈、内翻活动受限，被动内翻时疼痛加剧；足背动脉搏动正常，足趾感觉、运动未见异常。超声检查示左外踝骨骨皮质回声中断，周围软组织水肿，回声中断区加压可出现压痛。请根据声像图特点做出初步判断并给出依据。

【问题】

1. 为明确诊断，应做哪种影像检查呢？

2. 该疾病的超声表现有哪些？

·核心知识拆解·

肌肉骨骼超声（musculoskeletalultrasound，MSKUS）是一种先进的诊断技术，它利用超声波成像技术对肌肉、肌腱、韧带、关节等肌肉骨骼系统结构进行实时、动态的观察和评估。这种技术因其无放射性、操作简便、可进行床旁检查等优点，在临床实践中得到了广泛应用。与传统的X射线和MRI相比，MSKUS能够提供实时动态的影像，使得医生能够在患者主动或被动运动时观察到关节和软组织的动态变化，这对于评估与运动相关的病变尤为重要。MSKUS的优势在于其能够对多个关节进行快速、高效地检查，并且易于进行双侧对比，有助于发现细微的病变。此外，MSKUS还可以用于介入性操作的引导，如关节腔穿刺、软组织活检等，提高了操作的精确性和安全性。随着技术的进步，MSKUS在超声造影技术和超声弹性成像等前沿领域也展现出了巨大的潜力。尽管MSKUS具有许多优势，但它也存在一定的局限性。如超声波无法穿透骨骼，因此对于某些深部结构的观察受限。此外，MSKUS的效果在很大程度上依赖于操作者的技能和经验，这要求医生接受专业的培训和实践。尽管如此，MSKUS在肌肉骨骼系统的诊断和治疗中仍然扮演着不可或缺的角色，特别是在肌肉病变的评估中，MSKUS能够捕捉到肌肉运动状态下的变化，为临床提供重要的诊断信息。

总的来说，肌肉骨骼超声是一种强大的工具，它通过提供实时、动态的影像，帮助医生更好地理解和治疗肌肉骨骼系统的疾病。随着技术的不断发展和完善，MSKUS有望在未来的医疗实践中发挥更大的作用，为患者提供更高质量的医疗服务。

第一节　肌肉-骨骼系统超声检查基础

一、肌肉-骨骼系统的解剖概要

骨骼是人体的结构框架，各骨之间通过关节相互连接，关节的稳定性则由韧带提供保障，如此共同构成了人体的基本轮廓。肌肉附着于骨骼表面，在神经系统的精确调控下，肌肉能够进行收缩活动。当肌肉收缩时，会对其附着的骨骼产生拉力，而关节作为运动的枢纽，使得骨骼如同杠杆一般，围绕关节进行各种运动，从而实现人体丰富多样的动作。关节主要由关节囊、关节腔和关节面三部分组成。关节辅助装置有韧带、关节盘等；肌肉辅助装置有筋膜、腱鞘和滑膜囊等。

（一）肌肉

肌肉是人体运动和姿势维持的主要执行者，分为心肌、平滑肌和骨骼肌三种类型。心肌主要组成心脏，平滑肌主要分布在内脏器官和血管壁，而骨骼肌则是附着在骨骼上的随意肌，受意识控制，负责身体的自主运动。骨骼肌由肌腹和肌腱组成，肌腹是肌肉的主要部分，含有大量的肌纤维，肌腱则是连接肌肉和骨骼的结缔组织。骨骼肌具有丰富的血管和神经供应，能够快速响应神经刺激，实现收缩和放松。人体全身广泛分布着骨骼肌，每一块骨骼肌在身体中所处位置不同，所具备的功能也独具特点，它们共同协作，维持人体正常的生理活动。肌肉的辅助装置有筋膜、腱鞘和滑膜囊，这些结构有助于肌肉的稳定、润滑和保护。肌肉通过收缩和放松，牵拉附着的骨骼在关节处产生运动，是人体运动系统的动力来源。

（二）骨骼

骨骼是人体坚硬的支架结构，由多种类型的骨组织构成，包括皮质骨和松质骨。皮质骨位于骨骼的外层，致密而坚硬，提供支撑和保护；松质骨则位于骨骼内部，呈海绵状，由骨小梁构成，轻而坚固，有助于减轻骨骼重量同时保持强度。骨骼的表面覆盖有骨膜，这是一种富含血管和神经的结缔组织，对骨骼的生长、修复和感觉有重要作用。骨骼不仅支持身体结构，保护内脏，还参与运动和矿物质代谢，是人体最大的钙和磷储存库。

骨骼形态丰富多样，包含长骨、短骨、扁骨及不规则骨。这些骨骼依靠不同的骨连结方式彼此相连，包括直接连结（如颅骨之间的纤维连接）和间接连结（如关节）。骨骼的生长发育是一个动态过程，需要不断地进行新陈代谢和改建，以适应身体的需求和外界环境的变化，见图 17-1-1。

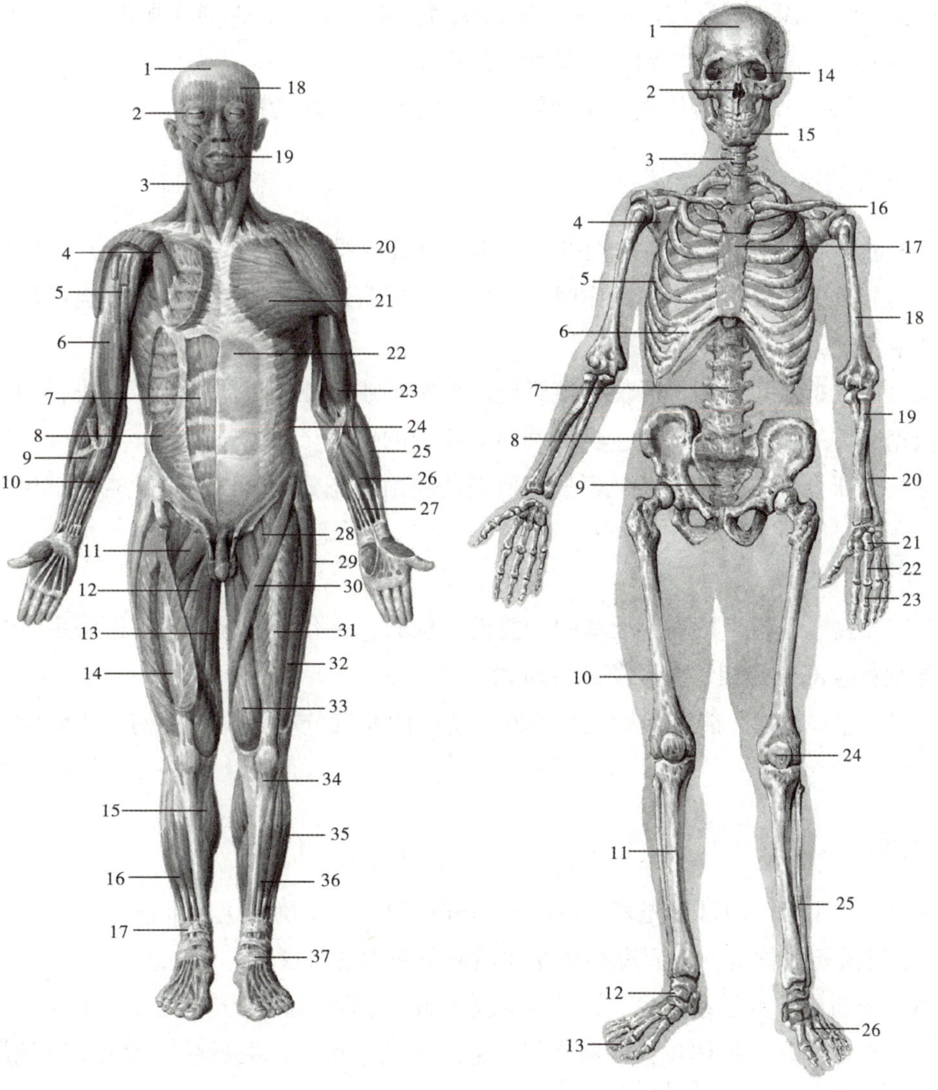

（a）　　（b）

图 17-1-1　人体骨骼和肌肉

（a）全身肌肉（前面观）；（b）人体骨骼（前面观）。

二、肌肉-骨骼系统的扫查方法和途径

肌肉-骨骼超声检查是将超声探头放置于肌肉、骨骼相关的体表区域，如四肢、躯干、关节周围等透声窗区对肌肉骨骼系统进行多方向、多层面的扫查过程，在此基础上获取肌肉、肌腱、韧带、软骨、关节及骨骼等组织的超声图像，综合分析其结构、位置、形态、回声特征、运动状态与血流情况，从而获得肌肉-骨骼系统疾病的解剖、生理、病理学资料，为临床提供有价值的影像依据。在深入探究肌肉-骨骼超声的具体表现之前，首先对肌肉-骨骼超声扫查的基本方法和注意事项做简要说明。

（一）仪器条件

1. 使用设备 采用高分辨力彩色多普勒超声诊断仪。

2. 探头选择 线阵探头，通常选取 7~14MHz 的高频线阵探头；但对于肥胖受检者或病变部位较深者，可选用穿透力较高的 2.5~5MHz 的低频扇形探头。

3. 调节 以能够清晰呈现所检查部位的解剖结构和病变区域为准。

（二）检查前的准备工作及体位

1. 检查前的准备 通常不需要特殊准备，只需充分暴露受检部位即可。针对开放性外伤患者或感染部位检测，要着重关注探头清洁。操作时，既可以对探头进行严格消毒处理，也可用干净的薄膜覆盖探头，以此避免交叉感染。

2. 检查体位 受检者可采用仰卧位、侧卧位、俯卧位或坐位等不同体位。在进行四肢关节的超声检查时，需依据肢体的实际摆放情况，灵活调整受检者的体位。总体原则是，在确保受检者感觉舒适的同时，依据病变所处的具体位置及观察病变所需的视角，充分暴露出需要检查的部位。

（三）检查模式

1. 二维超声模式 是超声检查中最基础且关键的模式，不仅能显示肌肉-骨骼系统特定区域的整体外形，还能观察各部分的相邻关系及其活动状态。

2. 彩色多普勒超声模式 能直观呈现受检部位切面的血流分布状况，为初步判断病变的范围提供重要依据。

（四）扫查方法

1. 肌肉超声检查技术 通常首先采用纵向切面进行扫查，明确肌肉与肌腱之间的关联。在此基础上旋转探头 90°行横切面扫查，进而观察病变在横向呈现出的特征。

由于个体之间肌肉厚度的差异较大，因此在进行超声扫查时，双侧对比是十分重要的。在对比观察双侧肌肉时，应选择合适的体位，使肌肉保持适度的紧张状态，主要目的是更清晰地展示其内部纤维结构。为此，需要对具体肌肉的解剖结构和功能有深入了解。

2. 肌腱超声检查技术 肌腱通常位于关节附近，因此关节周围的附着点和肌肉-肌腱连接处是检查的重点区域。

应重视健侧与患侧的对比分析。采用不同体位进行动态扫查，如在观察跟腱时，应在足部背伸、跖屈和背屈等连续动作下检查跟腱纤维的连续性。在检查肌肉和肌腱时，探头应尽量与检查器官垂直，确保声束与感兴趣区域垂直，避免各向异性伪影产生。

3. 韧带肌腱超声检查技术　需要区分韧带和肌腱，肌腱一般与肌腹相连，而韧带两端与骨骼相连。

由于不同个体的身高、体型及韧带所在部位存在显著差异，导致韧带的长度和宽度也呈现出较大的变化。选择观察韧带的体位时，主要目的是使韧带保持伸直状态。

4. 骨骼关节超声检查技术　在检查过程中，通常优先采用横切面检查，其目的在于清晰观察病变与周围组织之间的关系。完成横切面检查后，将探头旋转 90°，开展纵切面扫查。纵切面主要用于精准确定病变的上下边界，以及明确病变在轴向方向上的范围。

针对关节的超声检查，需依据关节的具体结构，选择合适的切面。较为常用的是与关节腔平行的超声检查方法。

此外，为了更准确地明确病变的具体位置，有时还会结合多种方式进行检查。如实施探头加压试验，观察相关肢体在自主运动或被动运动时的情况，以及留意肌肉收缩 – 舒张运动过程中的表现等。

（五）肌肉–骨骼系统超声扫查注意事项

进行肌肉–骨骼系统的超声诊断，必须紧密结合临床情况。检查前，需要详细询问患者病史，其中涵盖病因、发病起始时间、主要症状及其发展演变过程，是否有过手术经历，以及手术的具体细节，还要收集其他影像学检查资料，像 X 线检查、CT、MRI 等。

在实施超声检查时，操作过程务必保持轻柔。必要时配合探头加压，或让患侧肢体进行自主、被动运动，借此了解病变的活动性、可压缩性和硬度等特征。还可将患侧与健侧对比，判断病变情况与程度。

超声检查应做到全面细致，认真观察病灶所处的软组织层次，这对明确病变的组织起源很有帮助。同时，关注病变的边界、内部结构特点，以及它与周围组织的关联，这些都有助于实现准确诊断。

检查肌肉、肌腱及韧带时，应尽量让声束垂直于表面光滑的观测目标，避免产生各向异性伪影。

进行骨骼超声检查，不仅要关注正常解剖结构，熟悉各器官的相邻关系和走向，还需熟悉常见的解剖变异现象。

超声难以清晰观察骨骼内部结构，这导致其在骨骼检查方面存在一定局限性。但在特定情况下，超声检查优势明显。比如检查肋骨骨折时，通过观察肋骨走向，能精准察觉到细微的骨连续性中断。

若皮肤存在破损状况，或有敷料覆盖于皮肤表面，通常而言并不适宜开展超声检查。然而，若处于紧急情况，又或是因诊断需求必须进行超声检查时，应当先对探头完成消毒流程，之后方可进行操作。

第二节　正常肌肉–骨骼系统基本图像和超声测值

一、肌肉

在观察肌肉的纵向切面时，当肌束的走向与肌肉的长轴平行，肌束会呈现低回声，而肌束膜则表现为平行且均匀分布的线状高回声；当肌束与肌肉长轴成一定角度时，肌束排列呈现出羽状或翼状，其中高回声的肌束膜与肌外膜之间形成一定角度。筋膜、肌外膜及肌肉间的薄层脂肪和结缔组织，呈现为线状高回声，排列整齐规律（图 17-2-1）。在肌肉的横切面中，肌肉多呈圆形或椭圆形，肌束表现为低回声，其间可见点状或短棒状的高回声。

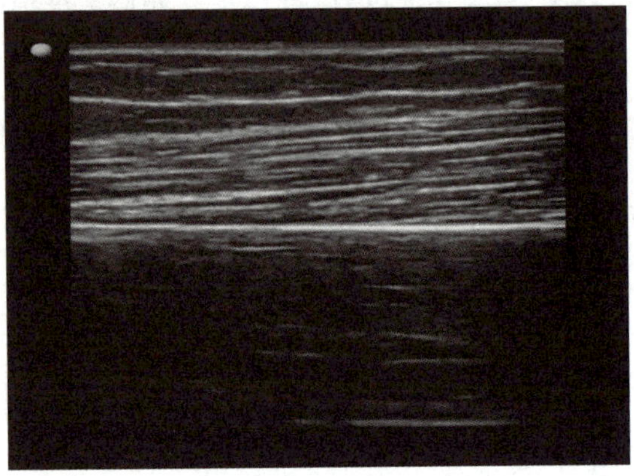

图 17-2-1　肌肉及长骨的纵断面二维超声声像图（上臂中段长轴）

二、肌腱和韧带

肌腱纵断面表现为条索样结构，内有多个相互平行的高回声线，之间被纤细的低回声区间隔，被膜为光滑的线状高回声（图 17-2-2）。肌腱末端附着于骨骼的部位，常呈尖锐的鸟嘴状或笔尖状。在横断面中，其呈现为圆形、椭圆形的网状等回声结构，边缘清晰，内部存在点状高回声。韧带的回声与肌腱类似，多呈均匀一致的高回声条索样结构。

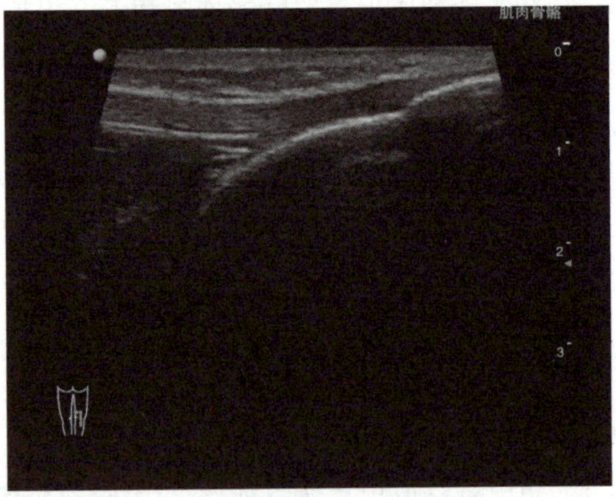

图 17-2-2　肌腱纵断面二维超声声像图（正常髌腱长轴）

三、骨骼与软骨

因人体软组织与骨骼间声特性阻抗差异大，超声波在骨膜－骨界面会出现明显反射与衰减，难以穿透骨骼。所以，正常骨骼在超声图像上，仅能呈现探头侧的骨皮质强回声，骨骼内部结构与正常骨膜难以清晰显示。长骨的纵向切面，呈现为连续、平直且光滑的强回声带，后方伴有声影；横向切面则显示为半圆形或弧形强回声带，同样伴随声影（图 17-2-3）。若骨髓能够被显示，则表现为弱回声；骨松质本身为弱回声，但内部散布有斑点状的强回声。

关节软骨呈现为厚度均匀的低回声，表面光滑，回声均匀，并与周围的软组织及深层骨骼表面形成良好的界面。骨骺段通常较为膨大，其皮质较薄且光滑。

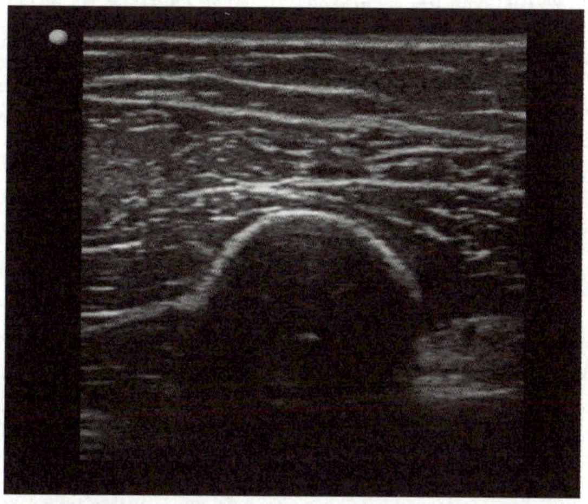

图 17-2-3　肌肉、长骨横断面二维超声声像图（上臂中段短轴）

四、关节

正常的大关节由关节囊和软组织包围，超声检查能够显示构成关节的两个骨端的外层骨皮质，这些骨皮质在超声图像上呈现为弧形的线状强回声。关节软骨在超声中表现为边缘光滑且厚度均匀的低回声带，而关节间隙则显示为无回声区域。关节囊在超声图像上呈现为线状的高回声。通常情况下，正常关节腔内少量的滑液不会在超声检查中被显示出来（图 17-2-4）。

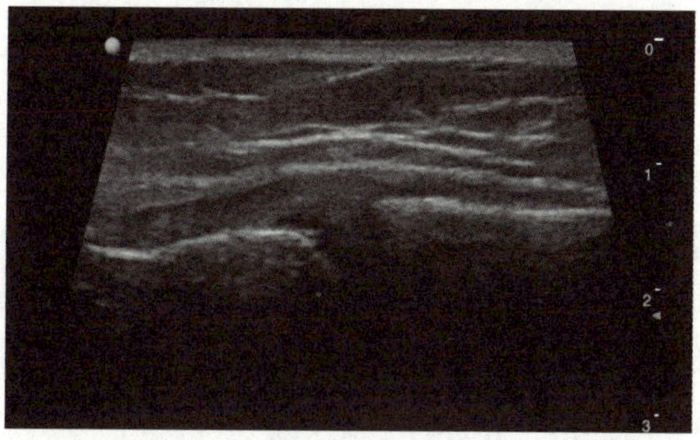

图 17-2-4　膝关节纵断面二维超声声像图

五、扫查要点

（一）扫查内容

1. 肌肉　观察肌肉形态结构与回声，肌肉轮廓、肌纤维走向、大小，有无异常回声及血流信号，活动或损伤时可有变化。观察肌肉收缩舒张动态，评估其功能状态及与周围组织协同性。

2. 肌腱　追踪肌腱起止点，观察连续性、滑动及附着情况，有无肌腱撕裂、低回声改变等；扫查肌腱周边血供情况。

3. 韧带　观察韧带的完整性、张力、附着点，有无韧带撕裂、松弛、回声改变等。

4. 软骨 仔细观察表面光滑度、厚度、回声，正常软骨超声表现为低回声且回声均匀，当软骨出现病变，比如磨损等情况时，可出现高回声区等异常超声表现；观察与周围组织关系。

5. 关节 观察关节腔宽窄、积液，滑膜厚度回声；看关节面平整度、间隙宽度、活动对合；探查周围肌肉等结构变化。

（二）注意事项

1. 探头选择与频率调节 依部位深浅和结构选探头，浅表用高频（7.5～15MHz），深部用低频（5～7.5MHz），检查中灵活调节频率。

2. 检查体位与操作手法 患者取舒适体位，检查者手法轻柔熟练，保持探头垂直或特定角度扫查，关节检查配合动态活动。

3. 图像优化与伪像识别 合理调节增益、时间增益补偿、深度等参数，识别并处理旁瓣、混响等伪像。

4. 对比与动态观察 可疑处双侧对比，多方位动态观察，结合临床综合判断。

第三节　肌肉-骨骼系统疾病超声诊断

一、骨折

（一）概述

骨折指骨骼结构的连续性发生完全或部分中断，通常伴随骨折周围软组织或其他器官的损伤性变化，其中最常见的表现是周围组织出现血肿。根据骨折的严重程度和类型，可分为闭合性骨折和开放性骨折。闭合性骨折指骨折部位的皮肤和软组织保持完整，而开放性骨折则伴有皮肤或软组织的破裂，使骨折端与外界相通，增加了感染的风险。

（二）超声表现

在骨折的情况下，超声纵切面可见骨皮质回声带连续性中断或重叠，骨折断端后方常伴声影（图17-3-1）。若出现断端错位或重叠移位，提示骨折断端不在同一水平，如斜形骨折、螺旋形骨折；若为成角骨折，断端会形成一定角度。横切面大多呈现平行的短强回声带。粉碎性骨折时，骨折碎块多于两块，超声下可见骨皮质回声中断，多个骨折断端之间形成多个无回声间隙，可伴随有周围软组织水肿和血肿明显。高频超声分辨力极高，在检查肋骨骨折时，不受

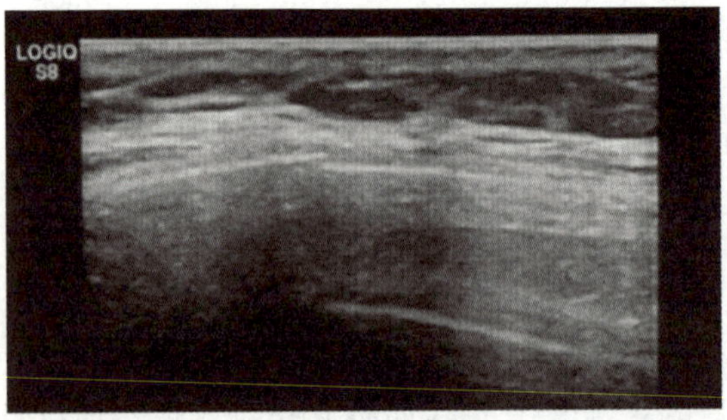

图 17-3-1　胫骨外踝骨折二维超声声像图

骨折部位限制，能从多个方位进行扫查，有效弥补了 X 线平片的缺陷。

二、骨肉瘤

（一）概述

骨肉瘤是一种最常见的原发性恶性骨肿瘤，位居全部恶性骨肿瘤的首位（44.6%），占原发性骨肿瘤的 19%。它由肉瘤性成骨细胞及其产生的骨样组织和新生肿瘤骨构成。骨肉瘤的高发年龄为 10~25 岁，尤其在青少年中较为常见，男性略多于女性。好发部位主要集中在青少年的长骨干骺端，尤其是股骨的远端、胫骨的近端，以及肱骨的近端。典型的临床表现为疼痛，疼痛会逐渐加重并持续存在。患者可触摸到肿块，且肿块会迅速增大，导致关节活动受限。此外，骨肉瘤还可能引发病理性骨折，以及贫血、消瘦、食欲缺乏等恶病质表现。

（二）超声表现

早期骨肉瘤超声可见骨皮质微小破损，表面粗糙不光滑，随后骨膜线状增厚、抬高并与骨皮质分离，形成三角形结构，同时出现大量垂直于骨皮质、呈放射状排列的针状瘤骨。

病变进展时，骨表面粗糙不平整，回声增强，骨连续性中断，伴有不同程度骨缺损，局部见斑块状或斑点状强回声。肿瘤骨与正常骨交界处，骨膜增厚且回声增高。当侵犯软组织，局部出现包绕骨皮质的软组织肿块，回声呈低回声、强回声或混合回声。较大肿物内，会出现因出血、坏死形成的无回声区。彩色多普勒血流成像显示，肿瘤内部血管异常增生，内径增粗、迂曲，分布密集且相互连通，甚至形成片状彩色血流信号，动静脉频谱并存，表明肿瘤血供丰富且紊乱。

三、关节腔积液

（一）概述

关节腔内积液增多是关节病变的一种常见非特异性表现，可能由多种原因引起，包括炎症、骨坏死和肿瘤等。超声检查是检测关节腔积液的简便且有效的方法，能够方便地发现少量的积液。关节积液的增多通常会导致关节疼痛、肿胀和活动受限等症状。

（二）超声表现

在超声检查中，关节腔积液可呈现出多种特征。关节腔内会出现边界清晰、形态随积液量而变的无回声或低回声的液性暗区，积液量少的时候仅在关节间隙处有窄带状，增多时则会扩大并可能占据整个关节腔（图 17-3-2）。滑膜层因炎症刺激，滑膜细胞增生、血管翳形成，从而显著增厚，回声增强且不均匀，还会以结节状或绒毛状向关节腔内突起。以膝关节积液为例，其会导致关节周围软组织肿胀，超声下可见肌肉、筋膜、肌腱等组织肿胀、水肿，局部皮下脂肪层增厚。另外，滑膜积液可移动、可压缩，内部无血流信号，积液呈现无回声或不均匀低回声，这取决于滑液成分，以及关节内有无碎屑、蛋白质或钙化物质。

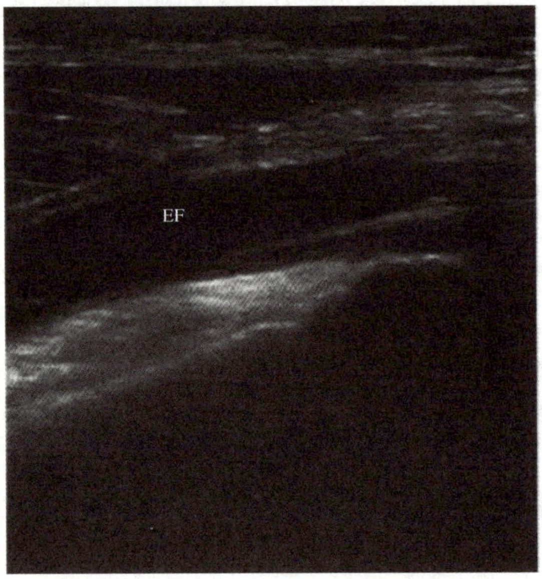

图 17-3-2　膝关节腔积液二维超声声像图

EF. 积液。

四、膝关节半月板损伤

（一）概述

半月板位于膝关节间隙，是位于股骨两髁与胫骨平台之间的纤维软骨结构。半月板的外缘较内缘肥厚，外缘与关节囊相连。内侧半月板呈“C”字形，而外侧半月板则呈环形。半月板损伤主要表现为撕裂，撕裂类型因受力机制不同而异，常见的有纵裂、横裂、斜裂、边缘附着处撕裂和层裂等。半月板损伤多见于青壮年，尤其是运动员和体力劳动者，男性患者多于女性。此外，老年人也可能因退行性变而发生半月板损伤。超声检查具备无创、可重复、实时及能直接展示半月板及其内部结构等优势，在膝关节半月板损伤的诊断中，其准确率可达 80%～90%。

（二）超声表现

退变型半月板超声表现为半月板内见低回声并延伸至表面，轮廓不规则且体积缩小。根据半月板撕裂的类型和分离程度，超声图像会呈现不同的特征。当半月板出现小的或不完全的撕裂则多表现为细线状低回声；当半月板完全断裂时，裂口较宽，超声图像上可见两个高回声断端之间存在带状低回声区域；半月板纵型撕裂，超声表现为半月板内高信号影与长轴平行，此型撕裂范围广，可发展为桶柄状撕裂，超声下有条状低回声延至表面。半月板横型撕裂多发生在体部，超声表现为自游离缘横向断裂，若伸至滑膜缘，环形纤维完全断裂，超声下可见条状低回声延至表面。若伴有积液，关节间隙及髌上囊内会出现无回声区（图 17-3-3）。

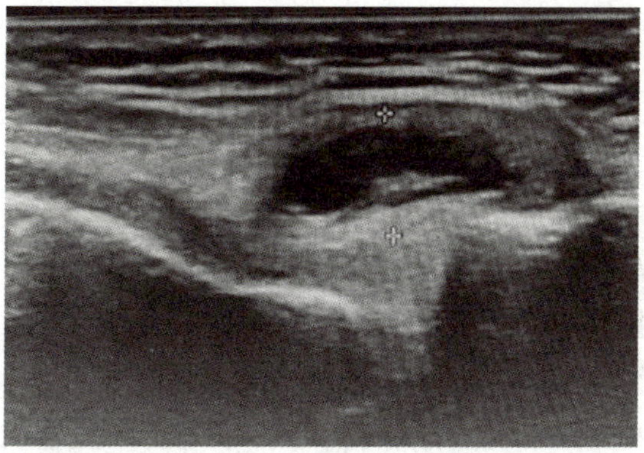

图 17-3-3　外侧半月板撕裂二维超声声像图

五、肌肉损伤

（一）概述

肌肉损伤的形成原因多样，直接外力可导致肌肉挫伤，而更为常见的是间接外力引发的肌肉拉伤。大腿后群肌、腰背肌及大腿内收肌等部位尤其容易遭受此类损伤。受损的肌肉区域通常伴随着疼痛、肿胀、压痛或痉挛等症状，质地也会变得较为坚硬。当受损肌肉主动收缩或被动拉伸时，疼痛感会显著加剧。

（二）超声表现

1. 直接性肌肉损伤　在直接性肌肉损伤的情况下，受损肌肉的局部区域会出现增厚现象，与未受伤的一侧相比尤为明显。增厚的肌肉内部可能呈现斑片状的高回声、低回声或混合性回声，这主要是由于出血和水肿所致，导致边界模糊不清。随着时间的推移，血液中的有形成分逐渐被吸收，原本的回声区域可能转变为无回声的血肿。

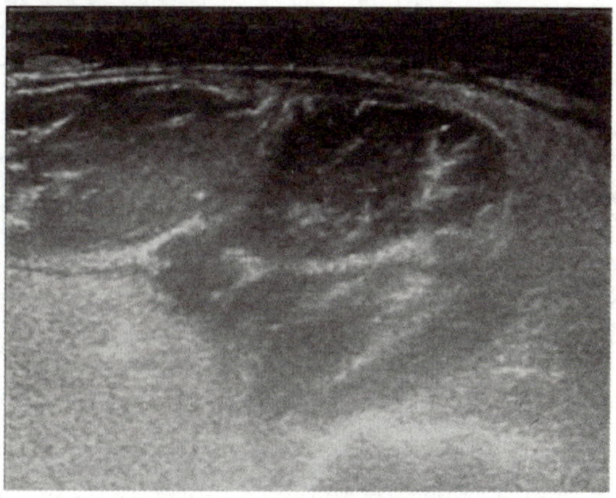

图 17-3-4　肌肉撕裂二维超声声像图

2. 间接性肌肉损伤　间接性肌肉损伤在超声图像上常表现为肌肉连续性的不同程度中断。轻度损伤时，肌肉并未完全断裂，但在撕裂处可见范围不等的低回声区，其大小与出血量相关，边界可能清晰也可能模糊。而在中度和重度损伤中，肌肉会发生完全断离，断端周围可见低回声血肿，同时肌肉碎片则呈现稍高的回声特征（图 17-3-4）。

六、肌腱断裂

（一）概述

肌腱断裂的成因主要分为两类：一类是由外力作用导致，当肌肉受到突如其来的强烈收缩力量时，肌腱的起止点可能会发生完全或部分性的撕裂损伤。另一类则是肌腱的自发性断裂，这通常源于肌腱长时间、反复地承受轻微的外伤冲击，或是肌腱自身存在的慢性磨损情况，这些长期积累的损伤最终可能导致肌腱在无显著外力作用下自行断裂。临床表现为肌腱断裂处疼痛，相应肌肉的功能丧失，断裂处可见凹陷。

（二）超声表现

超声扫查显示肌腱纤维完全中断，裂口处可见高回声的脂肪组织填充和无回声积血形成（图17-3-5），断端间距随肌肉的伸缩变化。因此，在超声检查过程中，通过实施肌腱的主动或被动运动，可以更有效地揭示潜在的病变情况，并有助于精确界定病变的范围。

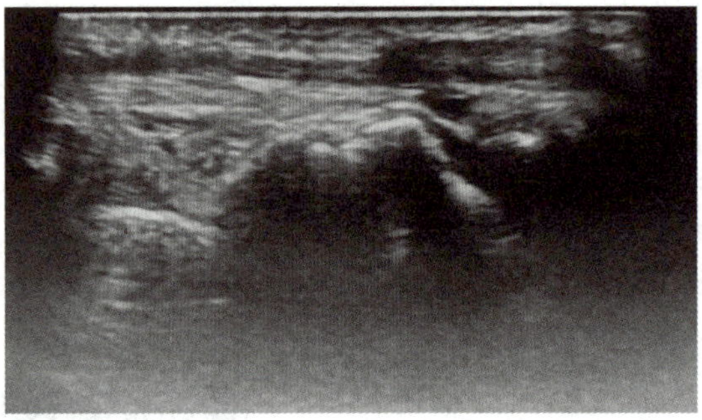

图 17-3-5　肱二头肌长头腱断裂二维超声声像图

七、软组织化脓性感染

（一）概述

软组织化脓性感染在临床实践中颇为常见，主要影响皮肤、皮下浅筋膜层（即皮下脂肪组织）、浅表淋巴管及淋巴结，引发化脓性炎症反应。依据感染部位的不同，此类感染可被细分为疖、痈、皮下急性蜂窝织炎、丹毒及浅部急性淋巴结炎和淋巴管炎。其主要临床表现包括局部的红、肿、热、痛等症状，而在病情严重时，还可能伴随全身症状的出现。

（二）超声表现

软组织化脓性感染在不同的发展阶段，其超声表现各具特点。在感染的早期阶段，脓肿尚未形成，此时超声检查可见皮下组织局部增厚，且回声强度分布不均，组织层次变得模糊不清，与周边组织的界限也变得难以辨识。彩色多普勒超声检查进一步揭示，该区域的血流信号有所增加。随着感染进入中晚期阶段，内部组织逐渐液化并形成脓液。此时，超声图像上可观察到中央区域存在大小不一的无回声区，这些区域形态多不规则，内部回声杂乱不均，而周边组织则呈现回声增强的现象，与正常组织间的界限变得模糊（图 17-3-6）。在某些情况下，由于脓液的黏稠度较高，可能呈现出类似低回声的超声特征。彩色多普勒超声进一步显示，中央无回声区通常缺乏血流信号，而周边回声增强区域则显示出相对丰富的血流信号（图 17-3-7）。此外，在病变的引流区域，常可探及反应性肿大的淋巴结回声，为诊断提供了额外的依据。

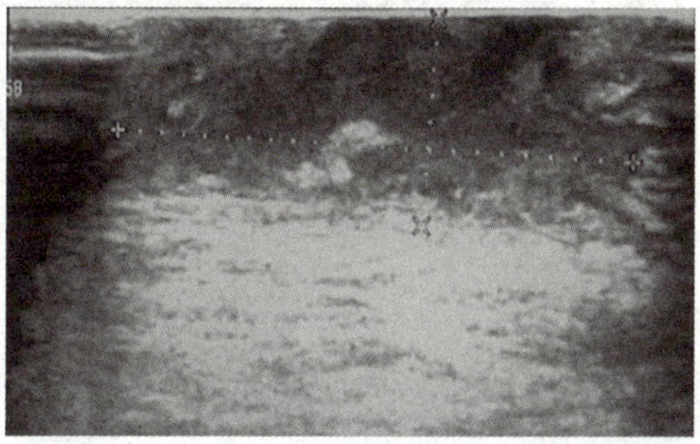
图 17-3-6　软组织化脓性感染二维超声声像图

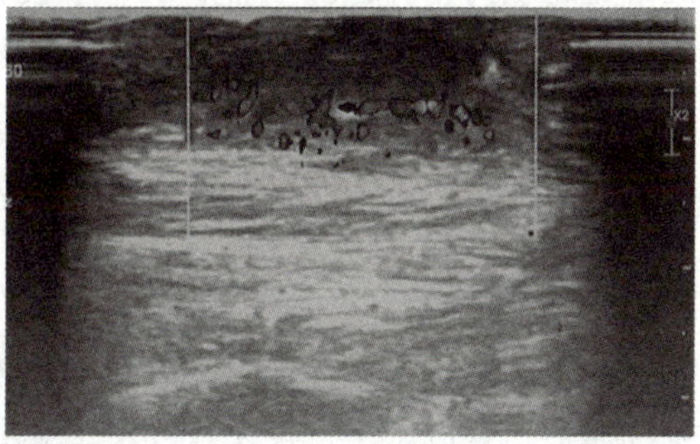
图 17-3-7　软组织化脓性感染彩色多普勒血流成像表现

八、腱鞘囊肿

（一）概述

腱鞘囊肿是一种良性包块，通常出现在关节囊或腱鞘周围，其内部填充有胶冻状的黏液。这种包块大多数情况下是单房性的，但也有可能呈现为多房性的结构。多见于青年和中年，女性多于男性，发病原因不明。目前普遍认为是多种因素共同作用的结果，主要关联于关节囊、韧带及腱鞘上的结缔组织。这些组织因局部营养不良而可能发生退行性黏液性变性，或者因长期承受慢性劳损而受损。这两种情况均被认为是导致腱鞘囊肿形成的关键因素。常见临床上的表现是在腕背部、腕掌部或足背部会出现大小介于豌豆至拇指头之间的半球形肿块。这些肿块质地坚硬，并具有一定的弹性，其基底部分相对固定。在触摸或按压这些肿块时，患者通常会感受到明显的压痛感。

（二）超声表现

在超声检查中，腱鞘囊肿通常呈现为圆形、卵圆形或不规则形状的无回声区域，大多数情况下为单个病灶且为单房性，不过偶尔也会出现多个病灶或多房性的情况。其边界比较清晰，囊壁光滑，并且伴有侧方声影，以及后方回声增强的现象（图 17-3-8）。彩色多普勒超声显示，病灶的内部及其周围区域均未显示出明显的血流信号。

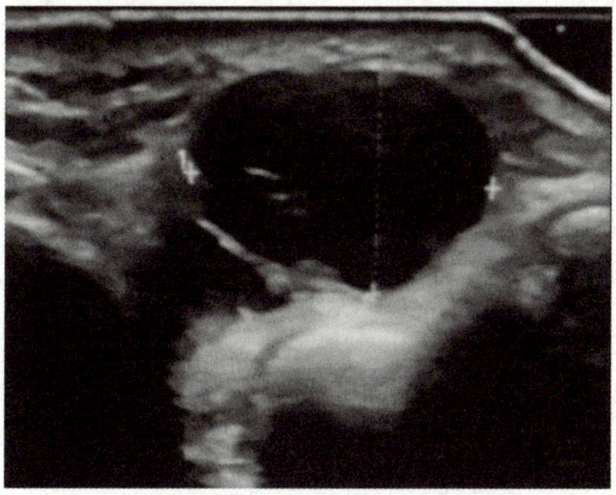
图 17-3-8　腱鞘囊肿二维超声声像图

九、腘窝囊肿

（一）概述

最常见的腘窝囊肿起源于腓肠肌、半膜肌肌腱，常与膝后关节囊相通。临床上多见于中老年人群，男性多于女性，可由滑囊本身的疾病如慢性无菌性炎症等引起。在老年人群中，腘窝囊肿的发病往往与膝关节的相关病变密切相关，如骨性关节炎和半月板损伤等。临床表现疼痛较轻，但可有紧张膨胀感，常可导致机械性伸膝和屈膝受限，少数可压迫阻碍静脉回流，引起小腿水肿。

（二）超声表现

超声表现为腘窝区域的无回声区，边界清晰，形态不规则，尖端多指向腓肠肌和半膜肌的肌腱。大多数情况下，囊肿内部呈现均匀一致的无回声，但在少数病例中，可能会观察到分隔的回声、絮状回声或游离钙化体的强回声（图 17-3-9）。

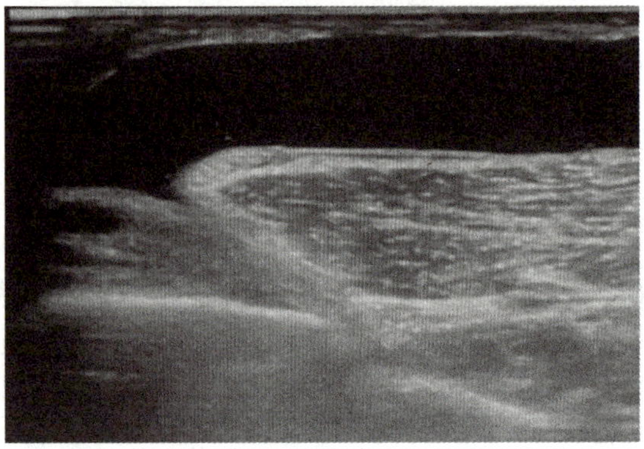

图 17-3-9　腘窝囊肿二维超声声像图

十、软组织肿瘤

（一）概述

软组织肿瘤指发生在人体支持组织中的非上皮性骨外组织的肿瘤。这类肿瘤种类繁多，随着对其病理形态学认识的不断深入，其命名也逐渐趋于合理化。常见的良性软组织肿瘤包括皮样囊肿、表皮样囊肿、脂肪瘤、神经鞘瘤、血管瘤、淋巴管瘤及纤维组织细胞性肿瘤等。这些良性软组织肿瘤通常直径小于 5cm，且大多数位于体表较浅的部位。而常见的恶性软组织肿瘤则主要有横纹肌肉瘤、脂肪肉瘤、纤维肉瘤、滑膜肉瘤和软组织转移瘤等。恶性肿瘤一般体积较大，且没有包膜包裹。

（二）脂肪瘤

脂肪瘤是一种由成熟脂肪细胞构成的良性肿瘤，常发生在脂肪组织较为丰富的区域，如腰背部、腹壁或胸壁等。它可以位于皮下脂肪层、肌肉间隙或肌肉深层等不同层次。脂肪瘤的外形多为扁圆形或分叶状，通常有包膜包裹，质地柔软，切面呈淡黄色，与正常脂肪组织相似。其大小不一，直径从几厘米到几十厘米不等，可以是单个出现，也可能多发。大多数脂肪瘤的长轴与皮肤平行，边界清晰，但也有少数因包膜极薄而边界不明显。在超声图像上，脂肪瘤内部以中等回声为主，但也可能呈现低回声，通常可见条索状或带状的高回声；其后方回声无明显增强或衰减，且肿块具有一定的可压缩性。彩色多普勒超声检查显示，脂肪瘤内部基本无血流信号，只有少数脂肪瘤内可观察到少量点状或线状血流信号（图 17-3-10）。

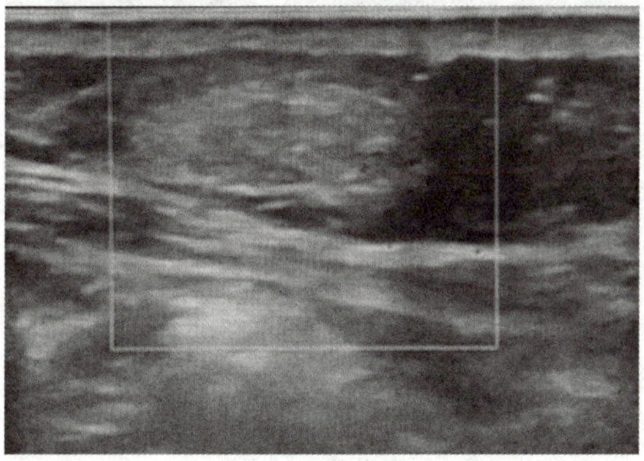

图 17-3-10　脂肪瘤彩色多普勒血流成像图

（三）血管瘤

血管瘤在超声检查中的表现是一种介于先天性畸形和真性肿瘤之间的病变。大多数血管瘤出现在体表、肌肉间隙或肌肉内部，根据其结构特点，可以分为毛细血管瘤、海绵状血管瘤、静脉型血管瘤或混合型血管瘤等类型。皮下血管瘤通常呈现为低回声或无回声的肿块，边界清晰，内部血流信号较为丰富。而肌肉间隙中的血管瘤多表现为偏高回声的团块，内部回声不均匀，可见低回声或无回声区域，大部分情况下边界清晰，肿块内部可观察到少量血流信号。静脉型或混合型血管瘤则可见扩张、迂曲的血管结构，内部可能伴有血栓（图 17-3-11）。

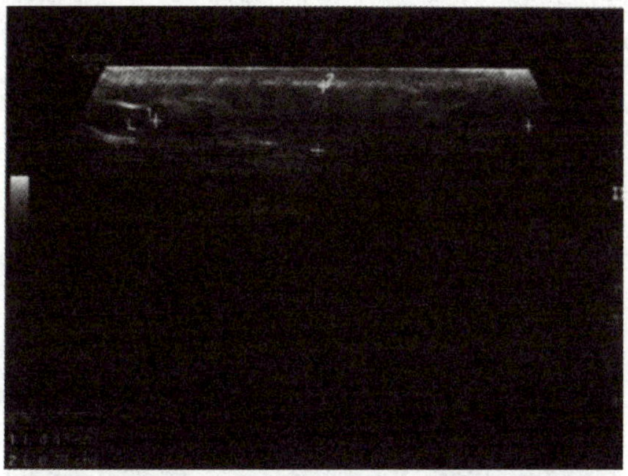

图 17-3-11　蔓状血管瘤二维超声声像图

（四）神经鞘瘤

神经鞘瘤又称为施万细胞瘤，起源于神经鞘膜的施万细胞，常见于中年人群。它主要发生在听神经、面神经、舌下神经、迷走神经等神经干上，其次也可见于头部、面部、四肢等部位的周围神经，通常为单发性。超声检查显示，肿瘤形态多样，可呈椭圆形、葫芦形或纺锤形等，边界清晰，内部为偏低回声的实质性肿块。若肿瘤发生液化或钙化，其超声表现也会相应地出现无回声或强回声区域。彩色多普勒超声可检测到不同程度的血流信号（图 17-3-12）。超声检查中发现肿瘤两端有相连的神经结构是判断肿瘤为神经源性（起源于神经组织）的重要依据。

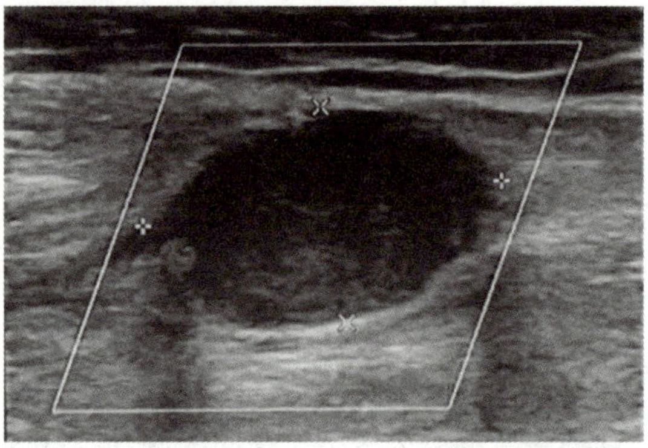

图 17-3-12　神经鞘瘤彩色多普勒血流成像表现

（五）软组织肉瘤

软组织肉瘤在中老年人群中发病率较高，且无明显性别差异。该肿瘤可发生在身体的任何部位，但约 75%的病变位于四肢和腹膜后，尤其是在大腿部位较为常见。根据肿瘤的来源不同，可分为脂肪肉瘤、横纹肌肉瘤、滑膜肉瘤和纤维肉瘤等类型。肿瘤的大小不一，部分肿瘤的直径可超过 5cm。在早期阶段，患者通常没有明显的症状，但到了晚期可能会偶尔感到钝痛，且肺转移较为常见。

超声检查显示，软组织肉瘤一般体积较大，形态不规则，多呈分叶状，边界多数较为清晰，但也有少数边界模糊不清。内部回声多以不均匀的低回声为主，当肿瘤发生液化时，可见无回声区。然而，分化较好的脂肪肉瘤可能会表现为高回声；滑膜肉瘤则可能显示钙化的强回声，若肿瘤侵及邻近骨骼，还可观察到骨皮质的破坏。此外，肿瘤后方可能出现回声增强效应。彩色多普勒超声检查显示，肿瘤内部的血流通常较为丰富（图 17-3-13，彩图 45）。

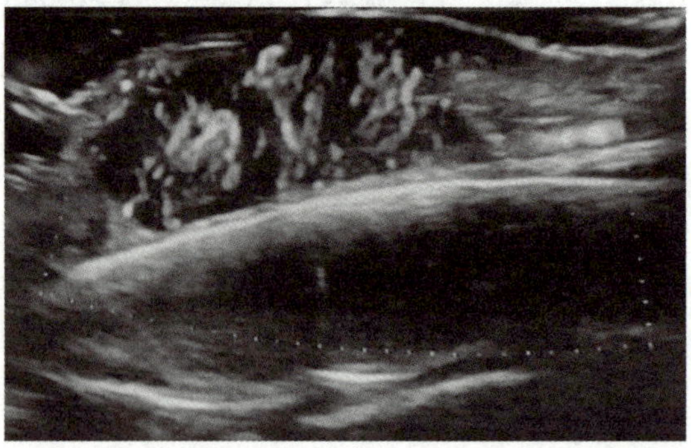

图 17-3-13　软组织肉瘤彩色多普勒血流成像表现

十一、扫查要点

（一）扫查内容

1. 软组织创伤评估 超声能够评价软组织创伤，尤其是 X 线检查无能为力的情况。

2. 肌肉、肌腱、韧带、神经检查 高频超声探头能清晰显示肌肉、肌腱、韧带、神经等组织的病变，可与 CT、MRI 媲美并互补。

3. 彩色多普勒超声 在评估软组织肿块时，彩色多普勒超声的应用至关重要，它能帮助我们深入了解病灶的血供状况。对于诸如皮下囊肿、腱鞘囊肿这类液性病变，它们在超声下可能表现为低回声，但通常不具备血供特征，这一特点有助于我们将其与实质性肿瘤进行区分。

4. 动态观察 超声可对肌肉、肌腱进行实时动态观察，尤其在肌肉主动、被动或抗阻运动状态下。

5. 介入性操作引导 超声可用于积液抽吸、药物注射及软组织活检等介入性操作的引导。

（二）注意事项

1. 患者准备 患者无须特殊准备，肌肉应处于轻度紧张位以便于清楚显示。

2. 探头选择 通常选择高频线阵探头，对于体胖患者或探查深部软组织时可能需要选择更低频率的探头。

3. 无加压原则 肌肉扫查开始时不加压，全面扫查后再逐级加压，避免对软组织造成压迫。

4. 操作技巧 首先沿肌肉长轴方向开始动态检查，确定异常部位后，将探头旋转 90°，在横断面扫查。

5. 环境控制 需要在相对安静、无干扰的环境中进行，清理被测物体表面的污垢和涂层，确保探头与被测材料紧密接触。

▶知识拓展

开拓创新，精益求精

肌肉骨骼系统超声造影，是借助微泡对比剂强化超声信号的前沿技术。对比剂注入人体后，微泡随血液循环，因其对超声独特的反射特性，增强超声回波，清晰呈现组织血管灌注情况。这一技术在骨骼疾病诊断中价值极高。像早期骨髓炎，因初期病变隐匿，常规超声极易漏诊。但超声造影能精准捕捉病变区的异常血流灌注，极大提高早期诊断的成功率。评估骨肿瘤时，超声造影同样关键。医生通过观察肿瘤处对比剂的充盈、分布、消退等状态，就能深入掌握肿瘤血供特点。通常，良性肿瘤血供少，恶性肿瘤血供丰富。凭借这些，医生便能精准判断肿瘤良、恶性。正因为超声造影在肌肉骨骼疾病领域的突出优势，它逐渐成为临床不可或缺的诊断手段，为后续精准治疗筑牢根基。

—• 考试知识点总结 •—

—• 本章小结 •—

—• 协和云课堂…… 拓展练习及参考答案 •—

（刘骞娇）

第十八章　超声图像传输与存储

教学课件

学习目标

素质目标

（1）具备较强的集体意识和团队合作精神，团结互信。

（2）具备信息安全意识，尊重患者隐私，有良好的职业道德和职业素养。

（3）具备职业生涯规划意识，决心献身超声检查技术事业，有大爱无疆的职业精神与全心全意为人民服务的医德医风。

知识目标

（1）掌握：超声图像传输与存储的方法及内容。

（2）熟悉：超声图文工作站内容及临床应用价值。

（3）了解：医院 PACS 和 HIS 的基本概念。

能力目标

（1）能熟练通过相关软件进行超声图像的存储与传输工作。

（2）能熟练在超声图文工作站中接收并浏览图像。

（3）能利用超声图文工作站进行医学研究。

案例导入

【案例】

患者，男性，62 岁。乙肝病史 15 年，肝区疼痛、黄疸、体重明显下降。为进一步明确诊断，收入肝胆外科住院，为全面了解患者情况，行腹部超声检查。

【问题】

为了快速完成患者检查及报告输出，我们该如何建立报告模板及编写报告？

· 核心知识拆解 ·

随着计算机影像信息处理技术和全数字化超声影像学的飞速发展，超声影像数字化存储和管理及医学影像传输的应用，已成为数字化医院的重要工具。医院信息系统就是要全面实现医院各类信息（图像、文本数据、语音）的现代化管理，满足各类医务人员的需要。其中医学图像信息容量最为庞大，约占整个医院信息容量的80%以上。该类信息是医院现代化信息处理的关键所在，也是医院现代化操作运行的重要标志。

在医院中，主要的信息系统包括影像存储与传输系统（picture archiving and communication system，PACS）和医院信息系统（hospital information system，HIS），医院各系统之间数据的有效传输与整合依赖于医疗卫生系统集成规范（integrating the healthcare enterprise，IHE）。

PACS：通过软件和硬件连接医院不同的影像设备，以处理相关医学图像为主，存储与管理图像。

HIS：通过相关软件和硬件，以处理医院整体信息管理为主。

IHE：主要通过适用医学数字成像和通信标准（digital imaging and communication in medicine，DICOM）、Health Level seven（HL7）医疗信息交换标准等各种标准，旨在实现医院各系统之间有效数据传输与整合（图 18-0-1）。

超声信息系统（ultrasound information system，UIS）是医院信息化过程中的最终产物，是与 HIS，特别是 PACS 相融合的产物。超声信息系统在超声医学中的具体应用包括：超声报告书写、超声图像存储数据的统计与分析、超声信息共享、超声科室管理、支持教学与科研等。UIS 是 HIS 的重要组成部分，同时又与 PACS 紧密相连，可使超声科室产生的信息能让全院共享，而超声科室所需的信息也能通过 HIS 和 PACS 得到，从而提高检查结果的正确率和工作效率。

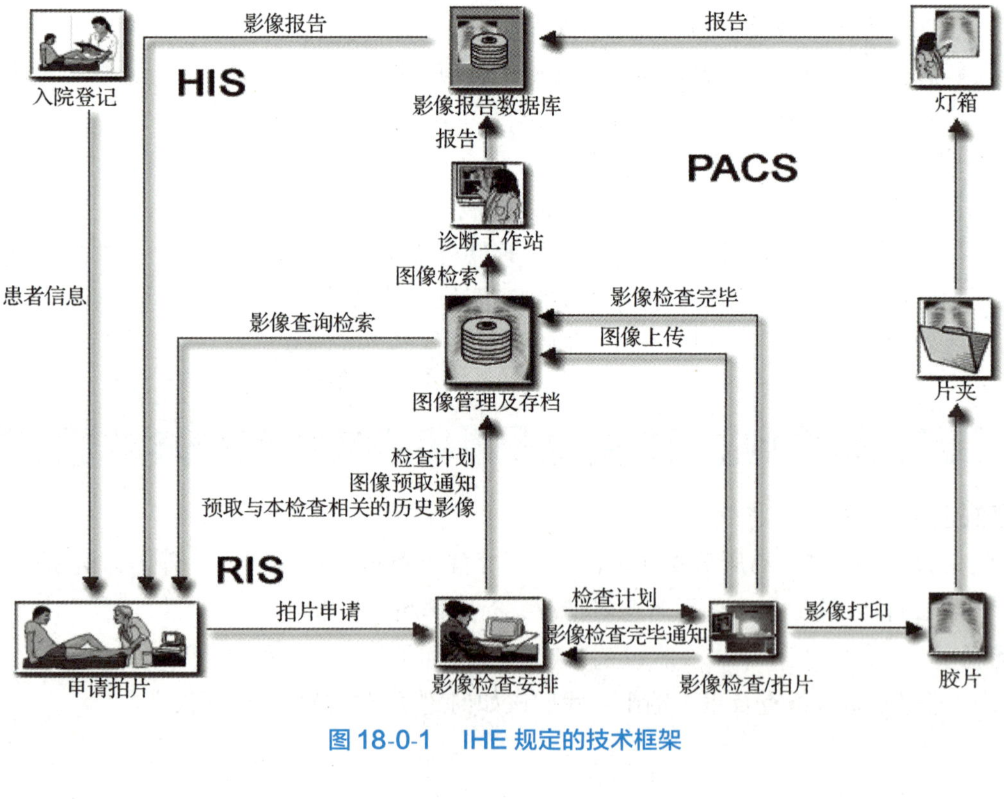

图 18-0-1　IHE 规定的技术框架

第一节　医学数字成像和通信标准概述

一、医学数字成像和通信标准的介绍

医学数字成像和通信（digital imaging and communications in medicine，DICOM）是以美国放射学会（American College of Radiology，ACR）和国家电子制造商协会（National Electrical Manufacturers Association，NEMA）为主制定的用于数字化医学影像传送、显示与存储的标准。DICOM 标准从属于医学信息学领域，它负责医学成像设备之间数字信息的交换。因为医学成像设备可以与其他的医学设备相互操作，所以标准的范围需要与医学信息学领域的其他部分重叠。DICOM 标准写明了命令和关联数据的语义，促进了声明兼容性设备之间的相互操作性。

在 DICOM 标准中详细定义了影像及其相关信息的组成格式和交换方法（图 18-1-1）。利用这个标准可以在影像设备上建立一个接口来完成影像数据的输入/输出工作。DICOM 3.0 标准中涉及超声部分的信息对象定义中分别规范了“超声多帧图像信息对象定义”和“超声图像信息对象定义”。

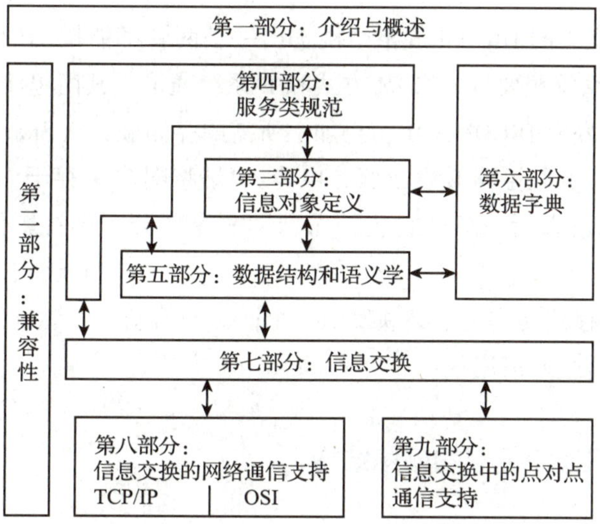

图 18-1-1　DICOM 的组成构造

二、医学数字成像和通信标准的图像格式

患者到医院就诊，为了判断其病灶，医生需选择不同的检查方法（如 CT、MRI、超声），每项检查由相对应的仪器完成，但仪器产生的是一系列的影像（如 CT 产生一组 10 张，MRI 产生 10 张和 20 张各一组影像），这些影像和患者如何关联呢？在 DICOM 规格中，使用了相对应的资料结构来描述：定义出 Patient、Study、Series、Image 4 个层次来存储上述例子。Patient 中包含了该患者的所有基本资料（姓名、性别、年龄等）和医生指定的检查 Study：Study 中包含了检查种类（CT、MRI、超声）和指定检查的 Series；在 Series 中包含检查的技术条件（毫安、千伏、层厚、视等）和图像 IMAGE。

DICOM 引用了近年来信息科学的热门趋势——“目标导向”的概念来描述医学图像。传统的信息系统在处理图像时完全只注重资料本身的排列方式，而 DICOM 则不同，它将每一个影像包裹成为一个物件 IOD（information object definition）。每个 IOD 可分为两大部分：像素数据（pixel data），影像属性（attri-bute）。像素数据是通过单纯描述图像上每一个像素点的值来组合成一个医学图像；而影像属性部分则包含了该图像所描述患者的资料信息，如患者名称、检查日期、CT 号、MRI 号、超声号、扫描条件、层厚等，甚至包含了医嘱信息。

三、医学数字成像和通信标准的工作过程

（一）通信起始的设定

在日常生活中两人在通话时，会先以“喂”“请问您找哪位”“我找××”之类的语句来开始正式交流，同样两台计算机在正式开始通信前要有类似的信息交换才能进行正式沟通。目前 DICOM 只提供点对点的信息交换支持。如某台 CT 提供 CT image Storage（SCU）这一 SOP（service object pair）服务，则该 CT 仅可发送 CT DICOM 图像供 SCP（service class provider）存储。

（二）起始信息的交换

两台计算机如要从这庞大的 DICOM 规格中挑选出一条两者都能接受的通信方式，必须经过起始信息的交换来完成。如 A 系统想要以 DICOM 方式和 B 系统通信，其简单流程如下。

1. A 仪器将图像 X 包裹成 DICOM IOD，再加上所需的存储服务（Storage Service）部分，封装为网路通信信息，经网络向影像服务器 B 发出服务申请：“请将图像 X 存于你的系统上。”

2. 影像服务器 B 收到信息后，解开封包，先判读命令部分，再将影像 X 读出，并将它存入硬盘中。

3. 影像服务器 B 完成存储动作后，必须发回一个回应的信息，告诉 A 方所需要的服务已经完成，A 方收到信息后才算完成整个通信流程。

四、医学数字成像和通信标准的网络结构

现在我们来看一下实际的 DICOM 网络是如何搭建起来的（图 18-1-2）。在网络 ISO/OSI 的七层结构中，DICOM 协议是定义在最高三层（ACSE，presentation，session kernel），底层部分则是符合 TCP/IP 结构，也就是说在辨识连接于网络上的计算机时，DICOM 同样是利用 IP address（×××. ×××. ×××. ×××）的方式，而服务器在架设时也是挂于一台计算机的端口上（一般为 104），换句话说，DICOM 的网络结构和现有的网络绝对相容，工作中也完全不会干扰到其他网络服务。

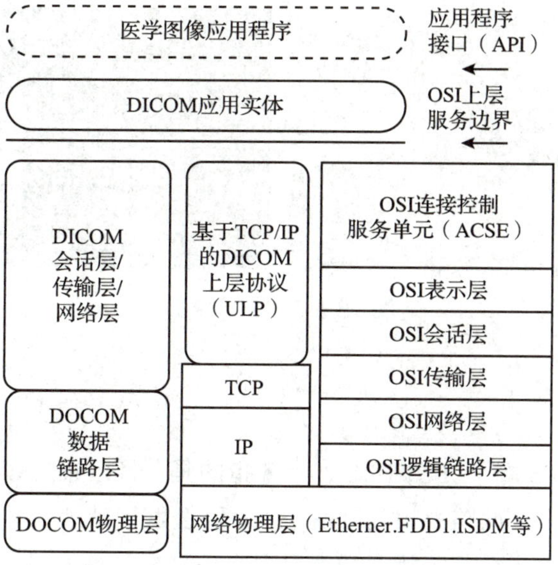

图 18-1-2　DICOM 网络通信理论模型

第二节　超声图像传输与存储

一、超声图像的分类与格式

超声图像分为静态图像和动态图像。静态图像的常用格式包括 JPG、BMP、TIF 和 DICOM 等。动态图像的格式主要有 MPGE4、AVI 和 DICOM 等。其中 DICOM 格式属于原始数据，没有任何失真，保留图像真实信息。其他格式都因为不同的压缩形式，造成一定信息的丢失，但不影响诊断质量。

二、超声仪器的图像输出接口

传统的超声仪器主要通过视频输出口、S 端子或 RGB 接口输出模拟图像信号。对于模拟信号图像的采集，主要依靠图像采集卡来完成。随着全数字化超声仪器的普及，全数字信号输出接口（DICOM 接口），已成为标准数字图像输出接口。利用网线将超声仪器和超声信息系统连接起来，实现数字图像及相关信息实时传输。

仪器图像输出接口介绍如下。

（一）复合端子

复合端子通常被称为 AV 端子（图 18-2-1），是一种将视频信号与音频信号合并传输的模拟接口，其图像信号由亮度信号（Y）和色度信号（C）混合传输。优点是连接非常简单方便。缺点是由于 Y/C 信号在同一信号线上传输，信号间会发生串色等干扰。

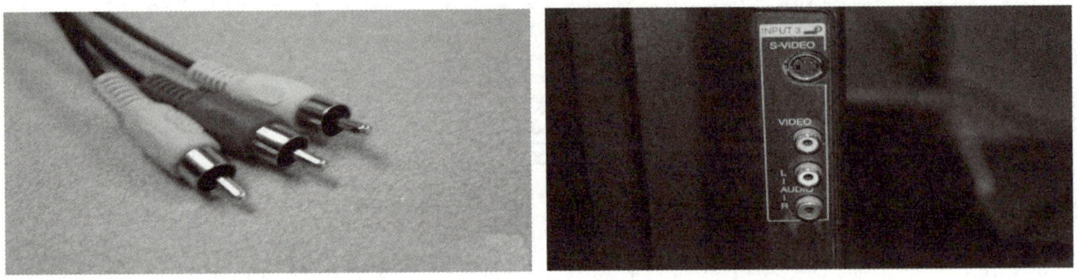

图 18-2-1　AV 端子

（二）S-Video 端子

S-Video 端子通常被称为 S 端子（图 18-2-2），S 指的是分离（separate）。S 端子实际上是一种五芯接口，由两路视频亮度信号、两路视频色度信号和一路公共屏蔽地线共五条芯线组成。优点是由于 Y/C 信号分离，不太容易发生串色等干扰。缺点是存在信号损失和失真。

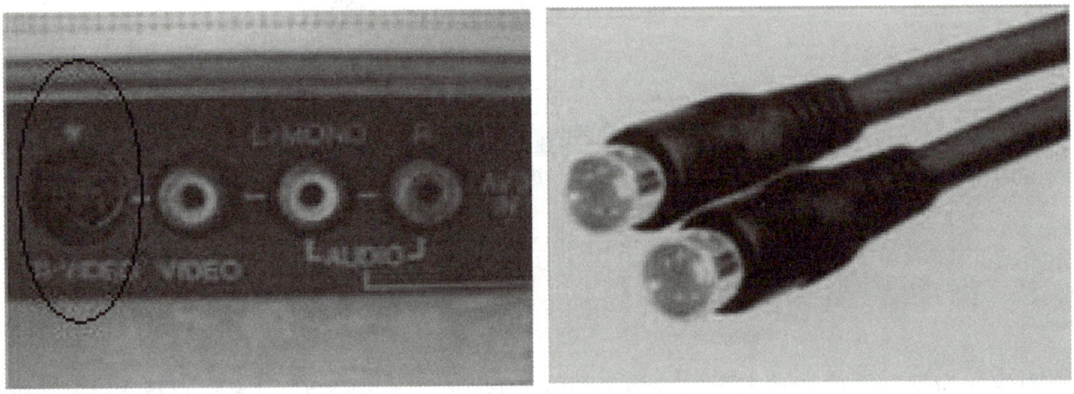

图 18-2-2　S 端子

（三）R-G-B 分量端子

R-G-B 分量端子属于三原色端子（图 18-2-3），优点是可达到极高级别的图像质量。

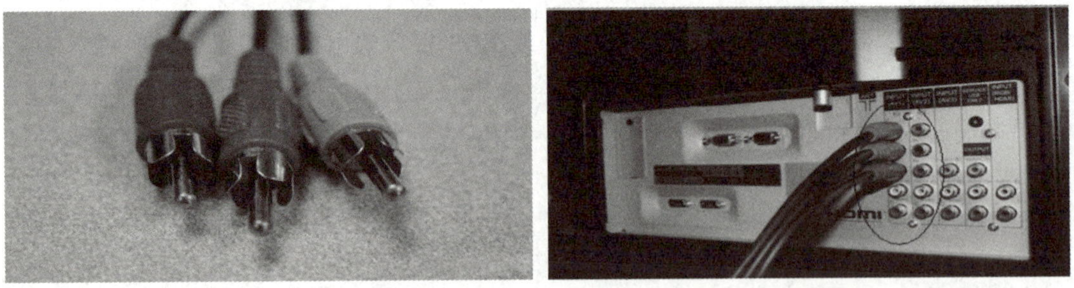

图 18-2-3　R-G-B 分量端子

（四）DICOM 接口

一般情况下，超声仪器上最常见的视频输出端口是 AV 端子，其次为 S 端子，R-G-B 分量端子只在一些高端的机器上存在。就图像质量而言，则是 R-G-B 分量端子>S 端子>AV 端子。一般情况而言，S 端子的图像质量能满足超声图像的需要。DICOM 接口（图 18-2-4）输出的是全数字信号图像，包括原始信息存储，可以达到最高图像质量，没有任何失真。

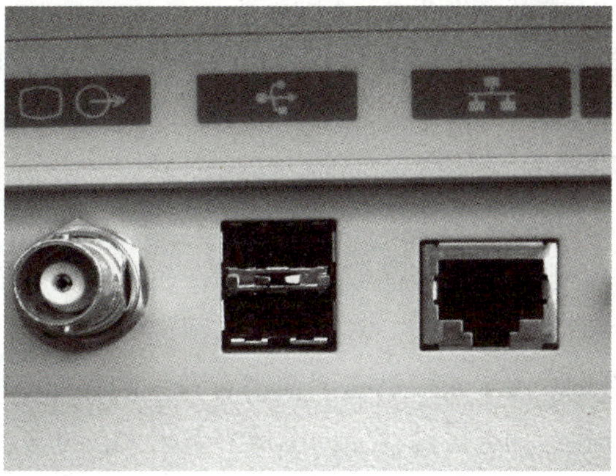

图 18-2-4　DICOM 接口

三、在超声图文工作站中接收并浏览图像

（一）DICOM 图像传输与存储

超声图文工作站使用 DICOM 网关的软件部件来实现 DICOM 图像的接收，DICOM 网关常驻系统内存，它使用特定的端口接收来自超声仪器的图像发送请求，并接收存储超声仪器发送过来的 DICOM 图像。

（二）模拟图像传输与存储

模拟图像即在超声图文工作站上，通过直接连接超声仪器的图像输出端口使用视频采集卡的图像抓取功能捕捉到的静态或动态的图像。由于超声仪器图像不同，输出端口的模拟信号精度不同，所抓取的图像质量也有所不同。

（三）模拟图像与 DICOM 图像的对比

1. 与 DICOM 图像相比，模拟图像的优点如下。

（1）模拟图像一般使用计算机通用图像格式存储（BMP、JPG），方便后处理和交流；而 DICOM 图像的编辑和后处理都需要专用软件实现。

（2）可实现与超声仪器的图像同步显示，抓取的是实时图像；而 DICOM 图像需要通过网络发送到工作站上，为非实时图像。

（3）可以根据业务需要进行视频录像（动态图像），录像时间长度只受到存储空间的限制，在采用实时视频压缩技术后，对于现在的硬盘空间而言，模拟图像录像时间几乎可以不受限制；而 DICOM 的动态图像有帧数限制。

2. 与 DICOM 图像相比，模拟图像的不足之处如下。

（1）模拟图像文件本身并不含有患者的相关信息。

（2）模拟图像的图像质量受到仪器图像输出端子类型的影响，一般情况下模拟图像的质量低于 DICOM 图像，要达到或接近 DICOM 图像的质量，需要使用更加高端的图像采集卡，并且要求仪器上提供高精度的视频输出端口，二者缺一不可。

（3）由于超声仪器输出视频模拟信号的限制，模拟图像的分辨率一般情况下低于 DICOM 图像。

四、超声图像的存储和备份

根据各医院工作实际需要，理想的超声图像应该存储在超声信息系统控制服务器上，各个超声图文工作站仅起到采集、查阅和编辑图像功能。考虑到存储图像的安全性，应在服务器上对图像数据存储部分进行双硬盘同步存储备份。由于超声动态图像占有较大的存储空间，建议定期对存储的静态、动态图像文件进行备份数据迁移。如果医院存储的图像容量很大，可考虑将所有图像转移存储到医院中央服务器存储器中。

第三节　超声图文工作站功能介绍

超声工作站种类很多，功能大同小异。超声图文工作站是一个基于数据库的应用程序，它集成了数据录入（登记）、图像采集、报告书写、科室行政管理等功能模块，以辅助超声科室实现日常工作的数字化和无纸化。临床工作中，超声图文工作站工作基本流程为：点击工作站图标—显示超声工作站操作界面—登记被检者各种信息—操作检查—采集有用图像或视频—调取报告模板或书写报告—选取典型图像—打印报告。

一、登记与超声报告形成输出

超声图文工作站的登记过程，就是操作员通过手动输入，或者通过使用 HIS 接口直接用门诊卡（或门诊号）、社保卡、住院号调出患者基本信息，并把患者检查项目信息一并保存到超声数据库的过程。

超声图文工作站的登记界面（图 18-3-1）列出了超声登记所必填的患者信息选项，填完所有选项后保存并进入报告书写界面。

超声报告形成输出：超声报告医师使用超声图文工作站的模板工具，形成自己的报告描述内容和诊断并输出超声检查报告（图 18-3-2）。在实际使用过程中，超声报告可以用打印机直接打印输出，也可以通过网络直接由临床医师调阅。

超声报告模板是一套基于超声描述术语库的程序实现的方案，主要用于辅助超声医师进行医学超声检查报告的编辑和输出。超声报告模板分为典型病例模板和向导式模板两种。

（一）典型病例模板

是根据诊断疾病名称直接调出特定疾病超声描述术语的模板方式，特点是纯文字模板，使用简单，但是需要超声诊断医师完成超声检查作出诊断后方可开始调用。

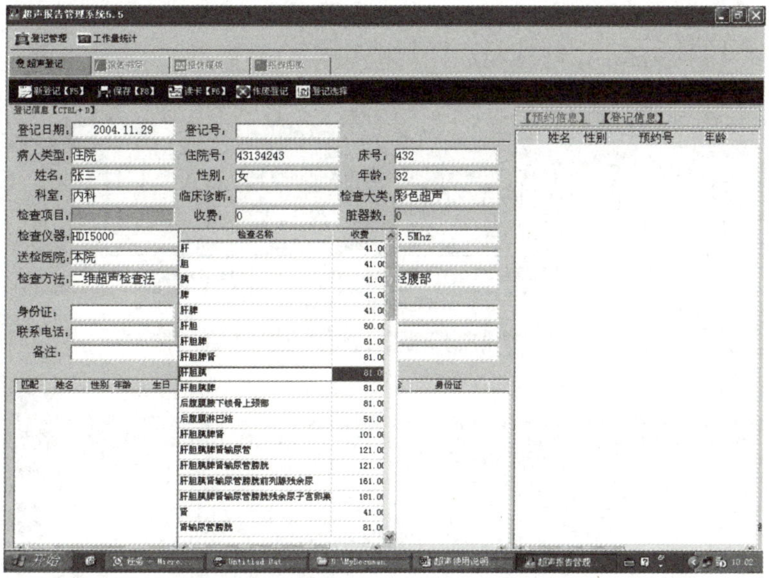

图 18-3-1　超声图文工作站登记界面

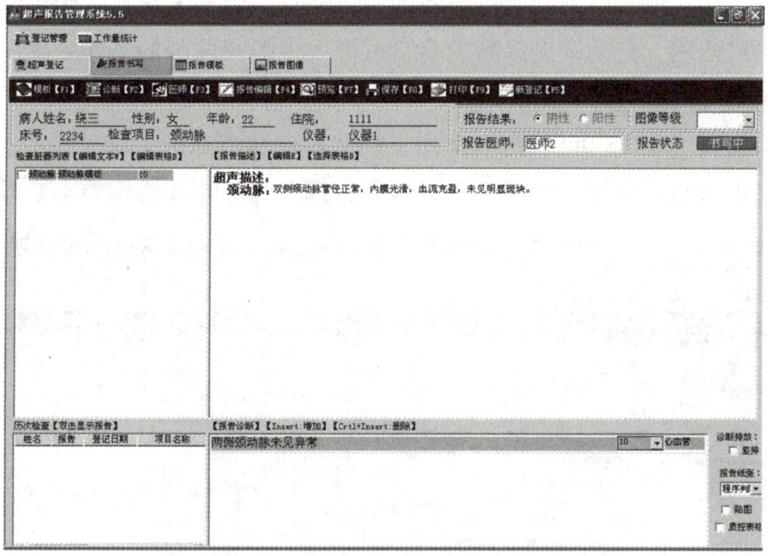

图 18-3-2　超声图文工作站报告书写界面

典型病例超声模板简介（图 18-3-3）：界面的左边为超声典型病例模板的操作界面，点击检查脏器列表前的复选框后会列出该脏器的所有典型病例模板名称，双击该模板名称后，系统会显示一个“是否覆盖报告内容？（YES/覆盖，NO/增加，CANCEL/取消）”的对话框，点击“是（Y）”则直接将典型病例模板的内容覆盖到当前检查脏器的报告描述内容中去，并替换相应诊断；点击“否（N）”则把典型病例模板的内容增加到当前检查脏器报告描述的后面并追加相应诊断；点击“取消”则不作任何动作返回报告书写界面。

（二）向导式模板

由一系列的标准脏器模板组成，包括符合超声质控的描述文字、填空框和下拉选项框所组成，它采用向导的方式，让报告医生根据超声仪器所见的回声情况和检查步骤，逐步填入模板内容，并可以

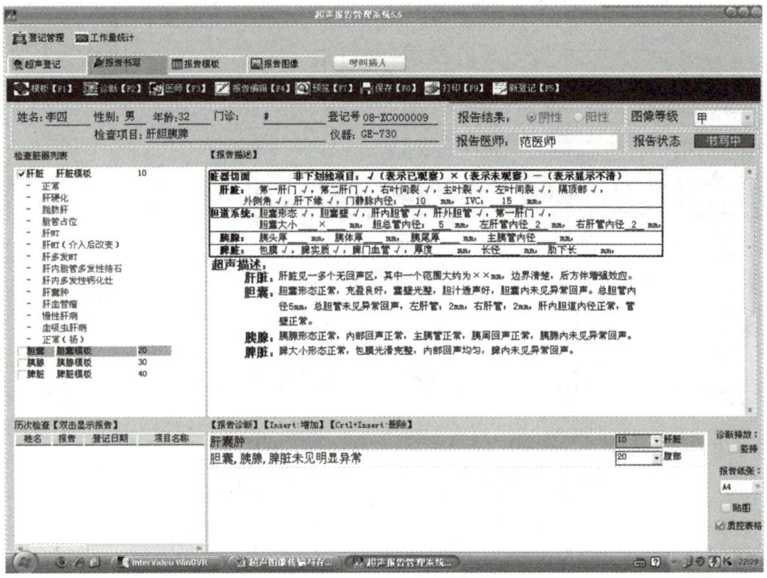

图 18-3-3　超声报告书写界面

根据所填或所选项调出相应诊断条目，当超声医师完成检查，受检人从检查床上起来时报告也基本可以完成。特点是向导式使用，自动调出诊断内容，可极大地提高医师的工作效率。不足之处是前期制作较典型病例模板稍费时间。

超声报告向导式模板（图 18-3-4）由一系列下拉选择框和填空框组成，超声医师可根据超声仪器声像图表现所见逐一填入模板内容，并用红色字体醒目标出超声质控机构要求必须填写的测值项。

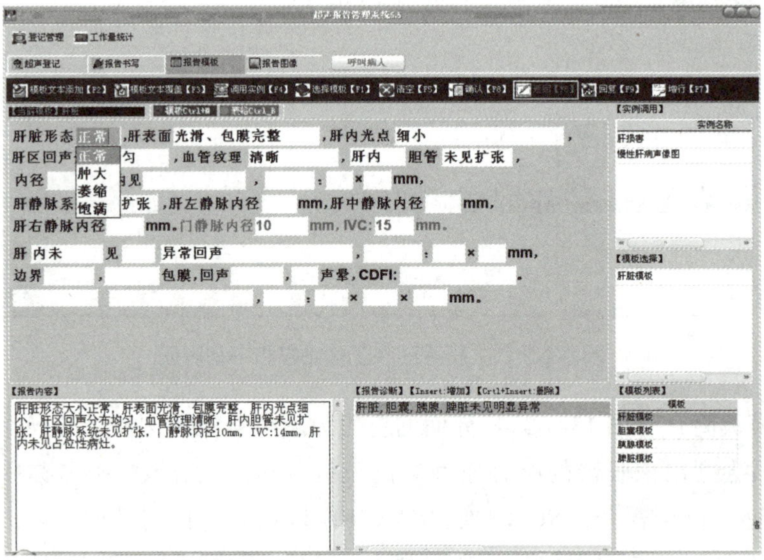

图 18-3-4　超声报告向导式模板界面

某些超声模板的另一重要功能就是可以根据超声质控规定的阳性描述建立一定的关联诊断，即根据超声医师选择或填入的模板项目由计算机自行调出相关诊断内容，从而缩短输入超声报告时间，明显提高工作效率。

二、超声图文工作站图像采集模块

图像采集模块在超声图文工作站里负责控制采集卡完成静动态图像的采集、保存及进一步编辑处理。由于动态图像的存储容量要求巨大，一般超声图文工作站的图像采集模块都需要集成有实时编码压缩功能，以减小动态图像所占用的存储空间。

（一）模拟图像采集

模拟图像采集（图 18-3-5）指利用超声图文工作站内置的图像采集卡连接至超声仪器的图像输出接口上进行图像采集、保存并处理的方法；由于这种方式是通过超声仪器上的模拟输出口进行图像采集，所以得到的图像质量较 DICOM 图像低。

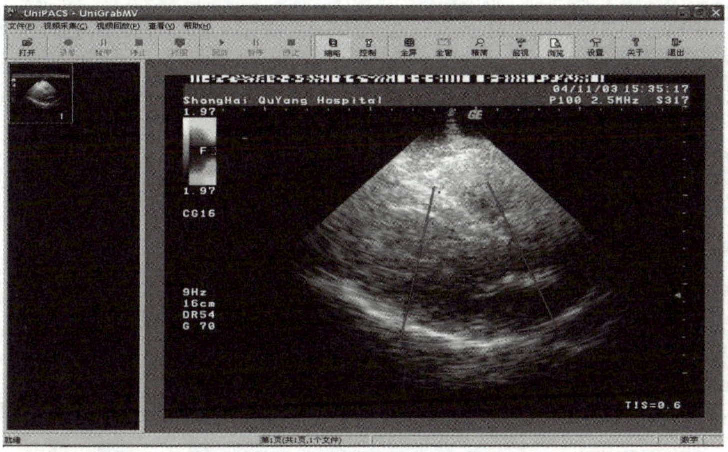

图 18-3-5　模拟图像采集界面

视频（模拟图像）采集系统 UniGrab 界面（图 18-3-6），在图中所示界面的超声画面上单击或直接单击“抓图”按钮就可以捕捉当前超声仪器的显示图像，所捕捉图像的缩略图显示于左侧栏。视频图像采集系统支持对动态图像的实时编码压缩技术，可以极大减少动态图像的存储空间需求。用户可以自行设定动态图像的编码方式，以获得符合自己需要的图像质量的大小。

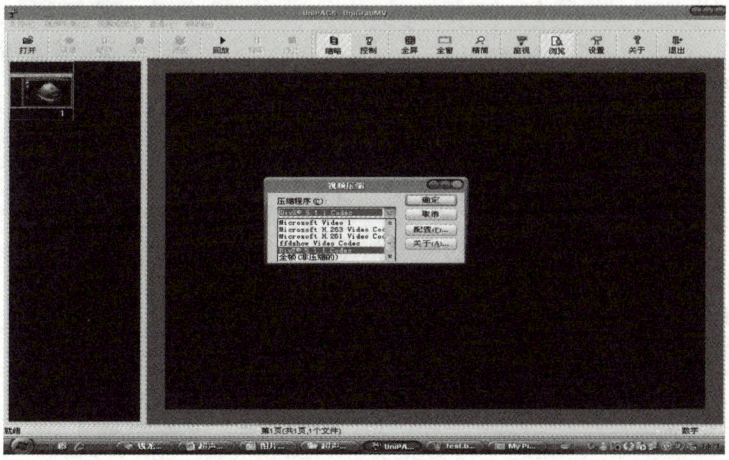

图 18-3-6　设置视频采集系统动态录像实时编码类型

视频采集系统图像参数调节，用户可以自行调节视频采集系统的图像参数，以获得与超声仪器上最接近的图像显示质量。

在视频图像采集系统存储设置界面上，视频采集系统支持静态图像的不同存储格式，如 BMP 格式和 JPG 格式等。界面下方可对图像文件名称进行设置，并设置动态图像的录制时间，当录制时间设置为 0 时表示不限时动态图像录制。视频采集系统也支持串口采图开关，也可能通过脚踏的采图开关进行单帧图像的采集存储。

（二）DICOM 图像接收、处理与传输

超声图文工作站使用一个叫作 DICOM 网关的部件接收来自于超声仪器发送出的 DICOM 图像并存储至相应路径（图 18-3-7）。DICOM 图像的处理需要专用的 DICOM 图像编辑器。

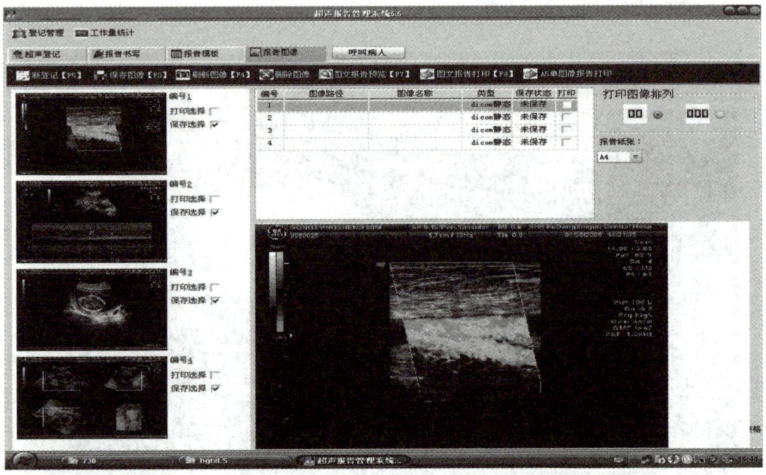

图 18-3-7　超声图文工作站接收到的 DICOM 图像

进入 DICOM 图像的超声图文报告预览（图 18-3-8），超声医师在完成患者的超声影像检查后，通过对超声报告文字的编辑和超声阳性图像的选择，插入图片的数目可以是一幅或多幅，再初步完成超声图文报告的整体编辑，并可在打印报告前进行预览。这种具备文字和阳性图片的图文报告可以更加完整、准确地反映出患者的病灶情况，便于临床医师的理解和满足超声医师今后的随访需要。

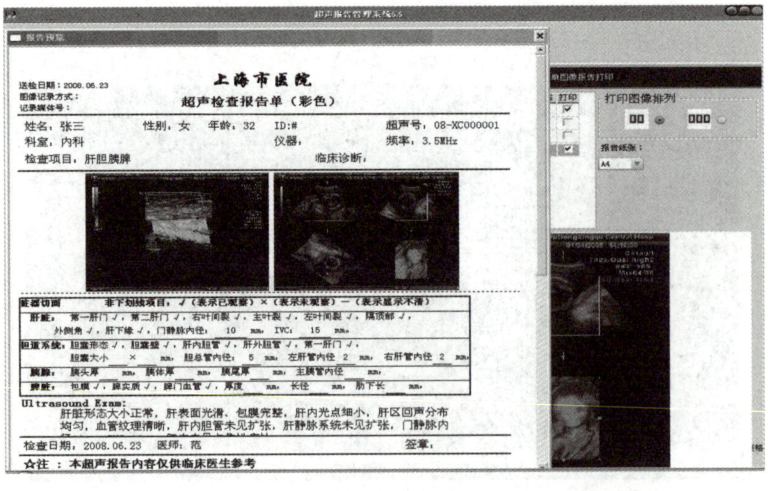

图 18-3-8　嵌入 DICOM 图像的超声图文报告预览

三、超声图文工作站的图像存储和调阅

超声图像存储拓扑（图 18-3-9），图文工作站 A、B、C 分别将报告数据和图像数据保存到数据库及图像存储服务器 E 上，其中图像保存在服务器 E 上特定文件夹下，其网络路径统一显示为一个固定途径，如图文工作站 A 在保存图像的同时在数据库内写入图像名称及保存路径，这样其他工作站在调用工作站 A 所保存的报告数据的同时，也会根据数据库内的图像存储路径信息找到保存在服务器 E 上的图像信息，从而实现图像的共享调阅显示。

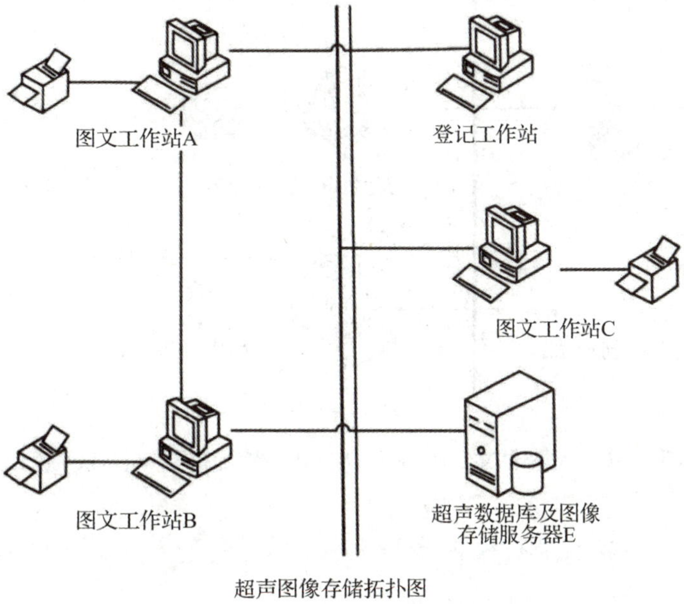

图 18-3-9　超声图像存储拓扑图

四、超声图文工作站与 HIS 和 PACS 的接口

（一）超声图文工作站与 HIS 的接口

1. 门诊和医院接口　主要功能是超声图文工作站可以通过门诊卡（或门诊号）、住院号、社保卡调取门诊、住院患者基本信息，从而快速实现超声登记，提高工作效率。

2. 门诊和住院的费用接口　使用该接口，可以直接查阅门诊费用信息，也能够对住院患者进行费用确认。

3. 报告返回　即把超声报告返回至 HIS，方便临床医生和其他相关部门调阅超声诊断报告。

超声图文工作站系统与 HIS 接口及排队叫号系统网络拓扑图（图 18-3-10）表示，患者信息在登记工作站上通过 HIS 接口进入超声数据库及排队系统，登记工作站发给患者候诊号票，候诊患者根据大屏上的叫号信息进入诊断室就诊。

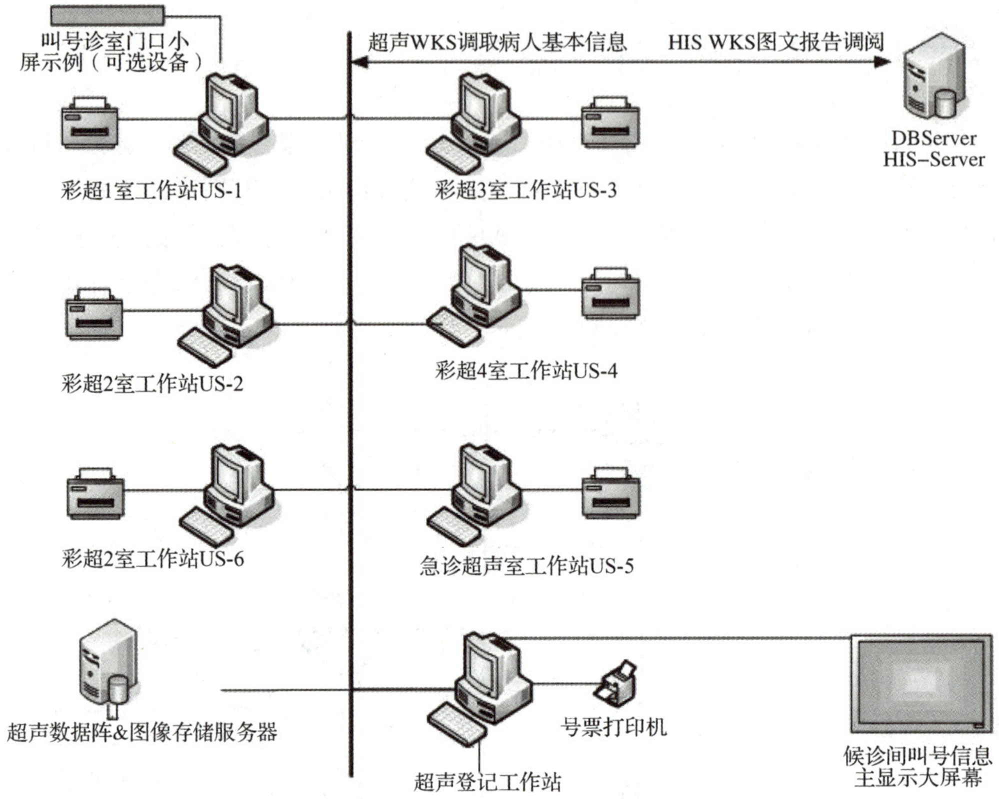

图 18-3-10　超声图文工作站系统与 HIS 接口及排队叫号系统网络拓扑图

（二）超声图文工作站与 PACS 的接口

与 PACS 的接口主要是把超声的图像集成至 PACS，使得超声图像与放射等其他影像科室的图像一起在 PACS 工作站上被临床医生读取，实现无纸化和无胶片化。

由于超声图文工作站系统不同，PACS 和 HIS 之间的接口因具体实施方案的不同而表现为不同的形式。

五、超声信息系统在临床实际工作中的主要作用

（一）规范图像记录和图文报告

利用超声图文工作站可以有效地保存、管理超声报告和图像资料。按照超声质控要求规范报告系统，统一超声专业术语描述，提高报告诊断准确性。同时可以利用该系统所具备的多种检索方法，根据医师需要进行分类检索。

（二）提高效率，降低成本，缩小文档物理存储空间

利用超声图文工作站和移动存储材料，可极大降低存储成本，同时缩小存储空间，1G 的硬盘至少可以保存数千张高清晰度图像。

（三）科研和教学工作

利用存档数字图文资料，可以方便地进行科内、院内和医院之间病例讨论；根据需要随时对存储的图文资料查阅和打印。可以通过对存储报告的测量数字和图像进行统计学分析。全数字图像可以方便制作教学幻灯片，便于学术交流，保留的动态图像能更真实地再现检查过程。

（四）查阅与随访

超声科医师接诊患者时，可检索出患者的历史检查记录，并对所获得的即时图像与保存的历史图像进行对比，以评价诊断的正确与否和评估治疗效果等。一旦出现医疗纠纷，根据医疗事故鉴定原则（即举证倒置），对于疑难病例和医疗纠纷病例，可以随时为患者和有关方面提供原始图文资料，便于多次复查对比和提供必要的法律证据。

（五）远程会诊

在某些特殊情况下，利用大城市优越的医疗资源和网络、超声图文工作站系统，上传无损 DICOM 文件，并且经 DICOM 协议进行传输，因此无任何信息丢失。该系统可以对边远地区疑难病例进行远程会诊（图 18-3-11），提高诊断准确率，缩短确诊时间，同时也降低患者就诊成本，及时制定有效的治疗方案。

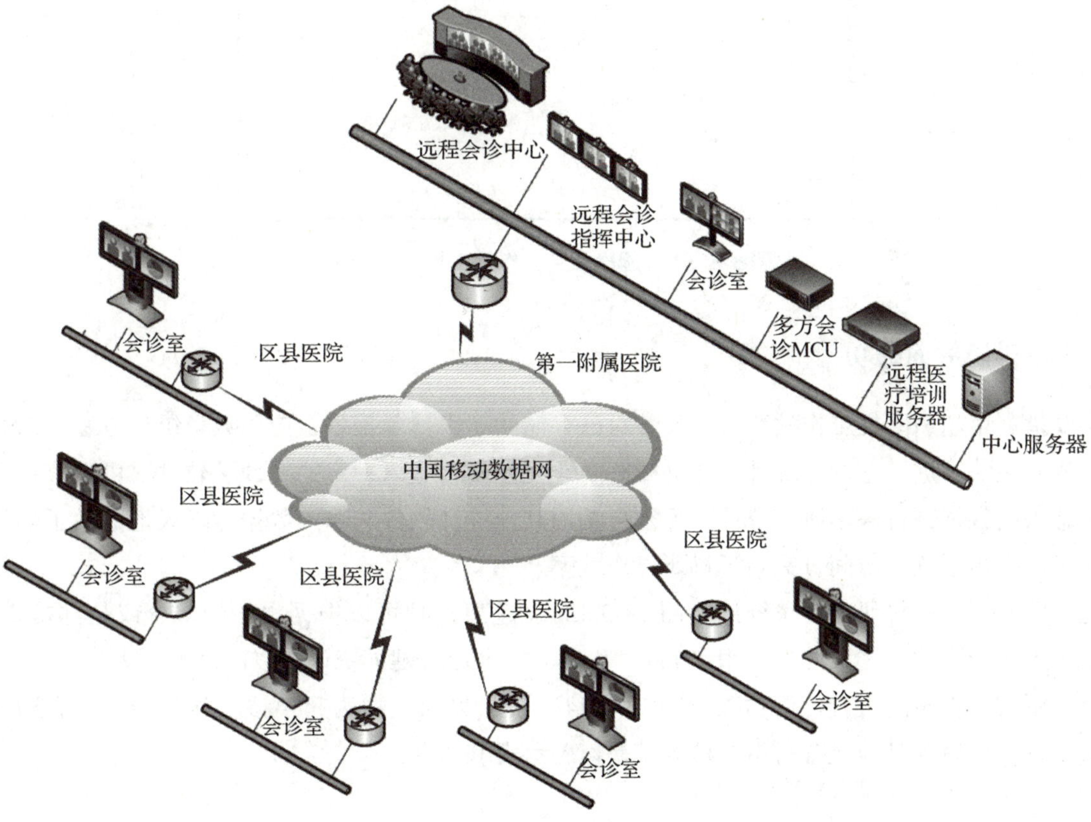

图 18-3-11　远程会诊

六、超声图文工作站的其他功能简介

超声图文工作站的其他功能主要集中在行政管理和科研两个大的方面。

（一）行政管理方面的功能

主要指超声科室本身的信息管理，包括科室工作量统计、医师工作量统计、患者类型统计、超声机器使用情况统计、检查结果统计、费用统计等。

在超声图文工作站工作量统计（图 18-3-12）中，用户可以分别以医师、超声类型、患者类型、科室、送检医师等不同统计项目来进行工作量统计。如果科室需要更为详细或定制的统计表格输出，则可以利用自定义统计表格系统进行统计表格定制输出。

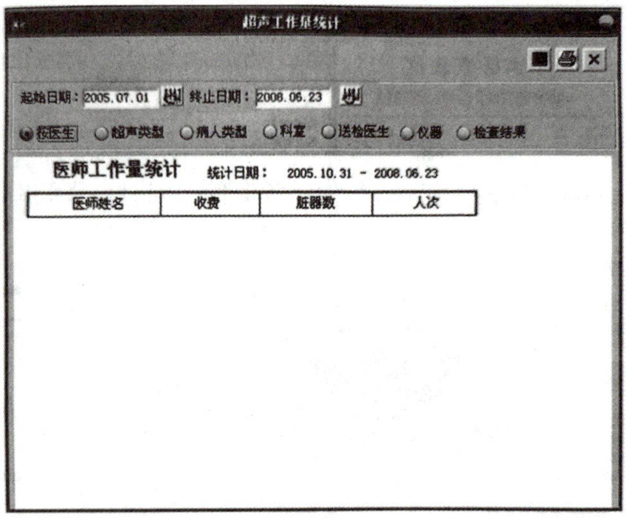

图 18-3-12　超声图文工作站工作量统计界面

（二）科研方面的功能

主要指利用超声图文工作站这一工具，对已存储的超声诊断报告，应用数学统计方法，对某个典型病例或阳性特征进行查询、统计，并进行医学研究。结合嵌入一定的统计学软件，可以直接方便地对某项感兴趣数据进行医学研究统计，无须再调用其他统计软件和输入数据，极大地减少了输入数据的工作量，缩短了统计时间，提高了科研工作效率。

超声图文工作站科研工作量统计（图 18-3-13），超声医师可以根据报告的部分或全部检查项目，或根据报告诊断中的关键词并且使用“and”和“or”进行关键词统计并以图表形式表达。

超声图文工作站的报告随访功能（图 18-3-14）中，界面左边为超声诊断报告内容，右边可自行输入实验室、放射等其他检查科室的检查结果以备参考和对照。

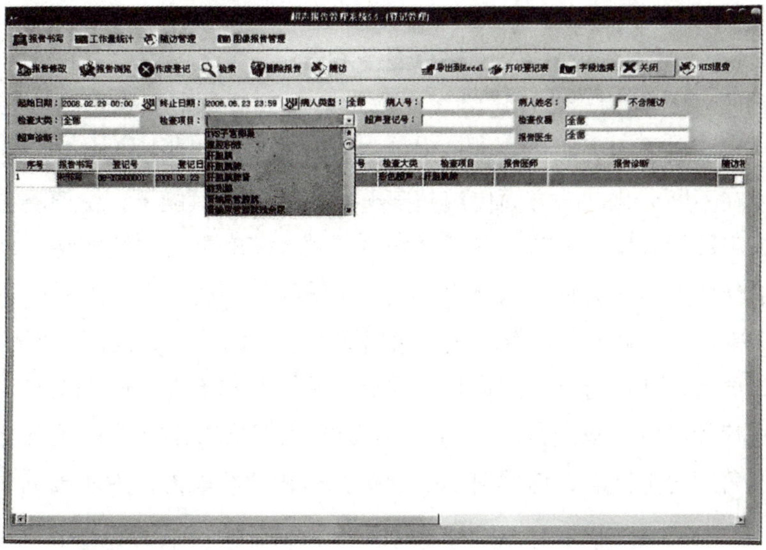

图 18-3-13　超声图文工作站科研工作量统计图示及功能简介

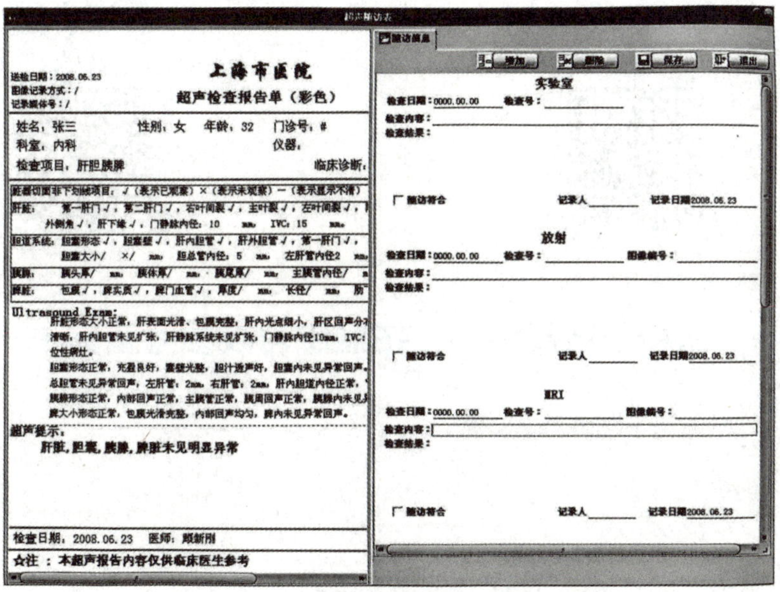

图 18-3-14　超声图文工作站的报告随访功能

七、超声图文工作站的发展方向

综合实际工作中各级医院的意见和要求，超声图文工作站的发展方向如下。

1. 操作简单化，模板智能化，能够最大限度上减轻超声医师的劳动强度，提高工作效率。
2. 功能多样化，包括集成业务模块、行政管理模块、医学科研模块等。
3. 实现多语言界面，能够提供并输出多语言报告。

▶**知识拓展**

超声设备发展

自1965年问世以来，超声设备已历经3次技术革命，从灰阶成像进化到彩色多普勒，再到如今的超声造影，其清晰度和智能化程度越来越高。随着人工智能技术的广泛融入，超声设备的形态及作用场景也在不断分化。一方面传统超声科在人工智能赋能下，价值不再止于单单一台成像设备，而是成为集数据采集、管理、分析于一体、融入深度学习的智能终端，它的创新是融合了软、硬件协同的创新。另一方面，人工智能还可以辅助实时的引导、手术评估。超声在麻醉科、急诊科、ICU等多个科室主要是帮助医师做出更加准确的评估，提高对威胁患者生命安全危急症的诊治效率，更有效地进行基本生命功能监测、调控及重要器官的保护与支持。人工智能与医学超声是一场医疗领域的"双向奔赴"，也是激励学生们要敢于挑战传统观念，勇于尝试新事物，善于从不同的角度思考问题，培养自己的创新意识和创新能力，为祖国的医学事业发展贡献自己的力量。

—• **考试知识点总结** •—

—• **本章小结** •—

—• **协和云课堂……　拓展练习及参考答案** •—

（陈雪玲）

第十九章　超声仪器维护与保养

教学课件

学习目标

素质目标

具备实事求是、精益求精的务实精神，以及培养认真、严谨、负责的工作态度。

知识目标

（1）掌握：超声主机的维护与保养；

（2）熟悉：探头的日常维护保养与清洁消毒；

（3）了解：超声耦合剂的概念，超声耦合剂的作用。

能力目标

能熟练描述超声主机面板的维护与保养，特殊用途探头的清洁消毒方式。

案例导入

【案例】

一彩色多普勒超声诊断仪于周一早上不能开机，当地正值“回南天”，超声检查室外墙壁、走廊有冷凝水，超声检查室内未见冷凝水。该设备于上周周五仍是正常工作状态，未有报错记录。

【问题】

1. 该设备可能出现什么故障？
2. 为明确诊断，应如何处理？

微课：超声仪器维护与保养

· 核心知识拆解 ·

超声仪器是临床医疗领域中的常用设备，在医学诊治过程中发挥着不可替代的作用。然而由于超声设备的复杂性，在使用过程中不可避免地会出现各种各样的问题而影响设备的正常使用。定期维护与保养不但能保障设备性能，延长仪器的使用寿命，还可使超声仪器处于良好的工作状态，降低设备的故障率，减少停机维修时间，提高工作效率，从而更好地为患者提供高质量的超声医疗服务。

第一节　主机的维护与保养

日常维护需要先关闭系统，关掉电源。定期检查稳压电源，确保超声设备的电源处于稳定状态。

主机内部定期清洁，并检查电缆的连接情况，保证牢固可靠。

首次操作主机面板之前，须仔细阅读设备操作手册，在了解操作键功能的情况下方可进行操作，操作时用力适度。

设备在运行时会产生一定的热量，注意主机内电风扇是否正常运行工作，以保证机器内部发热元件正常通风，散热降温。

第二节　探头的日常维护保养与清洁消毒

探头使用前行常规检查，确保外壳、线缆完整；探头应轻拿轻放，避免机械性碰撞或跌落；避免过度弯曲探头，以防探头缆线断裂或短路；装卸探头时须先关闭电源，动作轻柔。

清洁探头时禁止使用化学溶剂或粗糙材料，一般使用柔软的纸巾清洁擦拭后放置于探头支架。绝大部分探头不能浸泡于液体中消毒，只有部分穿刺探头可浸泡消毒，但不得使消毒液面超过探头与电缆线的连接处。若受检部位有皮肤破溃、皮肤病或传染病，则使用后要用医用消毒乙醇擦拭探头。阴道超声探头检查时，需使用相应探头套，一人一换，性病患者使用后的探头要用季铵盐类的消毒剂消毒。食道超声探头检查时，需使用无菌探头保护套，用后断开与设备的连接，去除探头保护套，用流动清水冲洗探头，然后用含酶清洁液去除探头上的黏液，再将探头浸泡于戊二醛类的溶液中，探头不能浸泡的部位用新洁尔灭消毒，最后用水冲洗干净并擦拭，悬挂晾干。

第三节　耦合剂的选用

1. 超声耦合剂的概念　超声耦合剂是一种在超声检查中使用的水性高分子凝胶（图 19-3-1）。

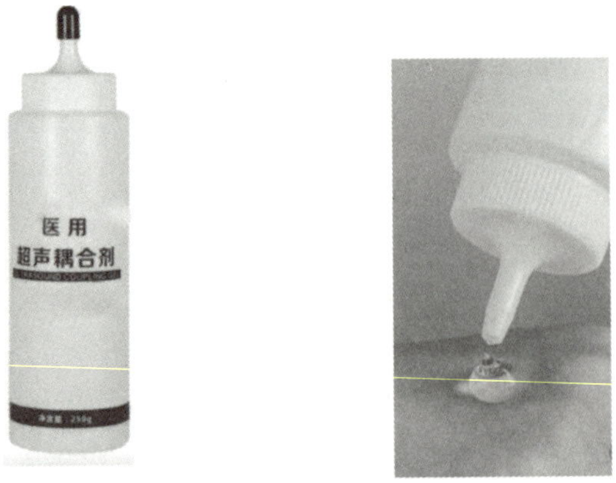

图 19-3-1　医用超声耦合剂

2. 超声耦合剂的作用 超声耦合剂用于探头与检查部位之间，可减少探头与检查部位之间的空气，从而减少气体对超声波的阻抗，提高图像清晰度与分辨率；减少探头与皮肤组织的磨损。耦合剂应具有声阻抗配性好、无毒无害、无颗粒与杂质、无气泡、均匀性好、黏附力低、稳定性好等特性。

▶知识拓展

勇于创新、持之以恒

超声耦合剂的发展经历了机械压力法阶段、凝胶耦合剂阶段、专用耦合剂阶段、现代化与多样化阶段。机械压力法见于早期的超声检查，即施加压力使探头与皮肤紧密接触，从而使图像更加清晰。这种方法通常需要较大的压力，可能会引起患者不适。凝胶耦合剂因具有较好的声学性质和皮肤兼容性而广泛应用，它不会引起皮肤过敏等不良反应，但容易受到细菌污染。专用耦合剂则根据不同的检查部位和设备要求而具有不同的性质和成分。随着医学技术的进步，耦合剂的发展已进入现代化与多样化阶段，如纳米微泡化超声耦合剂，进一步拓展了耦合剂的应用范围。科学家们为了祖国的医学事业孜孜不倦、勇于创新的精神值得我们学习，莘莘学子要认真钻研科学，树立为祖国医学事业奋斗的坚定信念。

—• 考试知识点总结 •—　　**—• 本章小结 •—**

—• 协和云课堂…… 拓展练习及参考答案 •—

（薛华儒）

参考文献

[1] 游晓功. 超声技术与诊断基础 [M]. 4版. 北京：人民卫生出版社，2022.
[2] 周进祝. 超声诊断学 [M]. 北京：人民卫生出版社，2009.
[3] 周进祝. 超声检查技术实训与学习指导 [M]. 北京：人民卫生出版社，2021.
[4] 中国医师协会超声医师分会. 腹部超声检查指南 [M]. 北京：人民军医出版社，2014.
[5] 李建国. B超专业人员培训教材 [M]. 北京：北京大学医学出版社，2004.
[6] 宋振才. 新编腹部超声诊断学 [M]. 湖北：湖北教育出版，2008.
[7] 白人驹，张雪林. 医学影像诊断学 [M]. 3版. 北京：人民卫生出版社，2010.
[8] 丁文龙，刘学政. 系统解剖学. [M]. 9版. 北京：人民卫生出版社，2018.
[9] 姜玉新，王志刚. 医学超声影像学 [M]. 北京：人民卫生出版社，2010.
[10] 周进祝，吕国荣. 超声检查技术 [M]. 北京：人民卫生出版社，2019.
[11] 姜玉新，冉海涛. 超声诊断学 [M]. 北京：人民卫生出版社，2018.
[12] 梁萍，冉海涛. 医学超声影像学 [M]. 北京：人民卫生出版社，2023.
[13] 任卫东，常才. 超声诊断学 [M]. 北京：人民卫生出版社，2022.
[14] 中国医师协会超声医师分会. 腹部超声检查指南 [M]. 北京：人民军医出版社，2014.
[15] PAULA J. WOODWARD. 超声影像解剖学 [M]. 原书2版. 何文，聂芳，任芸芸，译. 北京：中国科学技术出版社，2022.
[16] 吴泺涌，陈伟伟，赵传林. 实用影像学 [M]. 湖北：湖北教育出版社，2007.
[17] 王骏. 医学影像技术质量控制与安全保证 [M]. 2版. 江苏：东南大学出版社，2023.
[18] 注册电气工程师执业资格考试复习指导教材编委会. 注册电气工程师执业资格考试基础考试复习指导书（专业基础）[M]. 北京：中国电力出版社，2007.
[19] 郑斌. 超声医学基础与临床应用 [M]. 吉林：吉林科学出版社，2023.
[20] 夏国园. 超声诊断技术 [M]. 北京：北京高等教育出版社，2005.
[21] 曹铁生，段云友. 多普勒超声诊断学 [M]. 2版. 北京：人民卫生出版社，2014.
[22] 徐菊兰. 临床实用超声诊断学 [M]. 北京：北京大学出版社，2014.
[23] 周进祝，李彩娟. 超声诊断学 [M]. 北京：人民卫生出版社，2014.
[24] 丁文龙，刘学政. 系统解剖学 [M]. 9版. 北京：人民卫生出版社，2018.
[25] 杨瑾. 超声诊断学 [M]. 甘肃：兰州大学出版社，2010.
[26] 唐华平. 实用内科学 [M]. 吉林：吉林大学出版社，2020.
[27] 田佳伟，姜玉新. 临床超声诊断学 [M]. 2版. 北京：人民卫生出版社，2016.
[28] 夏稻子. 超声诊断学 [M]. 北京：人民卫生出版社，2008.
[29] 薛玉，吕小利. 超声诊断学 [M]. 北京：科学出版社，2014.
[30] 陈淑慧. 临床常用病护理学 [M]. 上海：上海交通大学出版社，2018.
[31] 谢红宁. 妇产科超声诊断学 [M]. 北京：人民卫生出版社，2005.
[32] 邓学东. 产前超声诊断与鉴别诊断 [M]. 北京：人民军医出版社，2013.
[33] 中华医学会超声医学分会妇产超声学组，国家卫生健康委妇幼司全国产前诊断专家组医学影像组. 超声产前筛查

指南［J］. 中华超声影像学杂志，2022，31（1）：1-12.
［34］卡伦. 妇产科超声学［M］. 北京：人民卫生出版社，2010.
［35］刘延玲，熊鉴然. 临床超声心动图学［M］. 北京：科学技术出版社，2022.
［36］田家玮，姜玉新. 超声检查规范化报告［M］. 北京：人民卫生出版社，2015.
［37］张梅. 超声标准切面图解［M］. 北京：科学出版社，2018.
［38］房勤茂. 肌肉骨骼系统超声医学［M］. 北京：人民军医出版社，2014.
［39］徐菊兰，徐亚华，张云. 临床实用超声诊断学［M］. 陕西：西安交通大学出版社，2014.
［40］田家玮，姜玉新. 超声检查规范化报告［M］. 北京：人民卫生出版社，2015.
［41］孟群. 国际 DICOM 标准中文版本［M］. 北京：电子科技大学出版社，2016.
［42］陈兆学. PACS 医学影像存档与通讯系统［M］. 南京：东南大学出版社，2016.

彩色插图

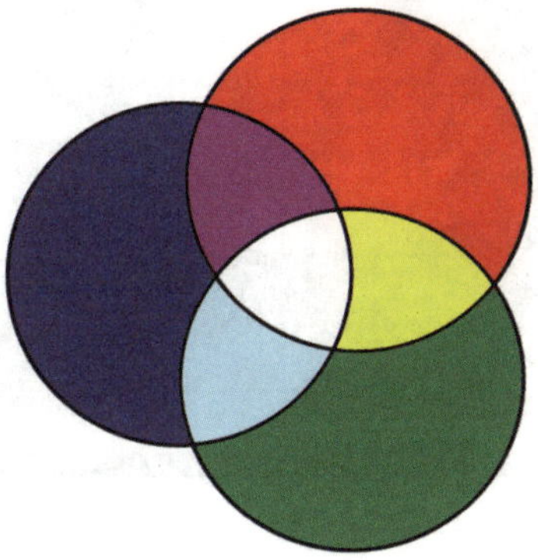

彩图 1　彩色多普勒血流成像国际编码图及彩色灰阶图

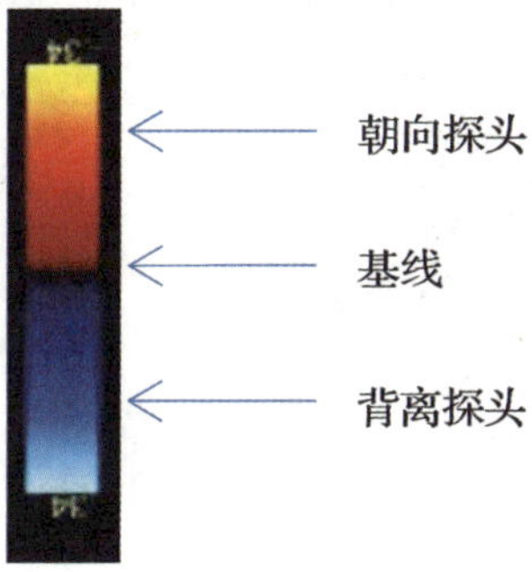

彩图 2　彩色量程图

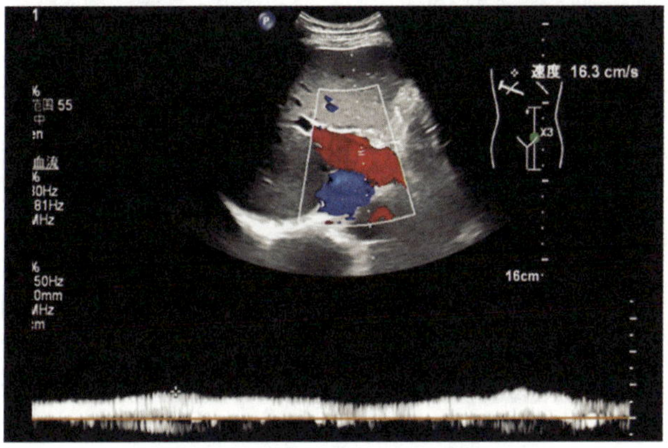

彩图 3　门静脉彩色多普勒超声

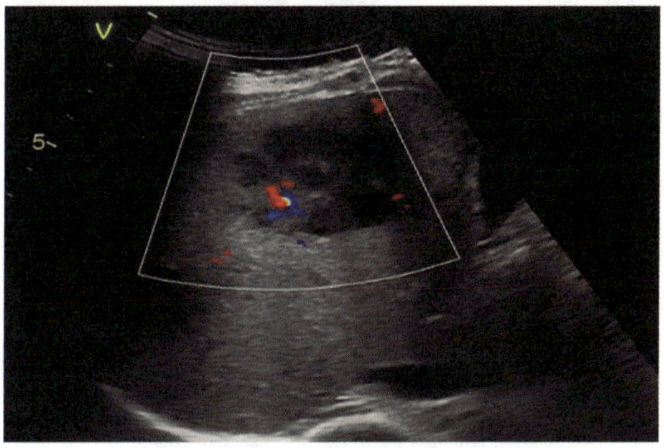

彩图 4　肝脓肿彩色多普勒超声声像图

肝脓肿内见短条状血流信号。

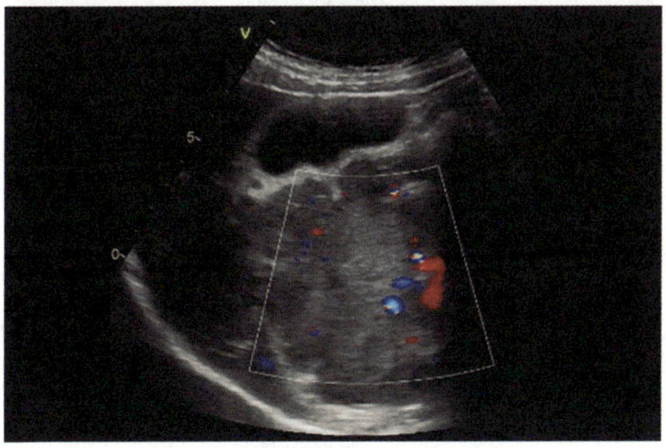

彩图 5　原发性肝癌彩色多普勒超声声像图

示低回声团内见短条状血流信号。

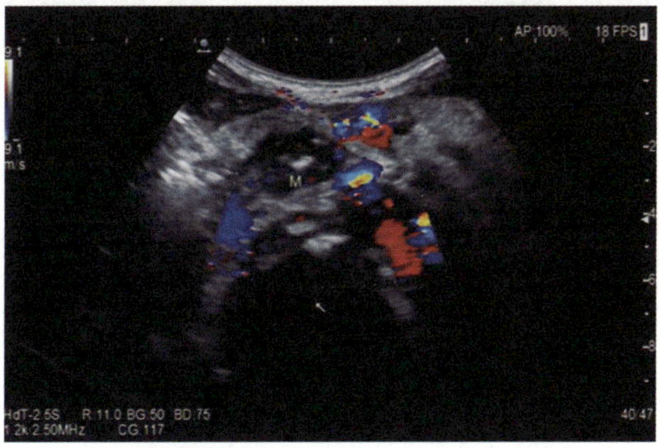

彩图 6　胰头癌彩色多普勒超声声像图

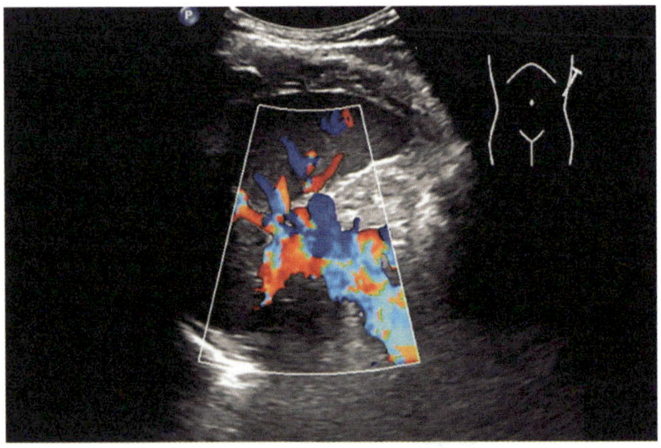

彩图 7　正常脾彩色多普勒血流声像图

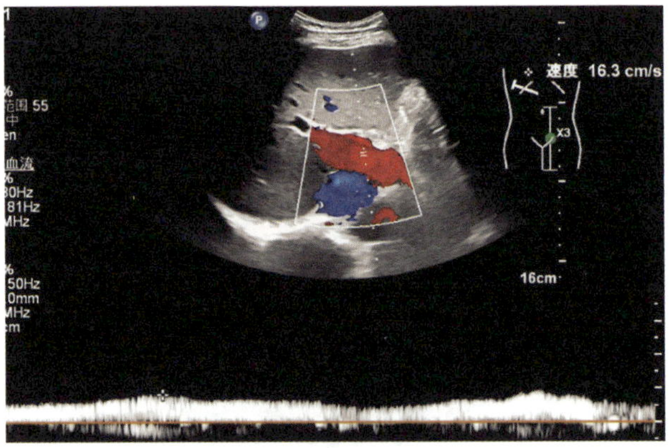

彩图 8　正常脾静脉血流频谱

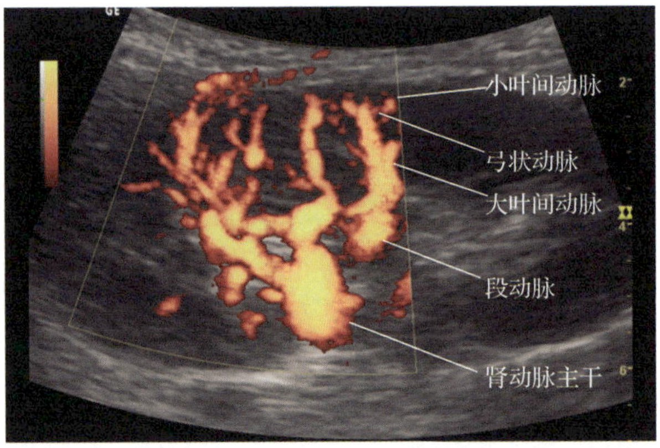

彩图 9　肾彩色多普勒血流图

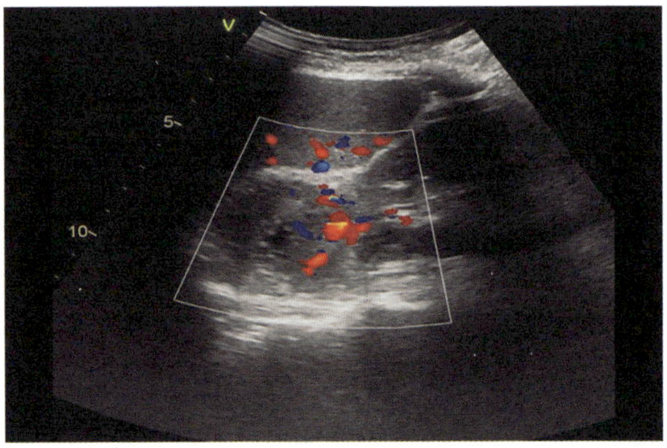

彩图 10　肾肿瘤彩色多普勒声像图

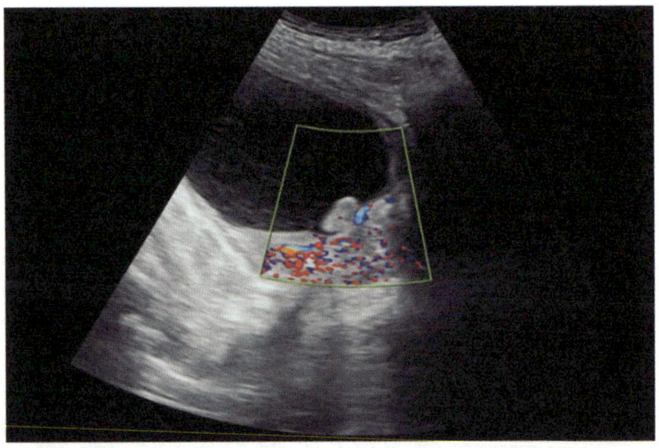

彩图 11　膀胱肿瘤超声血流图

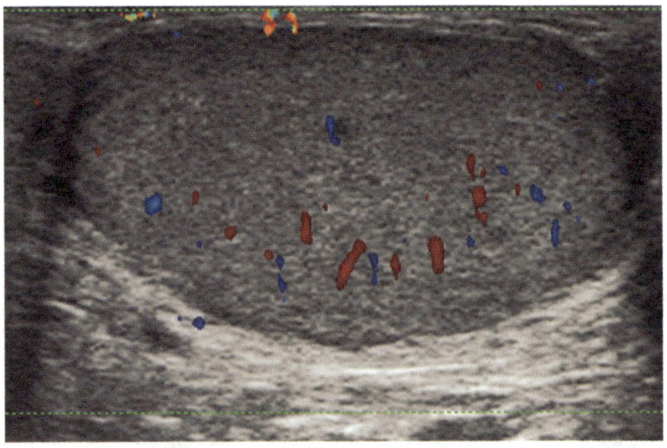

彩图 12　正常睾丸超声血流图

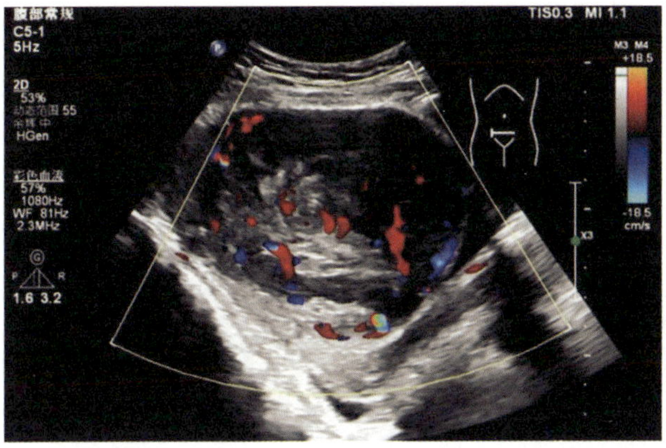

彩图 13　子宫肌瘤彩色多普勒

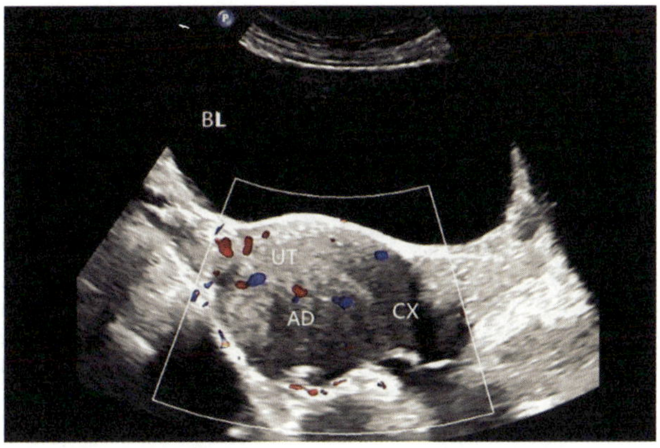

彩图 14　子宫腺肌病彩色多普勒

AD. 腺肌病；UT. 子宫；CX. 宫颈；BL. 膀胱。

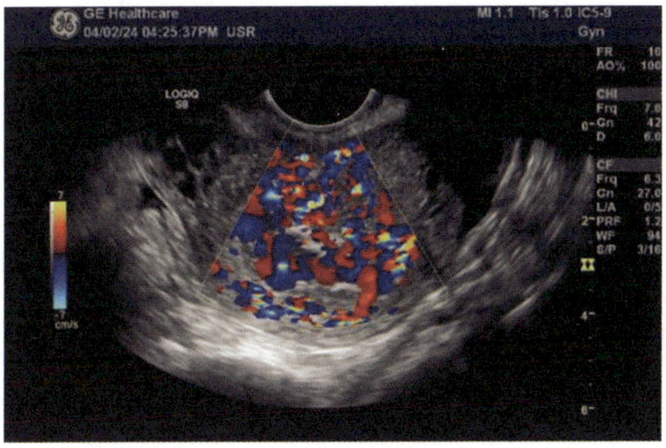

彩图 15　侵蚀性葡萄胎彩色多普勒

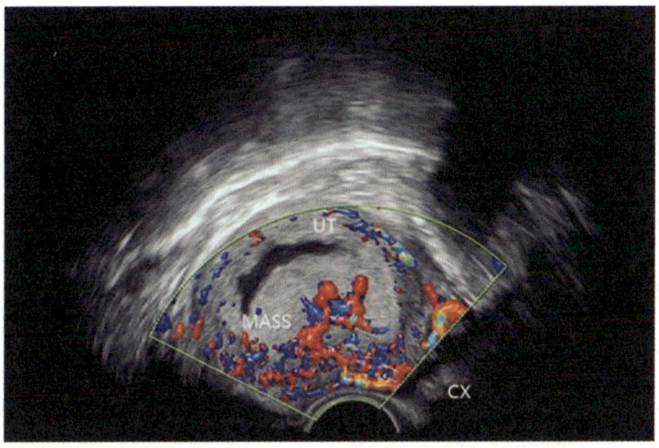

彩图 16　子宫内膜癌彩色多普勒

UT. 子宫；CX. 宫颈；MASS. 肿物。

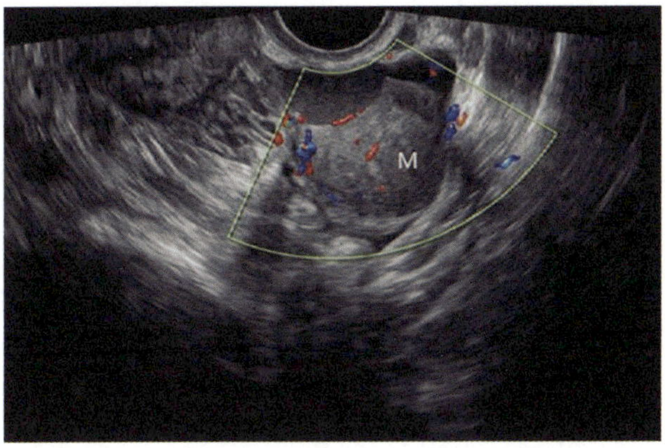

彩图 17　卵巢纤维瘤超声彩色多普勒血流图

M. 肿物。

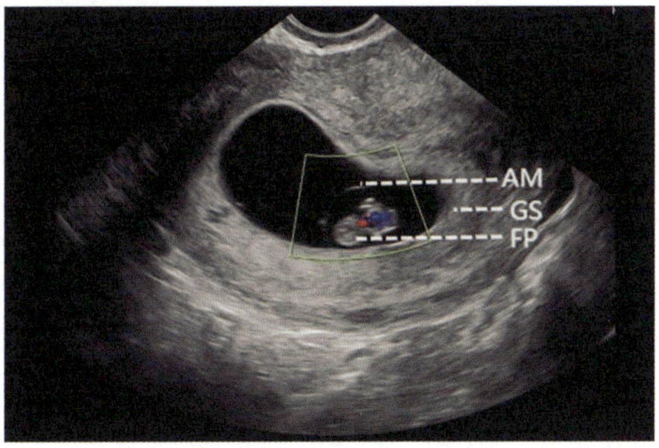

彩图 18　早期妊娠彩色多普勒声像图

GS. 妊娠囊；FP. 胚芽；AM. 羊膜。

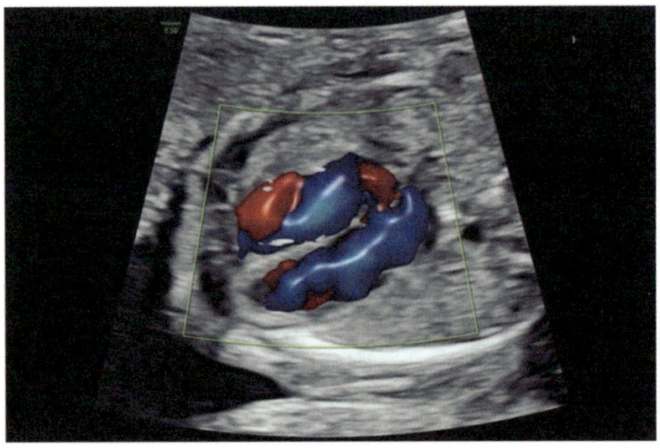

彩图 19　胎儿四腔心切面彩色多普勒图像

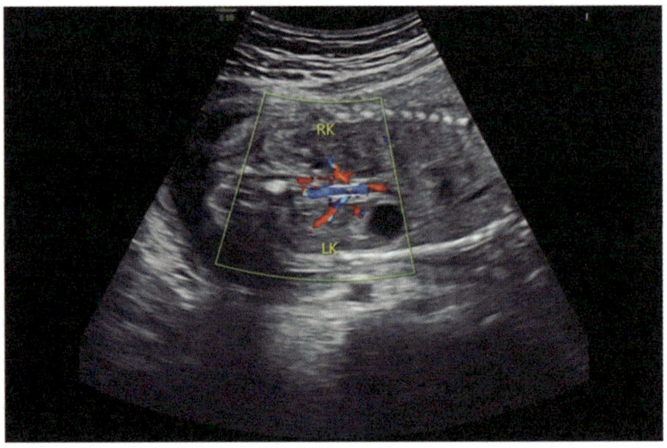

彩图 20　胎儿双肾冠状切面血流显像

LK. 左肾；RK. 右肾。

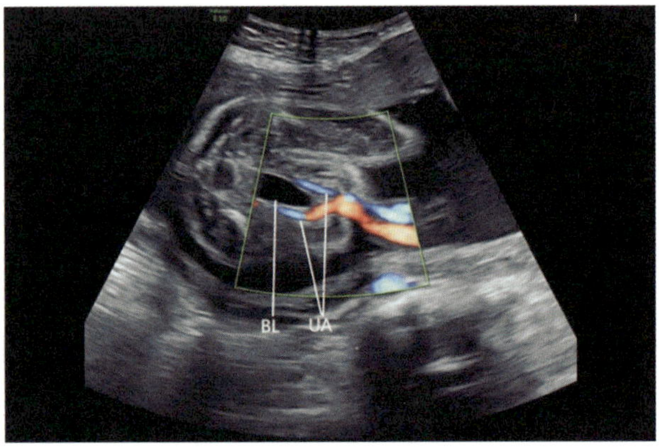

彩图 21　胎儿膀胱、双脐动脉切面

BL. 膀胱；UA. 脐动脉。

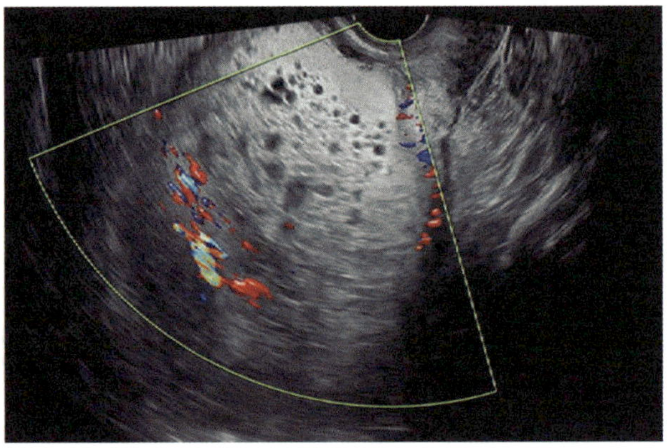

彩图 22　完全性葡萄胎彩色多普勒声像图

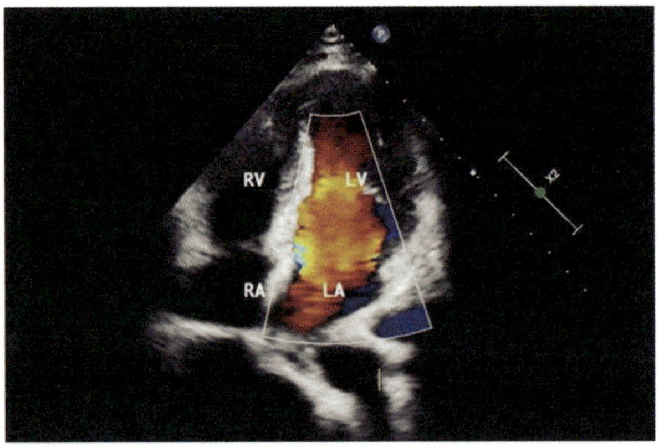

彩图 23　二尖瓣彩色多普勒血流图像

LA. 左心房；LV. 左心室；RA. 右心房；RV. 右心室。

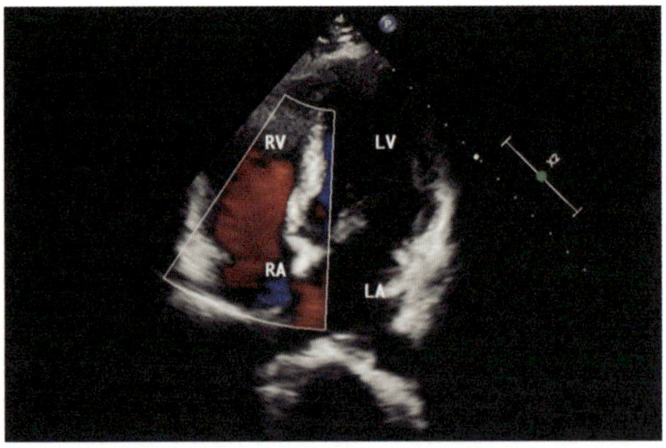

彩图 24　三尖瓣彩色多普勒血流图像

LA. 左心房；LV. 左心室；RA. 右心房；RV. 右心室。

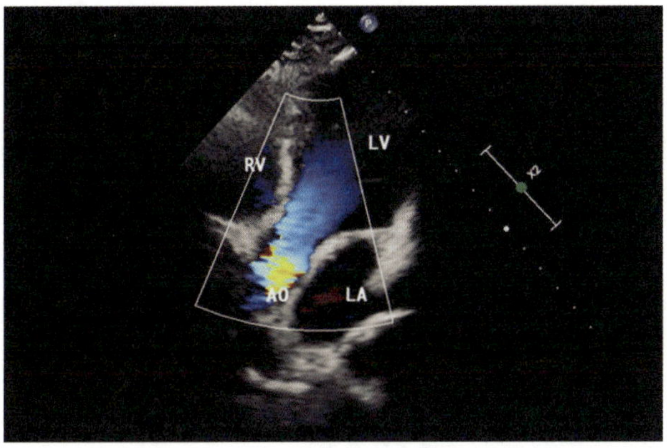

彩图 25　主动脉瓣彩色多普勒血流图像

AO. 主动脉；LA. 左心房；LV. 左心室；RV. 右心室。

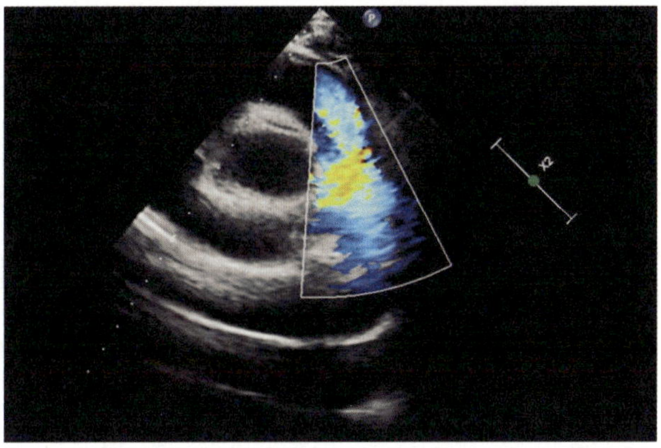

彩图 26　肺动脉瓣彩色多普勒血流图像

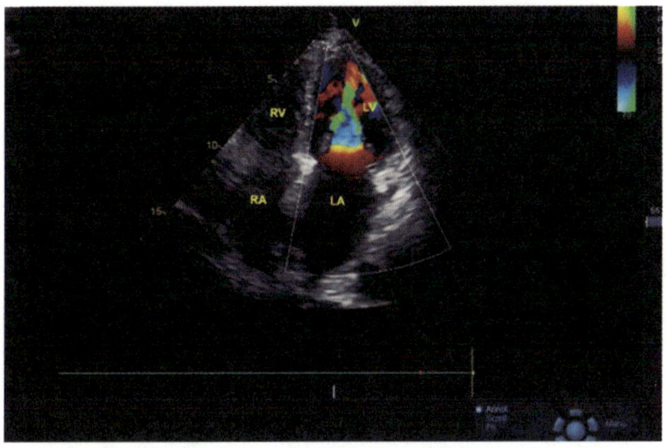

彩图 27　二尖瓣狭窄彩色多普勒

RA. 右心房，LA. 左心房，LV. 左心室。

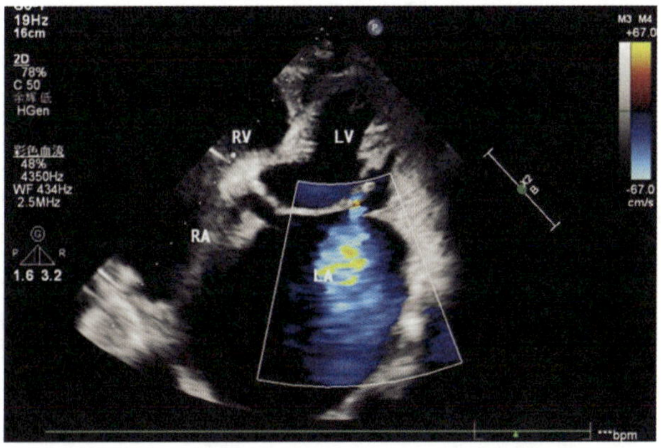

彩图 28　二尖瓣关闭不全彩色多普勒图像

RA. 右心房；LA. 左心房；LV. 左心室。

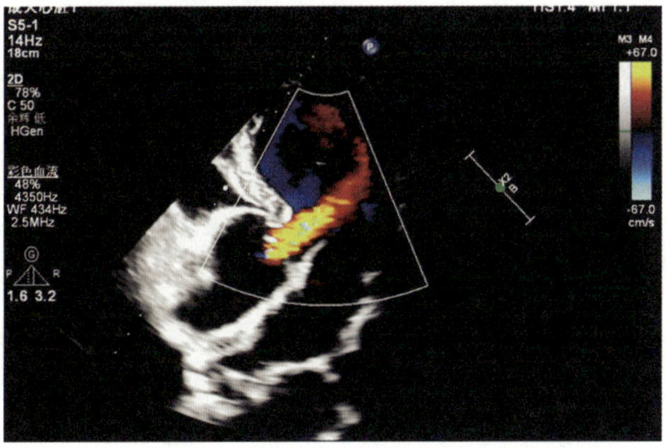

彩图 29　主动脉瓣关闭不全彩色多普勒

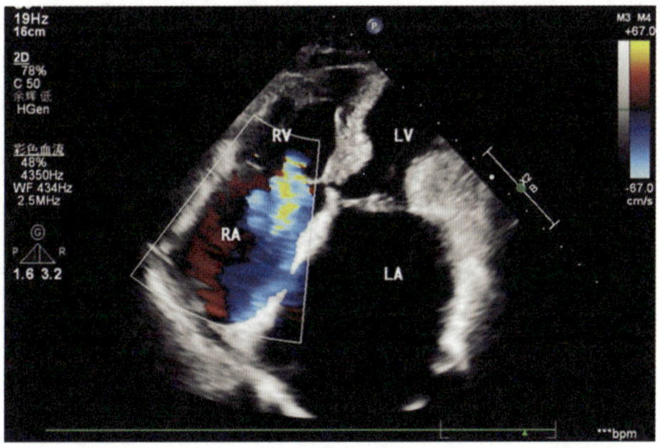

彩图 30　彩色多普勒血流成像：三尖瓣关闭不全
蓝色血流反流信号

RV. 右心室；RA. 右心房；LV. 左心室；LA. 左心房。

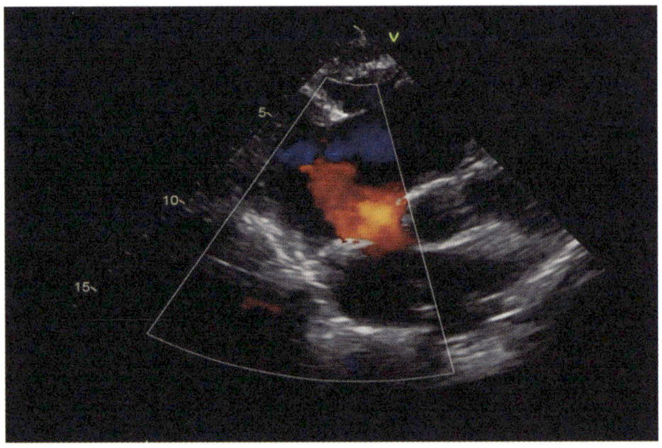

彩图 31　房间隔缺损彩色多普勒血流显像

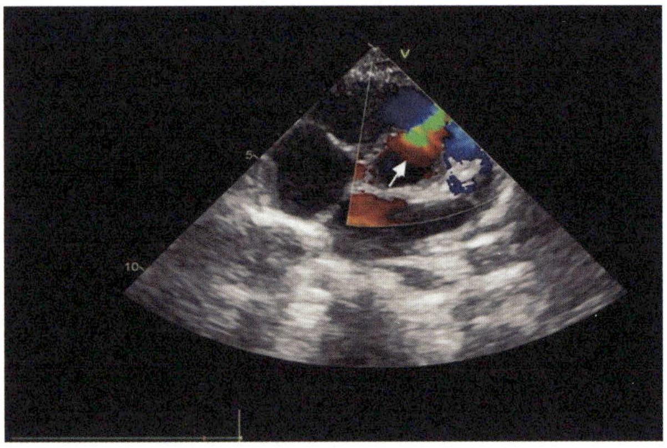

彩图 32　室间隔缺损彩色多普勒

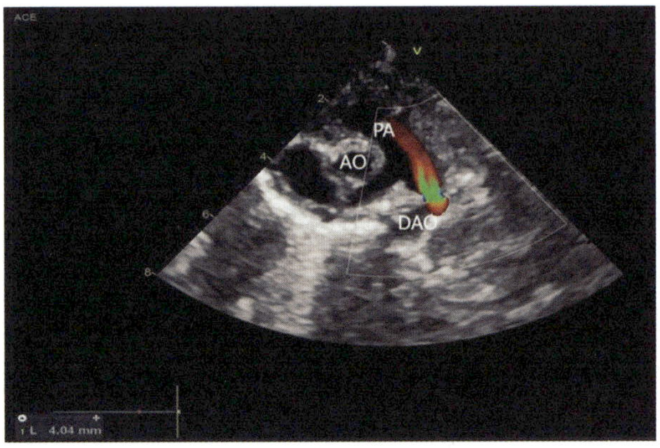

彩图 33　动脉导管未闭彩色多普勒图

AO. 主动脉；PA. 肺动脉；DAO. 降主动脉。

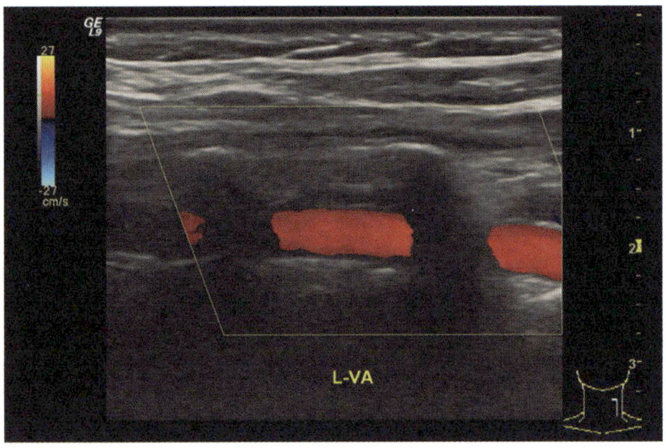

彩图 34　椎动脉彩色多普勒血流图

L-VA. 左侧椎动脉。

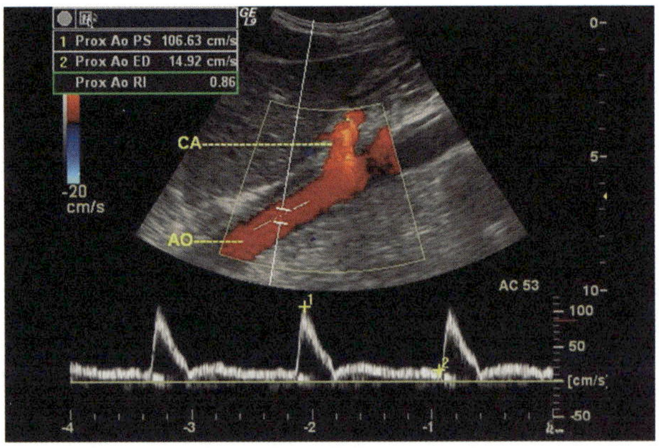

彩图 35　腹主动脉多普勒血流频谱图

AO. 腹主动脉；CA. 腹腔干。

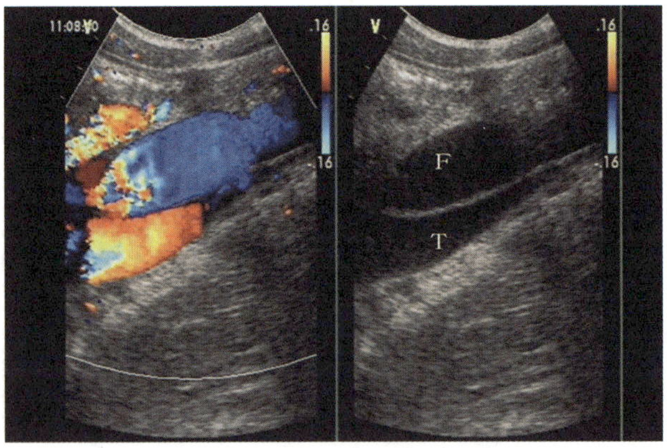

彩图 36　腹主动脉夹层动脉瘤二维超声声像图及彩色多普勒血流图

F. 假腔；T. 真腔。

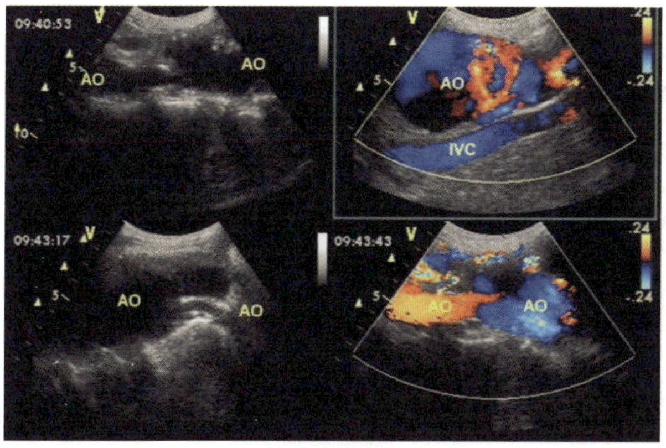

彩图 37　腹主动脉瘤二维超声声像图及彩色多普勒血流图

AO. 腹主动脉；IVC. 下腔静脉。
图示腹主动脉瘤内紊乱的五彩血流信号，频谱多普勒大动脉血管的舒张期反向血流缺失。

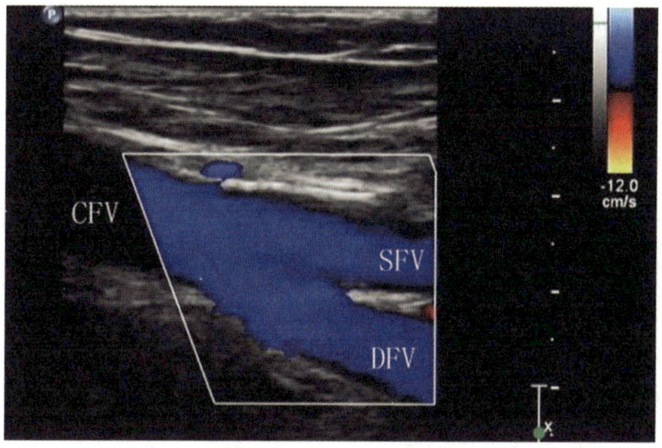

彩图 38　股静脉纵切面及彩色血流显像图

CFV. 股总静脉；SFV. 股浅静脉；DFV. 股深静脉。

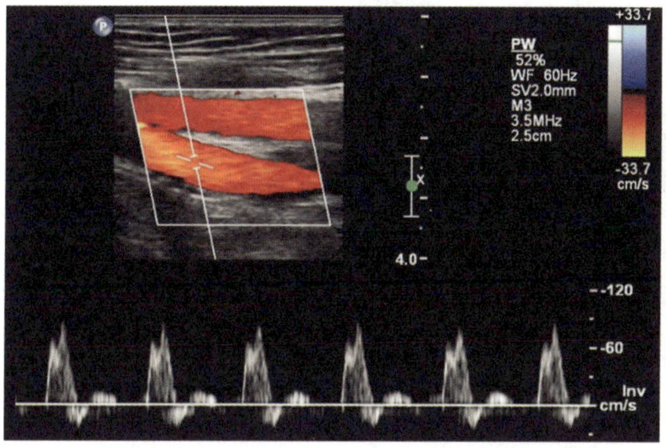

彩图 39　股深动脉彩色多普勒血流频谱图

DFA. 股深动脉；SFA. 股浅动脉。

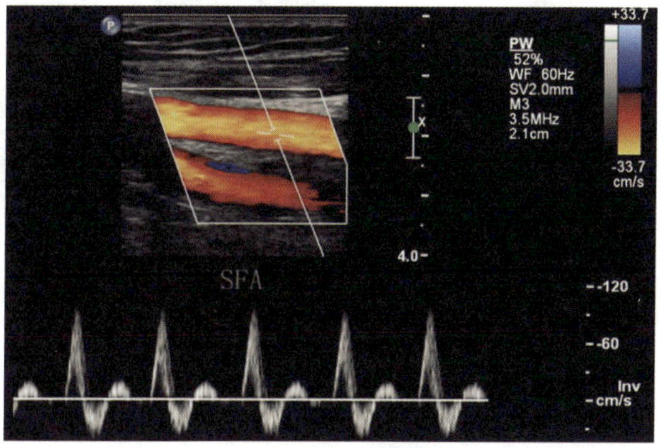

彩图 40　股浅动脉彩色多普勒血流频谱图

DFA. 股深动脉；SFA. 股浅动脉。

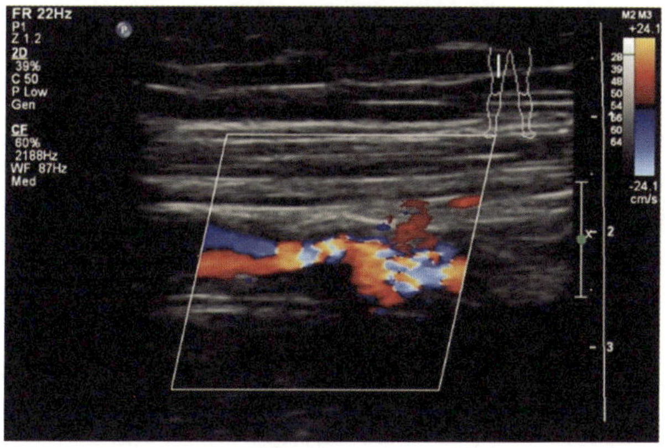

彩图 41　下肢动脉狭窄二维超声声像图

股浅动脉斑块形成，狭窄处呈窄束五彩镶嵌血流信号。

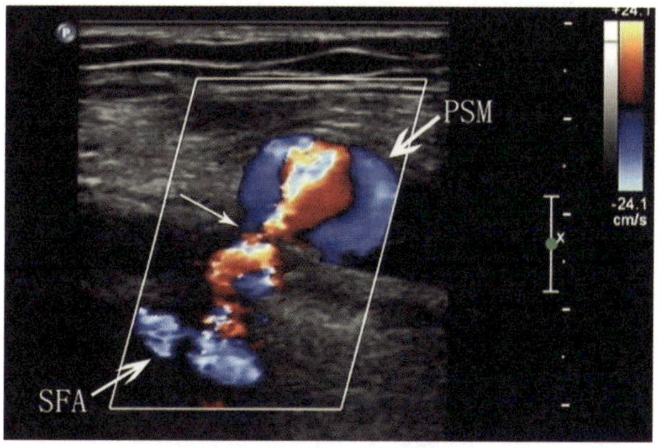

彩图 42　假性动脉瘤二维超声声像图及多普勒声像图

彩色多普勒观察到连接股浅动脉（SFA）与囊状结构（PSM）的瘤颈（细箭头所示）。

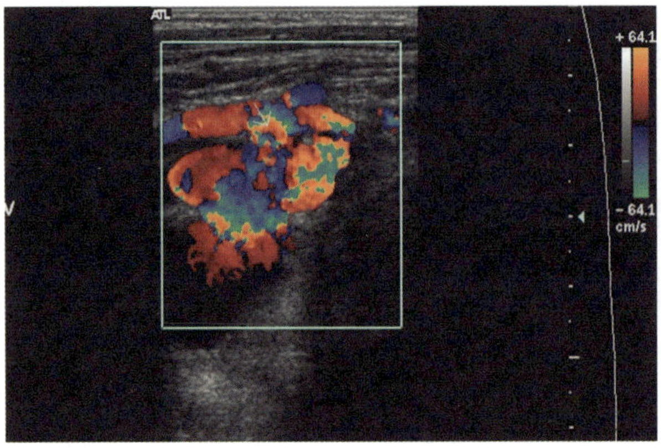

彩图 43　动静脉瘘彩色及频谱多普勒血流图

脉冲多普勒记录到杂乱高速血流信号。

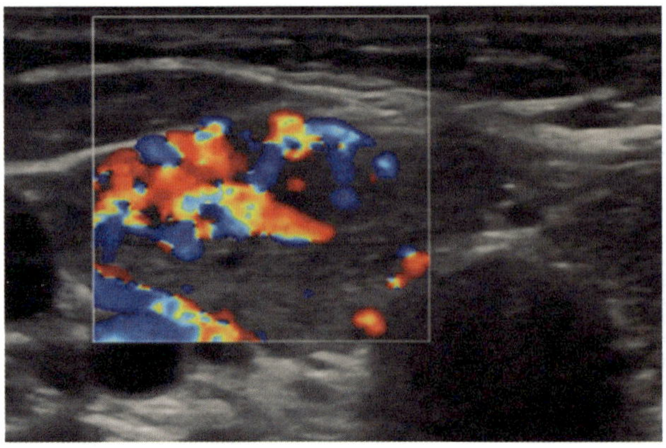

彩图 44　甲状腺功能亢进症“海岛征”

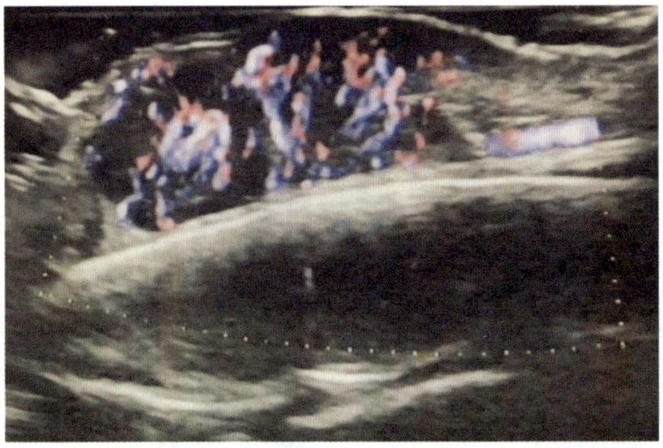

彩图 45　软组织肉瘤彩色多普勒血流成像表现